Kohlhammer

Münchner Reihe Palliative Care
Palliativmedizin – Palliativpflege – Hospizarbeit
Band 4

Schriftleitung

Prof. Dr. med. Gian Domenico Borasio (federführend)
Beate Augustyn, Palliativpflegekraft
Dr. med. Claudia Bausewein MSc
Dr. med. Antje Beyer
Bernadette Fittkau-Tönnesmann MPH
Dipl. Soz.Päd. Dipl. Theol. Josef Raischl
Dr. theol. Traugott Roser

Die Publikationen in der *Münchner Reihe Palliative Care* verfolgen das Ziel einer verbesserten Versorgung und Begleitung schwerstkranker und sterbender Menschen und ihrer Angehörigen. Dem Palliative Care-Prinzip der Multiprofessionalität entsprechend widmen sich die Einzelbände unterschiedlichen Themenkomplexen und Handlungsfeldern aus den Bereichen Palliativmedizin, Palliativpflege und Hospizarbeit. Dazu dienen Beiträge aus medizinischer, pflegerischer, psychosozialer und seelsorglicher sowie aus rechts- und gesellschaftswissenschaftlicher Perspektive. Die Reihe richtet sich an alle an diesen Fragestellungen Interessierten, insbesondere im Gesundheitswesen oder in der ehrenamtlichen Arbeit Tätigen.

Das Interdisziplinäre Zentrum für Palliativmedizin (IZP) des Klinikums der Universität München hat als Aufgaben die Verbesserung der Lebensqualität von Schwerstkranken und Sterbenden und die Förderung interdisziplinärer Forschung und Lehre. Das IZP möchte mit dieser Schriftenreihe einen Beitrag zur Etablierung von Palliative Care in allen Bereichen des Gesundheitswesens und der Gesellschaft leisten.

Eckhard Frick
Traugott Roser (Hrsg.)

Spiritualität und Medizin

Gemeinsame Sorge für den kranken Menschen

Verlag W. Kohlhammer

Wichtiger Hinweis:

Die Verfasser haben größte Mühe darauf verwandt, dass die Angaben von Medikamenten, ihren Dosierungen und Applikationen dem jeweiligen Wissensstand bei Fertigstellung des Werkes entsprechen.
Da jedoch die Medizin als Wissenschaft ständig im Fluss ist, da menschliche Irrtümer und Druckfehler nie völlig auszuschließen sind, übernimmt der Verlag für derartige Angaben keine Gewähr.
Jeder Anwender ist daher dringend aufgefordert, alle Angaben auf ihre Richtigkeit zu überprüfen. Jede Dosierung oder Applikation erfolgt auf eigene Verantwortung des Benutzers.

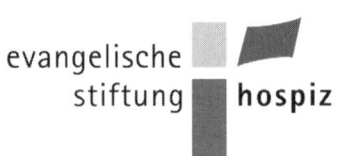

evangelische
stiftung hospiz

1. Auflage 2009
Alle Rechte vorbehalten
© 2009 W. Kohlhammer GmbH Stuttgart
Gesamtherstellung:
W. Kohlhammer Druckerei GmbH + Co. KG, Stuttgart
Printed in Germany

ISBN 978-3-17-020574-1

Inhaltsverzeichnis

Vorwort

Die Idee zum vorliegenden Band verdankt sich einem interdisziplinären Arbeitskreis an der Ludwig-Maximilians-Universität München. Seit dem Jahr 2000 trafen sich im „Arbeitskreis Medizin und Spiritualität an der LMU" Ärzte und Ärztinnen, Psychologen, Klinikseelsorgerinnen und -seelsorger an den Kliniken der LMU mit Ethikern und Theologen der theologischen Fakultäten. In den zunächst offenen Gesprächsrunden wurden bald kurze Statements gehalten, die in der Diskussion Grundlage für Anfragen aus einer anderen Theorie- wie Praxisperspektive waren. Das zunächst formal anmutende Themenfeld Medizin und Spiritualität füllte sich zusehends mit einer ganzen Reihe konkreter Fragestellungen, die den Rahmen der Medizinethik verließen, auch wenn diese immer wieder Gegenstand der Sitzungen war.

Die Bedeutung von Religionszugehörigkeit und individueller Religiosität lässt sich nicht auf die Generierung von Werteinstellungen für Entscheidungen über Therapieformen und Behandlungsstrategien – bei Patienten und Behandelnden – beschränken. Sie wirkt sich aus auf den Umgang mit Krankheit und Krankheitsverarbeitung auf Seiten des Patienten ebenso wie auf die Professionalität in den Gesundheitsberufen, mitunter auch auf die Motivation zur Berufstätigkeit. Kulturelle und religiöse Prägungen wirken sich in vielfältiger und häufig auf vorbewusste Weise auf den Umgang mit Krankheit und Gesundheit, Sterben und Tod, Patienten und Behandelnden aus. Das komplexe Feld der Betreuung und Begleitung kranker Menschen wurde auf diese Weise Gegenstand gemeinsamen Erkundens aus verschiedenen Perspektiven.

Das Feld der Spiritualität in der Medizin, so zeigte sich schnell, ist hierzulande noch wenig erschlossen. Schon auf der Ebene der Begrifflichkeit bedarf es einiger Anstrengungen, und deshalb stehen am Anfang des hier vorgelegten Bandes Beiträge zu Begriffsgeschichte, Begriffsbestimmung und Begriffskritik zu Spiritualität.

Spiritualität ist auch hierzulande ein Bereich, der eher ein Spannungsfeld als einen Konsens darstellt: dies zeigt sich an der Abgrenzung zum Religionsbegriff, aber auch an konkurrierenden „Hoheitsansprüchen" von Berufsgruppen und gesellschaftlich relevanten Institutionen (zum Beispiel Kirchen). Der zweite Teil des Bandes versammelt dazu pointierte und durchaus konträre Positionen.

Im Handlungsfeld des Gesundheitswesens bedarf es jedoch einer Übereinkunft und Operationalisierung von Spiritualität und spiritueller Begleitung, hier als Spiritual Care konzipiert. Während der Treffen des Arbeitskreises eröffneten ausgewiesene Experten präzisen Einblick in ihr Praxisfeld und gaben den Vertretern anderer Fachrichten Gelegenheit zu interessierten und kritischen Nachfragen und Anlass zu Deutungen aus ihrer eigenen Perspektive. Das Denken quer zu Gewohnheiten und angestammten Hoheitsbereichen wurde zu einem Merkmal der Gesprächskultur. Dies versucht der Band, insbesondere mit Beiträgen zu praktischer Spiritual Care aus der Sicht verschiedener klinischer Disziplinen nachzuzeichnen.

Wer über Spiritualität in der multikulturellen und multireligiösen Gegenwart nachdenkt, kann dies nicht ohne authentische Stimmen aus anderen Religionen

Frick E, Roser T (2009) Vorwort. In: Frick E, Roser T (Hg.) Spiritualität und Medizin. Gemeinsame Sorge für den kranken Menschen. Stuttgart, 9–10.

und Traditionen, Kulturkreisen und Sprachwelten tun. Deshalb haben wir Autorinnen und Autoren eingeladen, beispielhaft und aus subjektiver Perspektive zentrale Aspekte der jeweiligen Spiritualität aufzuweisen.

Der abschließende fünfte Teil wirft Schlaglichter auf so verschiedene Bereiche wie Internetnutzung, Corporate Identity und Spiritualität als Alleinstellungsmerkmal einer Institution, auf Forschung, Qualifizierung und Kooperation zwischen Professionellen und Freiwilligen in der gemeinsamen Sorge für den kranken Menschen.

Die meisten der hier versammelten Autorinnen und Autoren haben an Sitzungen des Arbeitskreises Spiritualität und Medizin an der LMU teilgenommen. So erklärt sich das Übergewicht von Beiträgen aus München. Dies ist aber ein Resultat der fachübergreifenden Kommunikationskultur an der Universität München und dem offenen Klima der Liberalitas Bavariae. Diese bedeutet nicht nur die Toleranz im Umgang mit anderen Traditionen und Denkweisen als der eigenen, sondern auch die Fähigkeit, sich in einem Bereich zu orientieren, der noch lange nicht abschließend dargestellt, definiert und kartografiert werden kann.

In der Unbestimmtheit von Spiritualität und Spiritual Care liegt nach Meinung der Herausgeber ein Chance zur gegenseitigen Verständigung, zur gemeinsamen Gestaltung und zum Lernen authentischer Kommunikation.

Wir danken Herrn Prof. Gian Domenico Borasio und der Schriftleitung für die Aufnahme des Bandes in die Münchner Reihe Palliative Care, dem Kohlhammer Verlag, insbesondere Herrn Dr. Ruprecht Poensgen und Frau Christina Forster für die offene und verlässliche Zusammenarbeit, und der Evangelischen Stiftung Hospiz für die Gewährung eines Druckkostenzuschusses.

Wir hoffen, dass die Beiträge des vorliegenden Bandes Lehrenden, Forschenden und Lernenden in Medizin und Pflege, Seelsorge, Psychotherapie und Sozialarbeit Anregung zum eigenen Weiterfragen geben. Das hier vertretene offene Verständnis von Spiritualität dient der Öffnung gegenüber den individuellen, familiären und sozialen Lebenswelten der uns anvertrauten Patientinnen und Patienten. Ihnen gilt unsere gemeinsame Sorge.

München, im Mai 2009   Eckhard Frick und Traugott Roser

Teil A: Spiritualität: Zur Theorie eines vieldeutigen Begriffs

Spiritualität – die Karriere eines Begriffs: Eine religionspsychologische Perspektive

Bernhard Grom sj

Spirituality – Career of a concept: the perspective of psychology of religion

This term has expanded to a collective concept during the cultural change and the „spiritual turn" that took place in the 1960-ies. It includes religious and secular experiences and values. Thereby it can express an antimaterialistic concern, common to traditional religious communities as well as a post-traditional research of meaning and approaches of a holistic medicine, which might well be used especially in the health-related and gerontological research of quality of life. Because a global definition is hardly possible the relevant questionnaires are restricted to specific dimensions. The relation to psychology of religion is being discussed.

keywords
spirituality – spiritual turn – psychology of religion – quality of life – New Age – esoteric

Die moderne Religionspsychologie, die mit den Fragebogenuntersuchungen von G. Stanley Hall (1881) und Edwin Starbuck (1899) sowie den Fallanalysen von William James (1902) begann, verwendet die Vokabel „spirituell" traditionell im gleichen Sinn wie „religiös". Seit den 1990-er Jahren muss sie sich allerdings mit der Tatsache auseinander setzen, dass Spiritualität in der allgemeinen Publizistik wie auch in der psychologischen Literatur zu einem Leitbegriff avanciert ist, der sich längst nicht mehr mit Religiosität deckt, aber auch nicht von ihr zu trennen ist. Das Verhältnis zwischen den beiden Bezeichnungen fing an komplex und klärungsbedürftig zu werden, als ab den späten 1960-er Jahren zuerst in der angelsächsischen Welt und dann auch in Europa eine *„spirituelle Wende"* (Houtman et al. 2007) einsetzte, die – im Rahmen von umfassenden kulturellen Veränderungen – von verschiedenen Entwicklungen ausgelöst wurde.

1 Wie es zu einer „spirituellen Wende" kam

In der Psychokultur, der Humanistischen Psychologie, der Transpersonalen Psychologie, der Meditationsbewegung sowie im New Age und anderen Esoterikrichtungen wurde es populär, von Spiritualität zu sprechen. Dabei nahmen Vordenker wie Abraham Maslow, Stanislav Grof und Ken Wilber an, dass mystische Gipfelerfahrungen (*peak experiences*) sowohl religiös als auch areligiös erlebt werden können und – wie schon William James meinte – den überall gleichen Kern von Religionen bilden, welche sie mit ihren „Dogmen" nur nachträglich deuten. Sie zeigten auch eine Vorliebe für östlich-pantheistische Auffassungen bei gleichzeitigen Vorbehalten gegenüber theistischen Überzeugungen und jeder Form von organisierter Religion.

Grom B (2009) Spiritualität – die Karriere eines Begriffs: Eine religionspsychologische Perspektive. In: Frick E, Roser T (Hg.) Spiritualität und Medizin. Gemeinsame Sorge für den kranken Menschen. Stuttgart, 12–17.

Gleichzeitig lösten sich die kulturellen Milieus und Traditionen mehr und mehr auf (Individualisierung, Enttraditionalisierung). Die Bindung an Kirchen und andere religiöse Institutionen (Deinstitutionalisierung) lockerte sich, und es wurde selbstverständlich, dass man sich aus dem Angebot jüdisch-christlich-muslimischer wie auch östlicher Religionen oder mythischer und schamanischer Vorstellungen eine individuelle Weltsicht und Praxis à la carte zusammenstellen konnte (kulturelle Pluralisierung, Globalisierung, Emanzipation), deren entscheidendes Kriterium die subjektive Erfahrung und Intuition war. So entstand auch das Bedürfnis, für all diese Auffassungen, Verhaltensweisen und Ziele ein hinreichend umfassendes Label zu finden.

Diese semantische Notwendigkeit wurde von einer anderen Seite noch verstärkt durch die Dynamik, die die vom Wirtschaftswissenschaftler John Kenneth Galbraith (1963) angestoßene Frage nach der Lebensqualität entfaltete. Die sozialwissenschaftliche Lebensqualitätsforschung betrachtete über die objektiven Lebensbedingungen (Sozial-Indikatoren) hinaus immer stärker das „subjektive Wohlbefinden" (Zufriedenheit/Glücklichsein mit einzelnen Bereichen und dem Leben insgesamt) als wichtige Komponente. Damit animierte sie auch die Gesundheitspsychologie, Alternsforschung und Psychotherapie dazu, die einseitige Defizitorientierung durch eine Ressourcenorientierung zu ergänzen.

Auf dieser Linie gab schon die White House Conference on Aging (1971) der gerontologischen Versorgung und Forschung das Ziel „Spirituelles Wohlbefinden" (spiritual well-being) vor. Dabei umschrieb sie das Spirituelle umfassend als „innere Ressourcen des Menschen, zumal sein wichtigstes Anliegen (ultimate concern), den grundlegenden Wert, auf den alle anderen Werte ausgerichtet sind, die zentrale Lebensphilosophie – gleich, ob religiös, antireligiös oder nichtreligiös –, die das Handeln einer Person leitet, zudem die übernatürlichen und nichtmateriellen Dimensionen des Menschen" (Moberg, 1983/84).

1995 nahm auch die Weltgesundheitsorganisation (WHO) „Spirituality/Religion/Personal beliefs" als eigenen Bereich in ihren Fragebogen zur Erhebung von gesundheitsbezogener Lebensqualität (WHOQOL-100) auf, weil ihn viele Patienten als wichtig betrachten. Inzwischen ist anerkannt, dass zur Prävention wie auch zur Bewältigung von körperlichen Erkrankungen – über die Vermeidung bestimmter Risikofaktoren (Rauchen, Alkoholkonsum, Stress) hinaus – auch personale Ressourcen wie Lebenszufriedenheit, Sinnerfüllung und säkular oder religiös motivierte Bewältigungsformen (Copingstrategien) beitragen. Auch integrieren nicht wenige Psychologen traditionell-theistische, „transpersonale" oder andere Überzeugungen ihrer Klienten in die Psychotherapie. So liegt es nahe, für all das ein gemeinsames Stichwort zu suchen.

Als Sammelbegriff, der das breite Spektrum von rein psychohygienisch verstandenen Yoga-Übungen und humanistischer Sinnsuche bis zu persönlichem Gebet und Gottesdienst, von den 12-Schritte-Selbsthilfegruppen (☞ Tischinger, 272ff) bis zu den sog. Neuen Geistlichen Gemeinschaften in den Großkirchen (☞ Schmucker, 65ff) und damit Säkulares und „Heiliges", Persönlichkeitsentfaltung wie auch Transzendenzbezug umfasst, kam Religiosität nicht in Frage. Denn gerade in den USA wird Religiosität im allgemeinen Sprachgebrauch wie auch von manchen Wissenschaftlern oft als Übernahme von Glaubensüberzeugungen einer organisierten Religionsgemeinschaft sowie als Teilnahme an deren Aktivitäten und Riten verstanden und damit gegenüber dem Sprachgebrauch der Religionspsychologie eingeengt (☞ Fegg/Kögler, 221ff). Manche Autoren werten Religiosität sogar polemisch ab als Hörigkeit im Gegensatz zu einer selbstbestimmten, aus inneren Quellen schöpfenden Orientierung, die allein spirituell zu nennen sei („spirituell, aber nicht religiös"). Allerdings bezeichnet sich die Mehrheit der amerikanischen Bürger sowohl als religiös als auch als spirituell (Marler et al. 2002, Bertelsmann Stiftung 2007).

Als Lösung bot sich die Bezeichnung „Spiritualität" an. Das Adjektiv *spiritual* bedeutet im Englischen ja nicht nur geistlich-religiös-kirchlich, sondern auch allgemeiner: seelisch, ideell, nichtmateriell, übernatürlich. *Spirituality* – das kann genau das Gemeinsame ausdrücken, das sowohl die angedeuteten posttraditionellen Suchbewegungen als auch die Auffassungen herkömmlicher Religionsgemeinschaften miteinander verbindet: die Überzeugung, dass der Mensch *mehr* ist als eine Triebhydraulik (klassische Psychoanalyse), ein Reiz-Reaktions-Mechanismus (radikaler Behaviorismus) und ein Produkt gesellschaftlicher Verhältnisse (Marxismus). Die Humanistische Psychologie, die gehobene Esoterik, die Bemühungen um eine nichtreduktionistische, „ganzheitliche Medizin" und die Kirchen waren sich ja in den letzten Jahrzehnten in diesem antimaterialistischen Anliegen einig (☞ Roser, 45ff; Kneiß/Bertram/Hagen, 80ff).

Es wurde vor allem in der amerikanischen Gesundheitspsychologie populär, von „spirituellen" Bedürfnissen und Ressourcen von Kranken zu sprechen und sie in die Forschung und Betreuung einzubeziehen: „Innerhalb der gesundheitsbezogenen Lebensqualitätsforschung wurden und werden die Begriffe ‚Spiritualität' und ‚Religiosität' zwar auch synonym gebraucht, jedoch wird inzwischen – speziell von US-amerikanischen Autoren aus Pflegewissenschaften, Gerontologie und Palliativmedizin – überwiegend die Bezeichnung ‚Spiritualität' bevorzugt. Dabei wird Spiritualität als breiteres und der Religiosität übergeordnetes Konzept aufgefasst" (Zwingmann 2004: 218).

In Deutschland folgt man inzwischen mehr und mehr diesem Sprachgebrauch. Dies empfiehlt sich zweifellos in der Wissenschaftssprache, aber nicht unbedingt in Befragungen, die nach der Selbsteinschätzung als „spirituell" fragen, und auch nicht immer in der praktischen Krankenbegleitung. Denn während Englischsprachige die Begriffe *spiritual/spirituality* nicht als Fremdwörter oder Fachbegriffe empfinden, dürften Deutschsprachige aus bildungsfernen Schichten die Vokabeln „spirituell/Spiritualität" kaum verstehen. Bezeichnenderweise charakterisieren sich von den US-Amerikanern deutlich mehr Personen als mittel, ziemlich oder sehr spirituell denn als religiös (spirituell: 84 %, religiös: 74 %), während sich von den Deutschen, obwohl von ihnen weniger an Gott glauben, mehr als religiös denn als spirituell beschreiben (spirituell: 30 %, religiös: 51 %; Österreich: spirituell: 40 %, religiös: 63 %, Bertelsmann Stiftung 2007).

Der Begriff Spiritualität klingt allverbindend, pluralismustauglich und uneingeschränkt positiv. Er hat sich in der angelsächsischen wie auch in der deutschsprachigen Welt so epidemisch verbreitet, dass er bei manchen bereits ein ähnliches Unbehagen auslöst wie ein Politiker mit pausenloser Medienpräsenz (☞ Körtner, 26ff). Während die internationale Datenbank PsychINFO für die Jahre 1990–1997 zum Stichwort spirituality nur 1.397 Arbeiten anführt, sind es für die Zeitspanne von 2000–2007 fast viermal so viele, nämlich 5.474. Man spricht bereits von spiritueller Psychotherapie (Grom 2007b), von Psychologie der Spiritualität (Bucher 2007) und *Spiritual Care* (Roser 2007) – allerdings auch von spiritueller Beratung durch Kartenlegen, Engelorakel und Chakradiagnose.

2 Kann man Spiritualität global definieren?

Wie aber lässt sich Spiritualität definieren, und wie verhält sich dieser Begriff zum Gegenstandsbereich der Religionspsychologie?

Spiritualität wird unterschiedlich verstanden und gemessen; es lassen sich mehr als drei Dutzend verschiedene Definitionen ausmachen (Hill 2000, Tanyi 2002). Allgemein anerkannt ist wohl nur, dass dieses Konstrukt mehrdimensional aufzufassen sei. Qualitative Studien wie auch verschiedene Messinstrumente (Fragebögen) halten beispielsweise folgende Dimensionen für wesentlich (Bucher 2007, MacDonald et al. 1995, Zwingmann 2004):

- Suche nach Sinn und Fähigkeit zu Selbsttranszendenz (Hingabe an Werte und Personen)
- Selbstakzeptanz und Selbstentfaltung
- Positive soziale Beziehungen
- Intensives Erleben der Schönheit bzw. Heiligkeit der Natur
- Allgemeines Verbunden- und Einssein (*connectedness*) mit Menschen, Natur und Kosmos
- Verbundenheit mit Gott (theistisch), dem absoluten All-Einen (pantheistisch) oder einer Gottheit (polytheistisch)
- Achtsamkeit und andere Meditationserfahrungen, Vorahnungen, Erleben „psychokosmischer Energie"

Wenn Spiritualität alle „nichtmateriellen Dimensionen" des Menschen umfasst, kann man fast alles spirituell nennen, was die Persönlichkeitspsychologie untersucht, und es ist kaum noch möglich, eine globale Definition zu formulieren. Tatsächlich haben sich Fragebögen denn auch auf bestimmte Dimensionen beschränkt, die in der interdisziplinären Forschung für den jeweiligen Zusammenhang bedeutsam erschienen (☞ Fegg/Kögler, 221ff). Vor allem hat es sich als nützlich erwiesen, Fragebögen zur Erhebung von Spiritualität (verbunden mit Religiosität) in die gesundheitsbezogene Lebensqualitätsforschung (Zwingmann 2004) und in kleinerem Maßstab auch in die Psychotherapieforschung (Grom 2007b) einzubeziehen. Dies könnte sich in Zukunft auch für die gerontologische Lebensqualitätsforschung lohnen, in der bisher fast nur explizit religionspsychologische Skalen verwendet wurden.

3 Spiritualität und die Religiosität der Religionspsychologie

In der neueren Diskussion gibt es Autoren, die Spiritualität als den umfassenderen und andere, die Religiosität als den weiteren Begriff betrachten (Bucher 2007). Die meisten meinen jedoch, dass sich die Bezeichnungen Religiosität und Spiritualität überlappen, wobei Spiritualität der weitere Begriff ist und Religiosität einschließt, sofern es sich nicht um den in Europa eher seltenen Fall einer „religiösen" Einstellung handelt, die ausschließlich „extrinsisch" motiviert und bar jeder persönlichen Erfahrung, nur am sozialen Nutzen orientiert ist: „religiös, aber nicht spirituell" (Extrinsische und intrinsische Religiosität schließen sich allerdings gegenseitig nicht aus). Für diese Auffassung spricht auch die oben skizzierte Begriffsgeschichte.

Mit ihr lässt sich der Gegenstandsbereich der empirischen Religionspsychologie, wie sie sich in den USA ab 1960 als „zweite religionspsychologische Bewegung" entwickelt hat und von der ich hier ausgehen möchte, hinreichend klar umgrenzen.

Was soll man innerhalb dieser *Mainstream*-Religionspsychologie als religiös betrachten und erforschen? Wahrheitsansprüche und normative Kriterien, wie sie die Religionsphilosophie und die Theologie(n) sowie die Pastoralpsychologie diskutieren bzw. zugrunde legen, kommen für sie als Spezialdisziplin und Bereich Angewandter Psychologie nicht in Frage. Wo beginnt und wo endet für sie das Religiöse? Für manche Autoren ist eine Erfahrung dann religiös, wenn man etwas als heilig/numinos erlebt. Doch wie, wenn jemand nur seine Antikensammlung für heilig erklärt? Andere definieren Religiosität als Beziehung zu einem Letztgültigen, Absoluten. Doch wie, wenn man an eine Vielzahl von Gottheiten glaubt, oder wenn man die Nation oder Kunst als Höchstwert betrachtet oder eine Humanität, die man ausdrücklich areligiös versteht? Ist Transzendieren als solches darum immer religiös? Wer sein Ich übersteigt, indem er seine Aufmerksamkeit auf Gott, Götter oder das All-Eine pantheistischer Frömmigkeit lenkt, transzendiert ohne Zweifel auf religiöse Weise, und Spiritualität, die diese Komponente enthält, ist (intrinsische) Religiosität. Wenn sich jedoch jemand einfach dem Schönen in Natur oder Kunst zuwendet oder einer Arbeit, die ihm Sinnerfüllung bietet, und sonst nichts, ist sein Transzendieren etwas anderes, ohne religiöse Qualität. Was ist demgegenüber Religiosität im eigentlichen Sinn?

Man kann das Religiöse – um mit dem Soziologen Peter L. Berger zu sprechen – „substanziell", d. h. vom Wesen und Inhalt des Geglaubten her bestimmen, oder aber „funktional" von den Aufgaben und der Bedeutung her definieren, die es für den Einzelnen und die Gesellschaft hat – etwa als Kontingenzbewältigung, Sinnstiftung, Kompensation oder soziale Integration. Solche Funktionen erfüllen jedoch großenteils auch säkulare, areligiöse Wertorientierungen, Lebenshilfe-Angebote, Psychotherapien und Gruppen. Darum erfasst ein funktionaler Religionsbegriff so unterschiedliche Phänomene, dass er keinen halbwegs geschlossenen Gegenstandsbereich einer Spezialdisziplin bilden kann. Es gibt auch kaum eine Emotion – Dankbarkeit, Ehrfurcht –, die ein Atheist nicht ebenfalls erleben könnte. Religiöses Erleben hat hingegen immer eine spezifische kognitive Komponente, der nur eine „substanzielle" Definition gerecht wird. Tatsächlich hat die Religionspsychologie in einer langen Forschungstradition gute Erfahrungen mit einem substanziellen Religionsbegriff gemacht, der rein forschungspragmatisch religiöse Phänomene von nichtreligiösen abgrenzt, um sich nicht im Uferlosen zu verlieren. In dieser Sicht kann man sich darauf verständigen, dass als „religiös" jenes Erleben, Erkennen und Verhalten zu bezeichnen und zu erforschen ist, das in seiner kognitiven Komponente ausdrücklich etwas Übermenschliches und Überweltliches annimmt, gleich, ob dieses poly-, mono- oder pantheistisch oder anders aufgefasst wird. Die Funktionen, die Religiosität im Einzelfall hat, können damit vielfältig sein und sind motivationspsychologisch zu untersuchen (Grom 2007). Als organisierte Glaubensüberzeugung und -praxis wird das Religiöse traditionell als „Religion" bezeichnet, im Unterschied zu „Religiosität" als individueller Gestalt des Religiösen.

Spiritualität kann nun sehr wohl Religiosität in diesem Sinn beinhalten, nämlich die Verbundenheit mit Gott (theistisch), dem absoluten All-Einen (pantheistisch) oder einer Gottheit (polytheistisch), gleich ob sie an Institutionen gebunden ist oder nicht – und insofern gehört sie sicher zum Gegenstandsbereich der empirischen Religionspsychologie. Doch abgesehen davon, dass manche Autoren für eine postreligiöse, agnostische und atheistische Spiritualität werben, kann Spiritualität auch vieles beinhalten, was „religionsähnlich" sein mag, aber keinen Bezug zu einer übermenschlichen Wirklichkeit hat und was die Persönlichkeitspsychologie bzw. die Gesundheitspsychologie, Lebenqualitätsforschung, Gerontopsychologie oder „Positive Psychologie" als Sinnerleben, Lebenszufriedenheit, Selbstwertgefühl, Prosozialität, Naturerleben, Hoffnung u. ä. untersuchen. Solche Spiritualitätsdimensionen sollten auch in diesen Forschungsbereichen erhellt werden – mit ihren Messinstrumenten, die durch spezielle, valide Skalen zur Erfassung von Spiritualität zu ergänzen sind. Spiritualität ist im Gefolge des geschilderten kulturellen Wandels ein untersuchungswürdiges Thema geworden. Ob es möglich und erfolgverspre-chend ist, daraus einen eigenen Forschungsbereich und eine Spezialdisziplin – eine Spiritualitätspsychologie oder -soziologie – mit eigenem Gegenstandsbereich wie Religionspsychologie oder -soziologie zu machen, ist indes zu bezweifeln.

Literatur

Bertelsmann Stiftung (Hg.) (2007) Religionsmonitor 2008. Gütersloh.

Bucher AA (2007) Psychologie der Spiritualität. Handbuch. Weilheim.

Grom B (2007) Religionspsychologie (Neuausgabe). München.

Grom B (2007b) Spirituelle Psychotherapien? Stimmen der Zeit 225:551–542.

Hill PC, Pargament KI, Hood RW, McCullough ME, Swyers JP, Larson DB et al. (2000) Conceptualizing religion and spirituality: Points of commmonality, points of departure. Journal for the Theory of Social Behavior 30:51–77.

Houtman D, Aupers St (2007) The spiritual turn and the decline of tradition: The spread of post-christian spirituality in 14 western countries, 1981–2000. Journal for the Scientific Study of Religion 46:305–320.

MacDonald DA, LeClair L, Holland CJ, Alter A, Friedman HL (1995) A survey of measures of transpersonal constructs. Journal of Transpersonal Psychology 27:171–235.

Marler PL, Hadaway CK (2002) „Being religious" or „being spiritual" in America: A zero-sum proposition? Journal for the Scientific Study of Religion 41:289–300.

Moberg DO (1983/84) Subjective measures of spiritual well-being. Review of Religious Research 25:351–364.

Roser T (2007) Spiritual Care. Ethische, organisationale und spirituelle Aspekte der Krankenhausseelsorge. Stuttgart (MRCP 3).

Tanyi RA (2002) Towards clarification of the meaning of spirituality. Journal of Advanced Nursing 39:500–509.

Zwingmann C (2004): Spiritualität/Religiosität und das Konzept der gesundheitsbe-zogenen Lebensqualität: Definitionsansätze, empirische Evidenz, Operationalisie-rungen. In: Zwingmann C, Moosbrugger H (Hg.) Religiosität: Messverfahren und Studien zu Gesundheit und Lebensbewältigung Neue Beiträge zur Religionspsycho-logie. Münster, 215–237.

Der Begriff Spiritualität.
Eine theologische Perspektive

Konrad Hilpert

The concept „spirituality". A theological perspective

Rather than discussing the question what spirituality implies and what lies beyond it, this text deals with the Christian attempt to transcend everyday-life towards a spiritual reality. On this basis the author tries to outline the importance of facing illness or caring for ill people and the specific opportunities of spiritual experiences for these persons.

keywords

spirituality – health – healing process – accompaniment/attendance – illness – spiritual/guidance – professional ethics

1 „Spiritualität"

Der Begriff „Spiritualität" ist primär Bezeichnung für eine spezifische Art von Einstellung und Selbstverständnis von Menschen innerhalb der Wirklichkeit bzw. von Lebenspraxis, nicht eine Kategorie theoretischer Reflexion. Er gleicht darin am ehesten dem Begriff „Moral" bzw. „Ethos" eines Einzelnen. Ähnlich wie die Moral in der Ethik zum Gegenstand theoretischer und systematischer Reflexion werden kann, kann auch Spiritualität nicht nur von ihrem Subjekt geübt und durch Kommunikation mit anderen, für Spiritualität offenen Menschen angeregt und kultiviert werden. Vielmehr kann sie darüber hinaus auch hinsichtlich ihrer Voraussetzungen und Quellen, ihrer Ausdrucksformen und Techniken, ihrer Inhalte, Ziele und Kontexte bedacht werden. Das ist die Aufgabe der Theologie, die dafür eine eigene, traditionell „Aszetik" oder „Mystik" genannte und der Moraltheologie zugeordnete Disziplin kennt, und der Phänomenologie der Religion als Teil der Religionswissenschaft.

Typisch für ein Selbstverständnis und eine Lebenspraxis, die als „spirituell" qualifiziert oder so von außen etikettiert werden, ist ein Überschreiten der Grenzen der eigenen Selbstgegebenheit und die Öffnung hin auf eine größere und mächtigere Wirklichkeit, die von der Materialität und Kontingenz des bloß Vorhandenen unterschieden ist. Dieses Element des Überstiegs des materiell Vorhandenen in eine Sphäre des Geistigen lässt das eigene Selbst in einem größeren Zusammenhang erscheinen und ist mit der Erfahrung bzw. Hoffnung auf Kräftigung verbunden – gleich ob dieser Überstieg die Gestalt eines durch erschütternde Erlebnisse im Lauf des Lebens aufgenötigten Fragens, des bewussten Suchens aufgrund eines Wunsches oder aber einer durch Selbstdisziplin angeeigneten rhythmisch wiederkehrenden Unterbrechung des Tages- und Zeitverlaufs hat. Das Element des Überstiegs (Transzendieren) gehört genauso zur Phänomenologie der Spiritualität wie die Achtsamkeit für das Andere jenseits der Banalität, die Subjektivität des

Hilpert K (2009) Der Begriff Spiritualität. Eine theologische Perspektive. In: Frick E, Roser T (Hg.) Spiritualität und Medizin. Gemeinsame Sorge um den kranken Menschen. Stuttgart, 18–25.

Sichselbstübersteigens und die Bereitschaft, sich auf eine solche Denkbewegung existenziell einzulassen mit möglichen Folgen bis in den eigenen Alltag hinein. Zur Spiritualität gehört also – wie unterschiedlich die Formen auch sein mögen, in denen sie sich ausdrückt, und in welchen Kontexten immer sie geübt, erworben, bestärkt oder weitergegeben werden mag – wesentlich, dass sie als für die eigene Existenz bedeutsam angesehen wird.

2 Christliche Spiritualität

An der Wurzel des christlichen Glaubens steht eine Erfahrung, die das Neue Testament mit dem vom griechischen Wort pneuma (Luft, Wind, Atem, Hauch, Geist) abgeleiteten Begriff pneumatikos (Röm 7,14; 1 Kor 15,44; 1 Petr 2,5) benennt. Damit wird das Besondere und Neue zum Ausdruck gebracht, welche das Christusgeschehen und das bleibende Vermächtnis des Auferstandenen und in den Himmel Aufgefahrenen – der Geist Gottes, der in der Taufe individuell geschenkt wird – für jeden Glaubenden bedeutet und in seiner Existenz bestimmend werden kann und soll (Röm 5,7). Zugleich stellt es diese neue Erfahrung in eine Kontinuität zu der Überzeugung des erstbundlichen Gottesvolkes, dass der Geist Gottes die Kraft ist, die allererst Leben schafft und durch die Gefährdungen der Geschichte wie des eigenen Lebens führt und schließlich die Nähe schenkt, wo Angst, Isolation und Bedrängnis erlitten werden.

Als Christin bzw. Christ glauben und aus dem Geist oder bestimmt vom Geist leben gehören also untrennbar zusammen. Aus diesem Junktim ergeben sich einige Merkmale christlicher Spiritualität, die ihr ein gegenüber anderen Spiritualitäten eigenes theologisches Profil verleihen:

- Quelle und Bezugspunkt christlicher Spiritualität lassen sich weder konstruieren noch deduzieren (Rahner 1972). Christliche Spiritualität ist nicht einfach die christlich getönte oder im Sinne eines Zusatzes ergänzte Version der allgemeinmenschlichen Selbsttranszendierung auf ein Höheres, Tieferes oder Innerliches. Sie ist vielmehr Dankbarkeit für das Geschenk des Daseins und aus der Vertrauenswürdigkeit der Wirklichkeit erfließende Besinnung auf die eigene Zugehörigkeit zur lebensstiftenden und Perspektiven öffnenden Kraft Gottes. Ursprung christlicher Spiritualität jeder Ausprägung ist so gesehen Gottes liebende Zuwendung zu den Menschen.
- Mitte und stilbildender Urtypus der christlichen Spiritualität ist die Hingabe Christi im Kreuz, die in ihrer bleibenden Bedeutung (im doppelten Sinn von Stellvertretung und Vergegenwärtigung!) in der eucharistischen Zusage „Das ist mein Leib, der hingegeben wird für euch" repräsentiert wird. Spiritualität, die sich an dieser Zusage ausrichtet, ist „weder weltflüchtig noch lebensfeindlich" (Fuchs 2008: 90) und auch nicht antisozial. Der Geist ist es, der an die Menschwerdung Gottes in Jesus Christus erinnert und in der Periode nach dessen Weggang die Glaubenden beieinander hält. Ebenso motiviert er dazu, in Jesu „Nachfolge" und in der Hoffnung auf die Realisierung der „Gottesherrschaft" die Praxis einer neuen, alle Grenzen überschreitenden Liebe fortzusetzen. Auch die Sakramente und die Vollzüge der Kirche (Verkündigung, liturgische Feier, Diakonie) sind in der Logik dieses Gedankens nicht gleichsam zusätzliche Gelegenheiten und Räume der Spiritualität. Vielmehr sind sie Zeichen der Hoffnung und Ausdrucksformen der glaubenden Entschlossenheit, das Wissen um die ei-

gene Geschöpflichkeit und die Menschwerdung Gottes, die im Geist gegenwärtig bleibt, dankbar anzunehmen; diesen Dank wollen sie in der Leiblichkeit und unter den realen Bedingungen des geschichtlichen Jetzt Wirklichkeit werden lassen. „Man kann das Christentum im Ganzen als eine Suche nach dem verschwundenen Leib Christi verstehen: alle Sakramente und Dogmen, die Kirche als ganze, wird zum ‚mystischen Leib‘, zur Körperschaft seiner (freilich ‚vorangegangenen‘, also faktisch ‚abwesenden‘) Gegenwart" (Fuchs 2008: 90).

- Christliche Spiritualität ist aufgespannt zwischen der Überzeugung, dass der letzte Grund des Heils der Menschen in Jesus Christus bzw. in dem diesen bestätigenden Gott liegt, und dem Wissen, dass sich der Mensch nach Heilsein sehnt. Diese Überzeugung stößt durch das Gefühl, bedroht zu sein, im Leben der Menschen immer wieder an Grenzen und schmerzliche Distanzen und Differenzen und erleidet dann und wann Verletzungen und Brüche. Es gehört zu christlicher Spiritualität, diese Grundspannung auszuhalten. Es soll also weder die Sehnsucht noch die Möglichkeit von Heilsein und Heilung für illusionär erklärt werden. Noch darf diese Spannung von den belastenden Erfahrungen der Verwundung, der Ausgrenzung und Stigmatisierung, des Zerbrechenkönnens und des In-Schuld-Geratens abgespalten („spiritualisiert") und gleichsam auf eine andere Wirklichkeitsebene gerettet werden. Vielmehr lässt christliche Spiritualität die Krisen, Konflikte und Brüche im Leben zu einem besonderen Anliegen werden, um die sie sich fragend, deutend, klagend, bittend, solidarisierend kümmert.
- Primärer „Gegenstand" und „Ort" christlicher Spiritualität ist der Verlauf des eigenen Lebens mit all seinen Ereignissen, Phasen, Aufgaben, biografischen Bezugsfeldern und Wahlmöglichkeiten. Ein Leben im Geist ist in erster Linie eine Lebensführung in Glaube, Hoffnung und Liebe (zu dieser paulinischen Trias s. Söding 1992). Insofern ist christliche Spiritualität offen für alle Grund- und Grenzerfahrungen des menschlichen Lebens. Geburt und Tod sind ebenso „Gelegenheiten", an denen Erfahrungen mit Gott gemacht werden können wie Liebe und Hass, Freude und Trauer, Zufriedenheit und Gewalt, erfüllende Gemeinschaft und schmerzlich empfundene Einsamkeit, moralische Größe und bitteres Versagen, Vertrauen und Verrat. Aber nicht erst die Realität von Schuld, sondern auch schon Endlichkeit, Begrenztheit und Verletzlichkeit sind für die christliche Spiritualität herausfordernde Anlässe. Denn all das sind Situationen und Befindlichkeiten, in denen Menschen sich entweder als bejaht und beschenkt oder aber gerade im Gegenteil als bedroht erfahren. Für die, die sich mit dem jeweiligen Gefühl nicht begnügen wollen, können sie jeweils Gegebenheiten sein, sich in Dankbarkeit des Wohers des Empfangenen zu vergewissern bzw. die Feststellung zu treffen, dass die bisherigen Sicherheiten und Routinen des Daseins einer Überprüfung, gegebenenfalls auch einer Neuausrichtung, Korrektur oder Ergänzung bedürfen. Erst aus solchem Erleben und Nachdenken kann sich dann auch das Bedürfnis oder sogar die Notwendigkeit ergeben, Areale des Rückzugs, der Stille und Meditation sowie der Übung bestimmter Praktiken oder sogar umfassender Lebensformen zu bilden, welche die eigene Spiritualität unterstützen und auch schützen.
- Das Christentum hat im Lauf seiner Geschichte eine Vielzahl von Formen, Riten, Methoden und Praktiken gelebter Spiritualität ausgebildet und sie an spätere Generationen „vererbt". Solche Formen der Frömmigkeit beziehen ihre Berechtigung aus der Funktion, vielfach erprobte und bewährte Hilfen für die

Frömmigkeit und eine geisterfüllte Lebensführung zu sein. Sie stehen aber, wie die Frömmigkeitsgeschichte auch deutlich zeigt, in einer doppelten Gefahr: nämlich einerseits der, zu einer entleerten, bloß äußerlich festgehaltenen Tradition zu werden, und andererseits der, zu einer Gesetzlichkeit zu erstarren, die die Chance, Medium persönlicher und existenzieller Lebenshaltung zu sein, einschränkt oder verunmöglicht. Maßstab echter christlicher Spiritualität ist vor aller Übereinstimmung mit traditionellen Formen ihre Lebendigkeit, Konkretheit und ihre Nähe zu den sozialen und biografischen Kontexten der Menschen, die sich darum bemühen, ihr Leben aus dem Geist zu führen, also spirituell.

3 Die Erfahrung von Krankheit als Einsatzstelle christlicher Spiritualität

Zwischen Spiritualität und Gesund- bzw. Kranksein besteht ein mehrfacher Wirkzusammenhang. In jüngerer Zeit erfreuen sich vor allem Spiritualität, Glaube und Sinnfindung als Einflussfaktoren für somatische wie auch psychische Gesundheit und Heilung wachsender Aufmerksamkeit (Stauss 2006, Neumann 2008). Auch in populären Publikationen ist dieser Zusammenhang ein viel beachtetes Thema (s. etwa neuestens die Beiträge des Themenheftes Psychologie heute compact: „Glaubenssachen" (2008)). Viele Studien vor allem aus den USA glauben nachweisen zu können, dass konsequent gläubige Christen gesünder sind und bessere Therapieergebnisse haben als Menschen, in deren Lebenskonzept der Bezug zu einem Gott und die Offenheit für spirituelle Erfahrungen keine Rolle spielen.

Für die Medizin ist das zweifellos ein wichtiger Sachverhalt, der ihr eigenes Tun und ihr stark naturwissenschaftliches Selbstverständnis in einen ganzheitlichen Bezugsrahmen stellt. Er fordert sie heraus, dieser Dimension des kranken, leidenden bzw. nach Heilung suchenden Menschen Raum zu geben. Die Erweiterung des Bildes vom kranken oder leidenden Menschen um dessen spirituelle Dimensionierung kann unter den Bedingungen der optimalen Versorgung und der Spezialisierung der ärztlichen Profession aber weder durch eine Vermischung der Rolle des Arztes mit der des Seelsorgers noch durch ein striktes Auseinanderhalten des medizinischen Einsatzes für Gesundheit bzw. Heilung und der Äußerung und dem Sichkümmern um die mentalen und spirituellen Bedürfnisse der Patienten erreicht werden. Der Mensch in der Ganzheitlichkeit seiner Person ist „Gegenstand" der medizinischen Bemühung und verlangt danach, stärker beachtet zu werden. Aber Spiritualität darf um der Achtung des Menschen willen von den medizinischen Handelnden auch unter keinen Umständen verordnet werden – nicht einmal dann, wenn zweifelsfrei feststünde, dass Gebet, Meditation, Riten oder andere religiöse Handlungen erfolgversprechende therapeutische Mittel sein können.

Es gibt aber noch einen weiteren, sozusagen spiegelbildlichen Wirkzusammenhang zwischen Spiritualität und Glaube auf der einen Seite und Gesundheit und Heilung auf der anderen. Er lässt sich etwa so umreißen: Die eigene Krisenanfälligkeit, das Erleben von Krankheit als exemplarischer Form von Unglück lässt nach Spiritualität Ausschau halten. Heil und Heilung des Menschen in den diversen Erscheinungsweisen seiner Prekarität zu bewirken, ist das genuine und zentrale Anliegen des christlichen Glaubens von seinen Ursprüngen her. Nicht nur ist Jesus in der lukanischen Überlieferung als Arzt aufgetreten, der geheilt hat, sondern er hat auch die Sendung der Zwölf ausdrücklich mit dem Auftrag zu heilen verbunden: „Geht und verkündet: Das Himmelreich ist nahe. Heilt Kranke, weckt Tote auf, macht Aussätzige rein, treibt Dämonen aus!" (Mt 10,7f. u. a. Stellen).

Eine Einsatzstelle, darüber hinaus aber sogar ein Paradigma des Bedürfnisses nach Spiritualität ist für das Christentum die Erfahrung krank zu sein. Paradigmatisch darin, dass das Nicht(mehr)inordnungsein herauszwingt aus der Routine des Gewohnten und dumpf Ablaufenden, dass dieses Sichselbstnichtgenügenkönnen erlitten wird und nach Befreiung und Ganzseindürfen fragen lässt. Ähnlich wie unfreiwillige Armut, soziale Ausgrenzung aufgrund von Merkmalen, die man nicht beeinflussen kann, krisenauslösende Verluste oder das die Aktionsmöglichkeiten einschränkende Alterwerden ist Kranksein eine Erfahrung des Mangels. Aber es birgt darüber hinaus wie diese auch spezifische Chancen, das Gespür wieder zu gewinnen, ein ganzheitliches, zum Nachdenken fähiges und sich einer höheren Wirklichkeit anvertrauen und mit ihr verbunden wissen könnendes Subjekt zu sein. Dabei geht Heil über Gesundheit hinaus, so wie auch Gesundheit ihrerseits nicht notwendig die Abwesenheit von Krankheit bedeutet, sondern in einem umfassenden Sinn zeitgleich mit ihr den Zustand des Menschen bestimmen kann, etwa in Hinsicht auf psychische (Kränkungen, Enttäuschungen), soziale (Konflikte zwischen Eltern und Kindern, Untreue, Ächtung) oder berufliche Umstände (Scheitern, Verlust der Arbeit, Nutzlosigkeit).

Ernsthafte Krankheit wird meist vielschichtiger und umfassender erlebt als das, was medizinisch diagnostiziert und je nachdem kuriert oder begleitet wird. Sie zieht so gut wie immer auch die gewohnte Lebensführung und das engere soziale Umfeld in Mitleidenschaft. Sie ist etwas, was existenziell erlitten wird, bisweilen über lange Zeitstrecken, bisweilen auch in einer unausweichlich zum Tod führenden Dynamik. Die damit verbundenen Erfahrungen werfen existenzielle Fragen auf, bedürfen der Bewältigung und Verarbeitung oder zumindest einer Auseinandersetzung.

Der in diesem Zusammenhang auftretende Wunsch nach Heilsein beschränkt sich entsprechend nicht auf die physiologische Wiederherstellung. Er umgreift auch Geist und Seele, Persönlichkeit und Identität des Kranken, die durch Trauer, Verlust, Nichtmehrkönnen, Einsamkeit und unter Umständen auch Depression angegriffen sind. Die Forderung nach mehr Ganzheitlichkeit im Umgang mit den Patienten ist die programmatische Anzeige dessen, was in dem naturwissenschaftlich-technisch ausgerichteten Therapieverständnis und in der ökonomisch optimierten Klinikorganisation vermisst wird. Nicht wenige Kranke versuchen, diesen Mangel durch alternative Heilmethoden (davon viele kulturell fremder Herkunft) auszugleichen.

So ergibt sich auch noch einmal aus dem Blick auf die Erfahrung der Krankheit als Situation einer den gesamten Menschen in Mitleidenschaft ziehenden Not eine Herausforderung an die Medizin, Krankheit, Leiden und Tod als Realitäten des menschlichen Lebens zu akzeptieren, die die Betroffenen „spirituell" bearbeiten können müssen. Wenn dieses Bedürfnis nach Spiritualität nicht unprofessionellen Geistheilern überlassen bleiben soll, gibt es nur die Alternative, die Möglichkeit seelsorglich-spiritueller Begleitung sicherzustellen und Gelegenheiten des institutionalisierten Austauschs mit denen, die diese Begleitung professionell ausüben, zu organisieren.

4 Spirituelle Sorge und Begleitung für Kranke – Konsequenzen der Berufung aller Christinnen und Christen in der Nachfolge Jesu

In der christlichen Tradition ist die Aufforderung des irdischen Jesus an die Jünger zur Nachfolge die Kurzformel des geistlichen Lebens geworden (Lumen Gentium 2008). In den unterschiedlichsten Ausprägungen, die hiermit im Lauf der Frömmigkeitsgeschichte verbunden wurden (Wanderjünger, Märtyrer, Bekenner, Leben in einem Orden, Wallfahrt, Mission u. a. m.), kommt doch die gemeinsame inhaltliche Bezugnahme und zugleich die stetige Einladung zur Lebensgestaltung aus der Dynamik des Geistes Gottes unter den jeweiligen Lebens- und Zeitumständen zum Ausdruck.

Der Dienst an den Kranken galt schon seit der Frühzeit des Christentums als eine bevorzugte Art der Frömmigkeit, gleich ob sie theologisch als Ernstfall der durch die Erlösungstat gestifteten Geschwisterlichkeit oder als Realpräsenz Christi oder als eigenständige, auch Laien mögliche Praxis der Vollkommenheit verstanden wurde. Zahlreiche mittelalterliche Spitalstiftungen waren dem Hl. Geist gewidmet und erinnern bis heute daran, dass das Leben aus dem Geist Gottes als der Gegenwärtigkeit Jesu einen vorzüglichen Ausdruck finden kann in der leibseelischen Sorge und in der rettend-heilenden Begleitung von Menschen in ihren vielfältigen Verletzungen, Bedrohungen und schicksalhaften Lebensbrüchen. Und noch weit bis ins 20. Jahrhundert hinein war die Krankenpflege überwiegend in der Hand der Orden und der ordensähnlich organisierten Caritasschwestern bzw. evangelischen Diakonissen, die sich neben der Pflege des kranken Leibes auch um die Pflege der Seele des Kranken kümmerten.

Angesichts völlig anderer Berufsbilder, Ideale und Frauenbiografien, aber auch angesichts der Zwänge von Effizienz, Auslastung, Wettbewerb und Kostenbegrenzung müssen die Aufgaben unter den Beteiligten heute neu bedacht und aufgeteilt werden, wenn die Spiritualität als Dimension des bedürftigen Menschen nicht einfach ignoriert oder ausgesperrt werden soll. Dabei gilt es darauf zu achten, dass ein „Bedarf" nach Raum für die Thematisierung und Entfaltung von Spiritualität und nach spiritueller Begleitung nicht nur auf Seiten vieler Kranker besteht, sondern dass häufig auch die Mitarbeiter der klinischen Einrichtungen für die Ausübung ihrer unterschiedlichen Professionen und darüber hinaus Angehörige von Kranken für die Bewältigung der neuen Situation spirituellen Rückhalt benötigen und suchen.

Spirituelle Erfahrungen sind demnach gefragt. Dennoch gehört es auch zur Aufgabe derer, die als Seelsorgerinnen und Seelsorger kompetent tätig sind, die auf spirituelle Erfahrungen gehenden Wünsche und Erwartungen auf ein realistisches Maß zu reduzieren, also insbesondere von allen Zügen des Spektakulären einerseits und eines mirakulösen Aberglaubens andererseits abzugrenzen. Anders als in der Event- und Medienkultur, in der heute viele Menschen spirituelle Erfahrungen vermuten oder finden zu können glauben, haben echte spirituelle Erfahrungen („Unterscheidung der Geister" 1 Kor 12,10; vgl. 1 Thess 5,21) in der Regel keinen emotional oder verlaufsmäßig außergewöhnlichen Charakter. Sie „ereignen sich vielmehr dort, wo jemand sein Leben bewusst vollzieht und mit den Augen des Glaubens anschaut" (Nastainczyk 2005: 69), also „mitten im Gewöhnlichen und Alltäglichen" (Nastainczyk 2005: 69). „Dass sich in einer Krise eine unverhoffte Wendung ergibt; dass jemand, obwohl er große Angst vor einer Aufgabe hat, in seiner tiefsten Seele dennoch Vertrauen und Zuversicht spürt; dass eine unerwartete Begegnung dem Leben eine neue Richtung gibt; dass inmitten von Lähmung und Resignation neue Lebensenergie aufbricht – das alles sind für den glaubenden Menschen spirituelle Erfahrungen" (Nastainczyk 2005: 69).

Formen solcher unspektakulären spirituellen Erfahrungen im Alltag des Krankseins und der Konfrontation mit Kranken sind beispielsweise:

- im Blick auf den Patienten:
  - das Durchhaltenkönnen von Durststrecken,
  - das Annehmen der Wirklichkeit von Eingeschränktsein und Angewiesensein auf die Hilfe anderer,
  - Vertrauen in das Können der Helfer und in Gott als den Grund der Wirklichkeit;

- im Blick auf die medizinischen Akteure:
  - die Bereitschaft, eine Beziehung entstehen zu lassen,
  - das Helfen beim Leiden,
  - das Aushalten dessen, was sich im Krankheitsverlauf der eigenen Macht und Kontrolle entzieht;

- im Blick auf die seelsorglich Tätigen:
  - Gespür für die spezifischen Bedürfnisse, aber auch für die Schamschwellen vor zu viel Vertrautheit,
  - Bemühen, eine Atmosphäre der Solidarität zu schaffen, in der Worte und Zeichen zum Zug kommen können, die dem Heil des Kranken dienlich sind,
  - Interesse an der Person des Kranken und situationsentsprechende Zuwendung,
  - Annahme des kranken Menschen mit seinen Überzeugungen, Erfahrungen und Meinungen, ohne diese zensieren oder normieren zu wollen,
  - Respekt vor der Lebensleistung und der Persönlichkeit des Patienten.

Wie alle helfenden Beziehungen sind auch die zwischen Patienten und ihren Helfern asymmetrisch. Das gilt auch für das Verhältnis zwischen den Kranken und der Person, die die Seelsorge ausübt. Deshalb ist bei jeder Neuorientierung auch darauf zu achten, dass die seelsorglichen Beziehungen nicht einfach einem paternalistischen Skript folgen, sondern darum bemüht sind, an vorhandene spirituelle Erfahrungen und Potenziale anzuknüpfen. Der Modus des seelsorglichen Zuspruchs ist der Rat, nicht die Verpflichtung oder das Werturteil.

In der Praxis werden die seelsorglich Tätigen häufig damit zu tun bekommen, dass sie erst einmal helfen müssen, Abhandengekommenes, Abgebrochenes oder Verdrängtes wiederzuentdecken bzw. den biografischen „Schutt", der sich darauf abgelagert hat, behutsam abzutragen. Oft wird es auch darum gehen müssen, Gefühlen der Verstörtheit und der Hilflosigkeit bis hin zur Verzweiflung überhaupt Sprache zu verleihen. Denn das ist Voraussetzung dafür, dass ein spirituelles Gespräch, eine Verständigung oder Trost überhaupt stattfinden können.

Literatur

Fuchs G (2008) Spirituell, weil professionell – professionell, weil spirituell. Katechetische Blätter 133:96–102.

Lumen Gentium (2008) Constitutio de Ecclesia/Dogmatische Konstitution über die Kirche nr. 41; Laiendekret nr. 4; Pastoralkonstitution nr. 43.

Nastainczyk W (2005) Lehrbrief 23 „Spiritualität (er)leben, lernen und lehren" des Pastoralen Basiskurses. Würzburg.

Neumann IN (2008) Was heilt uns? Christ in der Gegenwart 60(13):137f.

Rahner K (1972) Gotteserfahrung heute (=Schriften zur Theologie IX). Zürich.

Söding T (1992) Die Trias Glaube, Hoffnung, Liebe bei Paulus. Eine exegetische Studie. Stuttgart.

Stauss K (2006) Bonding Psychotherapie. Grundlagen und Methoden. München.

Für einen mehrdimensionalen Spiritualitätsbegriff: Eine interdisziplinäre Perspektive

Ulrich H. J. Körtner

A multidimensional concept of spirituality from an interdisciplinary view

This article argues for a precise, differentiated, and critical use of the term „spirituality" in general as well as in medicine. First, I turn to the Christian history of this term. Secondly, I comment on the relationship between religion, culture, and medicine in the context of a multicultural society. Thirdly, I will develop a broader understanding of spirituality in medicine described in six theses.

keywords

spirituality/Christianity – (Holy) Spirit – illness and disease – culture – professional attitudes communication – confidence/reliance – organisation/theory and ethics of organization

1 Religiosität und Gesundheit in der modernen Medizin

Die moderne Medizin bedient sich der Naturwissenschaften und ihrer Methoden, welche ohne die Arbeitshypothese „Gott" auskommen und auch Krankheit und Gesundheit erklären „etsi Deus non daretur". Die Kulturgeschichte von Krankheit und Gesundheit ist bis in die Moderne weitgehend auch Religionsgeschichte. Erst die naturwissenschaftlich begründete moderne Medizin führt zu einer Trennung von Medizin und Religion, damit aber auch von Heil und Heilung, sofern nicht die Aufwertung der Gesundheit zum höchsten Gut ihrerseits als neue Form von Religion und Transzendenzsuche im Diesseits einer Gesellschaft verstanden werden muss, die unter Transzendenzverlust leidet. Aber auch bei den unterschiedlichen Spielarten einer Alternativ- oder Ganzheitsmedizin, die sich gegen das technokratische Denken der sogenannten Schulmedizin richtet, sind die religiösen Konnotationen unübersehbar.

Inzwischen beginnt man sich aber auch in der medizinischen Wissenschaft wieder für die religiöse Dimension von Krankheit und Gesundheit zu interessieren. Es gibt eine Reihe von Studien zu Religiosität und Gesundheit, in denen zum Beispiel die therapeutische Wirkung von Gebeten untersucht wird. Ob Gott existiert oder nicht, können diese Untersuchungen selbstverständlich nicht beantworten. Der allfällige Nachweis einer therapeutischen Wirkung von Gebeten ist kein Gottesbeweis, sondern lässt sich auch als Placebo-Effekt erklären. Im Übrigen sind die vorliegenden Untersuchungsergebnisse zur therapeutischen Wirkung von Gebeten widersprüchlich. Während zum Beispiel eine im British Medical Journal veröffentlichte Studie den Nachweis führen zu können glaubt, dass regelmäßige Rosenkranzgebete oder meditative Mantras positive Effekte auf das Herz- und

Körtner UHJ (2009) Für einen mehrdimensionalen Spiritualitätsbegriff: Eine interdisziplinäre Perspektive. In: Frick E, Roser T (Hg.) Spiritualität und Medizin. Gemeinsame Sorge für den kranken Menschen. Stuttgart, 26–34. (Referat bei der Veranstaltung „Spiritualität – Teil ärztlichen Handelns!?" der Ärztekammer für Wien und der Interreligiöse Ärzteplattform, Wien 5.11.2007.)

Kreislaufsystem haben (Bernardi et al. 2001), führen andere Studien zu dem Ergebnis, dass Gebete – zumindest bei Herzpatienten – keine nachweisliche Heilwirkung entfalten (Krucoff et al. 2005, Benson et al. 2006). Abgesehen von der Frage nach dem Design und der Aussagekraft der genannten Studien ist grundsätzlich festzustellen, dass medizinische und psychologische Untersuchungen zur Wirkung von Gebeten oder zur seelischen Stärkung von Patienten durch ihren Glauben nichts über die *Wahrheit* einer Religion sagen, sondern bestenfalls etwas über ihre mögliche individuelle *Wirkung*. Man könnte aber genauso gut die angsterzeugende oder -verstärkende Wirkung bestimmter religiöser Vorstellungen – man denke an religiöse Schuld- und Sündenvorstellungen, an Vorstellungen von göttlichen Strafen, Hölle und Fegefeuer – und ihre negativen Auswirkungen auf Krankheitsverläufe untersuchen. Die religiösen Wahnwelten von Psychotikern sind ebenfalls ein hinlänglich bekanntes Forschungsfeld: Siehe den klassischen Fall des Daniel Paul Schreber und seine Analyse bei Sigmund Freud (Freud 1969, Kulenkampff 1963, Storch und Kulenkampff 1950). Die Wechselwirkungen zwischen Religion, Gesundheit und Krankheit sind also einigermaßen komplex. Einfachen Antworten und Erklärungen ist grundsätzlich zu misstrauen, und das nicht nur aus naturwissenschaftlicher, sondern auch aus theologischer Sicht, sind doch die Ambivalenzen jeglicher Formen von Religion nicht nur ein Thema der modernen Religionskritik, sondern auch der Theologie, jedenfalls im Christentum.

Die berechtigte Kritik an negativen Erscheinungen und Folgen von Religion kann freilich nicht darüber hinwegtäuschen, dass der Mensch nicht vom Brot allein lebt und sich nicht auf Stoffwechselvorgänge und die Befriedigung materieller Bedürfnisse reduzieren lässt. Auch lässt sich nicht bestreiten, dass Menschen im Einzelfall aus ihrem religiösen Glauben Kräfte schöpfen können – können, nicht müssen! – der ihnen hilft, Lebenskrisen wie zum Beispiel eine schwere Krankheit zu meistern, vielleicht auch ein unheilbares Leiden oder eine Behinderung zu akzeptieren, ohne daran seelisch zu zerbrechen. Religion kann eine positive Auswirkung auf das *coping* haben, auch wenn zunächst offen bleiben muss, ob oder wie sich dieser Effekt naturwissenschaftlich messen lässt.

Die positiven Seiten von Religion werden heute gern mit dem Begriff „Spiritualität" bezeichnet. Viele Menschen betrachten „Spiritualität" als eine nichtchristliche, an keine Kirche oder Dogmatik gebundene Form der Religiosität. Wie selbstverständlich wird der Begriff heute auf nichtchristliche Religionen, insbesondere auf fernöstliche, angewendet. Dass das Wort eigentlich aus dem Christentum stammt, wird häufig völlig übersehen. Die problematische Übertragung eines von Hause aus christlichen Begriffs auf nichtchristliche Religionen erweckt den Eindruck, als stimmten alle Religionen im Wesentlichen überein, wobei das Wesen von Religion in einem eher diffusen Sinne als „mystisch" bestimmt wird. Dass es dabei zur Verzeichnung und Vereinnahmung fremder Religionen kommt, scheint vielen Menschen gar nicht bewusst zu sein. Die heutige Religionswissenschaft ist an dieser Stelle weitaus zurückhaltender als manche Vertreter einer synkretistischen Theologie der Religionen.

Ich möchte im Folgenden für einen sorgfältigen und kritischen Umgang mit dem Begriff der Spiritualität im Allgemeinen wie in der Medizin im Besonderen plädieren. Zunächst gebe ich einige Hinweise zur Geschichte des Begriffs und zu seinem christlichen Gehalt. Daran schließen sich einige Bemerkungen zum Verhältnis von Religion, Kultur und Medizin im Kontext einer multikulturellen Gesellschaft an.

Schließlich werde ich einen erweiterten Begriff von Spiritualität in der Medizin zur Diskussion stellen, den ich in sechs Thesen entwickele.

2 Der Begriff Spiritualität

„Spiritualität" ist in seiner heutigen Bedeutung ein ebenso junger wie unscharfer Terminus (Körtner 2006: 95ff, ders. 1999: 11ff). Als Synonym für Frömmigkeit setzte er sich zunächst im französischen Sprachraum seit dem Ende des 19. Jahrhunderts durch. Unter Spiritualität (französisch *spiritualité*) versteht man im Katholizismus verschiedene Formen katholischer Lebenspraxis und besondere Frömmigkeitsübungen wie z. B. Exerzitien. Im deutschsprachigen Protestantismus wurde der Begriff erst seit den 70er Jahren des vergangenen Jahrhunderts übernommen. 1976 setzte der Rat der Evangelischen Kirche in Deutschland eine Arbeitsgruppe „Spiritualität" ein, die 1979 ihre Studie über „Evangelische Spiritualität" vorlegte (Barth 1992, ders. 1993). Dass der Begriff seither einen enormen Aufschwung erlebt hat, hängt auch mit der ökumenischen Bewegung zusammen. Im ökumenischen Kontext wird *spirituality* bisweilen nicht nur mit Frömmigkeit, sondern mit Religiosität in einem ganz allgemeinen Sinn gleichgesetzt.

Auch im deutschen Sprachgebrauch ist „Spiritualität" inzwischen ein Modewort. Als solches ist es längst nicht mehr auf christliche Frömmigkeitsformen beschränkt, sondern taucht in allen möglichen Formen neuer Religiosität auf. Unter *spiritus* ist ursprünglich der Heilige Geist im Sinne der biblischen Überlieferung und der christlichen Glaubenslehre zu verstehen. Doch auch der Geistbegriff hat im Laufe der vergangenen Jahrhunderte sein christliches Profil weitgehend eingebüßt. In der postmodernen Religiosität steht „Geist" für eine unspezifische „Geistigkeit" oder „Innerlichkeit" des Menschen, für kosmische Energien und heilende Kräfte, für die Sehnsucht nach Ganzheitlichkeit, nach Mystik und „spiritueller" Bewusstseinserweiterung.

Unter Spiritualität können also christliche Kontemplation, buddhistische Zen-Meditation und Yoga, die Mystik des islamischen Sufismus und die jüdische Kabbalistik, aber auch das Denken des New Age, Anthroposophie und Theosophie, westliche Reinkarnationsvorstellungen, Magie, Spiritismus und Okkultismus, Pendeln und Wünschelrutengehen, Astrologie und Wahrsagetechniken wie Kartenlegen oder Handlinienlesen, Praktiken einer sogenannten Alternativmedizin wie Wunder- oder Geistheilungen durch Handauflegen oder auch Edelstein- und Bachblütentherapie firmieren. Und nicht selten begegnen wir auf dem esoterischen Markt der Möglichkeiten unterschiedlichsten synkretistischen Mischungen und westlichen Adaptionen von Elementen östlicher Religionen.

Wenn über Spiritualität als möglichen Teil ärztlichen Handelns nachgedacht wird, ist es notwendig, den Begriff der Spiritualität zu präzisieren. Mangelnde Begriffsklärungen führen notwendigerweise zu methodischen Mängeln bei klinischen Studien über mögliche Einflüsse von Spiritualität oder Religiosität auf therapeutische Prozesse. Im Anschluß an eine Definition von David B. Larson unterscheidet die Wiener interreligiöse Ärzteplattform zwischen Religion, Religiosität und Spiritualität. Sie versteht unter Religion „ein organisiertes System von Glauben, Praxis und Symbolen, das helfen soll, einer höheren Macht näherzukommen", unter Religiosität „eine persönliche Einstellung [...], welche einen Sammelbegriff für religiöses Bewusstsein und Verhalten darstellt", und unter Spiritualität „eine persönliche sinnstiftende Grundeinstellung, die transzendierende Selbstreflexion darstellt, welche religiöses Denken beinhalten kann, aber nicht muss" (Gisinger et al. 2007: 28).

Diese Unterscheidung ist zweifellos hilfreich, wie auch aktuelle religionssoziologische Studien bestätigen (Datler et al. 2005). Auch aus theologischer Sicht ist geltend zu machen, dass Religion eine bestimmte Antwort auf die Sinnfrage gibt, dass aber nicht jede Beantwortung der Sinnfrage schon als Religion zu bezeichnen ist (Körtner 2006: 27ff). Gegenüber einem denkbar weiten Begriff von Spiritualität ist freilich daran zu erinnern, dass es sich bei ihm von Haus aus um einen religiösen handelt.

Im christlichen Kontext, wo er ursprünglich beheimatet ist, bezeichnet Spiritualität das christliche Leben überhaupt. Im biblischen Sinne ist dieses Leben nämlich als *geistliches Leben* zu verstehen. Geistliches Leben ist Leben aus dem Heiligen Geist, d. h. aber Leben aus dem Geist Gottes, der sich in Jesus von Nazareth letztgültig offenbart hat (☞ Hilpert, 18ff; ☞ Kiechle, 94ff). Der Geist Gottes wird in der Bibel daher auch Geist Christi genannt (z. B. Röm 8,9; Phil 1,19; 1 Petr 1,11). Gott wird im Neuen Testament grundlegend als Geist bestimmt: „Gott ist Geist, und die ihn anbeten, die müssen ihn im Geist und in der Wahrheit anbeten" (Joh 4,24). Es ist aber dieser Geist der Geist der Liebe, der in Jesus von Nazareth die Züge eines menschlichen Antlitzes trägt. Eben darum kann dieser Gott auch als Liebe bestimmt werden (vgl. 1 Joh 4,16), welcher Gott und den Menschen, aber auch die Menschen untereinander in Beziehung setzt, zerstörte Beziehung heilt und die Beziehungen neu stiftet.

Vor diesem Hintergrund ist unter christlicher Spiritualität nicht nur ein christliches Gebetsleben, sondern die christliche Lebensführung als ganze zu verstehen. Im Unterschied zum natürlichen, kreatürlichen Leben, das sich Gott dem Schöpfer verdankt, meint geistliches Leben das mit Gott versöhnte und so erneuerte Leben. Die Versöhnung zwischen Gott und Mensch ist das Werk Christi. Geistliches Leben schließt den gesamten Kosmos in die Hoffnung des Glaubens ein, ist es doch das Leben der erneuerten, der neuen Schöpfung: „Ist jemand in Christus" – wir können paraphrasieren: lebt einer im Geist Christi – „so ist er ein neues Geschöpf", schreibt Paulus in 2 Kor 5,17.

Es gibt im Neuen Testament eine Vielzahl unterschiedlicher Geistesgaben oder Charismen. Allen Christinnen und Christen gemeinsam aber sind die Geistesgaben Glaube, Liebe und Hoffnung, unter denen die Liebe (Agape) die größte ist (1 Kor 13,13). Geistliches Leben als die Gesamtheit christlicher Lebensführung ist also ein Leben aus Glaube, Liebe und Hoffnung in der Einheit von Gottesliebe und Nächstenliebe. So ist das Doppelgebot der Liebe der Inbegriff christlicher Spiritualität bzw. des christlichen Gottesdienstes, der nicht allein in der sonntäglichen Versammlung der christlichen Gemeinde um Wort und Sakrament, sondern im Sinne von Röm 12,1 in der alltäglichen Lebensführung gemäß dem Liebesgebot besteht.

Mit der modernen Sehnsucht nach Spiritualität, die um diese christlichen Zusammenhänge nicht weiß, verbindet sich eine eher unbestimmte Heilserwartung, nämlich die Sehnsucht nach Ganzheitlichkeit. Ersehnt wird die Wiedervereinigung des theoretisch wie praktisch Getrennten, die Überwindung aller Spielarten des Dualismus, der Trennung von Geist und Materie, von Leib und Seele, von Innen und Außen, von Männlich und Weiblich, von Mensch und Natur, Glaube und Wissen, Menschlichem und Göttlichem, von Medizin und Religion (zur Theoriebildung eines ganzheitlichen Denkens siehe beispielsweise Capra 1984, ders. 1986, Sheldrake 1985, Dürr und Zimmerli 1989).

3 Krankheit, Kultur und Religion

Auch wenn unsere moderne Medizin längst ihren globalen Siegeszug angetreten hat, handelt es sich doch zunächst um ein westliches Konzept, neben dem sich nach wie vor andere Medizinkonzepte behaupten. Jede Medizin, auch die moderne Schulmedizin, ist in einen kulturellen Kontext eingebunden, in Werte- und Symbolsysteme, die sich historisch entwickeln und über lange Zeit hinweg Stabilität aufweisen. Das betrifft auch die Religionen (Körtner et al. 2006). Religiöse Einstellungen beeinflussen nicht nur das kulturelle und politische Umfeld medizinischer Forschung, sondern üben auch auf das individuelle Gesundheits- und Krankheitsverhalten einen praktischen Einfluss aus (Körtner 2007). Die unterschiedlichen Sichtweisen von Krankheit und Gesundheit, Heil und Heilung oder Körper, Geist und Seele machen Konzepte einer interkulturellen bzw. multikulturellen Medizin erforderlich (Ilkilic 2002, Körtner et al. 2005, Nordmann 2000).

Medizin und Pflege in einer multikulturellen Gesellschaft setzen nicht nur den Respekt vor anderen Kulturen und Religionen voraus, sondern erfordern auch ein hohes Maß an hermeneutischer Kompetenz. Hermeneutik als methodisches Bemühen um Verstehen beginnt beim Problem der Sprache bzw. der Fremdsprachen. Schon in der eigenen Sprache machen wir die Erfahrung, dass zwei Menschen, wenn sie das Gleiche sagen, noch lange nicht dasselbe meinen. Erst recht gilt dies bei Übersetzungsproblemen.

Verschiedene Sprachen repräsentieren verschiedene Lebensformen und Lebenswelten. Nicht nur zwischen den verschiedenen Kulturen, sondern auch innerhalb derselben besteht eine Vielfalt von Lebensformen, Lebensstilen und moralischen Einstellungen. Vor dem moralischen Urteil hat das Bemühen um das Verstehen des Anderen, konkret des Patienten und seiner soziokulturellen Prägung zu stehen. Es ist die Frage, wie für ihn im Rahmen seiner Vorstellungswelt eine optimale Therapie und Pflege möglich ist, ohne dabei die Prämissen der eigenen Medizin und des eigenen Pflegekonzepts verleugnen zu wollen.

Von jeher sind Krankheit und Gesundheit religiöse Themen. Dazu gehört nicht nur die Frage nach dem Zusammenhang von Krankheit und Schuld bzw. Krankheit und Sünde, sondern auch die Frage nach der möglichen Verbindung von Heil und Heilung (Körtner 1998: 53ff). Für das Christentum liegt der enge Zusammenhang von Heilung und Glaube auf der Hand. A. v. Harnack hat den Missionserfolg des ältesten Christentums in erheblichem Maße auf die zentrale Stellung von Heilung und Erlösung in der christlichen Botschaft, auf die Darstellung Christi als Heiland und Arzt und auf die damit verbundene Gegenüberstellung von Christus und Asklepios zurückgeführt (von Harnack 1924). E. Biser hat das Christentum geradezu als „therapeutische Religion" bezeichnet (Biser 1998). In der charismatischen Bewegung und in den Pfingstkirchen spielt das Thema der Glaubensheilungen eine ganz zentrale Rolle, und auch andere Kirchen wenden sich dieser Fragestellung in letzter Zeit wieder verstärkt zu (Hollenweger 1983: Beispiel einer Heilungsliturgie, Greiner 1998: 360–367, Greshake 1998).

4 Ein erweiterter Begriff von Spiritualität in Medizin und Pflege

Ein materialistischer Reduktionismus, der die Sinnfrage und die Dimension der Transzendenz ausblendet, ist freilich ebenso problematisch wie manche Konzeptionen der Ganzheitlichkeit, die alle Krankheiten auf psychische oder spirituelle Ursachen zurückführen wollen. Eine Spiritualität, die positives Denken als Wunderwaffe gegen alle somatischen Erkrankungen propagiert, verkennt den Unterschied zwischen Heil und Heilung und ist nach meinem theologischen Verständnis ebenso reduktionistisch wie der neuzeitliche Materialismus.

Erkenntnistheoretisch wie praktisch muss um des Lebens willen die Eindimensionalität zugunsten der Mehrdimensionalität überwunden werden. Anstelle einer fragwürdigen Ganzheitsmedizin ist aber nach meinem Dafürhalten ein Konzept von integrativer Medizin zu stellen, das auf Mehrdimensionalität zielt. Praktisch bedeutet dies, dass nicht nur somatische Medizin und Psychotherapie, sondern dass auch Medizin, Philosophie und Theologie noch stärker miteinander ins Gespräch kommen müssen, und zwar nicht nur auf dem Gebiet einer im wesentlichen auf Risikoabschätzung reduzierten medizinischen Ethik, sondern im Bereich anthropologischer Grundfragen. Das Recht auf seelsorgliche oder spirituelle Begleitung gehört zu den gesetzlich verankerten Patientenrechten. An die Stelle hochgradiger Arbeitsteilung muss das Teamwork von Gesundheitsberufen und religiöser Seelsorge treten, wenn der Mensch als Person nicht aus dem Blickfeld geraten soll. Die Rechnung, wonach Heil und Heilung säuberlich zu trennen sind, sodass ausschließlich die Medizin für Gesundheit und Heilung, die Theologie allenfalls für Heil und Erlösung zuständig ist, geht in der bisherigen, gewissermaßen kantischen Form nicht auf. Gesundheit und Heil, Heilung und Erlösung, Sein und Sinn betreffen den in sich unteilbaren Menschen, der mehr ist als die Summe seiner anatomischen, psychischen und mentalen Teile.

In welchem Sinne lässt sich theologisch verantwortlich von Spiritualität in der Medizin sprechen? Ich möchte einige Elemente benennen:

1. *Professional attitudes*
   Das Wort Spiritualität kommt vom lateinischen „*spiritus* = Geist". Gemeint ist der göttliche Geist, der auch im Menschen Platz greifen will und soll. Zur Spiritualität gehört die Frage, aus welchem Geist heraus ich meine Arbeit tue, meinen Beruf ausübe und anderen Menschen begegne. Neudeutsch gesprochen hat Spiritualität etwas mit den *professional attitudes* von Ärzten und Pflegenden zu tun. Empathie, Nächstenliebe, Fürsorglichkeit und Barmherzigkeit sind Geistesgaben, die nach meinem Verständnis die Grundhaltung von Medizinern und Pflegenden prägen sollten.

2. *Endlichkeit akzeptieren*
   Spiritualität weiß um den Geschenkcharakter von Leben und Gesundheit, um ihre Unverfügbarkeit und Kontingenz. Bei aller Professionalität ist doch das Gelingen therapeutischer Prozesse eine Gnade und Grund zu Demut und Dankbarkeit. Ein alter Spruch lautet: *Medicus curat, natura sanat, Deus salvat.* Heilung liegt nicht allein in Menschenhand. Spiritualität in der Medizin bedeutet, die eigene Endlichkeit, d. h. aber auch die Endlichkeit der Heilkunst zu akzeptieren und die Heilkunst nicht zur Heilslehre zu überhöhen. Spiritualität besteht darin, dass sich Ärzte und Patienten wechselseitig von übertriebenen Erwartungen entlasten und auch lernen, mit dem Scheitern und mit Misserfol-

gen umzugehen. Besonders virulent ist diese Frage im Fall von unheilbarer oder chronischer Krankheit.

3. *Medizin – eine Kunst*

Zur Spiritualität gehört die Einsicht, dass Medizin und Pflege nicht nur eine Technik, sondern auch eine Kunst sind, die wie alle Kunst auch der Inspiration und des Kairos, des rechten Augenblicks und der Fügungen bedarf. „Häufig gilt unausgesprochen die Überzeugung, Ärzte oder Pflegende würden Probleme einfach sachgerecht, das heißt fachlich lösen. Wäre dies tatsächlich der Fall, dann hätten wir es bei den Ärzten mit Medizintechnikern zu tun, die den Namen Arzt nicht verdienen würden, und bei den Pflegenden mit Pflegerobotern, die den Namen Schwester oder Pfleger nicht verdienen würden" (Kath. Krankenhausverband Deutschlands e. V. 1997: 9).

4. *Die Ressource Vertrauen*

Spiritualität in Medizin und Pflege hat ganz wesentlich mit der Ressource Vertrauen zu tun, ohne die therapeutische und pflegerische Prozesse nicht gelingen können. Ärzte und Pflegende benötigen Selbstvertrauen und Vertrauen in ihre Fähigkeiten und die ihnen zur Verfügung stehenden Mittel. Patienten und ihre Angehörigen brauchen Vertrauen in die Heil- und die Pflegekunst der Ärzte und Pflegekräfte. Vertrauen ist akzeptierte Abhängigkeit, wie der Mediziner und evangelische Theologe Dietrich Rössler einmal geschrieben hat (Rössler 1977: 46). Darin liegt ein Hinweis auf das Bewusstsein schlechthinniger Abhängigkeit, das der große protestantische Theologe Friedrich Schleiermacher als Wesen der Religion beschrieben hat. Vertrauen ist, wenn man so will immer auch eine Glaubenssache. Glaube nicht nur an die Kompetenz eines Arztes, sondern der Glaube an Gott als Tiefendimension unseres Daseins ist der letzte Grund für alles Vertrauen. Zur Spiritualität gehört es, diese Tiefendimension menschlichen Vertrauens und Hoffens freizulegen, nach Quellen des Vertrauens zu suchen. Zur Spiritualität gehört ebenso, sich den vielfältigen Ängsten, den eigenen wie den fremden zu stellen, statt die Angst, die Lebensangst, die doch immer auch Todesangst ist, zu tabuisieren, wie dies in unserer Gesellschaft und im medizinischen Alltag häufig geschieht.

5. *Kommunikation*

Spiritualität bedeutet Kommunikation, Kommunikation zwischen Mensch und Gott und zwischen den Menschen untereinander. Der Geist stiftet und eröffnet Kommunikation. Er ist die Atmosphäre, in der die Kommunikation zwischen Arzt und Patient stattfindet. Sein Wirken ereignet sich *zwischen* Arzt und Patient. Der Geist ist das Zwischen menschlicher Kommunikation, das Ich und Du ebenso verbindet wie voneinander abgrenzt und unterscheidet.

6. *Spiritualität als organisationstheoretisches Thema*

Spiritualität hat nicht nur mit der Haltung und Einstellung des Einzelnen, des Patienten, des Arztes oder der Pflegenden zu tun, sondern auch mit der Kultur einer medizinischen oder pflegerischen Einrichtung. Wir sprechen gelegentlich von dem Geist, der in einem Haus herrscht. Spiritualität ist somit auch ein organisationstheoretisches Thema. Strukturen, ja schon die Architektur eines Hauses sind gewissermaßen Objektivationen des Geistes. Sie vermitteln eine bestimmte Atmosphäre, ermöglichen, fördern oder verhindern Kommunikationsprozesse. Zur Dimension der Spiritualität gehört eben auch die Frage nach den Strukturen, den Arbeits- und Lebensbedingungen in einer Klinik oder einem Pflegeheim. Und schließlich zählt dazu auch die handfeste Frage, welche Budgets für Angebote der Seelsorge sowie der entsprechenden Fort- und Weiterbildung zur Verfügung stehen.

Literatur

Barth H-M (1992) Sehnsucht nach dem Heiligen. Verborgene Quellen ökumenischer Spiritualität. Stuttgart.

Barth H-M (1993) Spiritualität (BensH 74). Göttingen.

Benson H, Dusek JA, Sherwood JB, Lam P, Bethea CF, Carpenter W, Levitsky S, Hill PC, Clem J, Donald W (2006) Study of the Therapeutic Effects of Intercessory Prayer (STEP) in cardiac bypass patients: A multicenter randomized trial of uncertainty and certainty of receiving intercessory prayer. American Heart Journal 151:934–942.

Bernardi L, Sleight P et al. (2001) Beyond science? Effect of rosary prayer and yoga mantras on autonomic cardiovascular rhythms: comparative study. British Medical Journal 323:1446–1449.

Biser E (1998) Die Heilkraft des Glaubens. Concilium 34:534–544.

Capra F (1984) Das Tao der Physik. Die Konvergenz von westlicher Wissenschaft und östlicher Philosophie. Bern.

Capra F (1986) Wendezeit. Bausteine für ein neues Weltbild. Bern.

Datler G, Kerschbaum J, Schulz W (2005) Religion und Kirche in Österreich. Bekenntnis ohne Folgen? SWS-Rundschau 45:1–23.

Dürr H-P, Zimmerli WC (Hg.) (1989) Geist und Natur. Über den Widerspruch zwischen naturwissenschaftlicher Erkenntnis und philosophischer Welterfahrung. Bern.

Freud S (1969), Psychoanalytische Bemerkungen über einen autobiographisch beschriebenen Fall von Paranoia (Dementia Paranoides), GW III. Frankfurt am Main, 239–320.

Gisinger C et al. (2007) Seelsorge und Spiritualität bei Krankheit und Pflege. Österreichische Ärztezeitung 15/16, 15.8.2007, 28–29.

Greiner D (1998) Segen und Segnen. Eine systematisch-theologische Grundlegung. Stuttgart.

Greshake G (1998) Die Krankensalbung zwischen physischer und spiritueller Heilung. Concilium 34:544–553.

Harnack A von (1924) Die Mission und Ausbreitung des Christentums in den ersten drei Jahrhunderten. Leipzig.

Hollenweger W (1983) Geist und Materie. Interkulturelle Theologie III. München, 28–35.

Ilkilic I (2002) Der muslimische Patient. Medizinethische Aspekte des muslimischen Krankheitsverständnisses in einer wertpluralen Gesellschaft. Münster.

Katholischer Krankenhausverband Deutschlands e. V./Deutscher Evangelischer Krankenhausverband e. V. (1997) Ethik-Komitee im Krankenhaus. Freiburg im Breisgau.

Körtner U (2007) Krankheit, Kultur und Religion. Fragestellungen interkultureller Medizin- und Pflegeethik. Wiener Medizinische Wochenschrift 157:183–189.

Körtner U (2006) Wiederkehr der Religion? Das Christentum zwischen neuer Spiritualität und Gottvergessenheit, Gütersloh.

Körtner U, Virt G, von Engelhardt D, Haslinger F (Hg.) (2006) Lebensanfang und Lebensende in den Weltreligionen. Beiträge zu einer interkulturellen Medizinethik. Neukirchen-Vluyn.

Körtner U, Aksu F, Scheer PJ (2005) Leidens- und Krankheitsverhalten im Spannungsfeld zwischen Religion und Ethik. Monatsschrift Kinderheilkunde 153:34–41.

Körtner U (1999) Die Gemeinschaft des Heiligen Geistes. Zur Lehre vom Heiligen Geist und der Kirche. Neukirchen-Vluyn.

Körtner U (1998) Wie lange noch, wie lange? Über das Böse, Leid und Tod. Neukirchen-Vluyn.

Krucoff MW et al. (2005) Music, imagery, touch, and prayer as adjuncts to interventional cardiac care: the Monitoring and Actualisation of Noetic Trainings (MANTRA) II randomised study, Lancet 366, Nr. 9481 (16. Juli 2005), 211–217.

Kulenkampff C (1963), Entbergung, Entgrenzung, Überwältigung als Weisen des Standverlustes. Zur Anthropologie der paranoiden Psychosen. In: Strauss E, Zutt J (Hg.) Die Wahnwelten (Endogene Psychosen). Frankfurt am Main, 202–217.

Nordmann Y (2000) Zwischen Leben und Tod. Aspekte der jüdischen Medizinethik. Bern.

Rössler D (1977) Der Arzt zwischen Technik und Humanität. Religiöse und ethische Aspekte der Krise im Gesundheitswesen. München.

Sheldrake R (1985) Das schöpferische Universum. München.

Storch A, Kulenkampff C (1950) Zum Verständnis des Weltuntergangs bei den Schizophrenen. Der Nervenarzt 21:102–108.

Spiritualität. Ein soziologischer Versuch

Armin Nassehi

Spirituality – A sociological attempt

From a sociological point of view, spirituality is a specific form of religious communication which refers to the authentic resources of the speaker. Religious communication can be characterized as a form which deals with the problem of making the indefiniteness communicable. But in contrast to religion, spirituality is a concept that does not primarily refer to traditions, assignable contents, and collective forms of belief. Although spirituality makes demands on religious forms its specific potential is its possibility to avoid specific contents of belief. The substance of spiritual communication is the act of communication itself, not its content.

keywords
spirituality – religious communication – spiritual communication – authenticity

Dass die Bedeutung von Spiritualität wächst, dürfte unbestritten sein – wenigstens gilt das für die Anschlussfähigkeit des Begriffs in öffentlichen Debatten sowie als eine Chiffre der Selbstbeschreibung. Insbesondere gilt das im medizinischen Bereich, dessen besondere gesellschaftliche Bedeutung derzeit wohl darin liegt, dass in ihm eine klassisch-professionelle Tätigkeit mit hochspezialisierter Ausbildung des Personals, komplexen Entscheidungslagen und hochgradig beschleunigter Organisationsform mit den intimsten und individuellsten Fragen der Lebensführung verknüpft werden können und müssen. Die besondere moralische und ethische Bedeutung der Professionen bestand stets darin, ihren Klienten moralische Verhaltensstandards vorzugeben, die diese letztlich aus freien Stücken in die Tat umsetzen sollten (Stichweh 2008: 330ff; Nassehi 2008a: 386ff). Die Macht der Professionen war nicht in erster Linie ein Problem ihrer Dominanz, wie insbesondere die Medizinsoziologie meinte und damit die besondere Bedeutung von Professionalität womöglich missverstanden hat (Freidson 1975). In erster Linie waren und sind Professionen *Gute-Gründe-Lieferanten*, und zwar in dem Sinne, dass sie gerade darauf gesetzt haben, an den freien Willen ihrer Klienten zu appellieren, sich der asymmetrischen Situation zu unterwerfen. Als „gelenkte Autonomie" (Saake 2008: 258) lässt sich dies insofern gut beschreiben, als die Kunst professionellen Handelns offenbar darin besteht, Klienten nicht nur zu überzeugen, sondern zugleich die Überzeugungsgründe mitzuliefern und damit jenen Willen erst zu formen, auf den dann eingewirkt werden soll. Das hat in der soziologischen Reflexion von Professionen dazu geführt, dass man sich insbesondere an der Asymmetrie des Verhältnisses von Professionellem und Klient abgearbeitet hat – ob man das noch als funktionale Notwendigkeit diskutiert hat wie im klassischen Ansatz von Talcott Parsons (Parsons 1939; Parsons 1968), als Kritik an der Asymmetrie zwischen Laie und Experte bei Eliot Freidson (Freidson 1979) oder später als Analyse der Selbstregierung und der „Praktiken des Selbst" im Sinne von Michel Foucaults Gouvernementalitätsidee (Foucault 2004; Junge 2008).

Nassehi A (2009) Spiritualität. Ein soziologischer Versuch. In: Frick E, Roser T (Hg.) Spiritualität und Medizin. Gemeinsame Sorge für den kranken Menschen. Stuttgart, 35–44.

Als Schnittstelle zwischen professionellem Handeln und individueller Lebensführung jedenfalls dürfte der gesamte *helath-care*-Bereich in der heutigen Zeit insofern paradigmatischen Charakter haben, als es womöglich das medizinische Funktionssystem ist, das den stärksten Einfluss auf jene „Praktiken des Selbst" hat, die das moderne Individuen dazu bringen, sich selbst zu regieren bzw. sich mit guten Gründen darüber auszustatten, wie das Leben zu führen sei. Was einmal im Namen abstrakter Ethiken oder auch konkreter moralischer Gebote ganze Lebensformen zusammengehalten hat, vermag heute womöglich nur noch ein medizinischer Imperativ zu leisten, der durch seine Orientierung am Körper und durch dessen nicht wegdeutbare Widerständigkeit moralische Imperative der Lebensführung zu repräsentieren imstande ist (Lupton 1995; Nassehi 2007: 117). Die Frage der Geburt des individuellen Willens aus dem Geiste der Asymmetrie zwischen Professionellem und Klient lasse ich hier undiskutiert (Nassehi 2006: 69ff, 165ff; Nassehi 2007: 102ff; Nassehi 2008a: 394f; Nassehi 2009a).

An dieser Stelle setzt auch die Bedeutung von Spiritualität an – und zwar sowohl auf der Seite der Professionellen als auch auf der Klientenseite.

Wenn es stimmt, dass sich gerade im *health-care*-Bereich Praktiken der Subjektivierung und des individuellen Wollens manifestieren, muss auch Spiritualität an dieser Funktionsstelle aufgesucht werden, denn spirituelle Kommunikation scheint dort anzusetzen, wo von Individuen an schwierigen biografischen Entscheidungen Selbstthematisierung verlangt wird – und zwar dort, wo eindeutige Entscheidungskriterien womöglich fehlen. Dies zumindest soll als soziologische Anfangshypothese dienen, um Funktion und Leistung spiritueller Kommunikation bestimmen zu können. Der soziologische Blick versucht sich also nicht daran, gute Gründe für oder gegen Spiritualität zu suchen, geeignete Kritierien für eine angemessene oder wünschenswerte Form der Spiritualität zu gewinnen oder gar sich selbst an spiritueller Kommunikation zu beteiligen. Der soziologische Blick interessiert sich ausschließlich dafür, was spirituelle Kommunikation von anderen Formen der Kommunikation unterscheidet. Die entscheidende Frage ist dabei zunächst die Frage, wie sich religiöse und spirituelle Kommunikation zueinander verhalten.

1 Religiöse Kommunikation

Es gehört zu den fundamentalen Ritualen der Religionssoziologie, zunächst einen substanziellen Religionsbegriff abzulehnen, um dann mit einem formalen, einem funktionalen oder einem empirisch-erfahrungsbezogenen Religionsbegriff zu kontern. Klassisch dafür sind seit Emile Durkheim die Bestimmungen der Religion als einer „im wesentlichen kollektive(n) Angelegenheit" (Durkheim 1981: 68), die keineswegs nur ein System von Ideen, Glaubensüberzeugungen und Rekursen auf transzendente Kräfte oder Personen sei, sondern vor allem ein praktisches Set von sozialen Regularien und Ordnungsfaktoren enthalte. Als „System von Überzeugungen und Praktiken", die eine „moralische Gemeinschaft" (Durkheim 1981: 75) herstelle, löst Durkheim mit dieser Religionsbestimmung letztlich eher gesellschaftstheoretische als religionssoziologische Probleme. Aus seiner Religionssoziologie zieht er die grundlegende Erkenntnis ab, dass sich so etwas wie gesellschaftliche Ordnung nur über Gemeinschaft stiftende Instanzen einer gemeinsamen Moral herstellen lasse. Man kann Max Webers Religionssoziologie durchaus in einem ähnlichen Kontext interpretieren. Auch hier wird Religion zunächst als

Gemeinschaftshandeln angesetzt und definitorisch als Erfahrung bestimmt, „dass die Welt ein gottgeordneter, also irgendwie ethisch sinnvoll orientierter Kosmos" (Weber 1972: 564) sei. Freilich löst Weber weniger optimistisch als Durkheim diese Diagnose nicht in Richtung einer „neuen" Moral auf, sondern stützt darauf seine Sinnverlustdiagnose.

Historisch seien es Religionen gewesen, die diese Funktionsstelle übernehmen. Was in der Moderne an diese Stelle trete, lässt Durkheim offen – bereitet damit aber die Idee der zivilreligiösen Aufladung moderner Gemeinschaftsmoralen vor, v. a. die Idee der Nation oder dessen, was bei Talcott Parsons dann später die „gesellschaftliche Gemeinschaft" heißen sollte, in der der Religion eine integrierende Funktion zukam, die vor allem durch die Kombination von Gemeinschaftsbildungen und Vermittlung moralischer Werte geprägt sei (Parsons 1952). Bis zu Jürgen Habermas' jüngsten Bestimmungen religiöser Motive für die öffentliche Deliberation (Habermas 2005: 106ff, 258ff) reicht diese Tradition. Religion fällt hier gewissermaßen mit der Grundfunktion des Gesellschaftlichen zusammen: soziale Reproduktion nicht dem Zufall jeweiliger Gegenwarten zu überlassen, sondern Erwartbarkeiten, Kontinuitäten, Kontrolle, Macht, Orientierung, Zwang, schlicht: *Ordnung* zu generieren.

Die phänomenologische Religionssoziologie (Luckmann 1991) hat ebenfalls Ordnung im Sinn – aber eher so etwas wie eine *innere* oder *subjektive*, eine *Erfahrungsordnung*, aber nicht irgendeine Erfahrung, sondern eine „außergewöhnliche" Erfahrung, die sich von alltäglichen Erfahrungen unterscheidet (Knoblauch 1998: 182). Dieses Religionsverständnis ist in der Tat ebenfalls ein im soziologischen Sinne formales oder empirisches, aber es gemahnt doch an den substanziellen Religionsbegriff der klassischen Religionswissenschaft, in dem das Heilige, das Numinose und das Göttliche als das Grundkonstituens des Religiösen gedacht wird und zugleich in die innere Erfahrung des Menschen hineinverlagert wird (Otto 1963). Das „Heilige" und das „Numinose" wird in einer Allgemeinheit formuliert, die an die Innerlichkeit des bürgerlichen Individuums anschließt, das in historisch-bildungsförmiger Rücksicht auf religiöse Traditionen den Ort der religiösen Erfahrung in das Subjekt hinein verlagert. Es bedarf dann in der Konzentration auf ein abstrakt *Heiliges* keiner konkreten, materialen religiösen Aussagen mehr, um religiöse Erfahrung auf den Begriff zu bringen. Religiöse Erfahrung wird dabei erstaunlich gesteigert und entdramatisiert – gesteigert, indem das religiöse Subjekt das *Numinose* in sich selbst, in der eigenen Erfahrung, in inklusiver Innerlichkeit findet, entdramatisiert, indem all dies nicht in der äußeren empirischen Welt stattfindet, sondern eben in der *innerlich-individualisierten Sphäre* dessen, was „privat" zu nennen zu sehr an Äußerlichkeiten sich orientiert. Mit diesem Begriffsarrangement wird Religion auch theoretisch in eine Privatangelegenheit verwandelt – man könnte sagen: Aus der empirischen Erfahrung, dass sich religiöse Kommunikation vor allem als authentische, als individuell zurechenbare, als persönliche Kommunikation darstellt, wird darauf geschlossen, dass die religiöse Sinnform eine Form ist, die fast identisch ist mit Personenmerkmalen. Das macht dann die Forschung einfacher – die dann wiederum bestätigt, was die Begriffe vorsehen.

Hier soll ein anderer Weg beschritten werden. Denn dass die Sinnform des Religiösen in der Gesellschaft wie alle anderen sozialen Sinnformen als Kommunikation vorkommt, die in erster Linie von ihrer Anschlussfähigkeit abhängig ist, verweist darauf, dass sich das Religiöse als Personenmerkmal nur sehr unzureichend bestimmen lässt – weder als Personenmerkmal in Forschungsdesigns, die Personenmerkmale abfragen, noch als ein gewissermaßen universales Personenmerkmal im

Sinne anthropologischer Funktionsbestimmungen des Religiösen. Ich folge damit Niklas Luhmanns Vorschlag, das, was sich soziologisch als Religion beobachten lässt, als Sinnform zu bestimmen (Nassehi 2008b). Seine Frage lautet, wie sich die religiöse Verarbeitung von Sinn von anderen Sinnformen unterscheidet. Unter einer Sinnform ist dabei keineswegs die Frage zu verstehen, ob etwas sinnvoll sei oder nicht. Sinnförmig erscheint alles, was soziale und psychische Systeme verarbeiten – vor allem ist es letztlich die Form, in der die Welt beobachtbar wird. Sinn als Unterscheidung von Aktualität und Potenzialität ist unvermeidbar und verweist stets auf anderen Sinn. Es ist hier nicht der Ort, dies genauer zu explizieren. Es sollte lediglich gezeigt werden, dass sich die Sinnhaftigkeit von etwas nur dadurch einschränken, i.e strukturieren lässt, indem es praktisch, in gegenwärtigen Ereignissen geschieht, die aufeinander bezogen werden. Im Falle sozialer Systeme sind dies Kommunikationen, die stets im Medium des Sinns erfolgen und darin Formen entwickeln (Luhmann 1984: 92ff).

Die religiöse Sinnform, so die These Luhmanns, zeichnet sich dadurch aus, dass sie „die Unbeobachtbarkeit der Welt und des Beobachters beobachtet" (Luhmann 2000: 29). Diese Minimalbedingung der religiösen Sinnform ist es, die den soziologischen Blick in die Lage versetzt, den kommunikativen Gebrauch religiöser Sinnformen in den Blick zu nehmen. „Sinnformen werden als religiös erlebt, wenn ihr Sinn zurückverweist auf die Einheit der Differenz von beobachtbar und unbeobachtbar und *dafür* eine Form findet" (Luhmann 2000: 35). Solche Formen sind die empirischen Ausprägungen von Kommunikationsformen, die mit der Beobachtung der Unbeobachtbarkeit der Welt hantieren und dabei zu Generalisierungen, Anschlussfähigkeiten, Praktiken sogar ganzen Weltbildern gelangen – oder aber auch zu unbeholfenen Sätzen, mit denen wir religiöse Gefühle und Vorstellungen ausdrücken, ebenso wie zu Formen von religiös Geübten, die in Riten und erwartbaren Anschlussfähigkeiten Unbestimmtheit mit Bestimmtheit ausdrücken können. Minimalbedingung ist jedenfalls, dass die Unbeobachtbarkeit der Welt im zunächst unsichtbaren „Sinn" von „allem" gerinnt und beobachtbar wird, ohne positiv sichtbar werden zu müssen (oder: zu dürfen?).

Solche Äußerungen führen geradezu paradigmatisch vor, was mit Kommunikation passiert, wenn sie religiös codiert wird. Dass man sich systemtheoretisch darauf geeinigt hat, religiöse Kommunikation über die Codierung *Immanenz/Transzendenz* zu unterscheiden (Luhmann 2000: 77) meint nur, dass sich hier die immanente Beobachtung von Unbeobachtbarem ereignet, das dann in eine Form gebracht werden muss, die sich dennoch festlegt – auf Sätze, auf Praktiken, auf kommunikative Ereignisse eben. *Immanenz/Transzendenz* meint keine Seinsbereiche. Es geht nicht um die Unterscheidung immanenter von transzendenten Regionen der Welt, sondern um eine Beobachtungsform, die zugleich religiöse Formen einschließt, die auf eine vorgestellte transzendente Sphäre verzichten. Je komplexer freilich die Welt, desto stärker wird sich das Unbeobachtbare jenseits der Welt vorfinden müssen, schon weil es schon innerhalb der Welt aufgrund ihrer Differenziertheit und Komplexität immer mehr Unbeobachtbares gibt – eingeschlossen ist übrigens jene innere Transzendenz, die gerade Europäer in ihrer ganz eigenen Rezeption etwa der meditativen und ästhetischen Aspekte des Buddhismus zu schätzen scheinen (Brück 2007: 19ff).

Es sind gewissermaßen Antworten ohne konkrete Fragen. Insofern ist zumindest im Hinblick auf ihre Sichtbarkeit die Wiederkehr des Religiösen eine Wiederkehr ritueller Formen, die sich irgendwie von selbst verstehen, weil man sie eigentlich nicht im emphatischen Sinne verstehen muss. Die Wiederkehr des

Religiösen zeigt sich damit also nicht in neuem (oder altem) Orientierungswissen, sondern in der Wiederkehr der Kasualien, in der Aufhebung kontingenter Lebensverläufe in der nicht-kontingenten Ritualität von Statuspassagen – Taufe, Kommunion/Konfirmation, Hochzeit, Begräbnis.

Dass das Religiöse sich kulturgeschichtlich stets in rituellen Formen niedergeschlagen hat, hat unmittelbar mit dem Problem zu tun, für das Religion eine Lösung sein möchte. Etwas abstrakt lässt sich dieses Problem als das Problem der Unbestimmbarkeit beschreiben, als der Umgang mit dem Zufall, dass man hier und jetzt und so ist und die Grundlage seiner eigenen Freiheit nicht selbst frei wählen konnte. Dazu gehört natürlich der Tod, über den man nichts weiß und über den man deshalb reden muss. Diese meine Formulierungen sind bereits „moderne" Formulierungen. Sie implizieren keine anthropologische Bestimmung von Religion, sondern umreißen den Kontext, in dem Fragen religiöse Formen annehmen. In diesem kulturellen Kontext ist „Glaube" das Medium, in dem religiöse Fragen gestellt werden.

Wer im Medium des Glaubens spricht, setzt sich selbst in eine Position des authentischen Sprechers. Das macht es religiöser Kommunikation wie keiner anderen möglich, sich indirekt zu äußern, in Bildern und Symbolen zu sprechen, Unbestimmtheit zuzulassen. Was religiöse Kommunikation in der heutigen Zeit anschlussfähig und erfolgreich macht, ist wahrscheinlich, dass sie so viel Unbestimmtheit aushalten kann, sogar auf religiöse Inhalte im engeren Sinne verzichten zu können. Das gilt etwa für die religiöse Kommunikation von Krankenhausseelsorgern, deren besondere Stärke darin besteht, dass sie Unbestimmtheit symbolisieren und gerade dadurch auf zu viel Bestimmtheit verzichten können. An die Stelle des Rituals tritt dann die Form des Gesprächs, in dem die Beteiligten gewissermaßen religiöse Erfahrungen mit der Situation selbst machen – mit dem Aushalten von Unbestimmtheit, mit dem expliziten Nicht-Sagen des Nichtsagbaren (Nassehi und Saake 2004). Man muss sich das besondere Potenzial religiöser Kommunikation in einer Welt ohne eindeutiges und mit Macht durchsetzbares religiöses „Orientierungswissen" heute tatsächlich so vorstellen, dass es ihr gelingt, eine seelsorglich inszenierte und zwischen Gesprächspartnern unterstellte Authentizität herzustellen, in der bereits das Sprechen der Sinn des Sprechens ist.

2 Spirituelle Kommunikation

Es war nötig, so weit auszuholen, um die *soziologische* Argumentationsstelle benennen zu können, an der sich *spirituelle* von *religiöser* Kommunikation unterscheiden lässt. Bisherige soziologische Versuche, Spiritualität auf den Begriff zu bringen, haben sich v. a. darauf kapriziert, Spiritualität als eine Form von Religiosität außerhalb kirchlicher/konfessioneller Bindungen zu bestimmen und ihren „alternativen" Charakter hervorzuheben (Hay und Hunt 2000; Knoblauch 2006; Holmes 2007; Versteeg 2007). Sogar ihr „reflexiver" Charakter wird betont – in dem Sinne, dass in einer individualisierten Gesellschaft tatsächlich die religiösen Bindekräfte organisierter Religiosität nachlassen und die Menschen dadurch reflexiv auf Traditionsbestände religiöser Chiffren und Erfahrungen zurückgreifen können und so ihre je eigene Form von „Spiritualität" gegen die „Sinnlosigkeit" der gesellschaftlichen Moderne entwerfen können (Besecke 2001). Dies ist ein aus der Religionssoziologie bereits länger bekannter Topos (Berger 1970; 1980), der hier nun im Sinne einer Soziologie gewendet wird, religiöse Bindung endlich auf eine gewissermaßen rationale und selbstbestimmte Basis zu stellen.

Richtig daran ist sicher, dass religiöse Kommunikationsformen, die nicht mehr durch eindeutige konfessionelle/kirchliche Organisationsmitgliedschaft domestiziert und strukturiert werden, *individueller* erscheinen – und es wohl auch sind. Was aber einer solchen „reflexiven" Perspektive womöglich nicht recht ansichtig wird, ist jenes Potential religiöser Kommunikation, von dem auch die *spirituelle* Kommunikation zehrt, die sich zunehmend von Inhalten unabhängig macht, explizit aber nicht vom formalen Potential religiöser Rede. Das erzeugt erhebliche Freiheitsgrade der religiösen Rede. Religiöse Rede findet in dieser Gesellschaft Anschlussmöglichkeiten, selbst wenn sie sich nicht an eingeübte Formen hält – die dann von Beobachtern (etwa: Religionsforschern) fälschlicher Weise fürs Religiöse selbst gehalten werden. Jedenfalls ist bürgerliche Konsistenz nicht das limitierende Merkmal religiöser Rede (Nassehi 2008b). Mit Friedrich Wilhelm Graf ließe sich von „unscharfen Rändern" des religiösen Feldes sprechen – die Graf mit Recht als eine „Stärke des Religiösen" interpretiert (Graf 2007: 245).

Die „Wiederkehr" des Religiösen/Spirituellen tritt deshalb exakt bei den Themen und in den Kontexten auf, in denen tatsächlich Unbestimmtheit bearbeitet werden muss. Dass etwa in der bio-ethischen Debatte oder in der Debatte über die praktische Organisation des Sterbens in Krankenhäusern, Palliativstationen und Hospizen religiöse Kommunikation oder wenigstens religiöse Motivation immer wahrscheinlicher werden, hat weniger damit zu tun, dass man von der Religion tatsächlich Orientierung oder vernünftige Lösungen erwartet. Spirituelle Kommunikation setzt vielmehr Sprecher in Szene, authentische Sprecher, die mit Bestimmtheit auf die Unbestimmtheit von Situationen hinweisen – es ist dies gewissermaßen eine besondere kommunikative Ressource (Walter 2002; Guest 2007). Diese strategische Position vermag keine andere Kommunikationsform einzunehmen. Insofern impliziert die Wiederkehr des Religiösen zugleich eine radikale Änderung ihrer Gestalt. Die Substanz des Religiösen liegt immer weniger in der Weltbilder generierenden Potenz religiöser Sinnsysteme, sondern in einer Praxisform, die auch in einer – wie Max Weber es formulierte – gottfernen und prophetenlosen Zeit auf Sprachformen zurückgreifen kann, in denen es nicht nur um den sachlichen Gehalt der Form, sondern um die Form selbst geht. Vielleicht ist es das, was man aus soziologischer Perspektive die *differentia specifica* des Spirituellen nennen könnte: die kommunikative Bestimmung von Unbestimmtem/Unbestimmbarem als eine Form, hinter der der Gehalt selbst zurück tritt. Wenn es stimmt, dass das Besondere der religiösen Kommunikation ihr Potential ist, sich indirekt zu äußern, das Unsichtbare gerade in seiner Unsichtbarkeit sichtbar zu machen, Unbestimmtheit mit Bestimmtheit vertreten zu können und immanent einen transzendenten Standpunkt einnehmen zu können, ohne die Differenz selbst einzuziehen, dann ist Spiritualität jene Form, die auf noch weniger Bestimmtheit setzt und sich ganz auf die Authentizität des Sprechers verlässt. Authentizität wäre dann als eine kommunikative Form zu verstehen, die nicht in erster Linie auf gute Gründe setzt, sondern auf den Sprecher selbst.

In fast allen Bereichen der Gesellschaft und der Kultur ist die Erfahrung zu machen, dass nicht die Substanz guter Gründe, sondern das Sprechen selbst aufgewertet wird (Saake und Nassehi 2004). Das Argument selbst verliert womöglich an Bedeutung, wie man gerade im Bereich medizinischer Praxis beobachten kann. Der freie Wille des Patienten, besser: der geäußerte freie Wille des Patienten wird letztlich zu jener Instanz, die kompensiert, was der Verlust eindeutiger guter Gründe, die mit Autorität von Inhabern klarer Professionsrollen vorgetragen werden konnten, als Leerstelle hinterlassen hat. Authentizität als Sprecherposition stellt sich damit gewissermaßen als Nebenfolge des *sapere aude* ein.

Deutlich machen lässt sich dies schon an den ästhetischen Kriterien und der Wirkmächtigkeit *authentischer* spiritueller Kommunikationsstile, denen man noch weniger widersprechen und über die man noch weniger deliberieren kann als im Falle religiöser Kommunikation ohnehin – eben weil der Widerspruch und die Deliberation als Potential nur gute Gründe kennt. *Spiritualität* koppelt sich von den „guten Gründen" konfessioneller Großorganisationen ab, ohne damit im übrigen dem Kirchlichen/Konfessionellen prinzipiell entgegenstehen zu müssen. Das beste Argument der Rede ist die Rede selbst geworden, und das lässt sich auch in der Kommunikation zwischen Professionellen und Klienten beobachten, am deutlichsten sicher am Verhältnis zwischen Arzt und Patient.

Mit diesem Verhältnis habe ich meine Überlegungen begonnen. Gerade am Beispiel von *Palliative Care* lässt sich die Bedeutung des Spirituellen gut beobachten. Der gesamte Diskurs um Entscheidungen am Lebensende ist ein Diskurs um den Willen des Sterbenden geworden (Saake 2008; Nassehi 2009b). Anders als in der klassischen Konstellation liefern professionelle Perspektiven keine *guten Gründe* mehr, weil diese sich inzwischen vervielfältigt haben. Das Sterben ist keine primär medizinische Angelegenheit mehr. Was bleibt, ist der Wille des Sterbenden, der gewissermaßen als blinder Fleck behandelt wird – und dem dann doch misstraut wird, wenn er sich bestimmten Standards widersetzt. Gerade deshalb beginnen sich die traditionellen professionellen Standards zu verändern, was an der Palliativmedizin deutlich zu beobachten ist, die nicht nur neue Formen der Schmerzbehandlung umfasst, sondern auch das Verhältnis von Patient und Arzt völlig neu bestimmt. *Palliative Care* – so die internationale, über den unmittelbar medizinisch-ärztlichen Bereich hinausweisende Bezeichnung – meint eine ärztliche Praxis in Hospizen, in klinischen Palliativstationen, aber auch im Konsiliardienst, die explizit nicht mehr Heilung und Überwindung einer Krankheit zum Ziel hat. Das Ziel von *Palliative Care* ist vielmehr lindernde und unterstützende Behandlung sowohl der körperlichen als auch der seelischen und sozialen Situation von Sterbenden. Es geht dabei um Schmerzbehandlung ebenso wie um die Überwachung von Körperfunktionen wie Schlucken oder Atmen, aber auch um eine spezielle pflegerische, seelsorgerliche und psychologische Betreuung. Das Sterben ist dabei nicht eine unerwünschte Nebenfolge, sondern der Fokus, auf den sich alles Handeln bezieht.

Palliative Care ist schon deshalb eine besondere Herausforderung an den medizinischen Habitus, weil sich die Asymmetrie zwischen Arzt und Patient hier nicht mehr mit der inszenierten Symmetrie einer angemessenen Informierung des Patienten bzw. einem professionell überzeugenden Habitus des Arztes verdecken lässt. Derzeit ereignen sich in Deutschland gerade einmal 2 % aller Sterbefälle in Palliativeinrichtungen – für eine neue Wahrnehmung und Einschätzung des Sterbens aber hat dieses medizinische Feld eine kaum zu unterschätzende Bedeutung. Die Palliativmedizin scheint eine Instanz zu sein, der es gelingt, aktiv mit jener Asymmetrie umzugehen und deshalb etwa auch auf *Spiritualität* zu setzen – auf Sätze, deren Eindeutigkeit in ihrer Uneindeutigkeit liegen und die den Willen des Patienten nicht einfach voraussetzen, sondern in seinen Brüchen kommunizierbar machen. In solchen Settings kehrt das alte Verhältnis wieder, dass es gerade Professions- und Organisationskontexte sind, die den Willen von Klienten formen und ermöglichen – nun aber in einer völlig neuen Gestalt. Wer mit Palliativmedizinern spricht, hört immer wieder den Satz, wie viel diese von ihren Patienten gelernt haben. Man muss genau hinsehen, um zu erkennen, dass das mehr zu sein scheint als eine professionelle Floskel. Vielleicht ist Spiritualität jene Kommunikationsform, die es ermöglicht, Kommunikation aufrecht zu erhalten, wo es letztlich keine vernünftigen Gründe mehr gibt, sondern nur noch eine Praxis, in der sich alle Beteiligten wiederfinden. Und exakt deshalb ist Spiritualität hier auch etwas, das sich in der Kommunikation sowohl auf der Seite der betroffenen Patienten als auch auf der Seite professionell Handelnder bewährt.

Literatur

Berger PL (1970) Auf den Spuren der Engel. Die moderne Gesellschaft und die Wiederentdeckung der Transzendenz. Frankfurt am Main.

Berger PL (1980) Der Zwang zur Häresie. Religion in der pluralistischen Gesellschaft. Frankfurt am Main.

Besecke K (2001) Speaking of Meaning in Modernity: Reflexive Spirituality as a Cultural Resource. Sociology of Religion 62:365–381.

Brück M von (2007) Einführung in den Buddhismus. Frankfurt am Main.

Durkheim E (1981): Die elementaren Formen des religiösen Lebens. Frankfurt am Main.

Foucault M (2004) Geschichte der Gouvernementalität, 2 Bände. Frankfurt am Main.

Freidson E (1975) Dominanz der Experten. Zur sozialen Struktur medizinischer Versorgung. München.

Freidson E (1979) Der Ärztestand. Berufs- und wissenschaftssoziologische Durchleuchtung einer Profession. Stuttgart.

Graf FW (2007) Die Wiederkehr der Götter. Religion in der modernen Kultur. München.

Guest M (2007) In Search of Spiritual Capital: The Spiritual as a Cultural Resource. In: Flanagan K und Jupp PC (Hg.) Sociology of Spirituality. Ashgate, 181–200.

Habermas J (2005) Zwischen Naturalismus und Religion. Philosophische Aufsätze. Frankfurt am Main.

Hay D, Hunt K (2000) Understanding the Spirituality of People who don't go to Church. Final Report of the Adult Spirituality Project. Nottingham University.

Holmes PR (2007) Spirituality: Some Disciplinary Perspectives. In: Flanagan K und Jupp PC (Hg.) Sociology of Spirituality. Ashgate, 23–42.

Junge T (2008) Gouvernementalität der Wissensgesellschaft. Politik und Subjektivität unter dem Regime des Wissens. Bielefeld.

Knoblauch H (1998) Transzendenzerfahrung und symbolische Kommunikation. Die phänomenologisch orientierte Soziologie und die kommunikative Konstruktion der Religion. In: Tyrell H, Krech V, Knoblauch H (Hg.) Religion als Kommunikation. Würzburg, 147–187.

Knoblauch H (2006) Soziologie der Spiritualität. In: Baier K (Hg.) Handbuch Spiritualität: Zugänge, Traditionen, interreligiöse Prozesse. Darmstadt, 91–111.

Luckmann Th (1991) Die unsichtbare Religion. Frankfurt am Main.

Luhmann N (1984) Soziale Systeme. Grundriß einer allgemeinen Theorie. Frankfurt am Main.

Luhmann N (2000) Die Religion der Gesellschaft. Frankfurt am Main.

Lupton D (1995) The Imperative of Health. Public Health and the regulated Body. London.

Nassehi A (2006) Der soziologische Diskurs der Moderne. Frankfurt am Main.

Nassehi A (2007) The Person as an Effect of Communication. In: Maasen S, Sutter B (Hg.) On Willing Selves. Neoliberal Politics vis-à-vis the Neuroscientific Challenge. Hampshire, 100–120.

Nassehi A (2008a) Organisation, Macht, Medizin. Diskontinuitäten in einer Gesellschaft der Gegenwarten. In: Saake I, Vogd W (Hg.) Moderne Mythen der Medizin. Studien zur organisierten Krankenbehandlung. Wiesbaden, 379–398.

Nassehi A (2008b) Religiöse Kommunikation: Religionssoziologische Konsequenzen einer qualitativen Untersuchung. In: Bertelsmann Stiftung (Hg.) Was glaubt die Welt? Analysen und Kommentare zum Religionsmonitor 2008, Gütersloh (im Erscheinen).

Nassehi A (2009a) Asymmetrien als Problem und als Lösung. In: Fateh-Moghadam B, Sellmaier S, Vossenkuhl W (Hg.) Grenzen des Paternalismus. Stuttgart (im Druck).

Nassehi A (2009b) Wie die Ethik nach Menschen sucht und doch nur Bilder findet. Ein soziologischer Blick auf die Praxis ethischen Entscheidens. In: Vossenkuhl W (Hg.) Ecce Homo! Menschenbild – Menschenbilder. Stuttgart.

Nassehi A, Saake I (2004) Die Religiosität religiöser Erfahrung. Ein systemtheoretischer Kommentar zum religionssoziologischen Subjektivismus. Pastoraltheologie 93:64–81.

Otto R (1963) Das Heilige. Über das Irrationale in der Idee des Göttlichen und sein Verhältnis zum Rationalen. München.

Parsons T (1939) The Professions and Social Structure. Social Forces 17(4):457–467.

Parsons T (1952) Sociology and Social Psychology. In: Hoxie Fairchild (Hg.) Religious Perspectives in College Teaching. New York.

Parsons T (1968) Professions. International Encyclopedia of the Social Sciences 12:536–547.

Saake I (2008) Moderne Todessemantiken. Symmetrische und asymmetrische Konstellationen. In: Saake I, Vogd W (Hg.) Moderne Mythen der Medizin. Studien zur organisierten Krankenbehandlung. Wiesbaden, 237–264.

Saake I, Nassehi A (2004) Die Kulturalisierung der Ethik. Eine zeitdiagnostische Anwendung des Luhmannschen Kulturbegriffs. In: Burkart G, Runkel G (Hg.) Luhmann und die Kulturtheorie. Frankfurt am Main, 102–135.

Stichweh R (2008) Professionen in einer funktional differenzierten Gesellschaft. In: Saake I, Vogd W (Hg.) Moderne Mythen der Medizin. Studien zur organisierten Krankenbehandlung. Wiesbaden, 329–344.

Versteeg P (2007) Spirituality on the Margin of the Church: Christian Spiritual Centres in the Netherlands. In: Flanagan K, Jupp PC (Hg.) Sociology of Spirituality. Aldershot, 101–114.

Walter T (2002) Spirituality in Palliative Care: Opportunity or Burden? Palliative Medicine 16:133–139.

Weber M (1972) Gesammelte Aufsätze zur Religionssoziologie, Band 1, Tübingen.

Innovation *Spiritual Care*:
Eine praktisch-theologische Perspektive

Traugott Roser

Innovation „spiritual care" from the view of practical theology

Issues of spirituality and religion have become a growing trend in health care literature in the last two to three decades. There remain, however, terminological difficulties in defining what is meant by spirituality and spiritual care. The essay argues that inspite of the lack of a clear definition, an open understanding of the spiritual will help to safeguard individual freedom of the patient in the context of health care. The inclusion of spirituality in the concept of whole-person care, however, transcends an individualistic understanding of spirituality and underlines its organisational potential in fostering a specific attitude within a health care institution. This functional understanding of spiritual care within a multiprofessional context has not been studied so far.

keywords
spirituality – indefiniteness – operationalisation – discourse – individual vs. group/institution

Theologie kann nicht umhin, sich kritisch mit dem Verständnis und Gebrauch von Spiritualität in der Medizin auseinanderzusetzen. Der fast inflationäre Gebrauch des Begriffs in allen möglichen Zusammenhängen lässt jene Klarheit vermissen, mit der Wissenschaft zu arbeiten gewohnt ist. Kein Wunder, dass jenseits religiöser Popularliteratur und insbesondere in der Seelsorgetheorie der Begriff eher gemieden denn genutzt wird (Roser 2007). Dies wird aber weder dem Trend zur Berücksichtigung spiritueller Aspekte in der Medizin noch seiner interdisziplinären Leistungsfähigkeit gerecht. Wie also ist Spiritualität in der Medizin zu beschreiben, zu interpretieren und zu beurteilen?

1 Zunahme von Studien und Publikationen zu Spiritualität in den Gesundheitswissenschaften

Ein Forschungsteam der Universitäten Calgary in Kanada und Lausanne in der Schweiz wies im Jahr 2006 die enorme Zunahme von Veröffentlichungen zum Themenkomplex Spiritualität, Religion, Glauben in medizinischen und pflegewissenschaftlichen Zeitschriften nach (Sinclair et al. 2006). Eine Stichwortsuche in Fachzeitschriften zeigte eine Verdreifachung von Artikeln in den 90er Jahren gegenüber den 80er Jahren, eine Tendenz, die im neuen Jahrhundert anhält. Die Ergebnisse sowohl der medizinischen Datenbank MEDLINE als auch der pflegewissenschaftlichen Datenbank CINAHL lassen das zunehmende Interesse erkennen, während andere, auch theologische Fachliteratur (ALTA) ein gleich bleibendes, fast stagnierendes Interesse zum selben Themenfeld aufweisen.

Roser T (2009) Innovation *Spiritual Care*: Eine praktisch-theologische Perspektive. In: Frick E, Roser T (Hg.) Spiritualität und Medizin. Gemeinsame Sorge für den kranken Menschen. Stuttgart, 45–55.

Tab. 1: Sinclair et al. 2006

Literature Search „Spiritual"			
	MEDLINE	CINAHL	ALTA
1970–1979	178	?	2337
1980–1989	517	350	3901
1990–1999	1645	2260	3985
2000–2005	2271	2787	1254

Andere Untersuchungen biomedizinischer Fachliteratur bestätigen dieses Ergebnis (Weaver et al. 2003). Das steigende Interesse verlangt allerdings nach Erklärungen. Die Forschungsgruppe um Sinclair hat die speziell palliativmedizinischen Publikationen kategorisiert und systematisiert und sechs Themenkomplexe ausgemacht:

- Allgemeine Erörterungen zu Spiritualität und Spiritual Care, die sich um eine genauere Begriffsbestimmung bemühen.
- Artikel zu spirituellen Bedürfnissen von Patienten.
- Die Bedeutung von Hoffnung bei einer zum Tode führenden Erkrankung.
- Möglichkeiten einer Operationalisierung und therapeutischen Umsetzung im hospizlichen und klinischen Alltag.
- Effekte religiöser Vorstellungen, Überzeugungen und Verhaltensweisen für das Befinden der Patientinnen und Angehörigen.
- Spiritualität der professionell in der Palliativbetreuung Tätigen.

Sinclair et al. kritisieren abschließend, dass fast alle Untersuchungen mit einem individualistischen Spiritualitätsbegriff operieren. Tatsächlich scheinen Aspekte außer Acht gelassen zu werden, die Spiritualität von Einrichtungen, Teams oder Einrichtungs-Trägern betreffen, obwohl dies im modernen Gesundheitswesen unter Marktbedingungen ein wichtiger Faktor für die Profilbildung ist, gerade wenn sich ein Großteil von Einrichtungen – wie in Deutschland – in konfessioneller Trägerschaft befindet (☞ Haberer, 258ff).

Im Folgenden werden einige Differenzierungen in den Gebrauch des Begriffs Spiritualität eingezeichnet und damit seine Funktion und Leistungsfähigkeit näher bestimmt.

2 Unbestimmbarkeit von Spiritualität als Problem und Charakteristikum

Die Gesundheitswissenschaften fragen nach spirituellen Bedürfnissen und Ressourcen von Patienten in der Annahme, dass ein Zusammenhang bestehen könnte zwischen Spiritualität und gesundheitlicher Situation: Fördert Spiritualität Heilungsprozesse? Unterstützt Spiritualität die Bewältigung einer schweren Erkrankung (Cole und Pargament 1999)? Die Methodik zur Bearbeitung der Forschungsinteressen muss sich innerhalb der medizinischen, pflegewissenschaftlichen und psychologischen Disziplinen behaupten können. Sie entstammt deshalb den sozialwissenschaftlichen und naturwissenschaftlichen Fächern und zielt auf quantifizierbare Ergebnisse, die Effekte belegen können. Dies hat die Rezeption der Untersuchungen innerhalb der Geisteswissenschaften erschwert.

2.1 Spiritualität als symbolischer Garant für Individualität

Spiritualität ist eine der Dimensionen, die das Menschsein ausmachen, neben anderen Dimensionen wie Körperlichkeit/Physis, Psyche und Sozialität. Im Zuge der Entwicklung eines biopsychosozial-spirituellen Ansatzes von Medizin (Sulmasy 2002, McKee und Chappel 1992), der ein biomedizinisches Konzept durch ein ganzheitliches Modell ersetzen will, wird nach der Bedeutung und den Auswirkungen von Krankheit, Therapie und Betreuung in allen Bereichen des Menschseins gefragt. Die Zunahme des Interesses an Spiritualität folgt also einem Trend der Gesundheitswissenschaften, der den Patienten als Person in den Mittelpunkt des Handelns stellt, auch wenn dies im Praxisalltag nicht realisiert wird. Das Ziel ist dabei nicht ausschließlich Heilung als Beseitigung der Erkrankung, sondern die Ermöglichung eines als subjektiv sinnvoll erfahrenen Lebens. Je nachdem, ob Spiritualität in der individuellen Lebenswelt des Patienten bedeutsam ist oder nicht, kommt der Berücksichtigung seiner spirituellen Bedürfnisse eine wichtige Funktion im gesamten Betreuungskonzept zu. Spiritualität ist in diesem Sinne prinzipiell individualistisch verstanden: Spiritualität ist genau – und ausschließlich – das, was der Patient dafür hält.

Die Person-Zentrierung wirkt sich verändernd auf das leitende medizinische Behandlungskonzept aus. Die Arzt-Patienten-Kommunikation gewinnt an Bedeutung, wie etwa im Ansatz einer „narrativen Medizin" (Kleinman 1988, Barnard et al. 2000), der den Patienten ermutigt, von seiner Krankheitserfahrung zu erzählen und damit selbst zu deuten. Nur so scheint es möglich, den Patienten als unverwechselbare Person in den Blick zu bekommen, die nach einer individuellen Betreuung verlangt.

Spiritualität ist in dieser Hinsicht ein Moment des Seins, das Individualität verbürgt, in einem Umfeld, das gewohnt ist, nach Vergleichbarkeiten zu suchen, das Generalisierbare zu diagnostizieren und empirisch valide Behandlungsstrategien zur Anwendung zu bringen. Individuelle Spiritualität steht als symbolischer Garant für Einmaligkeit und Individualität von Patienten, vergleichbar dem Interesse an Biografiearbeit in den Pflegewissenschaften.

2.2 Bestimmungen des Unbestimmbaren

Die alltagspragmatische Offenheit des Begriffs Spiritualität im Gesundheitswesen bereitet der Theologie Probleme, entstammt der Begriff doch dem religiösen Sprachgebrauch und theologischer Reflexion, etwa bei Hans-Urs von Balthasar, der Spiritualität als die „subjektive Seite der Dogmatik" beschrieb (Balthasar 1958). Die Theologie fragt in kritischem Interesse, sucht nach Kohärenz und intersubjektiver Vermittelbarkeit. Gerade weil Spiritualität individuell unterschiedlich ausgeprägt ist, muss die Frage nach dem Verbindenden, übergreifend Gemeinsamen gestellt werden, um nicht ‚Äpfel mit Birnen" zu vergleichen (Glicksman und Glicksman 2006).

2.2.1 Differenz und Freiheit

Spiritualität in einer multikulturell geprägten Gesellschaft ist zunächst kaum anders denn als Differenz erfahrbar (Grözinger 1994): als Unterscheidungsmerkmal zwischen Menschen, die sich als spirituell erfahren, verstehen und bezeichnen. Sie füllen den Bedeutungsgehalt des Begriffs je nach Herkunft, kulturellem und biografischem Kontext ganz unterschiedlich. Dieser Ansatz samt seiner Problematik lässt sich bis in die Anfänge der protestantischen Praktischen Theologie zurückverfolgen. Die akademische Disziplin der Praktischen Theologie entstand angesichts der Ausdifferenzierung des neuzeitlichen Christentums und dem Auseinandertreten von individueller Religiosität und Kirche seit Pietismus und Aufklärung. Auf protestantischer Seite hat v. a. Ernst Troeltsch die Spannung zwischen individueller Religion und ihren unterschiedlichen Sozialgestalten (Kirche-Sekte-Mystik) thematisiert und zum Ausgangspunkt seiner Religions- und Kirchentheorie gemacht. Am Gegenstand des Begriffs von Spiritualität scheint sich die Auseinandersetzung in eigener Form zu wiederholen. Gemeint ist die Frage, was unter der Religion des Menschen verstanden wird und was die Kriterien zu ihrer Beschreibung sind. Im Religionsverständnis des katholischen Theologen Hubertus Halbfas findet sich etwa wieder, dass Religion (und Spiritualität, T. R.) als eine fundamentalanthropologische Größe gelten kann. Religion ist als Erschlossenheit für die Dimension der Tiefe im Menschen definiert, als Ergriffenheit von dem, „was uns unbedingt angeht" (Paul Tillich). In einer solchen Bestimmung ist Religiosität nicht exklusiv an die Lehrgehalte bestimmter Religionen gebunden, sondern gründet in einem prinzipiellen Verhältnis des Menschen zur Transzendenz. Innerhalb der Praktischen Theologie wird nicht länger von einer homogenen Gestalt des Christlichen ausgegangen, sondern von unterschiedlichen Sozialformen des Christentums: dem Einzelnen, der Kirche und der Gesellschaft. Dieser Ansatz verbindet sich mit der Tradition liberaler Theologie, die Religion und Freiheit zusammen zu denken vermochte.

Der Aspekt der Freiheit des Individuums gegenüber den Ansprüchen von Religionsgemeinschaften einerseits und Einrichtungen des Gesundheitswesens andererseits ist es denn auch, der den Begriff der Spiritualität attraktiv macht als Garant der Unverfügbarkeit des Individuums. Spiritualität signalisiert Distanz gegenüber geprägten und verfassten Formen von Religion *ohne diese auszuschließen*: „Spiritual belief may or may not be religious, but most religious people will be spiritual" (Speck et al. 2004). Um es zugespitzt zu formulieren: Ein spirituelles Individuum lässt sich auch in religiösen Dingen nicht von außen steuern und zeigt die Neigung zu selbstbestimmter Distanznahme auch in anderen Bereichen (Walach 2005).

In diesem Sinn wurde der Begriff „spirituality" im angelsächsischen Sprachraum geprägt und eingeführt: Er ist, so Christoph Benke, seit etwa 1870 nachweisbar als in einem weiteren Sinn „Religiosität, die auf direkter, unmittelbarer, persönlicher Erfahrung von Transzendenz beruht [. . .]. Spirituality steht seither für die Verinnerlichung von Religion; sie ist universal, transzendiert die Grenzen von Religionen, Kulturen und Nationen. Spirituality kann im weitesten Sinn gefasst sein als Bezogenheit auf das umgreifende eine Sein, das den Menschen als unfassbares Geistiges, Transmaterielles, Metaphysisches erscheint" (Benke 2004).

2.2.2 Unbestimmbarkeit als Unverfügbarkeit

Zahlreiche Forschungen zu Spiritualität im Gesundheitswesen, die mit einem offenen Begriff von Spiritualität arbeiten, folgen diesem Modell. Ein Beispiel dafür ist Michael Wright, Senior Research Fellow an der Lancaster Universität in Großbritannien und Theologe. Er vergleicht Spiritualität mit einem Diamanten, dessen

Facetten sich je nach Betrachtungswinkel zeigen oder verborgen bleiben. „This model recognises the significant place occupied by religion, and by the dimensions of ‚self‘, ‚others‘ and the ‚cosmos‘. It acknowledges the major questions of life and death, and the spiritual activities of becoming, connecting, finding meaning and transcending." Spiritualität vollzieht sich demnach als persönlicher Entwicklungsprozess (becoming), als Leben-in-Beziehungen zu Gemeinschaft, Kultur und Beziehungen (connecting), als Sinnfindung in Situationen der Verwundbarkeit (finding meaning) und schließlich als Transzendenzbezug (transcending). Ganz ähnlich nennen Speck et al. Schlüsselbegriffe, die in gesundheitswissenschaftlicher Literatur zur Beschreibung von Spiritualität herangezogen würden: *meaning, existential, value, transcendence, connecting, becoming, coping, religion, philosophical* (Speck et al. 2004). Auch hier dient der Begriff „Spiritualität" als anthropologische Kategorie zur Beschreibung von existentiellen menschlichen Lebensvollzügen insbesondere in Situationen der Bedrohung des Lebens. Die Zuschreibung von Spiritualität bestimmt den Menschen als offenes Wesen (prozessorientiert und offen in einer zeitlichen Perspektive), relational (auf physische, soziale, räumliche und transzendente Beziehungen hin angelegt) und fragmentarisch (verwundbar und endlich). Gerade dieses mehrdimensionale Verständnis macht das Interesse an Spiritualität im Gesundheitswesen einsichtig, denn im Kontext einer existentiellen Bedrohung erweist sich die Funktion von Spiritualität als Faktor von prinzipiell unverfügbaren – auch gegenüber therapeutischen Maßnahmen – Entwicklungsprozessen, Sinnfragen und tragfähigen Bezugssystemen der Person als notwendig. Entsprechend scheitern kausalistische und lineare Modelle eines positiven oder negativen Zusammenhangs zwischen Spiritualität, Reliosität und Gesundheitszustand (Walach 2005).

2.2.3 Unbestimmt oder bestimmt nicht Religion?

Die pragmatische Unbestimmtheit des Spiritualitätsbegriffs ist auch Gegenstand der Kritik. Ein in der Zeitschrift Psycho-Oncology erschienener Artikel (Edmondson et al. 2007) tut dies in offen dekonstruktivistischer Absicht: Donald Edmondson und sein Forschungsteam meinen, dass Spiritualität in Psychoonkologie und Palliativmedizin positive Auswirkungen für ein ganzheitliches Wohlbefinden von Patienten unterstellt würde, deren Ziel „spiritual well-being" (erstmals Moberg 1978) sei. Bei genaueren Hinsehen müsse man aber eine Unterscheidung treffen zwischen religiösem und existentiellem Wohlbefinden: Das Phänomen negativen religiösen Copings zeige, dass religiöse Anteile von Spiritualität sich nicht unbedingt förderlich auf den Patienten auswirken würden. Anders die existentiellen Anteile: das Gefühl, einen Sinn im Leben zu haben, eine Wertefundament und individuelle Würde. Die Autoren regen deshalb an, den Begriff „spiritual well-being" zu ersetzen durch das Ziel „existential well-being" (Edmondson et al. 2007), gleichsam Spiritualität minus Religion. Nüchtern betrachtet dienen solche Überlegungen als Ausgangspunkt zu einer Verlagerung der Zuständigkeit für existentielles Wohlbefinden von der Seelsorge an nicht-religiöse Psychologie/-therapie. Gegen solche Versuche regte sich schon Widerstand der größten nordamerikanischen jüdischen und christlichen Seelsorge-Berufsvereinigungen: „the word spirituality is inclusive of religion"; deshalb gehöre Spiritual Care zur Kompetenz von Seelsorge (Association 2001). Anhand dieses Beispiels wird deutlich, dass die inhaltliche Füllung des Begriffs Spiritualität – mit weniger oder mehr religiösen Anteilen – Konsequenzen hat für die Operationalisierung in therapeutische Handlungskonzepte und nicht zuletzt für die Klärung der Frage, welche Profession den Zuschlag für Spiritual Care erhalten soll (Orchard 2001).

3 Operationalisierungsversuche

Das Anliegen, die Freiheit des Individuums durch einen offenen Spiritualitätsbegriff zu schützen, bringt im Umkehrschluss mit sich, dass jeder Patient auskunftsfähig werden muss über seine Spiritualität, er wird gezwungen, spiritueller Akteur zu sein. Entsprechend muss jedem Patienten Spiritual Care angeboten werden. Die Umsetzbarkeit des offenen Konzepts in die Praxis steht nun vor dem Problem, Grundlagen und Methodik von Spiritual Care zu bestimmen.

3.1 Vorgeschützte Offenheit?

Die Religionssoziologie im Sinne Durkheims, Webers und Troeltschs tat dies, indem sie nach den Auswirkungen bestimmter religiöser Traditionen auf individuelles oder gesellschaftliches Leben fragte. Anders als noch bei Durkheim oder Weber bildet aber in den aktuellen Studien im Gesundheitswesen nicht die Untersuchung der spezifischen religiösen Vorstellungen den Ausgangspunkt, sondern das beschriebene formal-funktionale Verständnis, das von konkreten und messbaren gesundheitsrelevanten Effekten von Spiritualität und Spiritual Care ausgeht: Walach (2005) hält es darum für möglich, „dass spirituelles Nicht-Praktizieren sich bei vertiefter Forschung und in Zukunft als ein gesundheitlicher Risikofaktor herausstellen wird". Der Rückgriff auf die positiven Effekte von Spiritual Care entspricht dabei den bio- und medizinethischen Prinzipien guten ärztlichen und pflegerischen Handelns: Unterstützung durch Spiritual Care soll Patienten nutzen und nicht schaden. Sie richtet sich nach den individuellen Bedürfnissen und dem kulturellen Kontext von individuellen Patienten und respektiert damit die Patientenautonomie. Schließlich favorisiert sie keine bestimmte spirituelle Tradition und hält sich damit an das Prinzip der Gerechtigkeit.

Doch genau dies, die Gleichbehandlung unterschiedlicher religiöser Traditionen, wird von G. und A. Glicksman (2006) in Frage gestellt. Sie werfen den meisten Versuchen, Spiritualität im Gesundheitswesen via standardisierter Messinstrumente zu operationalisieren, vor, eine nordamerikanisch-protestantisch geprägte Spiritualität zu favorisieren. Positive Effekte für Gesundheit und psychisches Wohlbefinden stünden in Zusammenhang mit Vorstellungen von göttlicher Liebe und Mitleiden, Fürsorge und Gnade. Diese vermittelten Trost, Geborgenheit und Akzeptanz von Leid. Dies entspreche aber keineswegs anderen Formen von Spiritualität, etwa jüdischer Spiritualität, in der weder der Gottesglaube primäres Merkmal sei, noch die Akzeptanz das Ziel: das Rechten mit Gott – „sacred rage" – sei in dieser Spiritualität ein sozial anerkanntes, mitunter gar ritualisiertes Verhalten, um Ärger und Zorn auszudrücken. Die gängigen Untersuchungen zu Spiritualität würden diese Verhaltensweisen weder abfragen noch positiv bewerten und damit religionswissenschaftlich scheitern.

Die Studie weist pointiert darauf hin, dass trotz aller Behauptungen, einen offenen und unbestimmten Begriff von Spiritualität zu verwenden, kulturell überkommene inhaltliche Prägungen durch die Hintertür wieder hereinkommen. Auch als anthropologische Fundamentalkategorie ist der Begriff Spiritualität keineswegs voraussetzungslos, sondern verdankt sich einem historisch-kulturellen Entstehens- und Verstehensprozess, den es offen zu thematisieren gilt. Als solcher kann er dann auch Gegenstand einer theologisch geschulten Kritik sein, die mitunter den Eigenwert religiösen Redens und ritualisierten Handelns beschreiben kann, der sich einer Verrechenbarkeit in Therapiestrategien verweigert.

3.2 Pragmatische Operationalisierung

Versucht man, den Spiritualitätsbegriff im therapeutischen Handeln so zu fassen, dass er in einem nachvollziehbaren Zusammenhang mit dem übergeordneten Ziel subjektiver Lebensqualität steht, ergibt sich eine Möglichkeit, die sowohl die prinzipielle Offenheit wahrt als auch Handlungsoptionen eröffnet. Mount, Boston und Cohen gehen vom Globalziel subjektiver Lebensqualität aus als einem „Continuum", einer Dialektik von Leiderfahrung und der Erfahrung von Integrität und Ganzheit. Der existentielle und spirituelle Bereich wirke sich nachweisbar aus. Statt eines quantitativen Messverfahrens wählen sie ein qualitatives Verfahren aus, um zu verstehen, worin die Auswirkung bestehe. Sie beschreiben vier Typen von „*healing connections*", der Verbundenheit mit dem Selbst, mit anderen, mit der „äußeren" Welt und mit der Transzendenz. Im klinischen Geschehen lassen sich alle professionellen Handlungsformen in ihrem Beitrag zur Ermöglichung von Verbundenheit verstehen. Vor allem aber zeige sich, dass die Öffnung zu einer heilenden Verbundenheit auch für andere Ebenen öffne. Die prozess- und relationsorientierten Aspekte von Spiritualität ergänzen ohne weiteres die Bemühungen der anderen Berufsgruppen. Zudem sagt „connecting to the ultimate" noch nichts aus über Inhalt, Gestalt oder Ritualisierung, ist nicht religiös bestimmt, aber religiös bestimmbar.

4 Der Teamfaktor – Spiritualität als Gemeinschaftsbegriff

Die romanische Traditionslinie des Begriffs von Spiritualität (ausgehend vom französischen spiritualité) verweist zurück auf die Herkunft aus dem katholischen Ordenswesen in Frankreich. Die schon seit dem 17. Jahrhundert als spiritualité bezeichnete „persönliche Beziehung des Menschen zu Gott" fand ihre Umsetzung nicht in beliebigen Praxisformen, sondern in bestimmten Formen von Frömmigkeit, deren Vertiefung und Weitergabe als „Lehre vom religiös-geistlichen Leben" um 1900 ausformuliert werden.

Spiritualität in diesem Verständnis ist weniger Differenz- denn Gemeinschaftsbegriff, verbindet sich doch in der spiritualité die individuelle Glaubenspraxis mit der geprägten Tradition einer *bestimmten* Gemeinschaft. Spiritualität ist eine durch Organisation vermittelte Form von Innerlichkeit. Schon Troeltsch hatte darauf aufmerksam gemacht, dass Religion als unableitbare Gegebenheit innerhalb des menschlichen Seelenlebens auf soziale Gestaltung drängt – und dabei unterschiedliche Sozialformen und Lebensgestalten entstehen. Für die Sozialform Sekte beschrieb er das Phänomen, dass in ihr übereinstimmende Individuen mit einer Tendenz zum Abschluss gegenüber einem Außen an der Gemeinschaft teilhaben (Fechtner 1998).

4.1 Spiritualität als Faktor einer bestimmten Haltung

Zwar verbirgt sich hinter Spiritualität im Gesundheitswesen wohl kaum monastische Frömmigkeit oder Sektierertum, es kann aber behauptet werden, dass der Bedeutungszuwachs von Spiritualität auf einer organisationalen Ebene Vergleichbares leistet. Eine soziologische Untersuchung der Arbeit auf einer Palliativstation aus dem Jahr 2007 lässt einen solchen Schluss zu: Scheider beschreibt die Haltung der hier Berufstätigen, die auch das Gesamte treffe: Anders-Sein als Unterscheidungsmerkmal gegenüber anderen klinischen Praxen (Scheider 2008).

Indem dem einzelnen Patienten Raum für Individualität eingeräumt wird durch die Berücksichtigung seiner individuellen Spiritualität, wird gleichzeitig von allen Berufsgruppen erwartet, dass sie mit diesen Aspekten pro-aktiv und konstruktiv umgehen und die Spiritualität des Patienten positiv würdigen können. Die explizite Berücksichtigung von spirituellen Aspekten in der Betreuung von Patienten und ihren Angehörigen entspricht einer Relativierung des Hoheitsanspruchs der Medizin durch andere Formen von Berufswissen. Die organisationale Bedeutung von Spiritual Care besteht nicht zuletzt darin, dass sie eine Ausprägung von und zugleich ein Garant für einen ganzheitlichen Ansatz, für „whole person care" ist (Sulmasy 2002). Ganzheitlichkeit ist eine *Haltung*, die die Mitarbeitenden in einem solchen Kontext verbindet. Die Haltung bedarf jedoch einer Umsetzung in regelhafte Strukturen und Handlungsmuster, die selbst zu (säkularen) Ritualen werden. In diesen Strukturen und Ritualen kommen Kultur und Wertekonsens einer Organisation zum Ausdruck (Levold 2002). Im Bereich der Palliativmedizin, so beschreibt es Scheider, hat dies zu eigenen Kommunikationsformen geführt, etwa die regelmäßigen multiprofessionellen Team-Sitzungen, zu denen selbstverständlich auch Seelsorge als für Spiritual Care Zuständige gehört, oder die Pflege der Patientenakte durch das Dokumentieren aller Berufsgruppen.

So entspricht es auch der Haltung auf einer Palliativstation, dass vom pflegerischen und ärztlichen, psychologischen und sozialarbeiterischen Personal gezielt rituelle Handlungen durch Vertreter der entsprechenden religiösen Berufsgruppen initiiert werden, insbesondere vor oder nach Todeseintritt. Die Plausibilität ritueller Handlungen im medizinischen Kontext und die Zuständigkeit der Seelsorge dafür ist längst Gemeingut geworden. Spiritualität ist in diesem Sinn ein Gemeinschaftsbegriff nicht zuletzt als Spiritualität einer Institution – oder ihr *Geist*, und zwar bei aller individuellen multikulturellen Differenz in der Zusammensetzung eines Teams. Spiritual Care ist eine gemeinsame Aufgabe, denn Spiritualität ist ein gemeinsamer Wert (Carr 2001).

4.2 Die Spiritualität der Helfenden – Haltung als Bildungsziel

Die Pflegewissenschaften haben sich intensiv mit der Herkunft des modernen Berufsbildes von Pflege aus dem Dienst-Gedanken der caritativen und diakonischen Hilfswerke auseinander gesetzt. Im Pflege-Ethos wirkte diese noch lange nach. Noch heute gehört zu guter Pflege eine Haltung, die persönliche Motivation und professionelles Handeln miteinander zu vermitteln vermag.

Mit diesem Aspekt soll hier abschließend auf den letzten Aspekt von Spiritualität im Gesundheitswesen verwiesen werden. Eine große Anzahl von Aufsätzen und Studien zu Spiritualität befasst sich mit der Spiritualität der professionell und ehrenamtlich in Hospizarbeit und Palliativmedizin Tätigen. Dabei wird auch untersucht, ob Menschen im Hospiz- und Palliativbereich sich durch eine anders, stärker ausgeprägte Spiritualität auszeichnen oder ob die Tätigkeit eine Veränderung der Spiritualität bewirkt. Hier setzt sich das individualistische Interesse im Sinne der angelsächsischen Tradition fort. Sofern es aber um die Frage geht, ob Spiritualität auch Gegenstand von Ausbildung, Fortbildung und Training von im Gesundheitsbereich Berufstätigen sein kann, stellt sich erneut die Frage nach dem Gemeinschaft stiftenden Charakter von Spiritualität als Faktor einer ganzheitlichen Haltung.

Dem entspricht das an der LMU München umgesetzte Modell medizinischer Lehre, das im Rahmen des Pflichtcurriculums gezielt in nichtmedizinische Aspekte von Palliativmedizin, psychosozialen Aspekten und Spiritualität einführt. Eine Studie unter sämtlichen Medizinstudierenden über drei Semester hinweg konnte den Lerneffekt des Moduls auf der kognitiven (Wissen), pragmatischen (Fähigkeiten) und affektiven (Einstellung) Ebene beschreiben. Sowohl im Bereich Fähigkeiten als auch im Bereich Haltung kam es zu hochsignifikanten Verbesserungen durch die Lehre, die auch nach drei Semestern anhalten, der prozentual größte Zuwachs findet sich zudem beim Thema Spiritualität (Haltung +75 %, Fähigkeiten +73 %) (Wasner et al. 2008).

5 Fazit

Der Spiritualitätsbegriff in seiner vermeintlichen terminologischen Unbestimmbarkeit birgt erhebliches innovatives Potential für das Gesundheitswesen. In der Wissenschaftstradition der Aufklärung dient er der Wahrung der Freiheit des Individuums, und zwar sowohl vor dem Zugriff durch bestimmte Religion und Religionsgemeinschaften als auch vor den objektivierenden und manchmal enthumanisierenden Tendenzen des medizinisch-klinischen Apparats. Spiritualität verbürgt die Unverfügbarkeit des Patienten ganz im Sinne des Grundrechts auf Religionsfreiheit, in einer multikulturell diversifizierten Gesellschaft auch gegenüber den Religionsgemeinschaften selbst. Die Verwendung des Spiritualitätsbegriffs in der Medizin geht aber in diesem individualistischen Sinne nicht auf, sondern bezeichnet die ganz konkrete Haltung einer ganzheitlich orientierten Medizin, die sich ihrer Grenzen bewusst ist. Diese organisationale Ebene der Spiritualität von Institutionen ist bislang noch viel zu wenig beachtet und untersucht worden, obschon sie eine lange Tradition in der Geschichte der christlichen Liebestätigkeit (Diakonie und Caritas) hat. Diese könnte gerade im Blick auf multiprofessionelle Teams und auf Träger von Einrichtungen fruchtbar gemacht werden.

Literatur

Balthasar H-U von (1958) Spiritualität. Geist und Leben 31:340–352.

Barnard D, Towers A, Boston P, Lambrinidou Y (2000) Crossing Over. Narratives of Palliative Care. Oxford.

Carr W (2001) Spirituality and Religion. Chaplaincy in Context. In: Orchard H (Hg.) Spirituality in Health Care Contexts. London/Philadelphia, 21–32.

Cole B, Pargament K (1999) Re-Creating your Life: A Spiritual/Psychotherapeutic Intervention for People diagnosed with Cancer. Psycho-Oncology 8:395–407.

Edmondson D, Park CL, Blank TO, Fenster JR, Mills MA (2008) Deconstructing spiritual well-being. existential well-being and HRQOL in cancer survivors, Psycho-Oncology 17:161–169.

Glicksman GG, Glicksman A (2006) Apples and Oranges. A Critique of Current Trends in the Study of Religion, Spirituality, and Health. Guinn DE (Hg.) Handbook of Bioethics and Religion. Oxford, 332–346.

Grözinger A (1994) Differenz-Erfahrung. Seelsorge in der multikulturellen Gesellschaft. Ein Essay. Waltorp.

Kleinman A (1988) The Illness Narratives. Suffering, Healing & The Human Condition. New York.

Levold T (2002) Rituale in Organisationen. In: Welter-Enderlin R, Hildenbrand B (Hg.) Rituale – Vielfalt in Alltag und Therapie. Heidelberg, 184ff.

McKee DD, Chappel JN (1992) Spirituality and medical practice. Journal of Family Practice 35:201.205–208.

Orchard H (2001) Health Care Contexts – Spiritual Care Debates. Orchard H (Hg.) Spirituality in Health Care Contexts. London/Philadelphia, 9–18.

Roser T (2007) Spiritual Care. Ethische, organisationale und spirituelle Aspekte der Krankenhausseelsorge. Stuttgart (MRCP 3).

Scheider A (2008) Spiritual Care am Lebensende. Eine empirische Studie zu Formen des modernen Sterbens. München.

Sinclair S, Pereira J, Raffin S (2006) A thematic review of the spirituality literature within palliative care. Journal of Palliative Medicine 9:464–479.

Speck P, Higginsen I, Addington-Hall J (2004) Spiritual needs in health care. British Medical Journal 329:123f.

Sulmasy DP (2002) A biopsychosocial-spiritual model for the care of patients at the end of life. Gerontologist 42 (special issue III):24–33.

Walach H (2005) Spiritualität als Ressource. Ein neues Forschungsfeld und seine Chancen und Probleme. Deutsche Zeitschrift für Onkologie 37:4–12.

Wasner M, Roser T, Fittkau-Tönnesmann B, Borasio GD (2008) Spiritualität und psychosoziale Begleitung als wichtige Lehrinhalte. Deutsches Ärzteblatt 105(13):A674–6.

Weaver AJ, Flannelly KJ, Oppenheimer JE (2003) Religion, spirituality, and chaplains in the biomedical literature: 1965–2000. International Journal of Psychiatry in Medicine 33(2):155–61.

Weiterführende Literatur

Fechtner K, Haspel M (Hg.) (1998) Religion in der Lebenswelt der Moderne. Stuttgart.

Halbfas H (1982) Das Dritte Auge. Religionsdidaktische Anstöße. Düsseldorf.

Mount BM, Boston PH, Cohen SR (2007) Healing Connections. On moving from suffering to a sense of well-being, Journal of Pain and Symptom Management 33:372–388.

Puchalski C (2004): Spirituality in health. The role of spirituality in critical care. Crit Care Clin 20(3):487–504.

Wiggins FM (2003) Integrating Religion and Spirituality into Counseling. A comprehensive Approach, Pacific Grove: Brooks/Cole – Thomson Learning.

Wright M (2004) Hospice care and models of spirituality. European Journal Palliative Care 11(2):75–78.

Zulehner, P. (Hg.) (2004) Spiritualität – mehr als ein Megatrend. Ostfildern, 29–43.

Teil B: Spiritualität zwischen säkularisierter Beliebigkeit und kirchlicher Normierung

Spiritualität – esoterisches Gegenphänomen zu traditionell kirchlicher Frömmigkeit?

Konrad Hilpert

Spirituality – An esoteric phenomenon in comparison to Christian piety

Nowadays, the term „spirituality" is used in many different ways: On the one hand as a synonym for a religious way-of-life within a church, on the other hand as a synonym for inner experiences without close ties to a specific religious community. This text compares these types of spiritual quests. Coming from Christian tradition, the text asks how health care professionals deal with different spiritualities.

keywords
religiousness – spirituality – mystic – church – spiritual care – esoteric – biography

Das mit „Spiritualität" bezeichnete Phänomen kann nie eindeutig festgelegt und abgegrenzt werden, sondern ist stattdessen durch die notorische Offenheit für neue Erfahrungen und durch die Notwendigkeit, sich subjektiv immer erst zu bewähren, gekennzeichnet. Das macht den Begriff Spiritualität ungeachtet seiner geschichtlichen Herkunft aus der Reflexion christlicher Lebenspraxis dafür geeignet, für unterschiedliche Wirklichkeitsdeutungen und Lebenshaltungen zu stehen. Die Realisierung von überlieferten religiösen Formen, Glaubenserfahrungen zu machen und aus ihnen orientierende Kraft zu beziehen, gehört ebenso dazu wie das durch persönliche Erlebnisse oder biografische Brüche erst erzwungene oder wiederzulassene Suchen nach einem sinnstiftenden und Geborgenheit gewährenden Größeren, in dem auch die inneren Bedürfnisse und die pathischen Anteile unseres Lebens Platz haben; schließlich auch das Ausprobieren, ob neue oder kulturell fremden Traditionen entliehene Formen vielleicht authentischere Erfahrungen vermitteln könnten als die herkömmlich bekannten oder vertrauten.

Wenn das Verständnis von „Spiritualität" in dieser Weise vielschichtig und zum Teil heterogen ist, gleichzeitig aber verschiedenste Lebenslehren an diesem Begriff als Bezeichnung für eine unverzichtbare und sogar wegweisende Erfahrungsdimension festhalten, dann ist das wohl dahingehend zu interpretieren, dass sich im Verständnis des Begriffs, das uneinheitlich und in manchem widersprüchlich ist, die derzeitige religiöse Szenerie abbildet und es doch gleichzeitig ein starkes gemeinsames Interesse an der „Sache" gibt. Das ist auch das Anliegen von Willigis Jäger, der sich um ein integrales Verständnis von Spiritualität bemüht (Jäger 2007).

Hilpert K (2009) Spiritualität – esoterisches Gegenphänomen zu traditionell kirchlicher Frömmigkeit? In: Frick E, Roser T (Hg.) Spiritualität und Medizin. Gemeinsame Sorge für den kranken Menschen. Stuttgart, 57–64.

1 Die religiöse Szene: unübersichtlich

Auf der Suche nach einer Beschreibung der religiösen Szenerie der Gegenwart trifft man gemeinhin auf zwei widersprüchliche Auskünfte: Klagen über den Niedergang des Glaubens und des kulturell verfestigten kirchlichen Christentums auf der einen Seite und – durch Thomas Luckmann (1991) – wissenschaftlich untermauerte Anzeichen einer „Wiederkehr" von Religiosität (Hilpert 2001, Hochschild 2001, Polak 2002, Polak 2006, Zulehner PM 2003, Graf 2004, Höhn 2007) und einer vermehrten Bedeutung, die viele Einzelne der religiösen Orientierung für die eigene Lebensführung zumessen würden (Bertelsmann Stiftung 2007), auf der anderen Seite. Trotz des Rückgangs der Zahl der Kirchenmitglieder hierzulande und trotz aller unübersehbaren Traditionsum- und -abbrüche haben gleichzeitig viele Menschen den Wunsch, sich an einer religiösen Sinn- und Lebensdeutung zu orientieren. Aber sie verfolgen diesen Wunsch zu einem gewissen Teil in einer sehr individuellen Ausprägung und setzen sich dabei leichter als früher über konfessionelle Grenzen und amtliche Vorgaben hinweg. Der Weltjugendtag wird zum Großereignis für Hunderttausende, medial sogar für Millionen; alte Frömmigkeitsformen wie Wallfahrten werden zur Mode, teilweise umbenannt in „spiritueller Tourismus"; der Dalai Lama füllt bei seinen Ansprachen ganze Stadien und Kongresshallen; und selbst in der Werbung tauchen religiöse und spirituelle Symbole auf. Religion verschwindet nicht, wie es lange Zeit vermutet und häufig mit dem Theorem der „Säkularisierung" beschrieben wurde (Dux 2001), sondern sie verändert sich, wird individueller, privater und ihre Bedeutung für die Lebensführung und die Gestaltung des öffentlichen Lebens in manchen Bereichen marginaler, in einigen wenigen dagegen politisch virulent.

Die Bandbreite der Phänomene, für die die Begriffe „Spiritualität" und „spirituell" herbeigezogen werden, umfasst längst nicht mehr nur die persönliche Beteiligung an vorgegebenen alten (und neuen) Frömmigkeitsübungen, Lebensformen und Leitideen, sondern wird auf schier alles bezogen, auch auf Getränke, Düfte, Öle, Schmuck, Steine, Stoffe und Farben, denen eine besondere Wirkkraft zugesprochen wird bzw. die als Medium präsentiert werden, um die Wirklichkeit, die „dahinter" steckt bzw. in die sie eingebunden sind, erfahren zu lassen. Zu diesem Bild gehört ebenso die erstaunliche Tatsache, dass mitunter auf Figuren und Requisiten aus der Christentums- bzw. Religionsgeschichte zurückgegriffen wird, die als längst erledigt galten. Der Bedarf an spiritueller Anleitung und Beratung – sei es in Form von Einzelgesprächen, in Form von Gruppenkursen oder von Bildungsveranstaltungen – ist groß. Neue Bewusstseinsräume werden gesucht, Transformationen angestrebt oder wenigstens Wellness für *„body and mind"* angeboten. Riten und Rituale erfahren neue Wertschätzung, werden allerdings häufig nach Belieben nach- oder umgeschaffen. In der Religionssoziologie verwendet man dafür mitunter die Metaphern vom „Basteln" und vom „Patchwork", aber auch die vom „Wandern" zwischen den Spiritualitäten.

Alles in allem gibt es also so etwas wie eine neue Religiosität und vielfache spirituelle Praktiken, häufig inhaltlich wenig eindeutig und mit einer auffallend starken Ausrichtung auf Therapie, Erlebnis, Selbsterfahrung und Sichgutfühlen. Einen umfassenden Überblick bietet das von Reinhard Hempelmann herausgegebene „Panorama der neuen Religiosität" (Hempelmann et al. 2005). Erscheinungsformen esoterischer Spiritualität finden sich nicht nur außerhalb und in Konkurrenz mit der Praxis kirchengebundener Frömmigkeit, sondern auch in Verbindung mit und neben ihr. Zwischen den Polen Nichtgläubige und Christen „finden sich in Europa Menschen, die sich *weder gottlos verstehen noch christlich* (46 Prozent). Sie sind insofern modern, als sie die Regie über die Deutung und Gestaltung des eigenen Lebens und der Welt in ihre eigenen Hände genommen haben. Sie bewohnen also nicht ein gut eingerichtetes Glaubenshaus einer der christlichen Kirchen oder sind aus diesem ausgezogen, um nunmehr religiös unbehaust zu leben. Vielmehr schaffen sie sich eine Art religiöses Eigenheim. Nicht selten wohnen sie jahrelang auf einer Art Religionsbaustelle, bauen an, ab und um. Diese modernen Menschen sind so etwas wie dilletierende Religionsarchitekten, Religionsliebhaber [...] Sie sind der harte Kern der Rennaissance der Religion im Gewand der Spiritualität" (Hochschild 2001: 44f).

2 Spirituelle Suchbewegungen des Subjekts

Die Motivationen, die die vielen Einzelnen zur Suche nach spiritueller Verinnerlichung und Vergewisserung jeweils antreiben, haben einen gemeinsamen Fokus: das Bedürfnis nach Erweiterung des Raums des Wirklichen hinter und jenseits des (nur) rational Begreifbaren, die Suche nach andersartiger („mystischer") Erfahrung, die die Welt unter Einschluss des eigenen Daseins im Rahmen eines größeren Ganzen interpretiert und als Einheit erleben lässt. Ein häufig dafür gewähltes Bild ist das des „Himmels in uns" – ein uraltes Bild übrigens, das in etwas anderer Bedeutung schon bei Angelus Silesius vorkommt. Dabei wird dieser erweiterte Raum als dasjenige vermutet und gesucht, was als Potential in einem selbst verborgen liegt. Spiritualität wird insofern auch als persönliche Entwicklung („Wachsen") begriffen.

Diese Entwicklung steht u. U. in deutlicher Spannung zu dem, was im alltäglichen Bewusstsein dominiert und was verdrängt, diszipliniert oder unter Verdacht gestellt ist: Gefühle, Phantasie, Entfernung von jeder dinglichen Konkretion.

Als „esoterisch" wird solches Suchen charakterisiert wegen der Stoßrichtung, die ihm eigen ist: Das Eigentliche wird auf dem Weg der Hinwendung „nach innen" vermutet und gesucht, nicht durch das Vollziehen äußerlicher Formen in Richtung Öffentlichkeit (das wäre „Exoterik"). Es interessiert, was vom einzelnen Subjekt jenseits oder hinter bzw. im Vorfindlichen durch eigenen Vollzug erfahren werden kann und was sich nur denen, die sich darauf einlassen, erschließt. Spiritualität hat sowohl Züge von Eigenaktivität wie auch von deren Gegenteil, also des Einstellens aller Aktivität, Sichzurücknehmens, des Leermachens und Sich-ansprechen- bzw. -betroffen-machen-Lassens.

Achtet man auf die Inhalte dieser Suchbewegungen, dann ist aufschlussreich, was Ariane Martin in einer kulturanthropologischen Analyse des derzeitigen „spirituellen Feldes" als Richtungen dieses Suchens herausgefunden und beschrieben hat: Reise zu sich selbst, Heilung, Festigkeit, Gemeinschaft, Verzauberung, Reise in die Weite, Weltverhältnis (das meint: Sehnsucht nach einer anderen, neuen Welt mit einem neuen Menschen) (Martin 2005, Zulehner 2008). Das sind Suchbewegungen, die es der Struktur nach im spirituellen Erbe des kirchlichen Christentums auch gibt, mit denen aber eine wachsende Zahl von Menschen heute zum ersten Mal auf den „Umwegen" ostasiatischer Meditationstechniken, alternativer Heilungskonzepte und esoterischer Versprechen Bekanntschaft macht, die sich im Klima der Überrationalisierung einerseits und den gefühlten Defiziten einer belastenden, unruhigen oder krankmachenden Lebenswelt andererseits als Nischenkultur etablieren konnten. Es ist faktisch ein spiritueller Markt entstanden, auf dem verschiedene spirituelle Lebensführungskonzepte und Ratschläge angeboten werden und auf dem um die Aufmerksamkeit der Menschen, die spüren, dass sie „mehr" und „Innerlicheres" brauchen, gerungen wird.

3 Gemeinsamkeiten und Konkurrenzen

Nicht nur im Bereich der weltanschaulichen Deutungen und der Tradierung bzw. Organisation religiöser Lebensformen und Räume herrscht also Wettbewerb, sondern auch im Bereich der in seinen Aggregatzuständen noch viel weniger greifbaren Angebote von Spirituellem. Viele dieser „Angebote" sind den üblichen kirchlichen Praktiken, die ihren Ausgangs- und Bezugspunkt in gemeinschaftlichen Vollzügen haben (Sakramentenempfang, Liturgie, Gebet, ☞ Hagen/Frick, 265ff), fremd. Während letzteren das Odium anhaftet, strikt vorgeschriebene und für alle einheitliche Formen zu sein, verbindet sich mit den nicht kirchlich gebundenen neuen Formen die Vorstellung, dass sie den individuellen biografischen Lebensumständen, Präferenzen und Situiertheiten ohne Hindernisse angepasst werden können. An den esoterischen Praktiken wird besonders geschätzt, dass sie Spielräume für individuelle Bedürfnisse und die fantasievoll eigene Gestaltung enthalten, selbst wenn es sich bei einzelnen Elementen um Anleihen aus dem Formenschatz der kirchlichen Rituale und Zeremonien handelt. Dazu kommt, dass die Verbindung zwischen Übung der Spiritualität und lehrhaften Inhalten meist nur locker, oft sogar ausgesprochen vage ist. Ihre Wahl durch die Einzelnen wird nicht selten unabhängig von jeder institutionellen Konfessions- oder Religionszugehörigkeit entschieden. Was gesucht wird, sind primär Lebensregeln und -empfehlungen, die dem wirklichen, konkreten und meist alltäglichen Leben Tiefe, Halt und schützendes Zuhause bieten können, nicht Lehren i. S. satzhafter Wahrheiten und feststellender Inhalte (Zulehner 1994).

Offenkundig impliziert die spirituelle Praxis aber auch innerhalb der konfessionell formierten Traditionen eine latente Relativierungsmöglichkeit der Bedeutung von Lehrinhalten. Relativierung bedeutet in diesem Zusammenhang allerdings nicht Vergleichgültigung oder gar Destruktion, sondern meint das Übersteigen dessen, was im kirchlichen Bekenntnis satzhaft fixiert ist. Dennoch zog Mystik in der Geschichte des Christentums immer wieder auch Misstrauen auf sich. Der Grund hierfür liegt darin, dass sie starre Formen der Lehre und starke Strukturen der Organisation faktisch in Frage stellt. An Tolerieren oder sogar Versöhnen der Gegensätze liegt ihr jedenfalls tendenziell mehr als an Abgrenzung und Verschärfung der Gegensätze.

> „Der wahre Sinn aller Religion ist nicht, daß wir über Gott Bescheid wissen, sondern in ihm hausen. Wer das erlernt, wem das geschenkt wird, im Ge-Heim-nis daheim zu sein, empfängt die Gnade, eine Mystikerin, ein Mystiker zu werden. Mystiker sind Geheimnisbewohner" (Zulehner 1994, 14).

Umgekehrt lässt sich auch beobachten, dass die Wahl nicht konfessionell gebundener spiritueller Formen vielfach mit einer faktischen, aber eher latenten Distanzierung von Fragen der inhaltlichen Lehre verbunden ist oder eigene Vorstellungen von Übereinstimmung oder wenigstens Kompatibilität Platz greifen, die theologisch und kirchenamtlich nicht immer zustimmungsfähig sind. Ein prominentes Beispiel hierfür ist das verbreitete Sympathisieren mit der Vorstellung von einer Wiedergeburt, die mit dem christlichen Denken vom Personsein des Menschen und dem Theologumenon von der Auferstehung offensichtlich nicht vereinbar ist (Kochanek 1994, Biser 2008).

Zum Gesamtbild gehört schließlich auch, dass konfessionell bedingte Unterschiede in aller Gelassenheit nebeneinander belassen werden und das Gemeinsame für wichtiger genommen wird als das Unterscheidende. Vor allem dort, wo es wie in der Situation von Krankheit um die Auseinandersetzung mit exzeptionellen Situationen der individuellen Biografie geht, kommt es in der Perspektive der Betroffenen ungleich mehr darauf an, dass man in dieser Situation individuelle Hilfe, Stärkung, Sicherheit, Geborgenheit und Annahme erfahren kann, als dass die Zuordnung zur eigenen konfessionellen Herkunft korrekt ist (☞ Engelhardt/Delkeskamp-Hayes 72ff; ☞ Roser, 45ff).

4 Kirchliche Frömmigkeit im Wettbewerb der Spiritualitäten

Zweifellos gibt es Orte und Gelegenheiten, die geeigneter sind, die Konkurrenz der Spiritualitäten zu thematisieren und argumentativ auszutragen, als die Begleitung eines einzelnen Kranken und die Klinik, etwa der Religionsunterricht, die Jugendarbeit, die Sakramentenkatechese und die diversen Formen der Erwachsenenbildung. Für die Kirche und die Seelsorger in ihrem Auftrag kann es misslich und für die Arbeit erschwerend sein, wenn sie im Krankenhaus bzw. bei der Krankenseelsorge nicht nur auf entweder konfessionell-kirchlich geprägte oder aber religionslose Menschen treffen, sondern auch auf solche, die konfessionell nur schwache oder vage Bindungen, aber durchaus religiöse Bedürfnisse und spirituelle Einstellungen haben. Es kann dann vielfache Anknüpfungspunkte für ein seelsorgliches Gespräch geben aufgrund der Situation oder der Ereignisse in der Lebensgeschichte des Einzelnen. Aber der Seelsorger hat nicht – auch wenn er darum gebeten wird – das Monopol, die Situation zu deuten und den Betroffenen seine spirituelle Hilfe anzubieten.

Wie soll sich die kirchlich verantwortete Seelsorge in diesem Kontext gegenüber den Formen konkurrierender Spiritualität verhalten? Soll sie sich diese weitest möglich einverleiben oder soll sie sich im Gegenteil von ihnen möglichst scharf abgrenzen (☞ Kneißl/Bertram/Hagen, 80ff)?

Dass es die Möglichkeit der Grenzziehung und des Widerspruchs geben muss, etwa gegenüber abergläubischen und destruktiven Praktiken (Fuss et al. 2002, Bandini und Bandini 1998, Petzold 1985), gegenüber fundamentalistischen Ansprüchen sowie gegenüber einer christlichen Spiritualität, die bloß auf Vertröstung (ins Jenseits) setzt, ist keine Frage. Doch handelt es sich hierbei um Grenzfälle.

Die Aufforderung, die Geister zu unterscheiden (1 Kor 12,10), lässt zuerst und normalerweise einen dritten Weg jenseits dieser Alternativen geraten erscheinen. Er will das legitime Anliegen in der neuen Spiritualität nicht verkennen und doch das Vertrauen in die eigene gewachsene Identität nicht preisgeben. Was sind die Kennzeichen und markierten Abschnitte dieses dritten Weges?

Ein *Erstes* ist, dass die Seelsorge davon ausgeht, dass es andere, nicht kirchlich gebundene und sogar nicht christliche Spiritualitäten gibt. Sie muss infolgedessen der Versuchung widerstehen, die ausschließliche Zuständigkeit für die Spiritualität dadurch wiedererringen zu wollen, dass sie aus der historischen Genese dieses Begriffs aus dem Christentum den Anspruch auf Definitionshoheit für dessen heutigen Gebrauch ableitet. Christliche Seelsorge verliert nichts, wenn sie damit rechnet, dass der Geist Gottes auch in nicht traditionell gelebten Suchbewegungen am Werke bzw. mitunter sogar im Ziel sein kann. Sie kann diese Gelassenheit umso mehr aufbringen, als sie darum weiß, dass die Gemeinschaft der Glaubenden, in deren Namen und als deren Repräsentantin sie tätig wird, immer auch ein Ort und eine Ressource geistlicher Erfahrung ist, weil sie über alles Organisatorische hinaus Lebens-, Erfahrungs- und Erzählgemeinschaft ist und diesen Lebenszusammenhang als Kontext, Unterstützung und Garantie für Sich-nicht-erschöpfen-Können im Suchen eines Einzelnen mitbringt. Der Geist ist – so heißt es in dem Hrabanus Maurus zugeschriebenen Pfingsthymnus „Veni creator spiritus" aus dem 9. Jahrhundert – „*fons vivus*", lebendige (d. h. auch: unerschöpfliche) Quelle.

Ein *zweites* Kennzeichen ist die Nüchternheit. Spiritualität ist kein Synonym für außerordentliche Erlebnisse, für wunderbare Bewusstseinserweiterung, und ihre tradierten Formen sind keine Techniken gesteigerten Selbsterlebens. Hochgestimmtheit und mystische Erfahrungen kommen offensichtlich hin und wieder vor, aber sie werden nur wenigen geschenkt. Die großen Lehrer und Lehrerinnen der Spiritualität sprachen ausdrücklich von der „Trockenheit des Gebetes" (Zimmermann 1929: 350–352, Herbstrith 1988) und warnten davor, das Erleben mystischer Schau zur Bedingung von irgendetwas im Glauben zu machen.

Das *Dritte*, was aus der überkommenen Praxis christlicher Frömmigkeit als essenziell angesehen werden muss, ist das Vertrauen, es im Überschreiten von sich selbst mit einem personalen Gegenüber zu tun zu bekommen, mit dem im menschlichen Modus von Ich und Du kommuniziert werden darf. Der Geist, für den man sich öffnet, ist nicht ein namen- und gesichtsloses diffuses Es (Gabriel 2007). (Diese Dualität wird allenfalls im mystischen Erlebnis hin zu einer transpersonalen Erfahrung überschritten.)

Schließlich – und das ist das *vierte* Merkmal – geht es darum, die christliche Spiritualität durch die bessere Praxis als die hilfreichere, sinn- und perspektivenhaltigere und insofern auch kraftvollere und lebenswertere zu erweisen. Diese Aufforderung hat jedoch nur eine Chance realisiert zu werden, wenn sie an verschiedenen Orten von vielen Personen und in ganz unterschiedlichen Vorgängen in die Tat umgesetzt wird.

(1) Von *Ärzten und Mitarbeitenden* etwa in ihrer Aufmerksamkeit und Fürsorglichkeit für das Wohl der ihnen Anvertrauten. Wenn die Akzeptanz des Kranken als Menschen in seiner Ganzheit zu ihrem berufsspezifischen Ethos gehört, dann schließt das auch die Sensibilität für die spirituellen Bedürfnisse des Patienten ein unter gleichzeitiger Beachtung des Gebots, sich jeder Einflussnahme auf diese zu enthalten.

(2) Von der *Einrichtung als ganzer*, dass sie – falls christlich oder katholisch – nicht nur auf das weltanschaulich deutliche Profil achten sollte, sondern auch darauf, dass die organisatorischen und die personellen Voraussetzungen gegeben sind, dass Mitarbeitende, Patienten bzw. Bewohner Wertschätzung, Stärkung, Förderung, Begleitung sowie Beistand in Krisen erfahren können (☞ Haberer, 258ff).

(3) Und von *Personen, die die Seelsorge ausüben*, dass sie es kompetent und professionell tun. Dazu gehört u. a. Einfühlungsvermögen und Gesprächsfähigkeit, aber eben auch Bereitschaft zur Zusammenarbeit und zum Austausch im Team, das Einbringen eigener Lebenserfahrungen, aber auch Taktgefühl und die Fähigkeit, sich und sein Urteil zurückzunehmen (☞ Kneißl/Bertram/Hagen, 80ff).

Das vielfach als Gegensatz oder Konkurrenz erlebte und wahrgenommene Neben- bzw. Nacheinander von traditionell-kirchlicher Frömmigkeit und esoterisch praktizierter oder so verstandener Spiritualität löst sich in der Praxis konkreter seelsorglicher Begleitung in vielen Einzelfällen auf oder entspannt sich: Die Auseinandersetzung mit der eigenen existentiellen Situation lässt das Gespräch und den inneren Blick auf frühere Stadien oder abgebrochene Suchbewegungen oder verschüttete Fragen der religiösen Biografie in einem fast immer auch kirchlich geprägten Lebensumfeld richten. Sie bieten so gut wie immer Anknüpfungspunkte, wenn sie, getragen und umfangen von der Aufmerksamkeit für diesen Menschen, seine Leiden, seine Sorgen und sein Sehnen nach Heil, behutsam ergriffen und – ohne den Gestus überlegenen Besserwissens und eines von der Biografie absehenden Normierens – in das Jetzt verlängert werden. Deshalb muss aber auch für das Befremdende, den Zweifel, das Dunkel und die Klage Raum sein dürfen.

Literatur

Bandini D, Bandini G (1998) Kleines Lexikon des Aberglaubens. München.

Bertelsmann Stiftung (Hg.) (2007) Religionsmonitor 2008. Gütersloh.

Biser E (2008) Mensch und Spiritualität. Eugen Biser und Richard Heinzmann im Gespräch. Darmstadt.

Dux G (2001) Die Religion im Prozess der Säkularisierung. Österreichische Zeitschrift für Soziologie 26:61–88.

Fuss M et al. (2002) Art. „Aberglaube". Lexikon für Theologie und Kirche I, 3. Auflage, 40–46.

Gabriel K (2007) Die Kirchen in Westdeutschland. In: Bertelsmann Stiftung (Hg.) (2007) Religionsmonitor 2008. Gütersloh, 76–84.

Graf FW (2004): Die Wiederkehr der Götter. Religion in der modernen Kultur. München.

Hempelmann R et al. (Hg.) (2005) Panorama der neuen Religiosität. Sinnsuche und Heilsversprechen zu Beginn des 21. Jahrhunderts. Gütersloh.

Herbstrith W (1988) Art. Beschauung. In: Schütz C (Hg.) Praktisches Lexikon der Spiritualität. Freiburg, 133f.

Hilpert K (2001) Wiederkehr des Religiösen? Metaphysische Sehnsucht, Christentum und Esoterik. Trier.

Hochschild M (2001) Religion in Bewegung. Münster.

Höhn H-J (2007) Postsäkular. Gesellschaft im Umbruch – Religion im Wandel. Paderborn.

Jäger W (2007) Westöstliche Weisheit. Visionen einer integralen Spiritualität. Stuttgart.

Kochanek H (1994) Reinkarnation oder Auferstehung? Freiburg.

Luckmann T (1991) Die unsichtbare Religion. Frankfurt am Main.

Martin A (2005) Sehnsucht – der Anfang von allem. Dimensionen zeitgenössischer Spiritualität. Ostfildern.

Petzold HG (Hg.) (1985) Die neuen Körpertherapien. Paderborn.

Polak R (Hg.) (2006) Die Religion kehrt wieder. Handlungsoptionen in Kirche und Gesellschaft. Ostfildern.

Polak R (Hg.) (2002) Megatrend Religion? Neue Religiositäten in Europa. Ostfildern.

Zimmermann O (1929) Lehrbuch der Aszetik. Freiburg.

Zulehner PM (2008) Gottes Sehnsucht. Spirituelle Suche in säkularer Kultur. Ostfildern.

Zulehner PM (2003) Megatrend Religion. Stimmen der Zeit, 221:87–96.

Zulehner PM (1994) Ein Obdach der Seele. Geistliche Übungen – nicht nur für fromme Zeitgenossen. Düsseldorf.

Ist Spiritualität katholisch? Ökumenische Reflexionen

Klaus Schmucker

Is spirituality Catholic? An ecumenical reflection

The term spirituality means everything and nothing unless described more precisely. The word has its roots in the early history of Christianity, which is the tradition of both Roman Catholic and Reformation churches. They both show and practise spirituality in various ways as faith grounded in the Holy Trinity. The different denominations developed different types of spirituality. Especially in Protestantism spirituality gained new significance throughout the 20th century. Today churches learn from one another and have a mutually stimulating effect.

keywords
spirituality – history – ecumenism – justification by faith – Protestantism

1   Verwirrende Begriffsvielfalt

Wer heute fragt, was mit Spiritualität überhaupt gemeint sei, wird viele Antworten bekommen. Etwa in den siebziger Jahren des vergangenen Jahrhunderts beginnend ist Spiritualität ein Modewort geworden und hat zugleich seine Eindeutigkeit mehr und mehr eingebüßt. Ein „Begriff mit Hof", um dessen Bedeutungskern sich eine Vielzahl möglicher Bezüge und unscharfer Assoziationen legen, war das Wort „Spiritualität" schon immer (Mildenberger 1977). Seit er auch im nicht christlichen und nichtreligiösen Raum gerne verwendet wird, tut man gut daran, sich von vornherein klar zu machen, dass Spiritualität zu einer Art Chiffre geworden ist, von der man nur im Plural reden kann. Man kann den Gehalt des jeweils damit Gemeinten nur einigermaßen erfassen, wenn wenigstens dazu gesagt wird, von wessen Spiritualität eigentlich die Rede ist, von welcher Tradition, Gruppe, Bewegung oder Geistesrichtung her das Wort denn gebraucht wird.

Einfacher gesagt: Wenn einander relativ fremde Menschen heute feststellen, dass sie ein Interesse an Spiritualität verbindet, dann ist beileibe nicht klar, ob sie wenigstens annähernd das Gleiche meinen (von „wild wabernder Spiritualität" in der evangelischen Theologie spricht etwa der evang. Theologe Michael Schibilsky (2001: 7ff)). Spiritualität an sich gibt es nicht, es gibt sie nur in voneinander höchst verschiedenen Wegen, Formen und Gestalten. Das macht die Sache nicht gerade einfacher. Wo schließlich alles Spiritualität ist oder sein kann, sofern es sich nur um eine irgendwie geartete Grundhaltung des menschlichen Geistes und seines Sinnens und Trachtens handelt, droht die Gefahr, dass das Wort selbst schon die Inhalte ersetzt, die damit gemeint sein könnten (Steffensky 2006: 7). Mindestens auf dem heutzutage ins fast Uferlose aufgeblähten Markt von Well-Being-Angeboten zur Lebensgestaltung mit dem Zusatz „spirituell" zeigt sich, dass die Hinzufügung dieses Wörtchens oft nur ein Marketingversprechen ist, das in keiner Weise einge-

Schmucker K (2009) Ist Spiritualität katholisch? Ökumenische Reflexionen. In: Frick E, Roser T (Hg.) Spiritualität und Medizin. Gemeinsame Sorge für den kranken Menschen. Stuttgart, 65–71.

löst wird. Es spielt lediglich mit der Sehnsucht von Menschen, die spüren, dass sie die banale Oberflächlichkeit des Lebens nicht zufrieden stellt, weil sie uns zwar in nahezu perfekt gewordener Weise zu unterhalten und beschäftigen gelernt hat, aber keine Antworten weiß auf die alten Fragen, die das Leben stellt und denen niemand entgeht: Wofür stehen wir in unserem Leben? Was trägt im Leben und Sterben? Wie kommen wir mit der im Laufe des Älterwerdens wachsenden Einsicht zurecht, dass unser Leben endlich ist und letztlich fragmentarisch bleibt? Wie kommen wir mit den ungelebten und unerreichten Sehnsüchten eines gelingenden Lebens zurecht? Wo können wir hin mit allem, was wir – trotz gutem Willen – uns selbst, anderen, der Welt, in der wir leben, angetan und an Lebensmöglichkeiten verwehrt haben?

2 Seelsorge und Spiritualität

Christliche Seelsorge, sofern sie nicht gerade fundamentalistische Züge trägt, wird basierend auf einer Haltung des Respekts vor ihrem Gegenüber, mit ihm den Horizont solcher Fragen und Themen in einer Art und Weise abtasten, wie es von dem jeweiligen Gegenüber als Subjekt des seelsorglichen Prozesses gewünscht ist. Wirkliche Kompetenz christlicher Seelsorgerinnen und Seelsorger wird sich darin erweisen, beim anderen die je eigene christliche, anders oder nur allgemein religiöse oder auch unreligiös motivierte Thematisierung spiritueller Bedürfnisse in einer Haltung der Achtsamkeit so zu begleiten und zu fördern, dass sie sich heilsam auswirken kann. Ob Spiritualität sich heilsam auswirkt, kann geradezu als Markenzeichen „guter" Spiritualität bezeichnet werden (Copray 2008). Heilsame Spiritualität, die immer ein Suchprozess ist und nichts von schnell wirkender Verfügbarkeit und Methodengläubigkeit weiß, ist dennoch – dies kann gerade in der Klinikseelsorge nicht genug betont werden – nicht einfach gleichzusetzen mit Gesundheit oder Gesundwerden. So wichtig sie ist, entzieht sie sich auf gewisse Weise zugleich therapeutischen Prozessplanungen. Sie führt im Gegenteil eher zur Erkenntnis und zur Versöhnung damit, dass unserem menschlichen Leben immer etwas fehlt, dass stets Einschränkungen und Begrenzungen dazu gehören. Heilsame Spiritualität trägt dazu bei, dennoch zur Ruhe in sich selbst zu finden, Durchstehvermögen in Krisen besser zu entwickeln, der Sorge um sich selbst und andere einen Ort zuweisen zu können, an dem sie aufgehoben sind, in der körperlichen wie seelischen, oft auch sozialen und sogar politischen Dimension des Lebens versöhnter leben zu lernen. Insofern geht es bei einer heilsamen Spiritualität immer um ein Wachsen von befreitem und entfaltetem Leben. Ohne Absehung von Realitäten, die das Leben begrenzen und manchmal eine lebensbejahende Haltung fast zynisch erscheinen lassen, spricht heilsame Spiritualität diesen Realitäten das Recht ab, das letzte Wort zu haben und sich als endgültige Welt aufzuspielen. Heilsame Spiritualität führt nicht dazu, alles gut zu heißen, was nun einmal schlecht genannt zu werden verdient, sie ist auch keine Weise des Quietismus, sie kennt auch Zorn, Widerstand und Kampf. Und doch zielt sie auf Versöhnung, aus der neue Lebenskraft (im Alten Testament eine Bedeutungsfacette des Wörtchens „Segen") erwachsen kann. Dass unsere Existenz sich nicht im Raum des Sicht- und Messbaren erschöpft, sondern eingebettet ist in eine Dimension des Transzendenten, gehört zur Realität, mit der heilsame Spiritualität dabei rechnet.

3 Christliche Spiritualität

Wo immer aber „Spiritual Care" christlich konnotiert in Verantwortung der beiden großen Kirchen stattfindet, ist sie nicht nur kompetenter Wegbegleiter auf Suchprozessen nach heilsamen Spiritualitäten ganz allgemein. Sie bekennt und bezeugt zugleich, dass sie selbst das Geheimnis des Lebens aufgehoben weiß bei dem Gott, von dem die biblische Überlieferung erzählt. Wenn es um Fragen der Selbstdeutung geht, des Grundverständnisses der gesamten Existenz und einer entsprechenden Form und Gestalt, die Menschen ihrem Leben geben, kann christliche Seelsorge von ihrer eigenen Verwurzelung nicht absehen (dies und im folgenden ganz mit dem katholischen Pastoraltheologen Richard Hartmann 2007: 44ff). Christliche Spiritualität birgt sich in der Zuwendung Gottes zu den Menschen und der ganzen Schöpfung, wie sie im Leben, Sterben und Auferstehen des Jesus von Nazareth geschehen ist. Sie rechnet mit der Kraft des Heiligen Geistes (Fahlbusch 1996, Sudbrack 2000). Sie ist gestalteter Glaube an den dreieinigen Gott, den allein sie als wahrhaft lebensspendende Quelle betrachtet. Spirituelles Leben – so sehr es geeignet ist, dem Leben eine Heilsamkeit fördernde Form und Gestalt zu geben – erfährt dadurch auch eine wesentliche Relativierung. In der christlichen Tradition hat eine Spiritualität, verstanden als Methode der Selbsterlösung, durch die Menschen „aus eigener Vernunft und Kraft" (Martin Luther) ihr Heil schaffen könnten, keinen Platz. Worum es bei Spiritualität in ihrer Tiefe geht, lässt sich nicht „erwerben", nur empfangen, dafür aber gilt: Wir sind Gefundene und Gehaltene, ehe wir suchen! Alle Formen und Gestalten christlicher Spiritualität, so vielfältig sie auch sind, unterscheiden sich nicht in diesen theologisch-christlichen Grundannahmen, ob in der katholischen oder in der protestantischen Tradition verwurzelt (Rahner 1970, Gollwitzer 1970: 68–70). Letztere hat ihrem Selbstverständnis gemäß übrigens keineswegs erst mit der Reformation im 16. Jahrhundert ihren Anfang genommen; sie weiß sich vielmehr mit dem apostolischen Ursprung und Grund der ungeteilten Christenheit kontinuierlich verbunden, denn diese ist Teil auch ihrer Geschichte (Wenz 2008).

Ein altes Wort für diese Weise des Glaubenslebens, das heute allmählich wieder öfter zu hören ist und an Akzeptanz zurückzugewinnen scheint, heißt „Frömmigkeit". Ihr haftete teilweise nicht zu unrecht der Geruch an, sich unverbunden mit dem jeweils konkreten Leben in aufoktroyierten Ritualen, Regeln und Traditionen unreflektiert zu erschöpfen, und damit nur noch inhaltsleere und oft auch unverstandene Form zu sein.

Das heute lieber verwendete Wort „Spiritualität" markiert, dass jede *praxis pietatis*, die nicht den Geist der Freiheit atmet, ihre Lebendigkeit einbüßt. Das Wort „Spiritualität" weist darauf hin, dass es eine von außen „verordnete" für alle und zu allen Zeiten gleichermaßen geformte Glaubenspraxis nicht geben kann, weil es nicht unerheblich ist, in welchen sozialen, gesellschaftlichen, politischen Kontexten Menschen leben, wie alt sie sind und welche biographischen Erfahrungen sie gemacht haben oder gerade machen. Anders gesagt: Der Geist Gottes wirkt eine Spiritualität, die „in der Selbstorganisation christlicher Existenz" (Nethöfel 1989) unterschiedliche Profile gewinnen kann.

Die Kirchenväter und Mystiker der frühen und mittelalterlichen Kirche, die zur gemeinsamen Geschichte der heutigen römisch-katholischen und reformatorischen Kirchen gehören, wussten das längst. Für sie war Spiritualität die Einübung in Achtsamkeit und Aufmerksamkeit für Gott im Glück und Unglück der Menschen. Bei vielen von ihnen lernen wir, dass Spiritualität keineswegs nur in die Innerlichkeit führt, sondern zu uns selbst und von dort zurück in den uns umgebenden Alltag. Von Elisabeth von Thüringen erzählt die Legende, sie sei auf dem Weg nach Eisenach mitten in einem Unwetter einem in Lumpen gekleideten, mittellosen Kind begegnet, das in Not geraten war. Nachdem Elisabeth das Kind angesprochen habe, sei neben diesem ein Kreuz aus dem Boden gewachsen, von dem herab sie Christus mit den Augen dieses Kindes angeblickt habe. Elisabeth entdeckt den leidenden Christus im Leid ihrer Mitmenschen. Spiritualität als Achtsamkeit für Gott bewirkt immer auch eine erhöhte Achtsamkeit für die (leidende) Welt. Christliche Spiritualität lässt den konkreten Kontext, in dem Menschen leben, nicht außer acht, weder in ihrer Form und Gestalt noch in ihrer Wirkung. Sie erschöpft sich nicht in Selbsterfahrung und Selbstvergewisserung. Ihre heilsame, befreiende Wirkung für das eigene Selbst entfaltet sie paradoxerweise gerade dadurch, dass sie die Achtsamkeit nicht nur der eigenen Innerlichkeit schenkt. Gerade dies ist für seelsorgliche Begleitprozesse nicht unwesentlich.

Der Begriff Spiritualität hat nicht nur seine Verwendung, sondern auch seinen Ursprung in der christlichen Tradition. Nachdem das lateinische Grundwort „Spiritualitas" bereits im fünften und sechsten Jahrhundert auftaucht und ab dem zwölften Jahrhundert häufig belegt ist, erhält es im 17. Jahrhundert in der katholischen Ordenstheologie v. a. in Frankreich seine feste Bedeutung. Es bezeichnet die gestaltete persönliche Beziehung des Menschen zu Gott, die es der Sache nach freilich weit früher gegeben hat. Was diesbezüglich von spirituellen Lehrern wie z. B. einem Meister Eckhart oder einem Ignatius von Loyola an Impulsen ausging, findet sich heute in den Angeboten zur Einübung geistlichen Lebens in weiten Kreisen evangelischer Kommunitäten, Einkehrhäusern und spirituellen Zentren (etwa: „Begegnungsstätte Schloss Craheim" in Wetzhausen; „Communität Casteller Ring" auf dem Schwanberg bei Würzburg; „Haus der Stille" in Schloss Altenburg bei München; „Spirituelles Zentrum St. Martin am Glockenbach", München; „Communität Christusbruderschaft Selbitz" u. v. a.).

4 Spiritualität und Protestantismus

Auch die Reformatoren haben schon das gemeinsame spirituelle Erbe wohl zu schätzen gewusst. Mit vielem hat Martin Luther im Laufe der Reformation gebrochen. Was er als ehemaliger Augustinermönch an hilfreichen spirituellen Anregungen erfahren hatte, spiegelt sich gleichwohl in der von ihm empfohlenen Lebensweise. Bei der Einweihung der Schlosskirche in Thorgau – des ersten evangelischen Kirchenbaus – empfahl Luther zum Beispiel ausdrücklich den Weg der Stille als einen Weg zu Gott: „Gleichwie die Sonne in einem stillen Wasser gut zu sehen ist und es kräftig erwärmt, kann sie in einem bewegten, rauschenden Wasser nicht deutlich gesehen werden. Darum, willst du auch erleuchtet und warm werden durch das Evangelium, so gehe hin, wo du still sein und das Bild dir tief ins Herz fassen kannst, da wirst du finden Wunder über Wunder." Die Laienspiritualität der „Brüder vom gemeinsamen Leben" oder der „Böhmischen Brüder", die Weiterführung solcher Impulse in der Betonung einer „geistlichen Lebenspraxis" durch den Früh- und Neupietismus mögen Beispiele dafür sein, dass Spiritualität überall auch in der Geschichte der reformatorischen Kirchen zu finden ist.

Und doch mag Friedrich Heer, katholischer Christ und Kulturhistoriker, nicht ganz unrecht haben, wenn er in einem schon 1980 erschienenen Aufsatz „Der schwere Segen des Protestantismus" diesem vorhält, er habe einen „Kahlschlag der Seele" bewirkt, indem er durch Verdammung der alteuropäischen Spiritualitäten den eindimensionalen Menschen geschaffen und so zum Verlernen der spirituellen Bildung beigetragen habe. Die Kunst zu leben, zu lieben, zu sterben hätten die Protestanten vergessen, so Heer. Es ist wohl wahr, dass über lange Zeiten der Protestantismus eher ein intellektuelles Ereignis gewesen ist und nur sehr karge und magere Lebensformen des Glaubens anzubieten hatte. Mit der Aufklärung spätestens, deren Geschichte allerdings ohne den Protestantismus auch nicht erzählt werden kann, begann der Siegeszug eines bloßen Rationalismus, dem sich im reformatorischen Raum auch die Art und Weise anpasste, wie man seinen Glauben lebte.

Erst nach den erschütternden Jahren des 2. Weltkriegs und durch diese impulsgebend beeinflusst, begann im deutschen Sprachraum im evangelischen Bereich eine allmähliche Wiederbelebung eines zeitgemäßen spirituellen Lebens, das sich nicht mehr nur auf wenige als mehr oder weniger exotisch wahrgenommene und unter Frömmeleiverdacht stehende „spirituelle Inseln" beschränkte. Von den damals entstandenen evangelischen Kommunitäten, Bruder- und Schwesternschaften und Familiengemeinschaften strahlten prägende Impulse in den gesamten Protestantismus aus. Viele von ihnen „lernten" ihre Spiritualität in nicht geringem Maße bei den katholischen Glaubensgeschwistern. Die ökumenische Bruderschaft von Taizé in Südfrankreich, mit der neu entdeckten Verbindung von Kampf und Kontemplation, leistet(e) in den evangelischen Raum hinein wichtige Patendienste für lebendige Spiritualität im ökumenischen Geist. In nicht wenigen evangelischen Gemeinden und Gruppen gehören auch heute Meditationsandachten in der Tradition von Taizé zum regelmäßigen Programm, das vor allem junge Menschen aller Konfessionen und Kirchen anzieht.

Schließlich wurde Spiritualität auch in der weltweiten Ökumene ein wichtiger Begriff. Die 5. Vollversammlung des Ökumenischen Rates der Kirchen 1975 in Nairobi ruft zu einer „spirituality of combat" auf, einem geistlichen Leben im Kampf und Engagement, zu einer „Spiritualität, die unser Planen, Denken und Handeln durchdringt".

Durch Nairobi angeregt veröffentlichte der Rat der Evangelischen Kirche in Deutschland (EKD) 1979 seine Denkschrift „Evangelische Spiritualität", mit der „unserer Kirche eine weithin verloren gegangene Dimension des Christseins heute neu erschlossen werden" (EKD 1979: 7) soll. Ganz im Anschluss an Nairobi geht es um eine Verbindung von „spirituellem Tiefgang mit gelebter Weltverantwortung". Ausdrücklich empfiehlt die Denkschrift den Gliedkirchen der EKD die „Pflege und Einübung evangelischer Spiritualität" in der kirchlichen Bildungs-, Ausbildungs- und Fortbildungsarbeit sowie eine besondere Aufmerksamkeit für die in ihrem Raum entstandenen Kommunitäten und anderen Zentren spirituellen Lebens.

Spätestens seitdem ist in Deutschland auch im Bereich evangelischer Seelsorge die Dimension der Spiritualität im Mittelpunkt der Aufmerksamkeit, wie sich aus den Veröffentlichungen dazu ebenso erkennen lässt wie aus der seelsorglichen und pastoralen Praxis (Murrmann-Kahl 2006). Der amtierende Ratsvorsitzende der EKD, der Berliner Bischof Wolfgang Huber, hat bereits im Mai 2002 in der bis auf den letzten Platz gefüllten Berliner Melanchthonkirche die Notwendigkeit formuliert, „die spirituelle Praxis nicht als eine Sonderaufgabe darauf spezialisierter

Bereiche, sondern als eine Grundaufgabe anzuerkennen und wahrzunehmen, der sich unsere Kirche insgesamt und auf allen ihren Ebenen stellt. Die Erneuerung evangelischer Spiritualität und Frömmigkeitskultur bildet nicht etwa eine Alternative zur evangelischen Weltverantwortung. Gerade heute gehört beides vielmehr zusammen" (Huber 2002).

In den Landeskirchen werden diese Impulse aufgegriffen. Die Landessynode der Evang.-luth. Kirche in Bayern beispielsweise hat im November 2004 in einer Thesenreihe zu „Grundsätzen christlicher Spiritualität" festgestellt: „[...] Anleitung zu christlicher Spiritualität unter den Bedingungen des gegenwärtigen gesellschaftlichen Wandels ist heute eine vordringliche kirchliche Aufgabe. Es geht darum, die Schätze der christlich geprägten Frömmigkeit neu zu entdecken und neu zu beleben, leibhafte und alltagsbezogene Formen zu entwickeln und anzubieten und suchende Menschen auf den christlichen spirituellen Weg einzuladen. Alle diese Bemühungen werden getragen von der Bitte um den Heiligen Geist, der allein alle Spiritualität mit Leben erfüllen kann" (Wort der Landessynode der ELKB, Amberg 25.11.2004).

5   Lerngemeinschaft Spiritualität

So ist seit einigen Jahren insgesamt „unter evangelischen Christen ein neues Interesse an elementaren Formen und Gestalten gelebter Spiritualität wahrzunehmen", wie die (evangelischen) Herausgeber des 2007 erschienenen Bandes „Wenn die Seele zu atmen beginnt... – geistliche Begleitung in evangelischer Perspektive" festhalten (Greiner et al. 2007). Gleich im Geleitwort der Herausgeber wird auf die reichen Erfahrungen in der katholischen und anglikanischen Tradition und auf die „ökumenische Perspektive" (Greiner et al. 2007: 11) verwiesen, der sich die evangelische Herausgeberschaft verbunden weiß. Konkret sichtbar wird dies, in dem die zentrale Definition und Kriterienbestimmung von spiritueller, geistlicher Begleitung von dem katholischen Theologen und Exerzitienbegleiter Klemens Schaupp dargelegt wird.

Schaut man auf die Praxis der Aus- und Fortbildung und der Angebote zur spirituellen Einübung, die heutzutage in kaum einem Programmheft evangelischer Bildungshäuser fehlen, stellt man fest, dass der Bereich Spiritualität geradezu als eines der Paradebeispiele dafür bezeichnet werden kann, wie die römisch-katholische und die evangelisch-lutherische Kirche im Zusammenwirken und gegenseitigen Lernen agieren. Geistliche beider Kirchen gestalten derartige Angebote sehr häufig gemeinsam und bereichern sie mit ihrem jeweiligen Schatz an Gesten, Ritualen, Bildern, Bräuchen, Ordnungen und Regeln, Klängen, Worten und Sprachformeln. Aus der eher römisch–katholischen Tradition stammende spirituelle Angebote wie etwa die Einübung in Ignatianische Exerzitien oder das Wallfahren auf dem Jakobsweg sind längst von evangelischen Christen gerne geübte Wege spirituellen Lebens. In vielen Arbeitsfeldern der Seelsorge arbeiten katholische und evangelische Geistliche eng zusammen, auch und gerade, wenn es um spirituelle Angebote und Begleitungen geht. Spirituelle Schätze des jeweils anderen, die gelegentlich sperrig zur eigenen Tradition wirken, kann man dennoch schön finden, auch dann, wenn sie einem selbst fremd bleiben und sich höchstens versuchsweise mit der eigenen Glaubensweise vertragen wollen. Wege der Spiritualität führen – dies sollte deutlich geworden sein – zu den Grundfragen jeder menschlichen Existenz und wollen auf der Basis von Grundeinsichten und -praxis des christlichen Glaubens weiterführen. In beidem stehen die christlichen Kirchen heute auf festem gemeinsamem Grund.

Literatur

Copray N (2008) Achtsam für das Leben. Publik-Forum 1:36ff.

EKD (1979) (Hg.) Denkschrift: Evangelische Spiritualität. Gütersloh.

Fahlbusch E (1996) Art. „Spiritualität". Evangelisches Kirchenlexikon Bd. 4. Göttingen, 402f.

Gollwitzer H (1970) Krummes Holz – aufrechter Gang. München.

Greiner D, Noventa E, Raschzok K, Schödl A (Hg.) (2007) Wenn die Seele zu atmen beginnt ... Geistliche Begleitung in evangelischer Perspektive. Leipzig.

Hartmann R (2007) Liebe als Auftrag – Anstöße für die Spiritualität und seelsorgerliche Praxis der Kirche. Würzburg.

Huber W (2002) Im Geist wandeln. Zeitzeichen 7:20ff.

Mildenberger M (1977) Spiritualität als Alternative. Informationen der evang. Zentralstelle für Weltanschauungsfragen, Nr. 68.

Murrmann-Kahl M (2006) Theologische Grundlegung einer Spiritualität im Raum der Intensivstation. In: Kammerer T (Hg.) Traumland Intensivstation: München, 125ff.

Nethöfel W (1989) Biotechnik zwischen Schöpferglauben und schöpersichem Handeln. Evang. Theologie 49.

Rahner K (1970) Gotteserfahrung heute (=Schriften zur Theologie IX). Zürich.

Schibilsky M (2001) Spiritualität in der Diakonie: Annäherungen aus dem Alltag. In: Hofmann B, Schibilsky M (Hg.) Spiritualität in der Diakonie. Stuttgart.

Steffensky F (2006) Schwarzbrot-Spiritualität. Stuttgart.

Sudbrack J (2000) Spiritualität, I. Begriff: In Lexikon für Theologie Kirche Bd. 9.

Wenz G (2008) Kirche im eigentlichen Sinn. .Nachrichten der ELKB 1:6ff.

Wort der Landessynode der ELKB, Amberg 25.11.2004.

Der Geist der Wahrheit und die „Legion" der Spiritualitäten. Ein orthodoxer Blick auf die Klinikseelsorge im religiösen Pluralismus

H. Tristram Engelhardt, Jr. und Corinna Delkeskamp-Hayes

Spirit of truth and the „legion" of spiritualities. An Orthodox view at hospital chaplaincy in religious pluralism

There is not one definition of the profession of chaplaincy. A number of disparate underlying cultural forces have produced a plurality of conflicting accounts of the identity, obligations, and the role of chaplains. The secular medical-industrial complex, the institutions (e. g. hospitals) within which chaplains work and the religions to which the chaplains belong, attempt to define chaplaincy. The first have drawn on the secularizing commitments of contemporary Western societies, ecumenism, and the clinical-pastoral education movement so as to create a new understanding of chaplaincy severed from spiritual care grounded in particular and robust theological commitments. Instead, the goal has been to recast chaplaincy in terms of therapeutic services that can be accounted for and applied, absent any reference to divisive theological dogmas. The result is a cobflict of great importance conflict for all traditional Christians.

keywords
generic term: chaplaincy – Holy Spirit – fundamentalism – orthodoxy – role conflict

1   Einleitung

Der seelsorgliche Dienst in Krankenhäusern und Hospizen hat sich in den letzten Jahrzehnten grundlegend gewandelt. War dieser Dienst ursprünglich auf die eine, alles umfassende Wahrheit ausgerichtet, die keine Eigenschaft und kein Gegenstand ist, sondern die Person Jesu Christi (Joh 14,6), so öffnet sich Seelsorge heute einer Vielzahl von Spiritualitäten, die ihren Namen schon biblisch aus ihrer Vielzahl herleiten (Mk 5,9).

Der vorliegende Beitrag zweier orthodoxer Autoren interpretiert diese Entwicklung. Er blickt zunächst auf ein bis in die Mitte des 20. Jahrhunderts intaktes Verständnis der Krankenhausseelsorge zurück, beschreibt im zweiten Schritt die Faktoren, die das entsprechende Berufsbild veränderten und zugleich diversifizierten, und schließt mit einer Skizze des geistesgeschichtlichen Rahmens, in dem sich der Gegensatz zwischen einem Traditions-gebundenen „fundamentalen" und einem „aufgeklärt" verallgemeinerten Verständnis christlicher Seelsorge verstehen lässt.

Engelhardt HT, Delkeskamp-Hayes C (2009) Der Geist der Wahrheit und die „Legion" der Spiritualitäten. Ein orthodoxer Blick auf die Klinikseelsorge im religiösen Pluralismus. In: Frick E, Roser T (Hg.) Medizin und Spiritualität. Gemeinsame Sorge für den kranken Menschen. Kohlhammer, Stuttgart, 72–79.

2 Die Krankenhausseelsorge in ihrer ursprünglichen Bedeutung

Es gab eine Zeit, in der die meisten Christen den Auftrag aus dem Evangelium ernst nahmen: „Geht hin in die ganze Welt und predigt das Evangelium der ganzen Schöpfung. Wer gläubig geworden und getauft worden ist, wird errettet werden; aber wer nicht gläubig geworden ist, wird verdammt werden" (Mk 16,15–16). Man war sich der Verpflichtung bewusst, alle Menschen zum wahren Glauben, zu Reue, Umkehr und Vergebung ihrer Sünden zu führen. Im Licht dieses Auftrags lastet auf Seelsorgern die Bürde, alle Menschen, und besonders die Schwerkranken und in Todesgefahr Schwebenden, zum vollen und zugleich wahren geistlichen Leben, und damit zum Heil zu führen (☞ Odier, 184ff). Im christlichen Westen fand sich der Ernst dieser Verpflichtung in der beim IV. Laterankonzil (AD 1215) verkündeten Anforderung ausgedrückt, vor Beginn einer medizinischen Behandlung zu beichten (Kanon 22). Wo das Christentum sein sakramentales Leben bewahrte, wurde „Spiritualität" hauptsächlich von der Taufe in Wasser und im Heiligen Geist her verstanden (Joh 3,5–6). Weiterhin gehörte dazu, dass nach der Taufe begangene Sünden durch Beichte und Absolution bereinigt würden. Der Sinn aller Spiritualität lag in der dritten Person der Heiligen Dreiheit, der jeder Seelsorger seine Schutzbefohlenen zuzuführen suchte. Zwar erfüllten Seelsorger auch noch manch andere Funktionen, wie etwa die des Trösters und des Beraters in irdischen Lebensfragen. Diese Hilfsangebote stellten durchaus einen vom eigenen spirituellen Leben des Seelsorgers unabtrennbaren Ausfluss christlicher Liebe dar. Sie gehörten aber nur in diesem mittelbaren Sinne zu seiner Tätigkeit. Solche Liebes-Erweise durchtränkten die liturgische Arbeit des Seelsorgers, ersetzten sie aber nicht.

Viele der Anforderungen, die demgegenüber zu Beginn des 21. Jahrhunderts an den Krankenhausseelsorger gestellt werden, erscheinen von daher als konfus; sie sind mit einem christlichen Verständnis, das sich an der Kirche der Apostel orientiert (d. h. dem Verständnis der Orthodoxen, der konservativen Römischen Katholiken, einiger Baptisten und anderer evangelischer Freikirchen) nicht mehr vereinbar. Sie verletzen das apostolische, und in diesem Sinne „traditionell christliche" Verständnis von Barmherzigkeit, wonach gerade im Angesicht des Todes die Irrenden zu Reue und Vergebung ihrer Sünden zu bringen sind. Umgekehrt erscheint eben diese Form der Barmherzigkeit heute vielen Menschen als Verletzung des Grundsatzes, wonach das Recht eines jeden auf spirituelle Selbstbestimmung unbedingt zu respektieren sei. Zu der heutigen Ausrichtung der Seelsorge auf die Verbesserung der rein irdischen Lebensqualität der Betreuten steht dieses traditionelle Berufsverständnis quer.

3 Plurale Rollenverständnisse in der Krankenhausseelsorge

Heute steht das Berufsbild des Klinikseelsorgers im Schnittpunkt miteinander unvereinbarer Erwartungen. Es kann sich (1) am Beispiel der medizinischen Dienste orientieren. Hierbei gerät die je besondere konfessionelle Bindung des Seelsorgers gegenüber dem dominanten medizinischen Handlungsmodell in den Hintergrund. Krankenhausseelsorger finden sich eingespannt in ein Netzwerk von Verhaltensweisen, die ihrerseits dem Weltbild der wissenschaftlich-technologischen Medizin verpflichtet sind. Ein anderes Berufsbild (2) richtet die Rolle des Seelsorgers an den Anforderungen der jeweiligen Krankenhäuser aus. Besonders in den Vereinigten Staaten werden Seelsorger häufig von solchen Institutionen eingestellt (statt, wie in Europa üblich, von den Glaubensgemeinschaften ans Krankenhaus delegiert zu werden). Eingebunden in die Wünsche ihrer Vorgesetzten und konfrontiert mit einer konfessionell und religiös disparaten Gruppe von Kollegen und Patienten, stellen hierbei die Seelsorger ihre konfessionell oder manchmal gar christlich spezifischen Glaubensüberzeugungen zurück. Als Folge finden sie sich oft auf die Rolle von Vermittlern bei Auseinandersetzungen zwischen den medizinisch Verantwortlichen und dem Patienten bzw. seiner Familie reduziert. Im ersten Fall (1) dient das angestrebte therapeutische Berufsbild einer Verbesserung des finanziellen und sozialen Status der Seelsorger. Im zweiten Fall (2) wird ihre finanzielle und somit auch weitgehend ideelle Abhängigkeit von ihren Arbeitgebern prägend. Schließlich gibt es auch noch (3) das althergebrachte Berufsbild des Seelsorgers, der sich einer bestimmten Religion oder Konfession verpflichtet weiß.

Jedes dieser Berufsbilder bedingt eigene Vorstellungen von Seelsorge, und damit von „Spiritualität". Um dem Beruf des Seelsorgers innerhalb der säkularen Öffentlichkeit und oft auch innerhalb eines von säkularen Trägern geführten Krankenhauses Anerkennung zu verschaffen, müssen seine urspünglich religiösen Funktionen und Anliegen neu bestimmt werden. Diese dürfen nicht länger auf Forderungen eines für Nicht-Christen unzugänglichen Gottes verweisen, sondern müssen sich in Ziele und Werthaltungen einpassen, die im Bereich des Endlichen und Immanenten gelten. Sie müssen sich auf ein rein diesseitiges Wohlbefinden des Patienten richten. Unter solchen rein innerweltlichen Gesichtspunkten wäre es zum Beispiel ganz unpassend für einen Seelsorger, wollte er über ein Thema wie die Sünde reden (☞ Wasner 244ff), oder versuchen, einem Patienten den Weg zum Gnadengeschenk der Reue zu eröffnen. Solche Vorhaben gelten als für Patienten (und Pflegende) „stressverursachend" (☞ Roser, 45ff; Frick, 102ff). Schon von daher sind die drei skizzierten Bedeutungen, die der Beruf des Krankenhausseelsorgers annehmen kann, miteinander unvereinbar. Daraus ergeben sich für Seelsorger, die ihre religiösen oder konfessionelle Rückbindung noch nicht gänzlich abgelegt haben, Konflikte; für traditional christliche Seelsorger können diese Konflikte zu regelrechten Identitätskrisen führen.

Bei dem Konflikt, den Klinikseelsorger im Blick auf ihre christliche Mission heute aushalten müssen, geht es um letzte Dinge. Es gibt ja nicht „die eine Spiritualität". Dies liegt zum Teil daran, dass es nicht „die eine Religion", ja, nicht einmal „das eine Christentum" gibt. Verschiedene Spiritualitäts-Begriffe verdanken sich bereits unter Christen verschiedenen theologischen Grundannahmen, und sie gestalten miteinander unvereinbare Denk- und Lebens-Stile. Wird zum Beispiel Gott als wesentlich unerkennbar angesehen, wie der Heilige Johannes Chrysostomos (ca. 347–407) und andere frühe Kirchenväter lehrten, dann vollzieht sich der liturgische und sakramentale Dienst des Krankenhausseelsorgers im Mysterium einer liturgisch vermittelten göttlichen Liebe. Wird hingegen Gottes Wesen als durch den menschlichen Verstand zumindest teilweise als erkennbar angesehen, dann erscheint auch die göttliche Güte als von den Grundsätzen rationaler Moralvorstellungen her fassbar. Für die Seelsorge ergibt sich daraus eine Verschiebung weg vom Bewusstsein der letztlichen Unverfügbarkeit des Guten, das man für den Patienten erreichen möchte (und von dem her man selbst gerichtet wird), hin zur Vorstellung klar umrissener normativer und psychologischer Handlungsziele. An die Stelle einer Orientierung auf (eine vom Menschen zwar mit letzter Selbst-Hingabe anzustrebende, letztlich aber nur von Gott als Vereinigung mit Seinem Geist gewährte) Heiligkeit als Ziel des menschlichen Lebens tritt das Bemühen um die Durchsetzung moralischer Rechtschaffenheit oder kirchlicher Regelgerechtigkeit. Entsprechend wird der Seelsorger den Begriff der Sünde nicht mehr primär als Abkehr von der göttlichen Liebe, sondern als Übertretung einer moralischen Norm in seine geistliche Fürsorge einbringen.

Dieser Unterschied zwischen einer primär mystischen und einer weitgehend rationalen Theologie wirkt sich auch auf unterschiedliche Vorstellungen über den Heiligen Geist aus. Wo Theologie sich auf eine vom Heiligen Geist selbst mitgeteilte Erfahrung gründet (Basilius 1993: Kap. IX,23), welche die griechischen Kirchenväter dann auch als „noetisch" auszeichneten, da wird dieser Geist niemals anders denn als die dritte Person der göttlichen Dreiheit verstanden. Er wird mithin stets persönlich angesprochen und um Seine heiligende und heilende Einwohnung gebeten. Wo hingegen philosophische Überlegungen das theologische Wissen mit beeinflussen, da changiert das Bild des Heiligen Geistes (wie bereits bei Augustinus): Er erscheint zuweilen nur noch als das „Beziehungsgeschehen" zwischen Vater und Sohn (☞ Kiechle, 94ff) und von daher als abstrakt (wie ein „Prinzip der Liebe") behandelbar. Dann besteht die Gefahr, dass das lebendige Gegenüber dieses Geistes in den Hintergrund gerät.

Jeder Versuch, die Rolle von Klinikseelsorgern zu bestimmen, setzt mithin Klarheit über die Bedeutung der dabei angestrebten „Spiritualität" voraus. Eine solche Klarheit verlangt Stellungnahme im Hinblick auf die vorliegenden geistlichen Meinungsverschiedenheiten. Eine solche Parteinahme ist aber für viele mit diesem Thema Befasste heute gar nicht mehr wünschenswert. Die vorherrschende säkulare Lebenseinstellung stellt die Relevanz religiöser Unterschiede, *qua* religiöser, in Abrede. Darum werden religiöse Positionen, die auch nur irgendwie den Eindruck des „Fundamentalistischen" und „Fanatischen" erwecken, von vorneherein als Friedens-störend ausgegrenzt. Und doch lässt sich ein recht verstandener Fundamentalismus vom Christ-Sein gar nicht trennen. Jeder Christ ist ja aufgerufen, Gott mit ganzem Herzen, mit ganzer Seele, und mit dem ganzem Verstand zu lieben (Mt 22,37). Schon damit muss er auf Außenstehende wie ein Fundamentalist und Fanatiker wirken. Das traditionelle Christentum insgesamt ist ja „fundamental", indem es ganz bestimmte Tatsachen für wahr anzunehmen aufgibt, wie etwa die Existenz einer heiligen Dreiheit, die leibliche Auferstehung Christi, und den Vorrang des Heiligen vor allem Guten und Gerechten. Ein solches Christentum wirkt auf weltlich gesinnte Menschen fanatisch, sofern es das Bemühen um das Königreich des Himmels an erste Stelle setzt, das Streben nach biologischem Weiterleben, nach Erfolg und Reichtum, ja selbst nach der Sicherung eines gesellschaftlichen Wertekonsenses über Gerechtigkeit, Gleichheit, Fairness, Menschenwürde und Öko-Erfordernisse hingegen an die zweite Stelle verweist. Wer anerkennt, dass das erste und größte Gebot eine unbedingte Hingabe an Gott verlangt, gerät unweigerlich in Gegensatz zu all denen, die den religiösen Eifer in immanente Ziele einbinden wollen. Solche Christen und Seelsorger werden darum als störend oder gar verstörend empfunden.

4 Die Säkularisierung des öffentlichen Raums und die Domestizierung des im Westen herrschenden Christentums

Seelsorger die sich als – im Sinne von „an der Apostelkirche orientiert" – „traditionell" verstehen, müssen in den meisten Krankenhäusern Konflikte austragen, die auf ihrer Distanz zur herrschenden Kultur des Westens beruhen. Deren Säkularisierung während des letzten Drittels des 20. Jahrhunderts veränderte den Charakter öffentlicher Einrichtungen, öffentlicher Diskurse und des in der Öffentlichkeit als selbstverständlich Angenommenen. Der christliche Charakter der Gesellschaft, soweit dieser auf der gesetzlichen Durchsetzung vormals als selbstverständlich akzeptierter christlicher Normen beruhte, wurde in großem Maße abgeschafft. Soweit Krankenhäuser und die Arbeit ihrer Seelsorger ebenfalls im öffentlichen Raum stehen, ergeht an sie die Forderung, dass auch sie sich – zumindest zum Teil – säkularisieren sollen.

Zusätzlich zu entsprechenden Änderungen in Gesetz und Politik, sowohl auf der Ebene der deutschen Bundesländer und der europäischen Staaten als auch im Bereich der EU-Gesetzgebung und Verwaltung, hat sich in der deutschen wie auch der europäischen Öffentlichkeit durch die Betonung des behaupteten „allgemeinen Wertkonsenses" ein subtiler, aber zugleich tief greifender Wandel vollzogen. Dieser Konsens hat entscheidende Bedeutung für die Autorisierung und Legitimierung nicht nur von Gesetzgebung und Politik, sondern auch für die Forderungen, die im Namen der Menschenrechte erhoben werden. Auch hier erscheinen abweichende Sichtweisen traditioneller Christen, Muslime und Juden als eine Bedrohung für das als Leitkultur vorausgesetzte Verständnis von Zivilisiertheit.

Auch die vorherrschenden christlichen Konfessionen haben sich in dieser säkularisierten Kultur verortet und ihren Transzendenzbezug an einen nur noch behutsam angedeuteten Horizont verwiesen. Es kam ihnen vornehmlich darauf an, sich als nicht-fundamentalistisch, und verträglich mit der wissenschaftlich rationalen Ausrichtung des geltenden Diskurses zu erweisen. Im letzten Drittel des 20. Jahrhunderts hat dieses Bestreben auch das Verständnis der Spiritualität in der Krankenhausseelsorge ergriffen. Diese Entwicklungen stehen im Zusammenhang mit (1) den Veränderungen in der Römisch-katholischen Einstellung zur Häresie, (2) dem „Ökumenismus", und (3) der Wiedergeburt säkularer oder neu-heidnischer Spiritualitäten, – von vielen Christen etwas voreilig als eine „Rückkehr der Religion" gefeiert.

4.1 Folgen des Paradigmenwechsels

Im Bestreben, das als Friedens-gefährdend angesehene Potenzial religiöser Überzeugungen zu entschärfen, neigen die vorherrschenden Christentümer des Westens heute dazu, den einzigartigen Wahrheitsanspruch der christlichen Botschaft zu relativieren.

Die Folge dieses Paradigmenwechsels (Lothian 2000) war ein – zumindest für die USA statistisch belegter dramatischer Exitus von Priestern, ein anhaltender Rückgang von Ordinationen, Seminaristen, Mönchen, katholischen Schulen, Kirchgängern, Taufen, Eheschließungen und ein Anstieg von Pfarreien ohne Priester (Jones 2003). Diese Entwicklungen hatten weitreichende Folgen auch für die Klinikseelsorge: Da weniger Priester zur Verfügung standen, griff man zunehmend auf Schwestern, später Laien zurück. Darum fehlen heute vielen Klinikseelsorgern die sakramentalen Kompetenzen, die das traditionelle Berufsbild bestimmt hatten. Wegen der Größe, der Macht und des kulturellen Einflusses des römischen Katholizismus beeinflussten seine internen Veränderungen das Ethos der christlichen Klinikseelsorge insgesamt.

4.2 „Generische" Seelsorge

Im Interesse harmonischerer sozialer Zusammenarbeit zwischen den verschiedenen Christentümern und einer oberflächlich zurechtgeschusterten kirchlichen Einheit suchte zudem eine zunächst protestantisch inspirierte Bewegung, die konfessionellen Unterschiede aus dem Blick zu nehmen (Dulles 2007: 23–27, Engelhardt 2000: 25). Derartige „ökumenistische" Tendenzen versuchen, alle Christen, womöglich sogar alle in der einen oder anderen Weise Gläubigen außerhalb des christlichen Bereichs, irgendwie „spirituell" anzusprechen.

Es ist diese generalisierte und somit diffuse „Spiritualität", die in den Vereinigten Staaten das Berufsbild eines gegenüber spezifischen Überzeugungen, Lebensstilen, Frömmigkeitsformen, Zielen und Ritualen gleichmäßig nicht-diskriminierenden und dabei doch unverdrossen handlungskompetenten „generischen" Seelsorgers hervorbrachte. Seine Aufgabe ist es, angesichts der für „weiche" Ziele charakteristischen finanziellen Unter-Ausstattung, den konfessionell, religiös und a-religiös „spirituell" immer vielgestaltiger werdenden Patienten eine geistliche Betreuung zu sichern, die zudem als Erfolgs-Nachweis eine jeweils objektiv messbare Zufriedenheit hervorruft. Ihr Haupt-Ziel ist es mithin, jedem Nachfrager nach seinen individuell verschiedenen Bedürfnissen gerecht zu werden. Übertragen auf den europäischen Kontext mit seiner Fixierung auf eine von Gottes Schöpfungswillen ablösbare Menschenwürde wird „spirituelle" Zuwendung somit zum Urbild der Anerkennung unhintergehbarer Individualität (☞ Roser, 45ff).

Ein „generischer" Seelsorger besitzt bei alledem also entweder selbst (privat) gar keine konfessionelle Identität mehr, oder aber er stellt diese in der Begegnung mit seinen Klienten zurück. Sein Dienst hat die Frage nach der Wahrheit des von den Betreuten Geglaubten ebenso wie dessen Rückbindung an den Heiligen Geist der Christen hinter sich gelassen. Damit hat er aber auch auf die entscheidende Ressource, die jene vorgegebenen „Geister" zu unterscheiden erlauben könnte (1. Joh 4), verzichtet.

4.3 Zielpunkt subjektives Wohlbefinden?

„Spiritualität" hat, wie es heißt, therapeutisch positive Auswirkungen, (Kass et al. 1991) – zumindest wenn man sie von den eher schwer verdaulichen Glaubenswahrheiten (Reue, Sünde, Jüngstes Gericht) gesäubert hat. Darum gibt es inzwischen eine Nachfrage nach Einbeziehung einer das Wohlbefinden erhöhenden „spirituellen Dimension" in Therapie und Pflege. Wie der Beitrag von Traugott Roser (☞ 45ff) zeigt, wird diese Fürsorge dabei über den engen therapeutischen Bereich hinaus auf die Sicherung einer allgemein verstandenen, subjektiv verifizierbaren Lebensqualität hin ausgedehnt.

Konsequenterweise taucht dabei das Thema Vergebung lediglich im Kontext der Notwendigkeit auf, anderen zu vergeben, andere um Vergebung zu bitten und schließlich „sich selbst zu vergeben". Die Frage, wie das alles entscheidende Geschenk der göttlichen Vergebung erlangt werden könnte, ein Anliegen, das dem unablässigen „Herr erbarme Dich" der Kirche zugrunde liegt und im 50. Psalm („Dir allein habe ich gesündigt") seinen zentralen Ausdruck findet, bleibt außen vor. Ein gutes Beispiel hierfür ist der Beitrag von Weber (☞ 202ff), wo zudem jede Vorstellung einer Vergebungs-Bitte an Christus ersetzt wird durch das Bemühen, die beschriebenen Kriegsveteranen zur Herleitung eines Lebenssinns aus den vollbrachten guten Taten anzuleiten.

Für Pflegende und Seelsorger bedeutet dies, dass sie bereit und fähig sein müssen, sich im Interesse eines medizinisch oder psychologisch messbaren Wohlfühlens auf jede Form von „Spiritualität" respektierend und bestärkend einzulassen, die der Patient ihnen vorgibt und die das Behandlungsteam als „positiv" einstuft. Damit wird das Berufsbild eines „christlichen Seelsorgers" immer weniger christlich, und immer mehr allgemein therapeutisch.

5 Erzwungener Verzicht auf die theologische Wahrheitsfrage

Zusammenfassend lässt sich sagen: Die Ausrichtung der Klinikseelsorge an die Erfolgskriterien, die von der wissenschaftlich-technologischen Medizin und dem durchgängig säkularisierten Gesundheitswesen vorgegeben werden, haben tief greifende Veränderungen im Rollenverständnis des Seelsorgers mit sich gebracht. „Spiritualität" hat sich dabei auf ein Phänomen reduziert, das einerseits für das subjektive, und als solches psychologisch erfaßbare, Wohlbefinden der zu betreuenden Patienten (wie auch der Angehörigen und mitbetreuten Pflegedienstleistenden) unverzichtbar ist, andererseits zwar unbestimmt bleibt, aber durch geschickte Anleihen bei den traditionellen Religionen und ihren Reservoirs an Gesten, Riten und Erzählungen therapeutisch aktiviert werden kann. Für den weiterhin christlich orientierten Seelsorger bringt diese Ausrichtung ihrer Tätigkeit auf ein rein immanentes Verständnis des Patientenwohls, ein diesseitiges Verständnis ihrer Berufspflichten und die wirtschaftlichen und organisatorischen Interessen von Krankenhäusern und Hospizen eine Reihe von Zumutungen mit sich. Er muss

1. in unaufrichtiger Weise, d. h. nur auf immanente Ergebnisse bezogen, auf die Transzendenz-orientierten Anliegen seiner wahrhaft gläubigen christlichen Patienten reagieren,
2. in unverantwortlicher Weise davon abstehen, seine verwirrten und ratlosen christlichen Patienten angemessen zu führen, um ihnen somit das Heil zu bringen und
3. in liebloser Weise darauf verzichten, seinen nicht-christlichen Patienten die Wahrheit des Christentums nahezubringen.

Kurz, ein Seelsorger kann in dieser säkularisierten Umgebung nur konfliktfrei überleben, wenn er auf die theologische Frage nach der Wahrheit des Heiligen Geistes entschlossen verzichtet.

Literatur

Dulles A Cardinal (2007) „Saving Ecumenism from Itself," First Things 178 (December).

Engelhardt HT Jr. (2000) The Foundations of Christian Bioethics. M&M Scrivener Press, Salem, Mass.

Jones KC (2003). Index of Leading Catholic Indicators. Oriens Publishing, St. Louis, Missouri.

Kass JD, Friedman R, Leserman J, Zuttermeister P, Benson H (1991), Health Outcomes and a new index of spiritual experience, Journal for the Scientific study of religion 30(2):203–211.

Lothian JR (2000) Novus ordo Missae: The record after thirty years. Homiletic and Pastoral Review 101(1):26–31.

Weiterführende Literatur

Basilius von Caesarea, St. (1993) De spiritu sancto. Über den Heiligen Geist. Fontes Christiani 1.12. Herder, Freiburg.

Delkeskamp-Hayes C (2003) Generic versus Catholic Hospital Chaplaincy: The Diversity of Spirits as a Problem of Inter-Faith Cooperation, Christian Bioethics 9.1 (April):3–22.

Delkeskamp-Hayes C (2003) Resisting the Therapeutic Reduction: On the Significance of Sin, Christian Bioethics 13.1 (April):105–127.

Engelhardt HT Jr. (2003) The Dechristianization of Christian Hospital Chaplaincy, Christian Bioethics 9.1 (April):139–160.

Ignatieff, DC, Archpriest (2003) Standards for Health Care Chaplaincy in Europe: Questions from an Orthodox Perspective, Christian Bioethics, 9.1 (April), 127–138.

Larchet J-C (1991) Théologie de la Maladie. Edition du Cerf, Paris.

Larchet J-C (1992) Thérapeutique des maladies mentales. Cerf, Paris.

Vlachos H (1994) Metropolitan of Nafpaktos and Vlassios, Orthodox Psychotherapy, Levadia.

Krankenhausseelsorge – Qualität im Kontext von *Spiritual Care*

Peter Bertram, Siegfried Kneißl und Thomas Hagen

Pastoral care within hospitals – Quality of „spiritual care"

This article describes the tasks of hospital chaplaincy and its concept of care for the ill and their relatives according to both the Roman-Catholic, and the Lutheran churches; the article focuses on aspects of quality of pastoral care and its integration into hospitals. Clinical pastoral care is grounded in the Christian-biblical holistic understanding of the human being, with regard to the mental and physical state of health. Especially sick people want to be appreciated for who they are; pastoral care offers spiritual care and assistance to the individual. This service requires theological and pastoral education as well as an awareness of one's limits and mortality. The quality of pastoral care depends on presence and reliability. Pastoral care is available to all employees of the hospital, cooperates with other health care professions, and is integrated into the daily routine. Pastoral care gives a unique impetus to dealing with bio-ethical questions.

keywords
pastoral care – spiritual care – christian anthropology – human dignity – rituals

1 Krankenhausseelsorge als Auftrag der Kirchen

Was bedeutet Krankenhaus*seel*sorge, was verbirgt sich hinter dieser Bezeichnung? Ist sie die Seele des Krankenhauses und sorgt sie sich um den Geist, der innerhalb einer Klinik herrscht? Oder liegt der Fokus darauf, hier Spezialisten in der Patientenversorgung zu haben, die sich um die Seele sorgen in Abgrenzung zu denen, die sich um den Leib kümmern? Letzteres sicherlich nicht, denn ein solcher Ansatz widerspricht wie jedes dualistische Modell dem christlichen Verständnis der allumfassenden Sorge Gottes um den ganzen Menschen und wird auch dem ganzheitlichen Menschenbild, das in den Definitionen der Weltgesundheitsorganisation auftaucht, nicht gerecht (WHO 1964). Hierzu hat sich Friedrich Kardinal Wetter bei der Eröffnung des Interdisziplinären Zentrums für Palliativmedizin am Klinikum der Universität München am 27. April 2004 treffend geäußert: „Wegen der leibseelischen Einheit des Menschen geht es in der Seelsorge auch um den Leib und in der Medizin auch um die Seele. Zusammenarbeit ist also nötig."

1.1 Biblische Verortung

Zusammen mit der Medizin sorgt sich die Krankenhausseelsorge um das Heilwerden des Patienten. Die Basis für dieses Verständnis ist der biblische Begriff der Seele. Nach hebräischem, alttestamentlichem Verständnis ist die Seele [naephaesh]

Bertram P, Kneißl S, Hagen T (2009) Krankenhausseelsorge – Qualität im Kontext von *Spiritual Care*. In: Frick E, Roser T (Hg.) Medizin und Spiritualität. Gemeinsame Sorge für den kranken Menschen. Kohlhammer, Stuttgart, 80–93.

ein Begriff, der die Beziehung und das Verhältnis des Menschen zu Gott zum Ausdruck bringt. Dieses Wort bedeutete ursprünglich „Gurgel, Seele", später wurde es auch mit „Hauch, Atem" übersetzt. Letztlich bezeichnet es das Vitale, das Leben ermöglichende Prinzip im Menschen. Diese alttestamentliche Sicht ist auch im Neuen Testament gegeben, wo die Psyche, die Seele für die Lebendigkeit im weitesten Sinne steht (Sand 1983). Seele ist derjenige Teil von Gottes Atem, der in uns atmet und den wir am Ende unseres Lebens Gott zurückgeben müssen, indem wir ihn zu Gott hin aushauchen. „Da formte Gott, der Herr, den Menschen aus Erde vom Ackerboden und blies in seine Nase den Lebensatem. So wurde der Mensch zu einem lebendigen Wesen" (Gen 2,7). Leben ist also einatmen und ausatmen.

Wie bewusst dies jeder Mensch vollzieht, liegt in der Verantwortung des Einzelnen. Das Wissen, dass Gott den Atem schenkt, verändert das Leben und hat Konsequenzen, die uns Jesus exemplarisch gezeigt hat. So hat Jesus nach seiner Auferstehung, die Leib und Seele umfasst, nicht nur seine Jünger angehaucht und gesagt: „Empfangt den Heiligen Geist." (Joh 20,22), was ja nichts anderes heißt als aus dem Atem Gottes heraus zu leben, sondern er hat auch in seinen Reden und Gleichnissen formuliert, welche konkreten Konsequenzen ein Leben aus der Liebe Gottes heraus mit sich bringt. Deutlich wird dies z. B. bei Matthäus in der Rede vom Weltgericht, in der die Werke der Barmherzigkeit beschrieben sind, z. B.: „ich war krank und ihr habt mich besucht" (Mt 25,36).

Für die Krankenhausseelsorge bedeutet ihre biblische Fundierung, dass sie dem Eindruck entgegenwirken muss, der Leib sei im Diesseits beheimatet und die Seele im Jenseits. Sie muss vielmehr den Menschen als eine Einheit aus Leib und Seele sehen und aus dieser Sicht immer wieder Impulse in die theologische Diskussion zur Frage der Inkarnation einbringen. Konkret heißt dies, dass Krankenhausseelsorge nicht nur Interesse am Seelenheil des Patienten hat, sondern auch seine körperliche Situation im Blick haben muss. In der Praxis bedeutet dies, dass die Krankenhausseelsorge sich für das Gegenüber in all seinen Dimensionen interessiert, den anderen in seiner Vielschichtigkeit wahrnimmt und in die Mitte rückt gemäß dem Verhalten Jesu: „Jesus blieb stehen und ließ ihn zu sich herführen. Als der Mann vor ihm stand, fragte ihn Jesus: „Was soll ich dir tun?" (Lk 18,40–41).

1.2 Erwartungen an die Seelsorge: Die weltzugewandte Seite Gottes

Der Chefarzt einer Universitätsklinik begrüßt den neuen Kurs der Klinischen Seelsorgeausbildung (KSA) mit den Worten: „Das Patientengut in unserem Haus ist in der Regel leider nicht mehr kurabel, aber sehr wohl traktabel. Wir arbeiten hier deshalb auf höchstem medizinischem Niveau. Die Seelsorge, für die Sie hier stehen, ist deshalb für uns wichtig und unverzichtbar. Für die schwierige Aufgabe, unsere Patienten zu trösten, sie menschlich zu begleiten, ihnen Mut zu machen, wünsche ich allen viel Kraft."

Bei einem Krankenhausaufenthalt gehen für Patienten oft erhebliche gesundheitliche Belastungen mit seelischen Nöten einher. Das Gefühl der Abhängigkeit und des Ausgeliefertseins, das Angewiesensein auf die Hilfe anderer, der Verlust der Privatsphäre, die Einschränkung sozialer Beziehungen, das Warten auf Untersuchungen und Visiten rückt die Auseinandersetzung mit der persönlichen Lebenssituation in den Vordergrund: Wie geht es mit meinem Leben weiter? Kann ich meinen Beruf zukünftig ausüben? Mit welchen Einschränkungen habe ich dauerhaft zu rechnen? Warum trifft diese Erkrankung gerade mich? Fragen nach dem Sinn und Ziel des Lebens, letztlich die Frage nach Gott werden leise und laut gestellt.

In den letzten Jahren durchgeführte Meinungsumfragen in Deutschland belegen, dass die Menschen mit Kirche seelsorgliches Engagement verbinden, und zwar dort, wo sie wohnen, in den Gemeinden, besonders aber auch an den Orten, wo sie unfreiwillig leben müssen, etwa in Gefängnissen oder eben in Krankenhäusern. Seelsorge wird erwartet angesichts von Leid und Krankheit, bei Sterbefällen oder den kleinen und großen Katastrophen menschlichen Lebens, kurz: immer dann, wenn Fragen unbeantwortet bleiben und Ohnmachtsgefühle sich breit machen.

Hinter der Erwartung des Patienten an die Seelsorge, steht die Hoffnung, ohne Vorleistung und Bedingung angehört und verstanden zu werden und unabhängig von der eigenen Beziehung zur Kirche Entlastung und Antworten auf Lebensfragen zu erhalten.

Hervorzuheben ist, dass Seelsorger in Krankenhäusern Menschen unterschiedlichster Herkunft und religiöser Prägung begegnen, die oftmals in besonderer Weise sensibel für religiöse Fragestellungen sind. Für nicht wenige Patienten ist der Besuch eines Seelsorgers nach langer Zeit der erste Kontakt mit einem Vertreter der Kirche, für manche sogar der Erstkontakt überhaupt.

Im Kontext einer Klinik möchte das seelsorgliche Angebot, wie es die Leitlinien der Evangelischen Kirche in Deutschland (EKD) für die Evangelische Krankenhausseelsorge formulieren, die „Kraft zum Menschsein stärken", Patienten dabei unterstützen ihre Situation auszudrücken und neue Möglichkeiten für gelingendes Leben zu entdecken (Evangelische Kirche in Deutschland 2004).

In der Konsequenz wird Seelsorge auf vielfältige Weise erfahren, als individuelle Begleitung, als Beratung, Betreuung, Lebenshilfe und spirituelles Angebot (Leitlinien kirchlichen Lebens 2004: 129). Die Grenzen zwischen einer informellen Begegnung und einem seelsorglichen Gespräch sind oft fließend. Da gibt es das Gespräch am Ende eines Gottesdienstes, einer Erwachsenenbildungsveranstaltung oder auf dem Weg in den Supermarkt. Da gibt es die Gespräche anlässlich von Taufe, Trauung und Beerdigungen oder bei einem Geburtstagsbesuch. Seelsorge ist nicht fixiert auf ein bestimmtes Setting – etwa den Besuch am Krankenbett oder das ausdrücklich vereinbarte Gespräch im Seelsorgezimmer.

Seelsorge gewinnt so eine Brückenfunktion zur säkularen Welt außerhalb des engeren kirchlichen Handelns. Sie ist eine Möglichkeit Menschen ganz unmittelbar anzusprechen, ohne eine Vermittlung durch nur für Insider verstehbare Rituale, geprägte Redewendungen oder Formen.

Unter der Überschrift „Weltlichkeit und Spiritualität. Seelsorge unter den Bedingungen der Säkularität" zeigt der Leipziger Praktische Theologe Jürgen Ziemer in seiner Abschiedsvorlesung aus dem Jahr 2003 auf, dass Weltlichkeit und Spiritualität keine Gegensätze sind, sondern Grundmuster von Seelsorge (Ziemer 2004). Ausgangspunkt für Ziemer ist die „Weltlichkeit" von Seelsorge. „Nur wo für das Welthafte Raum ist, kann auch das Spirituelle wachsen"(Ziemer 2004: 21). Für ihn ist Seelsorge für die geistliche Dimension offen, „sie mündet aber keineswegs automatisch und schon gar nicht bedingungsweise da hinein. Die Weltzuwendung Gottes legitimiert die Weltzuwendung in der Seelsorge ohne geistliche Folgeauflage. [...] Der welthafte Aspekt seelsorgerlicher Kommunikation ist die Bedingung der Möglichkeit von Seelsorge in öffentlichen Institutionen unserer pluralistischen Gesellschaft" (Ziemer 2004: 27f).

Das Johannesevangelium spricht davon, dass Gottes Wort Fleisch geworden ist. Er ist Mensch geworden und damit ein menschenfreundlicher Gott. Indem Menschen miteinander sprechen und füreinander aufmerksam werden – helfen, stärken, herausfordern, raten, ermutigen – erfahren sie etwas von der Menschenfreundlichkeit Gottes in Christus, die in seiner Gemeinde Gestalt gewinnt, dort „wo zwei oder drei in Seinem Namen versammelt sind".

1.3 Geschichtliche Entwicklung der Seelsorge als eigenständiger Bereich

Dieser Glaube an Gott, der jedem den Lebensatem schenkt, hat sich seit Beginn der Kirche in der Sorge um den ganzen Menschen niedergeschlagen. So wird am Beginn der Kirchengeschichte nicht zwischen Sorge um die Seele und den Körper unterschieden. Krankenpflege und Krankenseelsorge waren Ausdruck der Nachfolge Christi. So schreibt im 3. Jahrhundert Dionysius von Alexandrien:

> „Furchtlos besuchten sie [die Christen] die Kranken, bedienten sie liebreich, pflegten sie um Christi willen und schieden freudigst zugleich mit ihnen aus dem Leben ... Bei den Heiden aber fand das gerade Gegenteil statt. Sie stießen diejenigen, welche krank zu werden begannen, von sich, flohen vor den Teuersten hinweg" (Eusebius 1892: 62–63).

Häufig waren in alter Zeit die großen Gelehrten/Theologen auch Ärzte, wie z. B. Basilius der Große (nach 330 n. Chr., Schipperges 1999). Diese Kennzeichen der Christen erlebten in der Geschichte die unterschiedlichsten Ausformungen, man denke nur an die im Mittelalter entstehenden Krankenpflegeorden und die Gründungen der Hospize an den Wallfahrtswegen. Seelsorge war hier auch immer „Leibsorge". Erst als die Spezialisierung der Medizin und Pflege voranschritt, entwickelte sich die Krankenhausseelsorge als eigener Bereich. Dies ist im Zusammenhang mit dem rasant gestiegenen Wissen der letzten 150 Jahre zu sehen. Man erkannte und benannte spezifische Zusammenhänge innerhalb der Medizin, aber auch in der Psychologie oder Sozialpädagogik, sodass heute zahlreiche Spezialkompetenzen im Krankenhaus vorhanden sind. In diesem Zusammenhang hat sich auch die Krankenhausseelsorge als eigener Bereich herausentwickelt. Maßgeblichen Anteil daran hat der Ansatz der klientenzentrierten Psychotherapie des amerikanischen Psychologen Carl Rogers (1902–1987), die er in den 40er Jahren in den USA entwickelte. Rogers betont die zentrale Rolle der Einstellung des Therapeuten und sieht es als Aufgabe an, sich in die Erlebnis- und Wahrnehmungswelt des Patienten einzufühlen. Als Methoden in der Gesprächsführung benennt er das genaue verständnisvolle Zuhören und das Verbalisieren der Gefühle (Rogers 2005). Dabei besteht jedoch die Gefahr, Krankenhausseelsorge nur innerweltlich therapeutisch zu verstehen. Das andere Extrem wäre, Krankenhausseelsorge kerygmatisch zu verstehen in dem Sinne, dass der Mensch zum Eigentlichen, zum Geistigen geführt werden müsse. Andreas Wittrahm versucht diese Spannung in seinem Buch „Seelsorge" aufzufangen und favorisiert eine dialektisch-interdisziplinäre „mehrperspektivische" Pastoralpsychologie, die den Dialog zwischen Theologie und Psychologie immer wieder befördert, und nicht die Integration der Psychologie in die Pastoraltheologie und auch nicht die Unterordnung der Pastoraltheologie unter eine christliche Psychologie (Wittrahm 2001). So bleibt eine der wichtigen Aufgaben der Pastoraltheologie, immer wieder ein Seelsorgeverständnis in dieser

Spannung zu umschreiben. Die Basis dafür findet sich in der biblischen Anthropologie sowie in den schöpfungs- und inkarnationstheologischen Fundamenten. „Am Thema der Krankenseelsorge fokussiert sich wie in einem Brennglas die Problematik der Leibvergessenheit oder sogar Leibverneinung der Theologie für die gesamte Seelsorge und das ganze Spektrum pastoralen Handelns" (Naurath 2000). Letztlich geht es um eine leibintegrierende Seelsorge, die sich ihrer transzendentalen Verortung bewusst ist und von daher dem Menschen Beistand und Begleitung anbietet. Papst Johannes Paul II. hat sich mit dieser letzten Verwurzelung und all ihren existentiellen Fragen in seiner Schrift über den christlichen Sinn des menschlichen Leidens „Salvifici doloris" auseinandergesetzt:

> „Um aber die richtige Antwort auf das ‚Warum' des Leidens finden zu können, müssen wir auf die Offenbarung der göttlichen Liebe schauen, die tiefste Quelle für den Sinn von allem, was ist. Die Liebe ist auch die reichste Quelle für den Sinn des Leidens, das immer ein Geheimnis bleiben wird" (Johannes Paul II 1984).

So ist auch das Handeln aus Liebe zum Menschen die zentrale Aufgabe der Christen.

> „Der Christ weiß, wann es Zeit ist, von Gott zu reden, und wann es recht ist, von ihm zu schweigen und nur einfach die Liebe reden zu lassen. Er weiß, daß Gott Liebe ist (vgl. 1 Joh 4,8) und gerade dann gegenwärtig wird, wenn nichts als Liebe getan wird" (Benedikt XVI. 2005).

Keine Institution, keine Struktur vermag dies zu ersetzen, auch kann letztlich die menschliche Liebe nicht durch Aus- und Fortbildungen „gemacht" werden. Und doch gibt es Kriterien für eine qualitätsvolle Seelsorge, gibt es sichtbare Konsequenzen aus einer verinnerlichten, in der Person geerdeten, den Nächsten liebenden Haltung.

2 Krankenhausseelsorge als qualitätsvoller Dienst

Die praktizierte Nächstenliebe in all ihren Dimensionen – von der Begegnung am Krankenbett bis zum Gottesdienst – in den Krankenhäusern vor Ort präsent zu halten, stellt die Herausforderung unserer Zeit dar, aber nicht nur für die Krankenhausseelsorge, sondern für alle helfenden Berufe im Gesundheitssystem. Ärzte und Pflegende, Sozialarbeiter und Psychologen, Verwaltungsangestellte und Reinigungskräfte verrichten eben nicht nur Tätigkeiten, die in Minuten abzurechnen sind, sondern begegnen Menschen, werden in ihrer eigenen Überzeugung herausgefordert und benötigen eine Haltung, eine Basis, die ihnen Kraft für das lebensnotwendige In-Beziehung-gehen bei ihrer täglichen Arbeit gibt, damit Patienten und Angehörige als Personen behandelt werden und nicht als Fälle.

Dem steht gegenüber, dass die Gesundheitsreformen eine größere Effizienz des Gesundheitssystems erzwingen, dies gilt insbesondere seit der Einführung von Fallpauschalen. Die sich verändernden gesellschaftlichen Rahmenbedingungen, der Bettenabbau und das Kliniksterben, der Kostendruck bei gleichzeitiger Notwendigkeit zur Profilierung der Träger im knallharten Gesundheitswettbewerb, in der Konsequenz eine kürzere Verweildauer von Patienten, eine engere Verbindung von ambulanten und stationären Behandlungen – um nur einige Punkte zu nennen – haben Auswirkungen auf die gelebte Seelsorgepraxis und werfen neue Fragen auf:

Was erwarten und brauchen Patientinnen und Patienten? Welche Aufgaben soll und kann die Seelsorge unter diesen veränderten Rahmenbedingungen leisten? Wo findet sie ihren Platz im Zusammenwirken mit anderen Professionen?

Wolfgang Huber, evangelischer Bischof von Berlin/Brandenburg und Vorsitzender des Rates der Evangelischen Kirche in Deutschland stellte in einem Bericht der Süddeutschen Zeitung fest:

> „Gegen eine verbreitete Ökonomisierung des Denkens wird neu nach der spirituellen Dimension menschlichen Lebens gefragt. Der Glaube wird wieder in seinem transzendenten Bezug zum Thema. Die Kirche [...] wird wieder als Raum für die Begegnung mit dem Heiligen wahrgenommen. Auf die Frage, was die wichtigste Aufgabe der Kirche sei, wurde lange Zeit geantwortet: Der diakonische Einsatz, das Eintreten für die Schwachen in der Gesellschaft. Auch wenn diese Antwort ihre Bedeutung behält, sagen inzwischen viele, die wichtigste Aufgabe der Kirche sei die Öffnung eines Raums für die Begegnung mit dem Heiligen, die Botschaft von Gottes Zuwendung zu seiner Welt, die Sorge für die Seelen. Die religiöse Tiefenschicht des Lebens wird wieder entdeckt. Und von der Kirche wird erwartet, dass sie bei der Auseinandersetzung mit dieser Tiefenschicht Orientierung gibt" (SZ, 24.12.2003: 2).

2.1 Spirituelle Kompetenz

Eine persönlich feste Haltung als Basis für das eigene Handeln ist von zentraler Bedeutung, ebenso muss die eigene Kraftquelle immer wieder reflektiert werden, um Zeugnis von der allumfassenden Liebe Gottes geben zu können.

Für die Krankenhausseelsorge erscheint es notwendig, den inneren Sinn von Seelsorge – jenseits von Therapie – wieder neu zu gewinnen. Seelsorgerinnen und Seelsorger stehen für die religiöse Dimension der menschlichen Existenz ein, im Sinne von Paul Tillich also für das, „was mich unbedingt angeht". Sie kommen im Auftrag der Kirche und sind trotz der Klinik-Zugehörigkeit nicht identisch mit dem Klinik-Betrieb im Sinne einer einfachen Erweiterung des therapeutischen Angebots. Mit Huber gilt es festzuhalten, dass Seelsorge im Gesundheitswesen bei allen systembedingten Veränderungsprozessen den Patientinnen und Patienten Hilfestellung bei der Entdeckung der religiösen Tiefenschicht des Lebens anzubieten hat.

Was gehört zu einer spirituellen Kompetenz? „‚Spiritualität' kommt von ‚spiritus' und meint nicht zuerst den menschlichen Geist, sondern den Heiligen Geist" (Wohlmuth 2006: 43–58). Dieser transzendente Gottesbezug, der sich in der Begegnung mit den Menschen verdeutlichen muss, ist für einen christlichen Seelsorger die Basis. Nach Stefan Ernst spricht christliche Spiritualität „von der Transzendenz in einer Sprache der Kommunikation. Denn sie spricht von der Erfahrung der Zuwendung und Liebe Gottes, die zugleich die Liebe von Menschen weckt" (Ernst 2004: 18–22). Um also mit anderen in die Kommunikation über ihre existentiellen Erfahrungen zu gehen, gilt es zum einen, die eigenen Erfahrungen zu reflektieren, sich mit den Fragen des Lebens, der Integration der Krankheit und des Leidens in die eigene Wertvorstellung auseinander zu setzen und in Kommunikation zu bringen. Die Qualitätsstandards der Katholischen Krankenhausseelsorge nennen hierzu zwei wichtige Punkte: „Mit der eigenen Sterblichkeit und Begrenztheit bewusst umgehen; eine eigene lebensförderliche Spiritualität entwickeln und pflegen" (Konferenz Katholische Krankenhausseelsorge in Deutschland 2004). Dies ernst zu nehmen heißt, dass sich derjenige, der sich der Krankenhausseelsorge widmen will, mit seinem christlichen Glauben, insbesondere der Bedeutung des Kreuzes und der

Auferstehung, auseinandergesetzt hat, d. h. zum einen eine theologische Ausbildung benötigt, und zu anderen eine pastorale, um dies in die Kommunikation mit den Menschen tragen zu können.

Wenn Seelsorger die Spiritualität des Gegenübers stärken wollen, müssen sie sich erst einmal um ihre eigene Spiritualität kümmern, ihr nachspüren, sie pflegen und weiterentwickeln. Hier liegen z. B. die Chancen der Geistlichen Begleitung und ihrer Angebote im Rahmen von geschlossenen Exerzitien, Exerzitien im Alltag und lebensbegleitenden Gesprächen unter besonderer geistlicher Perspektive. Geistliche Begleitung, die mittlerweile auch in der evangelischen Kirche einen festen Platz gefunden hat, weist auf einen wichtigen Aspekt der Seelsorge hin (Greiner et al. 2007): Seelsorgerinnen und Seelsorger brauchen spirituelle Kompetenz. Die ehemals geäußerte Kritik, die von der humanistischen Psychologie geprägte Pastoralpsychologie sei nur „dialogisch", „horizontal" ausgerichtet, der Aspekt des „Trialoges" in der Seelsorgebegegnung, des Einbezuges von Gott, die „vertikale" Ausrichtung komme aber hingegen zu kurz, trifft allerdings auf die heutige, moderne Pastoralpsychologie nicht zu.

Im Gegenteil: In einer evangelischen Ordnung für die Krankenhausseelsorge wird als eine wesentliche Qualifikation des Seelsorgers bzw. der Seelsorgerin gefordert, dass die theologische Ausbildung weitergeführt wird „durch die Entwicklung einer der eigenen Lebens- und Glaubensgeschichte kongruenten Gestalt des Glaubens und der Spiritualität. Sie umfasst auch die Fähigkeit, mit den Symbolen und Ritualen der christlichen Tradition so umzugehen, dass sie zur Erschließung oder Weiterführung konflikthafter Lebenssituationen beitragen" (Krankenhausseelsorge-Ordnung für die Evangelisch-Lutherische Kirche in Bayern 2001).

Der spirituelle Grundgestus der Seelsorge ist nach Ziemer „das Warten und Erwarten", das gelernt werden muss, „weniger durch Worte und Theorien als durch ‚Sitzen' und ‚Schweigen' wie bei den Vätern und Müttern in der Wüste. Oft ist dieses Lernen von Aufmerksamkeit und Geduld ein langer und sehr persönlicher Weg, und eine so erlernte Seelsorge ist ein leiser Dienst – schwer abrechenbar, aber voller Hoffnung" (Ziemer 2004).

Dieses Lernen ist eine lebenslange, kontinuierliche Aufgabe, d. h. es bedarf Weiter- und Fortbildungen sowie Supervisionen, damit derjenige selbst in Beziehung zu seinen Kraftquellen bleiben kann, die letztlich in Gott, dem Quell allen Lebens verortet sein müssen. „In der Gestalt Jesu finden Seelsorger Vorbild und Maß für ihr eigenes Verhalten, um Menschen ohne Vorurteile anzunehmen und sich ihnen ‚heilsam' zuzuwenden. Im Aushalten, Dabeibleiben und Immer-wieder-Kommen, gerade in ausweglosen Situationen oder trotz antwortloser und unbeantwortbarer Fragen, bezeugen sie zeichenhaft die Nähe des menschenfreundlichen Gottes." Deshalb:

> „Krankenhausseelsorger bedürfen einer menschlichen und spirituellen Stabilität. [...] In der Begleitung von Patienten werden die Seelsorger mit Schicksalen und biographischen Höhe- und Tiefpunkten konfrontiert – wie gut, wenn sie da aus dem Glauben Zusammenhänge sehen und konkretes Leben deuten können" (Die deutschen Bischöfe 1998).

Die überprüfbare Fachlichkeit muss mit der Lebendigkeit des eigenen Glaubens in Beziehung sein, damit von spiritueller Kompetenz eines Seelsorgers gesprochen werden kann.

2.2 Angebot für Patienten und Angehörige

Die durch den Krankenhausseelsorger gelebte christliche Spiritualität zeigt sich in zwei Begriffen: Präsenz und Verlässlichkeit.

Auch wenn aufgrund des Personalschlüssels nicht gewährleistet werden kann, dass jeder Kranke im Beisein seiner Angehörigen besucht werden kann, so muss doch zum einen in der Klinik spür- und wahrnehmbar sein, dass kirchliche Seelsorge vor Ort ist, und zum anderen in jeder Station die Möglichkeit und das Bewusstsein vorhanden sein, den Krankenhausseelsorger erreichen zu können, was in der Regel durch eine verlässliche und kommunizierte Präsenz des Pflegeteams ermöglicht werden kann.

Für wen gilt nun das Angebot der Seelsorge? „Das Angebot gilt allen Patientinnen, Patienten und ihren Angehörigen, unabhängig von ihrer religiösen Zugehörigkeit. Neben Besuchen am Krankenbett, Gespräch und Beratung wird der Wunsch nach Gebet, heiligen Zeichen und Sakramenten wahrgenommen und erfüllt" (Erzbischöfliches Ordinariat München 2007).

2.3 Ritual und Liturgie

Neben dem Gesprächs- und Besuchsangebot ist es wichtig, dass liturgische Feiern im Haus ihren festen Platz haben, um deutlich zu machen, dass es einen Ort im Krankenhaus gibt, der für das „Mehr" des Lebens steht, der deutlich macht, dass nicht alles machbar und heilbar ist, und der den Patienten und Angehörigen die Möglichkeit zur Einkehr und Besinnung gibt – rund um die Uhr. So sind und bleiben Kirchen und Kapellen im Krankenhaus ein wichtiger Raum, auch um sich an die Gemeinschaft der Lebenden und der Toten zu erinnern und so eine Kultur des Gedenkens zu bewahren. Von der Klinikleitung und der Seelsorge gestaltete Gedenkfeiern, für die einzelnen Stationen (z. B.: Palliativ und Kinder) gesondert entwickelte Gedenkfeiern sind lebendiger Ausdruck einer solchen Kultur.

Neben dem kontinuierlichen liturgischen Angebot im und für das Haus ist die Feier der Rituale am Krankenbett mit dem Patienten und seinen Angehörigen ein wichtiger Bestandteil der Arbeit. In schwierigen Situationen durch eingeübte Rituale Halt zu finden, ist hilfreich, besonders dann, wenn die eigene gelebte Spiritualität des Kranken in dieser Form ihren Platz hat. Man kann zwischen Ritual/Liturgie und gelebter Spiritualität unterscheiden und doch prägen und umfassen beide das ganze Leben in all seinen Bereichen und Vollzügen (Feulner H-J 2004). Eine große Vielzahl an liturgischen Feiern im Blick zu haben, ist wichtig und trägt zur Qualität der Krankenhausseelsorge bei.

2.4 Angebot für Mitarbeiter

Wie wichtig es ist, dass Seelsorge eben nicht nur Krankenseelsorge, sondern Krankenhausseelsorge ist, zeigt sich z. B. an der häufigen strukturellen Beteiligung der Seelsorge an so genannten Ethikkonsilen. Gerade bei solchen Themen ist es von zentraler Bedeutung, dass die konfessionelle Seelsorge ökumenisch zusammenarbeitet:

„Es ist wichtig, dass bei grundsätzlichen Glaubensaussagen oder ethischen Positionen von den Seelsorgern im Haus das Verbindende zum Ausdruck kommt, über alle Konfessionsgrenzen hinweg. Im Alltag des Krankenhauses sollten deshalb die Seelsorger ihre Interessen soweit als möglich gemeinsam gegenüber den anderen Bereichen des Hauses vertreten" (Die deutschen Bischöfe 1998).

In der Geschichte ist die Zusammenarbeit zwischen den Professionen grundgelegt. Lange Zeit kannte man nur die Zusammenarbeit zweier Professionen, die ärztliche und die seelsorgliche, da beide mit dem Tod zu tun haben Sich in den Dialog mit anderen Professionen einzubringen, ist für die Wahrnehmung der Seelsorge und ihrer Kompetenzen elementar. Schneider-Harpprecht benennt die herausragenden Grundelemente der ethischen Kompetenz in der Seelsorge: Rollenkompetenz, Wahrnehmungskompetenz, Urteilskompetenz, Umsetzungskompetenz, Kommunikationskompetenz, strategische Kompetenz, Vernetzungskompetenz und Persönlichkeitskompetenz (Schneider-Harpprecht 2005). Dieses Miteinander zeigt sich auch in der Beteiligung an Aus-, Fort- und Weiterbildungsmaßnahmen, z. B. in der Krankenpflegeschule, bei Ärztefortbildungen, genauso wie bei der Teilnahme an Besprechungen und Diskussionsrunden (Roser 2007).

Diese aufscheinende Fülle der Aufgaben einer qualitätsvollen Krankenhausseelsorge macht zum einen deutlich, dass es einen hohen Bedarf an qualifizierter Seelsorge in den Häusern gibt, und zum anderen weist sie darauf hin, dass eine Schwerpunktsetzung, die kommuniziert werden muss, unerlässlich wird, damit nicht die von Helga Rueß-Alberti aufgezeigten Spannungsfelder professioneller Seelsorgerinnen den Einzelnen vor Ort zerreißen: Geben und Nehmen; Arbeit und Trost, Identität und Konkurrenz; Im Dienst sein und privat sein; Öffentliches Amt und persönliche Offenheit; Kooperation und Allein-Verantwortung, Konsens im Glauben und persönlichkeitsspezifisches Credo (Rueß-Alberti 2005).

3 Krankenhaus und Seelsorge – ein untrennbares Paar?

Das soeben kurze Aufzeigen einer qualitätsvollen Krankenhausseelsorge gibt nur einen theoretischen Einblick in die wichtige Arbeit, die Tag für Tag von den Krankenhausseelsorgern geleistet wird. Die Zunahme des Bedarfs, das Ins-Bewusstsein-Rücken dieser wichtigen Dimensionen des Menschen in allen medizinischen und pflegerischen Berufen, die Zunahme der medizinischen Möglichkeiten mit all ihren ethischen Problemfeldern deuten darauf hin, dass Krankenhaus und Seelsorge letztlich zusammengehören, da sowohl ein Krankenhaus ohne Seelsorge weniger Qualität in der Patienten- und Angehörigenbetreuung besitzt als auch eine Seelsorge ohne die Verortung und Präsenz im Krankenhaus ihrem Auftrag – gerade dann da zu sein, wenn der einzelne in existentielle Nöte gerät – nicht möglich ist.

3.1 Offensein für spirituelle Dimensionen

Für die Kirche und ihre Seelsorge ist gegenwärtig mehr als interessant, dass die Themen Religion und Spiritualität in der Medizin angekommen sind.

Die Entwicklung in der Palliativmedizin verläuft rasant und fordert die Krankenhausseelsorge zur Verhältnisbestimmung auf: Wie begreift sich der Seelsorger im

Kontext eines multiprofessionellen Klinikteams, das sich ebenfalls für die spirituelle Begleitung eines Patienten verantwortlich fühlt? Was versteht der Seelsorger in Abgrenzung zu anderen Professionen unter Spiritualität? Wie lassen sich die spirituellen Bedürfnisse des Gesprächspartners ermitteln? Woraus speist sich seine christliche Spiritualität? Wie kann er hilfreiche, geistliche Impulse setzen?

Die katholische und die evangelische Kirche beteiligen sich aktiv an der Beantwortung dieser Fragen in seelsorglicher Praxis, Forschung und Lehre (Einen guten Einblick in die Tätigkeitsfelder und die Veröffentlichungen des IZP bietet die Homepage: http://palliativmedizin.klinikum.uni-muenchen.de/, besonders Forschung: Seelsorge und Spiritualität.). Zwei besonders qualifizierte Seelsorger und Theologen am Interdisziplinären Zentrum für Palliativmedizin (IZP) am Klinikum München-Großhadern wirken in einem Team aus Ärzten, Pflegenden, Psychotherapeuten und Sozialarbeitern und sind in den Klinikalltag und Universitätsbetrieb integriert.

Zur Thematik Seelsorge und Spiritualität am IZP laufen gegenwärtig mehrere Forschungsprojekte. Eines gilt der Wahrnehmung gelebter Spiritualität. In ihm werden die spirituellen Bedürfnisse und Ressourcen, sowie die Bedeutung von Glaube, Weltanschauung und Spiritualität für die Bewältigung eines Lebens mit Krankheit und Sterben erhoben. Das Interesse des Teams gilt auch der Bedeutung von Spiritualität für die Arbeit in einem palliativmedizinischen Umfeld. Ein weiteres Projekt betrifft die geisteswissenschaftliche Einordnung, bei der eine Verknüpfung aktueller Phänomene und konkreter Lebenssituationen mit dem Wissen, das in überlieferten Texten der christlich-jüdischen Tradition verdichtet ist, erfolgt. Ziel der Projekte ist eine Schärfung und Verbesserung der Praxis von *Spiritual Care* und ihrer Transparenz im multiprofessionellen Kontext.

3.2 Seelsorge im Spannungsfeld

Seelsorge steht immer wieder in der Spannung (Klessmann 2002) zwischen der Konzentration auf das Individuum und dem Engagement für die Veränderung der gesellschaftlichen Strukturen. Nicht zu Unrecht wurde der von der humanistischen Psychologie geprägten Seelsorgebewegung entgegengehalten, dass sie „unpolitisch" sei. Christoph Morgenthaler führte den Begriff einer psycho-systemisch ausgerichteten Seelsorge in die Diskussion ein, bei der „es weder darum (geht), den einzelnen Menschen im System aufgehen zu lassen, noch ihn als unbeschränkt autonom in seinem System zu sehen und zu denken" (Morgenthaler 2000: 75). Wer kranke Menschen in der Klinik oder alte im Pflegeheim besucht, wird diese perspektivische Weitung der Seelsorge nachvollziehen können.

Das Gespräch „Unter vier Augen" (Van der Geest 1986) ist Kernbereich der Seelsorge, aber ebenso kann bzw. muss die Mitarbeit in einem Ethikkomitee einer Klinik, wo über Anfang und Ende menschlichen Lebens beraten wird, zum Auftrag der Seelsorge gehören (Roser 2007). Es war vor allem die Krankenhausseelsorge, die in den vergangenen Jahren in ihre Kirchen hinein den Impuls zu einer verstärkten Auseinandersetzung mit medizinethischen Fragestellungen gegeben hat. Mittlerweile gibt es ein fast flächendeckendes kirchliches Netzwerk, das sich mit Themen der Bio- und Medizinethik beschäftigt. Katholische und evangelische Akademien nehmen aktuelle Fragestellungen auf und laden regelmäßig Fachvertreter und Politiker zum Diskurs ein.

Die von der Deutschen Bischofskonferenz und dem Rat der Evangelischen Kirche in Deutschland gemeinsam getragene Aktion „Woche für das Leben" (Siehe: http://woche-fuer-das-leben.de/2008/) möchte einen Beitrag zur Bewusstseinsbildung über den Wert und die Würde des menschlichen Lebens leisten: „Gesund oder krank – von Gott geliebt" lautet das Leitthema für die Jahre von 2008 bis 2010. Es geht dabei um die Wertschätzung des Lebens in einem umfassenden Sinn. Menschenwürde beginnt vor der Geburt und endet nicht mit dem Verlust intellektueller oder körperlicher Fähigkeiten. Lebensfülle und ein sinnerfülltes Leben hängen nicht davon ab, was ein Mensch an körperlicher Leistungsfähigkeit zu bieten hat.

Die Aufgabe der Krankenhausseelsorge könnte hier die Auseinandersetzung mit dem inflationär gebrauchten Begriff Gesundheit sein, indem man aus seelsorglicher Erfahrung reflektiert berichtet und daran erinnert, dass gesunde und kranke Menschen die gleiche Würde haben und in gleicher Weise auf Beziehung angewiesen sind.

Seelsorge als Grunddimension kirchlichen Handelns stellt sich in der Gegenwart als „Seelsorge im Plural" (Pohl-Patalong 1999) und in der Pluralität von seelsorglichen Konzepten (Nauer 2001) dar: Gute Seelsorge ist eine, die miteinander vernetzt ist, kooperiert, sich fachlich austauscht, selbstbewusst um das eigene theologisch-seelsorgerliche Profil weiß, sich der christlich-geistlichen Ressourcen bewusst ist und so den Dialog mit den Humanwissenschaften pflegt, ihre Stimme im psychosozialen Netzwerk der Gesellschaft erhebt und dabei engagiert ihre christliche Sicht in die politische und ethische Diskussionen einbringt.

Mit Jürgen Ziemer ist festzuhalten, dass „Spirituelles" „nur heilsam in Erscheinung treten kann, in dem Maße wie ,Welt' – Geschöpflichkeit, Alltäglichkeit, Leiblichkeit – zugänglich wird" (Ziemer 2004). Für ihn lebt die „Spiritualität der Seelsorge ... davon, dass sich spirituelles Leben in vielfältiger Weise in der Kirche ereignet, sie ist darauf bezogen, darin ,eingebettet', aber sie ist nicht unbedingt und nicht in jedem ,Fall' mit allem, was unter dem Titel ,Spiritualität' läuft, identifizierbar" (Ziemer 2004).

3.3 Basis verstärken – Dialog pflegen – Neues wagen

Angesichts eines verschärften Kampfes um Ressourcen im Krankenhaus fordern Christoph Schneider-Harpprecht und Sabine Allwinn eine Kultur des gegenseitigen Helfens und des Dialogs ein, die Arbeit an gemeinsamen Werten und Zielen und damit eine Profilierung der Kompetenzen der unterschiedlichen Professionen. Für beide geht es um nichts Geringeres als um die Entwicklung einer „vierten Säule" im Klinikbetrieb – neben Medizin, Pflege und Verwaltung.

> „Eine schiedlich-friedliche Abtrennung der Felder – dem Arzt der Körper, dem Psychologen die Emotionen, dem Seelsorger der Transzendenzbezug, dem Sozialarbeiter, das soziale Netz – ist unmöglich und absurd, weil der Mensch, um den es geht, eine Einheit ist, in der die Grundbeziehungen zum Körper, zum inneren Erleben, zum Mitmenschen und zur Transzendenz untrennbar miteinander verbunden sind. Orientiert sich die Arbeit im Krankenhaus am Wohl des kranken Menschen, dann vertreten Psychologie, Seelsorge und Sozialarbeit neben Medizin und Pflege wichtige Einsichten in Aspekte der Krankheit und ihrer Behandlung, die im Interesse der Patienten/Patientinnen zur Geltung kommen müssen. Also ist die Arbeit im interdisziplinären Team unerlässlich" (Schneider-Harpprecht und Allwinn 2005).

Die Konsequenzen dieser neuen Sichtweise treten im Alltag allmählich hervor, ebenso wie z. B. die Frage nach dem dann notwendigen Personalschlüssel oder die Frage nach der Finanzierung.

Dort, wo die verschiedenen Berufsgruppen in gutem Austausch untereinander stehen und einen Sinn für ihre eigenen Möglichkeiten und Grenzen entwickeln, da ist der interdisziplinäre Dialog für alle von Gewinn: für die im Krankenhaus Tätigen sowie für Patientinnen und Patienten. Dies wird in der Qualität der vom Krankenhaus erbrachten Leistungen spürbar, in der Atmosphäre sowie in der Zusammenarbeit in ethischen Entscheidungssituationen, von denen es angesichts medizinischen Fortschritts nicht wenige gibt.

Die Patienten werden davon profitieren, aber nicht nur sie, sondern auch die Klinik, ihre Mitarbeiter und das Ansehen der Einrichtung. Der Beitrag der Seelsorge kann im interdisziplinären und multiprofessionellen Zusammenspiel zu einem Qualitätsmerkmal für die Klinik werden und somit auch zu einem Wettbewerbsvorteil. Hier Neues miteinander anzudenken und auch auszuprobieren, z. B. wie es innerhalb der Palliativversorgung geschieht, ist wichtig, um zukunftsfähig und dialogfähig zu werden, damit spirituelle Begleitung im Gesundheitswesen qualitätsvoll bleibt und nicht beliebig wird.

Gute Medizin – gute Pflege – gute Verwaltung – gute Seelsorge gehören zusammen (Evangelische Kirche in Deutschland 2004). „In dem Maße, wie im Klinikum die Sorge für spirituelle Bedürfnisse als Bestandteil einer ganzheitlichen Zuwendung zum Menschen verstanden wird (Spiritual Care), intensiviert sich auch die Zusammenarbeit zwischen Krankenhaus und Seelsorge" (Erzbischöfliches Ordinariat München 2007).

Literatur

Benedikt XVI. (2005) Enzyklika „Deus caritas est". Sekretariat der Deutschen Bischofskonferenz, Bonn, Nr. 171.

Die deutschen Bischöfe (1998) Die Sorge der Kirche um die Kranken. Bonn, 3.3.

Ernst S (2004) Spiritualität – was ist das? In: Ernst S, Klimek N (2004) Grundkurs christliche Spiritualität. Werkbuch für Schule, Gemeinde und Erwachsenenbildung. Butzon U. Bercker GmbH, Kevelaer.

Erzbischöfliches Ordinariat München (2007) Krankenhausseelsorge, Qualitätsstandards. München.

Eusebius (1892) h. e. 7,22, 7–10. Zitiert und übersetzt bei: Harnack, Adolf von, Texte und Untersuchungen zur Geschichte der altchristlichen Literatur. Die griechische Übersetzung des Apologeticus Tertullian's. Verlag Hinrichs, Leipzig.

Evangelische Kirche in Deutschland (Hg.) (2004): Die Kraft zum Menschsein stärken. Leitlinien für die evangelische Krankenhausseelsorge. Eine Orientierungshilfe. Hannover.

Feulner H-J (2004) Liturgie und Spiritualität. Anmerkungen zu einem bedeutungsvollen Verhältnis. In: Zulehner PM (Hg.) Spiritualität – mehr als ein Megatrend. Schwabenverlag, Ostfildern, 175–188.

Greiner D, Noventa E, Raschzok K, Schödl A (Hg.) (2007) Wenn die Seele zu atmen beginnt … Geistliche Begleitung in evangelischer Perspektive. Evangelische Verlagsanstalt, Leipzig.

Johannes Paul II (1984), Salvifici doloris. Sekretariat der Deutschen Bischofskonferenz, Bonn, Nr. 13.

Klessmann M (2002) Handbuch der Krankenhausseelsorge. Vandenhoeck & Ruprecht, Göttingen, 2. Auflage.

Konferenz Katholische Krankenhausseelsorge in Deutschland (2004), Katholische Krankenhausseelsorge – Qualitätsstandards. Freiburg.

Krankenhausseelsorge-Ordnung für die Evangelisch-Lutherische Kirche in Bayern (2001). In: Rechtssammlung der Evangelisch-Lutherischen Kirche in Bayern. München, RS 938.

Leitlinien kirchlichen Lebens der Vereinigten-Evangelisch-Lutherischen Kirche Deutschlands (VELKD) (2004). Handreichung für die kirchliche Lebensordnung. Gütersloh.

Morgenthaler C (2000) Systemische Seelsorge. Impulse der Familien- und Systemtherapie für die kirchliche Praxis. Kohlhammer, Stuttgart, 2. Auflage.

Nauer D (2001) Seelsorgekonzepte im Widerstreit: Ein Kompendium. Kohlhammer, Stuttgart.

Naurath E (2000) Seelsorge als Leibsorge. Perspektiven einer leiborientierten Krankenhausseelsorge. Stuttgart/Berlin/Köln.

Pohl-Patalong U (Hg.) (1999) Seelsorge im Plural. Perspektiven für ein neues Jahrhundert. E.B.-Verlag, Hamburg.

Rogers CR (2005) Die klientenzentrierte Gesprächspsychotherapie. Fischer, Frankfurt, 17. Auflage.

Roser T (2007) Spiritual Care. Ethische, organisationale und spirituelle Aspekte der Krankenhausseelsorge. Kohlhammer, Stuttgart (MRCP 3).

Rueß-Alberti H (2005) Seelsorge an Seelsorgern und Seelsorgerinnen. In: Kramer A, Schirrmacher F (Hg.): Seelsorgliche Kirche im 21. Jahrhundert. Modelle – Konzepte – Perspektiven. Neukirchener Verlagshaus, Neukirchen-Vluyn, 216–234.

Sand A (1983) ψυχη. In: Balz H, Schneider G (Hg.), EWNT, Bd. III, Stuttgart et al.: Kohlhammer, 1197–1203.

Schipperges H (1999) Krankheit und Kranksein im Spiegel der Geschichte. Springer, Berlin.

Schneider-Harpprecht C, Allwinn S (Hg.) (2005) Psychosoziale Dienste und Seelsorge im Krankenhaus. Eine neue Perspektive der Alltagsethik. Vandenhoeck & Ruprecht, Göttingen.

Süddeutsche Zeitung vom 24. Dezember 2003.

Van der Geest H (1986) Unter vier Augen. Beispiele gelungener Seelsorge. Zürich, 3. Auflage.

WHO (1964) Die Gesundheit ist der Zustand des vollständigen körperlichen, geistigen und sozialen Wohlbefindens (physical, mental and social well-being) und nicht nur des Freiseins von Krankheit und Gebrechen.

Wittrahm A (2001) Seelsorge. Pastoralpsychologie und Postmoderne. Fischer, Stuttgart.

Wohlmuth J (2006) Was heißt ‚Spiritualität‘? Biblische und systematische Klärungen. In: Altmeyer S, Boschki R, Theis J, Woppowa J (Hg.)(2006) Christliche Spiritualität lehren, lernen und leben. V & R Unipress, Göttingen.

Ziemer J (2004) Weltlichkeit und Spiritualität: Seelsorge unter den Bedingungen der Säkularität. In: Wege zum Menschen 56(1):21–37.

Ein Leib für den Geist: Eine ignatianische Reflexion

Stefan Kiechle sj

Substantiality for the spirit: An Ignatian reflexion

Spirituality is living in the spirit of God: It enlightens and purifies, it stimulates and gives orientation. Misgivings and doubts must be examined and be fended off. With his „Retreats" Ignatius of Loyola has given an example for a modern and daily suitable spirituality, which helps invalid people to find salvation and consolation. Spirituality needs substantiality, situatedness and criterions. In the Christian tradition this is Jesus by himself.

keywords
Christian spirituality – Ignatius of Loyola – substantiality – discernment of spirits

1 Was ist Spiritualität?

Spiritualität ist Leben aus dem Geist. Was ist Geist? Indem wir uns dem Geist und seinem Begriff annähern, gelangen wir zum Leben aus dem Geist. Über ein geschichtliches Beispiel nähern wir uns nochmals dem Ganzen christlicher Spiritualität an.

1.1 Den Geist entdecken

Bilder geben einen leichteren, da sinnlichen Zugang: Geist ist ruach (hebr.), pneuma (griech.), spiritus (lat.), also Atem, Hauch, der weckt, belebt, animiert. Geist ist an einem schwül-heißen Sommertag der Abendwind, der die Haut kühlt und erfrischt und erregt. An Pfingsten braust der Geist wie ein Sturm und verleiht die Gabe der Rede in allen Sprachen. Geist ist Flamme, die leuchtet und wärmt, die Kaputtes verzehrt und Böses ausbrennt, die das Erstarrte lockert, das Kranke heilt, das Alte erneuert, das Verirrte auf den Weg führt.

Geist ist Bewusstsein, aber mehr Affekt als Verstand. Geist ist Beziehung. In der göttlichen Trinität ist der Geist das Beziehungsgeschehen, die Liebe, das Fließende zwischen Vater und Sohn. „Geist" sagt: Ich lebe aus dem Du; ich finde meine Identität aus der Hingabe an das Du; ich verschenke mich, bekomme zurückgeschenkt, und wir wachsen beide. Geist ist Gemeinschaft. „Geist" meint: Ich weiß mich verantwortet und übernehme Verantwortung zum gegebenen Ganzen. Der Geist ist der Tröster in aller Not – so das Johannesevangelium.

Oft wird der Geist weiblich dargestellt: Er empfängt und gebiert. Indem er sich schenkt, kreiert er Neues. Er ist das weibliche Prinzip in der Gottheit. In der spirituellen Praxis vieler Religionen wird der Geist im Hören auf den Atem wahrgenommen. Es gibt einen Geist, der die Aufgabe hat zu einen.

Kiechle S (2009) Ein Leib für den Geist: Eine ignatianische Reflexion. In: Frick E, Roser T (Hg.) Spiritualität und Medizin. Gemeinsame Sorge für den kranken Menschen. Stuttgart, 94–100.

1.2 Den Geist wahrnehmen

Um das Wirken des Geistes wahrzunehmen, müssen wir auf ihn hören. Im Lärm unserer Zeit überhört man sein Säuseln leicht. Also müssen wir den Lärm abschalten, in die Stille gehen, zur Ruhe kommen. Innerlich zur Ruhe zu kommen, braucht Übung und Methode. Der Leib muss einbezogen sein, denn er ist, wie der Apostel Paulus sagt, Tempel des Heiligen Geistes.

Es gibt viele Stimmen, die auf uns einreden, unsere Aufmerksamkeit beanspruchen, uns bedrängen. Oft widerstreiten sie sich. Welche ist die Stimme des Geistes – der Geist ist ja einer? Wie können wir sie unterscheiden von der Stimme des Abergeistes und von dessen Vielstimmigkeit, die uns verführen und in die Irre leiten will? Wie den Geist wahrnehmen, in seiner Wahrheit nehmen? Wie ihn erfahren? Von der Erfahrung göttlichen Geistes spricht die Mystik, sei sie eine einfache und eher nüchterne Mystik des Alltags, sei sie eine bis in ekstatische Höhen führende Überwältigung durch die Gnade Gottes.

Spirituelle Erfahrung geschieht über die Sinne: In den äußeren, leiblichen und in den inneren, „geistlichen" Sinnen spüren wir das Wirken des Geistes. Ihn vom Abergeist zu unterscheiden, ist eine eigene Kunst; sie braucht Lebenserfahrung und Klugheit. Spirituelle Meister lehrten und lehren diese Kunst, aus ihrem Schatz schöpfen die Christenheit und die Menschheit bis heute.

1.3 Spirituelle Praxis

Gelebte Spiritualität braucht spirituelle Praxis: lesen in heiligen Schriften; jahrhundertealte und ehrwürdige oder auch neue und aufregende Rituale vollziehen, sich von der Meisterin oder dem Meister unterweisen lassen; meditieren und beten, singen und tanzen; die Stille und das Schweigen verkosten – und ertragen; in asketischen Übungen die Sinne und den Geist befreien; sich verbinden mit Gleichgesinnten und den Austausch pflegen; sich einer Pädagogik und Schulung unterziehen.

Die Formen spiritueller Praxis mögen äußerst differenziert und verschieden sein, ihr Anliegen ist immer auf das Eine ausgerichtet: vom Geist durchdrungen zu werden, sich von ihm reinigen und heiligen zu lassen, verändert und erneuert zu werden, sich bestimmen und senden zu lassen.

Zur christlichen spirituellen Praxis gehört, auf Jesus Christus zu schauen. Er ist das Bild Gottes, in ihm zeigt sich das Wirken des Geistes, er ist die Mitte des Kosmos. Wer auf ihn schaut und sich von ihm prägen und durchformen lässt, wird zum geisterfüllten, wahrhaft spirituellen Menschen. Auf ihn schauen bedeutet: über ihn in den Evangelien lesen, seine Gestalt dem inneren Auge vorstellen und sie betrachten, mit ihm betend und bittend sprechen, ihn lobend und preisend verehren, ihn in den eucharistischen Symbolen von Brot und Wein als präsent und wirkend „verschmecken" und erfahren.

2 Ein Beispiel: Ignatius von Loyola und die Exerzitien

Welche christliche Spiritualität kann heute dem Anliegen der Spiritual Care helfen? Spiritualität verleiblicht sich in zahlreichen spirituellen Gestalten, die aus ihren Epochen heraus geschichtsmächtig wirksam werden. Mit Ignatius von Loyola (1491–1556) wählen wir ein Beispiel, das für den modernen Menschen in besonderer Weise alltagstauglich ist und den Aspekt der inneren und äußeren Heilung einbezieht.

2.1 Ein Ritter wird zum spirituellen Meister

Ignatius stammte aus einer alten baskischen Adelsfamilie und war ein typischer Ritter des späten Mittelalters. In seiner höfisch-ritterlichen Kultur waren alte Werte tief verwurzelt: die Ehre im Spiel und im Kampf, die Schönheit und das Streben nach Ansehen, auch der Dienst an Armen und Notleidenden. Diese Kultur war christlich geprägt, aber kaum spirituell vertiefend, sondern in vielem äußerlich, eitel, materialistisch, durchaus recht narzisstisch. Als begabter und strebsamer junger Mann lebte Ignatius in diesem Umfeld, er genoss als nachgeborener Sohn eine höfische Ausbildung, zu der Soldatisches, aber auch Verwaltung und Musisches gehörten.

Mit 30 Jahren im Kampf schwer verwundet, lag Ignatius monatelang rekonvaleszent auf dem Krankenlager in seinem elterlichen Schloss Loyola. Aus Langeweile las er spirituelle Bücher, wie sie damals verbreitet waren: Eine romanhaft ausschmückende Lebensbeschreibung Jesu und eine Sammlung von Heiligenbiografien. Über eine Arbeit mit inneren Bildern begann in ihm eine spirituelle Wandlung: Mit der Fantasie stellte er sich in langen Tagträumen vor, seine höfische Karriere weiter zu verfolgen. Er empfand dabei Freude und Vergnügen. Dann stellte er sich vor, wie die Heiligen ein Leben als Büßer und Bettler zu führen. Auch bei dieser Fantasie spürte er Freude und Lust; allerdings hielten diese Empfindungen, im Unterschied zu den Bildern der höfischen Karriere, auch nach der Fantasie noch lange an. Er schloss daraus, dass diese Fantasie die bessere sei, dass in ihr der Geist wirke und dass er folglich dieses Leben anstreben solle.

Einigermaßen genesen, zog Ignatius, zum Skandal seines Umfeldes, als Pilger und Bettler in die Welt. In Manresa, einer Stadt in Katalonien, lebte er ein knappes Jahr in einer Höhle, mit strengem Fasten, mit körperlicher Selbstzüchtigung und mit sehr viel Gebet. Zunächst versuchte er, durch Leistungsdruck die spirituelle Erfahrung zu erzwingen. Er verstrickte sich in Skrupeln, also in unlösbare Sündenängste, die ihn lange blockierten und fast in den Suizid trieben. Erst nach Monaten der inneren Krise fand er zu einer befreiten und friedvollen Spiritualität, indem er die Barmherzigkeit und Gnade Gottes entdeckte und innere Prozesse zuzulassen lernte. Nach einer Periode großer mystischer Erfahrungen brach er von Manresa auf und zog in die Welt. Jahre der Pilgerschaft und des Studiums folgten, bis er in Rom eine Ordensgemeinschaft, die Jesuiten, gründete.

Ignatius war ein Mann, der Extreme, ja Widersprüche in sich vereinte: verletzt an Leib und Seele ein Leben lang und zugleich heil und offen; streng mit sich selbst in der Askese und in den spirituellen Übungen, zugleich herzlich und frei im Umgang mit den Menschen; körperlich bleibend geschwächt und kränklich, zugleich unglaublich fleißig und effizient in der Arbeit; wie ein Manager ganz im personellen und strukturellen Aufbau einer weltweiten Organisation engagiert, zugleich in den Nächten stundenlang dem intensiven mystischen Beten hingegeben. Wie er das alles verband, bleibt schwer greifbar und geheimnisvoll. Beeindruckend ist, wie ein geschwächter, ja kranker Mann spirituell so wirksam werden kann.

2.2 Eine spirituelle Pädagogik für die Moderne

Berühmt ist sein Buch der „Geistlichen Übungen", lat. *exercitia spiritualia*. Indem er darin eigene spirituelle Erfahrungen reflektierend umsetzt, entwickelt er eine spirituelle Pädagogik. Wer sich solchen Übungen oder – so sagt man im Deutschen auch – „Exerzitien" unterzieht, nimmt sich mehrmals am Tag eine Stunde Zeit, in der er, meist mit Hilfe eines Bibeltextes, sein Leben reflektiert und in ein persönliches Beten bringt. Die Szene der Bibel stellt man sich mit der Fantasie lebendig vor und identifiziert sich mit Personen und Handlungen darin. Über diese Imaginationsarbeit sieht man sein Leben neu und lässt sich durch die Schrift Anregung und Orientierung geben. Die entstehenden Gefühle und Gedanken bringt man betend vor sich selbst und vor Gott. In ihnen, so nimmt der Glaube an, wirkt der Geist. Da auch der „Abergeist" – Fantasien von Schädlichem, Versuchungen, Egoistisches – in den Übungen zu wirken versucht, braucht es eine kluge „Unterscheidung der Geister", um den wahren und göttlichen Geist zu erkennen und sich von ihm leiten zu lassen. Auf dem Krankenlager in Loyola entdeckte Ignatius ein erstes Stück dieser Unterscheidung, indem er erkannte, dass andauernde, modern gesagt „nachhaltige" positive Gefühle eher vom guten Geist sind als vom Abergeist.

Die Exerzitien enthalten einen komplexen thematischen Aufbau, in dem alle Grundfragen des spirituellen Lebens vorkommen. Die ignatianische Spiritualität ist lebensnah, denn sie bringt alle Erfahrungen des Alltags, auch die eines sehr arbeitsamen und bewegten Alltags, direkt in die spirituelle Praxis ein. Für einen Menschen der Neuzeit oder Moderne ist sie hilfreich, denn sie passt in seine Lebens- und Erfahrungswelt. Für Spiritual Care ist bereichernd, dass der ignatianische Weg einerseits Tun und Leistung, ja gesellschaftliche Elite fördert und anregt, andererseits Schwäche und Grenze, ja Armsein und Krankheit integriert: In allem ist Gott zu finden, gerade auch in der Schwäche, denn wer eigene Schwäche bewusst annimmt und integriert, lässt das Wirken und damit die Gnade Gottes umso strahlender aufscheinen. Und wer Gott wirken lässt – durch seine Stärke und durch seine Schwäche hindurch –, wird selbst zum spirituellen Menschen, der vom Geist verwandelt und erfüllt und bewegt wird und so auf Gott verweist.

3 Christliche Spiritualität

Spiritualität, damit sie nicht vage und lebensfremd wird und dem bloßen Modewort huldigt, braucht eine Verortung und Vergeschichtlichung, ja eine Verleiblichung, am besten an einem Punkt des Daseins. Für christliche Spiritualität ist dieser Punkt Jesus Christus. In der 2000jährigen Geschichte seither nahm christliche Spiritualität immer wieder ganz unterschiedliche Formen und Praktiken an. Der Rückbezug zu Christus war immer Qualitäts- und Wahrheitskriterium, auch wenn meist einzelne Züge des Zeugnisses Jesu stärker, andere schwächer betont wurden, je nach den Bedürfnissen und Anliegen der Epoche. Einiges daraus sei nun angedeutet.

3.1 Stationen der Geschichte

Bei den Jüngern und Jüngerinnen Jesu sprechen wir von „Nachfolge": Sie gehen buchstäblich Jesus hinterher, leben mit ihm, vertrauen ihm, übernehmen und verbreiten seine Lehre, treten in seine Heilsgemeinde ein. In der alten Kirche wird die Spiritualität des Martyriums zentral: Verfolgte Christen geben wie Christus ihr Leben als Glaubenszeugnis hin. Die ersten Mönche leben radikale Aszese: In die Wüste ziehen sie, hinaus aus der Welt, um dieser zu entsagen. In der Abgeschiedenheit suchen sie den Geist und kämpfen gegen die Abergeister, um sich in der Tugend und in der Spiritualität zu vervollkommnen. Später spielen die Liturgie und die Klostergemeinschaft wichtige pädagogische Rollen, sie erziehen den Mönch spirituell und werden zum Zeugnis für christlichen Glauben und christliche Liebe.

Im hohen und späten Mittelalter kommt eine neue Mönchsspiritualität auf: Der Bettelmönch lebt im Gegensatz zur verbürgerlichten Großkirche arm, und im Rückgriff auf die Jüngernachfolge des Anfangs zieht er durch die Lande, um zu predigen und den Armen und Kranken zu helfen. Auch gibt es neue Ansätze einer Laienspiritualität: Vor allem in den Städten suchen einfache Bürger nach einer verinnerlichten und bibelnahen Lebensweise.

In der Neuzeit bildet sich neben Ignatius und den Jesuiten eine Vielzahl weiterer Reformbewegungen. Die Spiritualität wird noch differenzierter: Die einen suchen Innerlichkeit und mystisch-kontemplative Vertiefung, andere aus christlichem Geist das soziale und politische Engagement, einige die theologische Durchdringung, andere die Reform der Kirche, wieder andere wollen alle Völker missionieren. Wichtig wird das Zweite Vatikanische Konzil (1962 bis 1965), eine Weltversammlung aller Bischöfe, die eine erstarrte und sehr hierarchische Kirche aufbricht und modernisiert. Die Spiritualität wird in der Folge wieder biblischer, die Kirche wird – wenigstens ansatzweise – geschwisterlicher, die Liturgie moderner, das christliche Engagement weltnäher, der spirituelle Dialog öffnet sich ökumenisch und interreligiös. Heute lassen sich viele Christen durch asiatische Meditationsweisen inspirieren. In aller Geschichte und in allen Gestalten will die christliche Spiritualität das Leben aus dem Geist pflegen und zeitgemäß umsetzen.

3.2 Der Geist, der heilt und leitet

Der Geist heilt: Der spirituelle Mensch sucht nicht so sehr, selbst Gutes zu machen, sondern vielmehr, sich Gutes vom Geist schenken zu lassen: Wo er Opfer des Bösen ist, lässt er Wunden heilen; wo er zum Täter des Bösen wurde, lässt er sich Schuld vergeben und versucht, sein Verhalten zu ändern. Wo er träge ist, lässt er sich zum Tun motivieren; wo er überaktiv ist, lässt er sich bremsen und zur Kontemplation – zum schweigenden Schauen auf Gott – führen. Der spirituelle Prozess ist ganzheitlich: Leib und Seele, Inneres und Äußeres, Selbstsein und Beziehung, Erfülltes und Unerfülltes, die Dynamik der Jugend und das Loslassen des Alters wollen integriert werden und zur Ruhe kommen. Den spirituellen Frieden nennt Ignatius „Trost", was nicht nur Freude und Wohlsein meint, sondern auch „Tränen", insofern im Trost Schmerzhaftes fließen darf und so gereinigt und geheilt wird. Endgültiges Heil wird es im Jenseits des Todes geben: Der spirituelle Mensch kann das zumindest gläubig erahnen, und dieser Glaube entlastet ihn davon, im Diesseits schon allen Frieden und alles Heil erfahren zu müssen. Er lässt sich nicht auf das Jenseits vertrösten, kann aber im Diesseits Unheiles besser annehmen und integrieren. Und er wird motiviert, jetzt schon sein Möglichstes gegen alles Unheil und gegen das Böse zu unternehmen.

Der Geist leitet: Wer das Leben liebt, strebt nach Macht, denn er will Leben zum Guten hin gestalten. Macht wird er nicht missbrauchen, sodass er andere in ihrer Entfaltung behindert, sie ihrer Güter beraubt, sie verletzt und krank macht, sondern er wird seine Macht für Gutes einsetzen. Wer sich für den Geist öffnet, lässt in seinem Denken und Fühlen und Handeln eine Kraft wirken, die egoistischen Machtgebrauch verhindert und freien, selbstlosen, hingebenden Machtgebrauch ermöglicht und fördert. Dazu muss er lernen, die Geister zu unterscheiden – die wohl vornehmste Aufgabe des spirituellen Lebens.

3.3   Die Geister unterscheiden

Wer spirituell entscheiden will, soll seine „Regungen", also seine inneren Antriebe und Sehnsüchte, seine Kräfte und Gefühle, seine Gedanken und Ziele prüfen. Besonders in der spirituellen Praxis – in Meditation, Gebet, Lesung, Gottesdienst – entstehen solche Regungen, vom Geist oder vom Abergeist gewirkt. Welche kommen vom Geist?

Der Geist wirkt eher: wenn – wie bei Ignatius – meine Wahl in den Fantasien und auch danach von „Trost" begleitet ist; wenn ich meine Entscheidung vor anderen offen lege und mich beraten und kritisieren lasse; wenn sie Vorteile nicht nur für mich, sondern auch für andere Beteiligte bringt – im ausgewogenen Maß; wenn ich mich in realistischen Experimenten erprobt habe; wenn Argument und Gefühl in dieselbe Richtung weisen; wenn das Entscheidungstempo klug gewählt ist, nicht verschleppt und nicht „über's Knie gebrochen"; wenn ich mich einer neuen und größeren Herausforderung stelle, mich aber auch nicht heillos überfordere; wenn ich nicht im Affekt und in einer Frustration vorschnell entscheide; wenn ich den nüchternen Blick auf die Gegenwart wahre; wenn ich meine Wahl im Gebet mit den Augen Gottes anschaue und reifen lasse. Der spirituelle Mensch ist weniger ein Macher, sondern mehr ein Schauer: Er lässt zu und greift zu – weil er weiß, dass in seinem Tun ein Anderer wirkt und leitet und macht.

3.4   Jesus Christus, das Bild des lebendigen Gottes

Wer als Christ spirituell lebt, schaut auf Jesus Christus, er pflegt zu ihm eine persönliche Beziehung durch Betrachtung und Gebet und lässt sich durch diese Beziehung verwandeln und leiten. In ihm wirkt der Geist Jesu Christi: der Geist der Barmherzigkeit mit Schwachen und Sündern, der Geist des Vergebens der Schuld, der Geist der Treue zum Geglaubten – gegen innere und äußere Widerstände, der Geist des Vertrauens in die Menschen und in das Dasein und in Gott, der Geist der Wahrhaftigkeit gegen alle Lüge, der Geist der tätigen Liebe zu den Armen und Kranken. Jesus Christus ist das Bild Gottes und das Urbild allen spirituellen Lebens.

Literatur

Benke C (2007) Kleine Geschichte der christlichen Spiritualität. Freiburg.

Benke C (2007b) Sehnsucht nach Spiritualität. Würzburg.

Hartlieb G, Quarch C, Schellenberger B (Hg.) (2002) Spirituell leben. 111 Inspirationen von Achtsamkeit bis Zufall. Freiburg.

Ignatius von Loyola (1999) Geistliche Übungen, ed. P. Knauer. Würzburg.

Kiechle S (2005) Macht ausüben. Würzburg.

Kiechle S (2007) Ignatius von Loyola, Manager und Mystiker. Freiburg.

Schellenberger B (2004) Auf den Wegen der Sehnsucht. Zum spirituellen Leben heute. Freiburg.

Informationen zu Exerzitien unter: www.exerzitien.info

Teil C: Spiritual Care als Thema von Medizin und Pflege

Spiritual Care
in der Psychosomatischen Anthropologie

Eckhard Frick sj

Spiritual care in psychosomatic anthropology

Psychosomatic anthropology has traditionally been sceptical toward the patients' spiritual quest. However, self-help movements such as „Alcoholics Anonyous" constantly use spirituality as a therapeutic resource. Spiritual care can neither be reduced to pastoral work (done by clergy) nor to neutral research and therapeutical intervention. On the contrary, true spiritual empowerment encompasses helplessness shared with suffering or traumatised persons, and an individualised spirituality of health care professionals. Especially in situations of bereavement, suffering, and trauma, our secure, ambivalent, or avoidant bonds toward God and other attachment figures may be addressed by the accompanying professional.

keywords
attachment – trauma – self-help – professional's spirituality – spirituality as danger – positive/negative spiritual coping

1 Spirituelle Sorge für sich und andere. Spiritual Care in der Psychosomatischen Anthropologie

Spiritualität taucht in geschichtlichen Kontexten auf, in denen institutionalisierte Religion zu erstarren droht. Dies gilt für „heiße" Kulturen, die den kulturellen Wandel anheizen und beschleunigen, wie es in unserer westlich geprägten Globalisierungskultur der Fall ist: Der Zeitgeist legt eine Warenhausmentalität und ein unbekümmertes „Surfen" in fremden Spiritualitäten nahe (mittelalterlich, alchemistisch, indianisch, chinesisch usw.). Weil die westliche Medizin die Krankheit weitgehend entsymbolisiert hat, florieren auch eklektische Spiritualisierungen von Heilung. Die archaischen „kalten" Kulturen hingegen gehen davon aus, dass die Kräfte sich zyklisch regenerieren. Das Individuum ist in den symbolischen Kontext der Kultur eingebunden. Erstarrung droht nicht, und deshalb bildet sich auch keine Spiritualität im „heißen" Sinne (Erdheim 2005: 103–113).

2 Heimatlosigkeit des Menschen und Skepsis der Anthropologie

Der *Mensch* unterscheidet sich von anderen Lebewesen durch seine Zentriertheit (Plessner 1928/2003): Die *Pflanze* zeichnet sich durch eine *offene Organisationsform* aus, weil sie unmittelbar ihrer Umgebung eingegliedert und ein unselbstständiger Abschnitt des ihr entsprechenden Lebenskreises ist, ohne differenzierte Organe und insbesondere ohne Zentralnervensystem. Mit dem *Tier* teilt

Frick E (2009) Spiritual Care in der Psychosomatischen Anthropologie. In: Frick E, Roser T (Hg.) Spiritualität und Medizin. Gemeinsame Sorge für den kranken Menschen. Stuttgart, 102–108.

der *Mensch* die *zentrische* und *geschlossene Organisationsform* mit eigenen Organen für Wahrnehmung und Bewegung, Nahrungsaufnahme und Ausscheidung und für die Sexualität, bei höherentwickelten Arten auch mit einem Zentralnervensystem. Mit *Positionalität* (Gesetztheit) ist gemeint, dass Tier und Mensch nicht nur als *Körper*-Dinge im Raum vorkommen, sondern *Leib* sind, ihr eigenes Zentrum in sich tragen und spielerisch-tänzerisch den eigenen Ort finden. Was den Menschen auszeichnet, ist seine *exzentrische Positionalitätsform*, die reflexive Außenposition, die er zu sich selbst einnehmen kann und damit auch eine irritierende Ortlosigkeit: „Exzentrisch gestellt steht er da, wo er steht, und zugleich nicht da, wo er steht" (Plessner 1928/2003: 64). Gerade in der Medizin – bereits zu Beginn des Studiums in der Anatomie (☞ Putz, 116ff) – wird deutlich, dass der Mensch ebenso wie der tierische Körper positivistisch vergegenständlicht werden kann. Auch in der *Scham* fällt er aus der selbstverständlichen exzentrischen Leiblichkeit heraus:

H. v. Kleist beschreibt in seiner Novelle *Über das Marionettentheater* einen Sechzehnjährigen, „über dessen Bildung damals eine wunderbare Anmut verbreitet war", „nur ganz von fern ließen sich, von der Gunst der Frauen herbeigerufen, die ersten Spuren von Eitelkeit erblicken. Es traf sich, daß wir grade kurz zuvor in Paris den Jüngling gesehen hatten, der sich einen Splitter aus dem Fuße zieht [...]. Ein Blick, den er in dem Augenblick, da er den Fuß auf den Schemel setzte, um ihn abzutrocknen, in einen großen Spiegel warf, erinnerte ihn daran; er lächelte und sagte mir, welch eine Entdeckung er gemacht habe. In der Tat hatte ich, in eben diesem Augenblick, dieselbe gemacht; doch sei es, um die Sicherheit der Grazie, die ihm beiwohnte, zu prüfen, sei es, um seiner Eitelkeit ein wenig heilsam zu begegnen: ich lachte und erwiderte - er sähe wohl Geister! Er errötete, und hob den Fuß zum zweitenmal, um es mir zu zeigen; doch der Versuch, wie sich leicht hätte voraussehen lassen, mißglückte. Er hob verwirrt den Fuß zum dritten und vierten, er hob ihn wohl noch zehnmal: umsonst er war außerstande dieselbe Bewegung wieder hervorzubringen – was sag ich? die Bewegungen, die er machte, hatten ein so komisches Element, daß ich Mühe hatte, das Gelächter zurückzuhalten".

Dós moi pù stô (gib mir einen festen Standort [... und ich werde die Welt bewegen]) mit diesem, Archimedes zugeschriebenen, Zitat leitet Plessner seine Überlegungen zum utopischen Standort, zu Nichtigkeit und Transzendenz (Überschreiten der endlichen Grenzen) ein. Es sei dem Menschen

„nicht gegeben, zu wissen, ‚wo' er und die seiner Exzentrizität entsprechende Wirklichkeit steht. Will er die Entscheidung so oder so, – bleibt ihm nur der Sprung in den Glauben. [...] Wer nach Hause will, in die Heimat, in die Geborgenheit, muß sich dem Glauben zum Opfer bringen. Wer es aber mit dem Geist hält, kehrt nicht zurück" (Plessner 1928/2003: 419f).

Aus theologischer Sicht ist Plessner darin zuzustimmen, dass die Exzentrizität des Menschen „auch im Gottesgedanken nicht ohne weiteres zur Ruhe kommt", denn wir können „auch diesen Gedanken distanzieren", uns „von jeder Gottesvorstellung abwenden" (Pannenberg 1983: 66). Einerseits beinhaltet die Exzentrizität einen „faktischen Bezug zum Unbedingten oder Unendlichen". Andererseits sind die inhaltlichen Bestimmungen dieser spirituell-religiösen Grundausrichtung des Menschen (Gott, das Absolute, der Weltgrund usw.) ihrerseits endlich und überschreitbar (Pannenberg 1983: 67).

Aus diesen Überlegungen ergibt sich eine fundamentale Skepsis gegenüber allen Versuchen, spirituelle Interventionen, z.B. das Fürbittgebet aus der Ferne (Benson et al. 2006), mit der Transzendenz des Menschen zu verwechseln, zu objektivieren und zu instrumentalisieren wie einen Tranquilizer, der nach der Methodik klinischer

Studien getestet wird. Psychosomatische und theologische Anthropologie treffen sich in der Kritik an spirituellen Selbsterlösungs-Programmen (☞ Schmucker, 65ff): Spiritualität kann psychotherapeutisch als Wellness-Aktivität und theologisch als intellektueller Airbag gegen die Ohnmacht missbraucht werden. Wirklich befreiend wird sie dann, wenn sie die Ohnmacht traumatisierter Menschen teilt (Lindorfer 2008, ☞ Schmucker, 65ff; Weber, 202ff). Hingegen verfehlen wir die Exzentrizität des Menschen ebenso wie die Göttlichkeit Gottes, wenn im Kurzschluss zwischen spirituellen Bedürfnissen und einem Bewältigungs- oder Sinnproblem Glauben als Wunderdroge „verordnet" wird.

Im Gegensatz zur Palliativmedizin (☞ Borasio, 109ff) und zur Psychoonkologie (☞ Riedner, 130ff; Grulke et al. 2003) hat sich die deutschsprachige Psychosomatische Medizin bisher wenig mit Spiritual Care befasst. Dies ist zum Teil einer gesunden Skepsis geschuldet, z. T. der religionskritischen Tradition der Psychotherapie, die in der Beschäftigung mit Spiritual Care keineswegs fehlen darf. Gleichwohl ist es an der Zeit, Spiritual Care in einem breiten psychosomatischen Kontext zu diskutieren.

3 Suche nach Gott als letzter Bindungs-Figur

Unter *Bindungsverhalten* versteht man besondere, im ersten Lebensjahr entstehende, Interaktionsformen, durch welche *Sicherheit* entsteht. Das Bindungsverhaltens-System wird im Lauf des Lebens in Situationen (re-)aktiviert, in denen diese Sicherheit gefährdet ist, etwa bei Trennung und Abschied, beim Eingehen neuer Beziehungen und auch im Trauer- und Sterbeprozess. Dem frühen Bindungsverhalten entsprechen *innere Arbeitsmodelle*, mit deren Hilfe wir unsere Interaktionen gestalten (Frick 2009).

Im Bindungsverhalten sucht das kleine Kind die physische Präsenz der Bindungsperson. Wie können Gott, eine religiöse Gemeinschaft oder die Ausrichtung auf einen transzendenten Inhalt an die Stelle dieser Bindungsfigur aus Fleisch und Blut treten, wie es schon J. Bowlby, der Begründer der Bindungsforschung, postulierte? Die meisten Menschen behalten lebenslang eine besondere Beziehung zu ihrer Mutter als primärer Bindungsperson. Bei räumlicher Trennung geschieht dies durch Telefonate, Erinnerungen, „linking objects", mit denen wir die Bindungsbeziehung sogar über den Tod hinaus aufrecht zu erhalten versuchen. Mithilfe dieses Typus der *symbolischen Bindung* kann auch Gott als Bindungsfigur aufgefasst werden: Entweder er wird in Fortsetzung bzw. Ersatz der primären Bindungsfigur gegen alle eigenen oder fremden Bestreitungen in Schutz genommen oder er dient durch Idealisierung und Überhöhung dem Ausgleich eines primär unsicheren inneren (Bindungs-)Arbeitsmodells (Cicirelli 2004). Diese symbolische Bindungs-Beziehung kommt damit ebenso wie andere Bindungserfahrungen als Resilienz-Quelle in der Verarbeitung von Trennung, Traumatisierung und Belastung in Frage. Ebenso wie andere Bindungsbeziehungen kann sie von Sicherheit, Vermeidung oder Ambivalenz geprägt sein, was in der therapeutischen Begleitung zu berücksichtigen ist (Petersen und Köhler 2005).

Die Beziehung zu Gott als Bindungs-Figur ist – oft unbewusst! – *konflikthaft*, was in der Coping-Forschung häufig mit der Unterscheidung zwischen „positiver" und „negativer" spiritueller Krankheitsverarbeitung (Pargament et al. 2001) umschrieben wurde. Die empirischen Befunde der europäischen Forschung (Zwingmann et al. 2006) und auch grundsätzliche psychoanalytische Überlegungen berechtigen jedoch zu der Annahme, dass es ein nur „positives" Coping ebensowenig gibt wie ein nur „positives" Gottesbild. Wenn sich unter dem Einfluss von Traumatisierung oder schwerer, u. U. lebensbedrohlicher, Erkrankung bisher abgespaltene „negative" Aspekte des spirituellen Weges zeigen, so *kann* dies der Krankheitsverarbeitung möglicherweise sogar dienen. Der Begriff des „spirituellen Kampfes" sollte demnach nicht normativ verwendet werden (was voraussetzt, wir wüssten, wie „positives Coping" beschaffen sein muss), sondern deskriptiv und akzeptierend.

> Eine Pilotstudie mit 109 70- bis 97jährigen erbrachte eine stärkere Gottes-Bindung bei relativ jüngeren Frauen, die alleinstehend und dunkelhäutig waren sowie zu einer evangelikalen oder fundamentalistischen Konfession gehörten. Bindungsmuster differenzierten zwischen Spiritualität einerseits und institutioneller Religiosität andererseits (p < .05). Eine starke Gottes-Bindung korrelierte deutlich mit nicht-organisationsgebundener Religiosität bzw. Spiritualität (r = .59), während die Korrelation mit organisationsgebundener Religiosität bzw. Kirchlichkeit nur r = .09 betrug. Außerdem gingen subjektive Religiosität (r = .54), Zunahme der Religiosität im mittleren Lebensalter (r = .31) und religiöse Krankheitsverarbeitung (r = .46) mit einer ausgeprägten Gottes-Bindung einher (Cicirelli 2004). Wie tragend andererseits gruppen-gebundene Spiritualität sein kann, soll jetzt nicht am Beispiel einer kirchlichen, sondern einer „säkularen" Gruppe verdeutlicht werden.

4 Selbst-Hilfe, Transzendenz, Spiritualität

An anderen Stellen dieses Buches wird das Konstrukt „Spiritualität" aus fachlicher, praktischer und religiöser Sicht beleuchtet. Hier soll für die Grundlegung des psychosomatischen Spiritualitätskonzeptes auf die Selbsthilfe-Bewegung der „Anonymen Alkoholiker" (AA), weltweit die größte und älteste, Bezug genommen werden, und zwar aus mehreren Gründen:

- Inhaltliche Tabuisierungen, die mit der Schicht- und Berufszugehörigkeit professioneller Helfer einhergehen, spielen eine geringe Rolle.
- Die Zuordnung von Religiosität und Spiritualität (im deutschen Sprachraum und interkulturell) erfolgt lebensnah in einem weltweiten naturalistischen Design.
- Die Einheitlichkeit der „12 Schritte" (☞ Tischinger, 272ff) ermöglicht über mehrere Jahrzehnte und im weltweiten Vergleich eine recht gute Einschätzung der Entwicklung des Spiritualitätskonzepts.
- Die starre medizinisch-therapeutische Rollenverteilung (Patient vs. Behandler) wird innerhalb des Selbsthilfe-Paradigmas durch die Mobilisierung innerer und äußerer Ressourcen (Gruppe, Angehörige, spirituelle Bindung) aufgehoben.

> Bei einer Fragebogen-Untersuchung mit deutschsprachigen AA-Mitgliedern (Murken 1994) zeigte sich, dass die „Höhere Macht" der 12 Schritte von den meisten Antwortenden (56,5 %) mit der Gemeinschaft/der AA-Gruppe in Verbindung gebracht wird, nur von 19,7 % mit dem christlichen Gott. Die Transzendenz der „Höheren Macht" wird mehrheitlich bejaht. Die Antworten „Harmonie der Natur" (31,4 %), „kosmische Ordnung" (27,4 %) und „innere Stärke" (24,4 %) werden jeweils von weniger als einem Drittel der Antwortenden gegeben. Die Konfessionszugehörigkeit spielte für das Antwortverhalten keine Rolle. Die Relativierung der Ich-Bezogenheit festigt sich im Laufe der AA-Zugehörigkeit, also mit langjähriger Abstinenz. Auch bei den Fragen nach den Erfahrungen mit der spirituellen Seite des AA-Programms wirken sich Unterschiede in der konfessionellen Zugehörigkeit nicht aus. Eine Mehrheit gibt jeweils an, das spirituelle AA-Programm habe sie „veranlasst, mein Denken über Gott zu überprüfen" (69,3 %), „zu

einem Glauben größer als ich selbst geführt" (63,9 %), „zu einem spirituellen Erwachen geführt" (54,4). Hingegen antworten nur 18,6 %, durch AA „zur Religion gefunden" zu haben.

Der spirituelle Durst des Menschen nach Sinn, nach Ganzheit, nach der Vereinigung mit Gott kann sich nicht nur auf hohen mystischen Stufen ausdrücken, sondern auch auf der pathologischen Stufe der Sucht nach Alkohol. Umgekehrt kann der spirituelle Entwicklungsweg der AA offensichtlich zur Unabhängigkeit vom alkoholischen „Spiritus" führen:

> „Sehen Sie, auf lateinisch heißt Alkohol ‚Spiritus', und man braucht dasselbe Wort für die höchste religiöse Erfahrung wie für das schädliche Gift" (Jung 1961).

Murken führt Jungs Gedanken weiter, indem er von einem „Wechsel des transzendenten Objekts" bzw. im Rahmen des Versuchs, den süchtigen Narzissmus zu heilen, von einem Ausgleich struktureller Defizite spricht:

> „Die spirituellen Elemente des Programms der Anonymen Alkoholiker ermöglichen es dem einzelnen durch die Überantwortung an ein transzendentes Objekt, sein Ich zu relativieren, wahrzunehmen und neu zu strukturieren. Dies geschieht jedoch im Kontext und unter der Kohäsion der Gruppe, die damit teilweise selbst zum transzendenten Objekt wird. Der einzelne kann sich in der Gemeinschaft der AA in einer Weise verstanden, aufgehoben und entlastet fühlen, die ihn weit über seine eigenen Grenzen hinausführt" (Murken 1994: 150).

5 Spiritual Care: Sorge für sich und andere

Für den Ausdruck „Spiritual Care" gibt es im Deutschen noch keine Bezeichnung. Das Eigenschaftswort „spiritual" kann eine Eigenschaft der professionellen Hilfe meinen oder auch deren wesentlichen Inhalt. „Care", so wurde am Beispiel der AA deutlich, ist zunächst einmal „Selbstsorge" (Heidegger 1927: §§ 41.64). Das gilt nicht nur für die betroffenen Patienten, sondern auch für alle therapeutisch Tätigen, die eine Haltung der Achtsamkeit nur auf einem eigenen spirituellen Erfahrungsweg finden können, nicht im therapeutischen Aktivismus oder im Reden über Spiritualität. Dieser Erfahrungsweg der Helfenden kann sich an der europäischen (jüdisch-christlich geprägten) Tradition orientieren oder an anderen Quellen, namentlich an der buddhistischen (Anderssen-Reuster 2007). Ignatius von Loyola zufolge kommt es weder auf ein langes Leben an, noch auf ein kurzes (Dauer des Lebens), sondern allein auf das Ziel, zu dem wir geschaffen sind (Intensivierung des Lebens durch Sich-Indifferent-Machen, Exerzitienbuch 23). Ärzte, Krankenschwestern und Psychologen sind es gewohnt, die Qualität ihrer Interventionen an der Effizienz im Hinblick auf messbare Zielvariablen zu beurteilen. Im Bereich von Spiritual Care gilt jedoch ein anderes Gütekriterium, nämlich der demütige, solidarische Umgang mit der eigenen Ohnmacht in der Begegnung mit leidenden Menschen (Lindorfer 2008, ☞ Weber, 202ff).

Der eigene spirituelle Weg darf nicht als „Ego-Trip" missverstanden oder diskreditiert werden (Frick und Lautenschlager 2008). Vielmehr schließt er die *Fürsorge* ein, die allerdings paternalistisch zu werden droht, wenn Patienten durch die therapeutisch Tätigen vereinnahmt werden (Rehbock 2002). Die Zurückhaltung der europäischen Medizin und Psychotherapie gegenüber der Spiritualität hat insofern ihre Berechtigung! Andererseits darf die begründete Skepsis gegenüber der spirituellen Heimatsuche (s. o.) – der eigenen wie jener unserer Patienten – nicht dazu führen, die spirituellen Bedürfnisse und Wünsche der Patienten zu missachten. Spiritual Care bewegt sich wie andere ärztlich-therapeutische Interventionen zwischen zwei Polen: dem *einspringenden* und dem *vorausspringenden*:

> „Die Fürsorge hat hinsichtlich ihrer positiven Modi zwei extreme Möglichkeiten. Sie kann dem Anderen die ‚Sorge' gleichsam abnehmen und im Besorgen sich an seine Stelle setzen, für ihn *einspringen*. Diese Fürsorge übernimmt das, was zu besorgen ist, für den Anderen. Dieser wird dabei aus seiner Stelle geworfen, er tritt zurück, um nachträglich das Besorgte als fertig Verfügbares zu übernehmen, bzw. sich ganz davon zu entlasten.
>
> In solcher Fürsorge kann der Andere zum Abhängigen und Beherrschten werden, mag diese Herrschaft auch eine stillschweigende sein und dem Beherrschten verborgen bleiben. [...] Ihr gegenüber besteht die Möglichkeit einer Fürsorge, die für den Anderen nicht so sehr einspringt, als daß sie ihm in seinem existenziellen Seinkönnen *vorausspringt*, nicht um ihm die „Sorge" abzunehmen, sondern erst eigentlich als solche zurückzugeben.
>
> Diese Fürsorge, die wesentlich die eigentliche Sorge – das heißt die Existenz des Anderen betrifft und nicht ein *Was*, das er besorgt, verhilft dem Anderen dazu, *in* seiner Sorge sich durchsichtig und *für* sie *frei* zu werden" (Heidegger 1927: § 26).

Die behutsame Abwägung zwischen Autonomie und schwachem Paternalismus gehört zum klinischen Alltag, insbesondere in der Palliativmedizin. Die Gefahr eines Neo-Klerikalismus (Focault 1981/1994) von Ärzten, Psychotherapeuten und Pflegenden ist dann gegeben, wenn Spiritual Care als subtile Bevormundung praktiziert wird. Wo dies geschieht, sollte es in Supervision, Forschung und Lehre klar benannt werden. Derartige Missbräuche dürfen jedoch nicht dazu führen, das Feld von Spiritual Care wissenschaftlich und therapeutisch-praktisch zu vernachlässigen.

6 Praktisches Fazit: Spirituelle Resilienz

Das Praxis- und Forschungsfeld von *Spiritual Care* wurde in der europäischen Schulmedizin traditionell anderen Berufsgruppen und Institutionen (insbesondere der von den christlichen Kirchen sichergestellten Seelsorge) oder „alternativmedizinischen" Sonderbereichen überlassen. Aus anthropologischer Sicht ist Spiritualität eine Gestalt der Exzentrizität des Menschen, die zur Beschreibung seiner psychosomatischen Ganzheit gehört. Die gegenwärtige Datenlage berechtigt zu der Annahme, dass Spiritualität nicht nur Gefahren beinhaltet (was in der klassischen psychosomatischen Forschung betont wurde), sondern auch ein Bewältigungs-, Entwicklungs- und Deutungs-Potenzial.

Literatur

Anderssen-Reuster U (2007) Einleitung: Was ist Achtsamkeit? In: Anderssen-Reuster U (Hg.) Achtsamkeit in Psychotherapie und Psychosomatik. Haltung und Methode. Stuttgart, 1–4.

Benson H, Dusek JA, Sherwood JB, Lam P, Bethea CF, Carpenter W, Levitsky S, Hill PC, Clem J, Donald W (2006) Study of the Therapeutic Effects of Intercessory Prayer (STEP) in cardiac bypass patients: A multicenter randomized trial of uncertainty and certainty of receiving intercessory prayer. American Heart Journal 151:934-942.

Cicirelli V (2004) God as the ultimate attachment figure for older adults. Attachment and Human Development 6:371–389.

Erdheim M (2005) Spiritualität und Zeitgeist. In: Bäurle P, Hell D, Studer K, Riedel I, Radebold H, Förstl H (Hg.) Spiritualität und Kreativität in der Psychotherapie mit älteren Menschen. Bern.

Foucault M (1981/1994) „Omnes et singulatim": vers une critique de la raison politique. In: Dits et Écrits, tome IV. Paris, 134–161.

Frick E (2009) Psychosomatische Anthropologie. Ein Lehr- und Arbeitsbuch für Unterricht und Studium (unter Mitarbeit von Harald Gündel). Stuttgart.

Frick E, Lautenschlager B (2008) Auf Unendliches bezogen. Spirituelle Entdeckungen bei C.G. Jung. München.

Grulke N, Bailer H, Blaser G, Geyer M, Brähler E, Albani C (2003) Measuring religious attitudes: reliability and validity of the German version of the Systems of Belief Inventory (SBI-15R-D) in a representative sample. Mental Health, Religion and Culture 6:203–213.

Heidegger M (1927) Sein und Zeit. Tübingen.

Jung CG (1961) Brief an W.G. Wilson, Mitbegründer der Anonymen Alkoholiker, 30.1.1961. In: Jung CG (1973) Briefe III. Freiburg im Breisgau, 373f.

Lindorfer S (2008) Befreiungspsychologie. Annäherung an die Realität von Traumatisierung in Ostafrika. Stimmen der Zeit 226:463–473.

Murken S (1994) Die Konzeptualisierung von Spiritualität und „Höherer Macht" im Genesungsprogramm der Anonymen Alkoholiker (AA). Archiv für Religionspsychologie 21:141–152.

Pannenberg W (1983) Anthropologie in theologischer Perspektive. Göttingen.

Pargament KI, Koenig HG, Tarakeshwar N, Hahn J (2001) Religious struggle as a predictor of mortality among medically ill elderly patients: A 2-year longitudinal study. Archives of Internal Medicine 161:1881–1885.

Petersen Y, Köhler L (2005) Die Bindungstheorie als Basis psychotherapeutischer Interventionen in der Terminalphase. Forum der Psychoanalyse 21:277–292.

Plessner H (1928/2003) Die Stufen des Organischen und der Mensch. Einleitung in die philosophische Anthropologie, vol 4. Frankfurt am Main.

Rehbock T (2002) Autonomie – Fürsorge – Paternalismus. Ethik in der Medizin 14:131–150.

Zwingmann C, Wirtz M, Müller C, Körber J, Murken S (2006) Positive and negative religious coping in German breast cancer patients. Journal of Behavioral Medicine 29:533–547.

Spiritualität in Palliativmedizin/Palliative Care

Gian Domenico Borasio

Spirituality in palliative medicine/palliative care

This chapter is divided in two sections. The first section analyzes the differences between the terms „palliative medicine", „palliative care", and „hospice work", which are often cause of misunderstandings in Germany. It is argued that palliative care is the overarching term, while palliative medicine and hospice care are two forms of concrete activity within palliative care. The spiritual dimension is most evident in the term „care", which has the same root as the latin „caritas" (charity). In the second part of the chapter, empirical evidence for the role and importance of the spiritual dimension in palliative care, both for the patients/relatives and for the caregivers themselves, is presented and discussed. The case is made for a pivotal role of the spiritual dimension in a paradigm change from a technocratic, organocentric, to a holistic, anthropocentric approach for the whole of medicine.

keywords

palliative care – palliative medicine – hospice work – empirical evidence – spirituality – SPIR interview – paradigm change

Im ersten Teil dieses Kapitels wird versucht, die mitunter konkurrierenden Begriffe Palliativmedizin/Palliative Care und ihr Verhältnis zum Begriff der Hospizarbeit zu beleuchten. Im zweiten Teil wird die Rolle von Spiritualität im Kontext von Palliative Care anhand der Ergebnisse empirischer Untersuchungen analysiert.

1 Palliative Care, Palliativmedizin und Hospizarbeit: Versuch einer Standortbestimmung

Die Begriffe Palliative Care, Palliativmedizin und Hospizarbeit werden oft in ähnlichen Kontexten verwendet, gelegentlich ausgetauscht und in unterschiedliche Beziehung zueinander gesetzt. Mal wird „Hospiz" als Oberbegriff genannt, mal einer der anderen beiden. Insgesamt scheint in der Bevölkerung, und auch unter Professionellen wie Ärzten oder Pflegenden, eine gewisse Verwirrung über den spezifischen Inhalt und die wechselseitige Beziehung dieser Begriffe zu herrschen. Als Voraussetzung für die Diskussion über Spiritualität im Kontext von Palliativmedizin/Palliative Care, und in der Hoffnung, diese Verwirrung nicht noch zu vermehren, sei nachfolgend eine kurze Systematik versucht.

1.1 Historischer Ursprung

Der Begriff „Hospiz" stammt vom englischen *„hospice"* (lat. hospitium) und wurde von Dame Cicely Saunders eingeführt, die im Jahre 1967 mit dem St. Christopher's

Borasio GD (2009) Spiritualität in Palliativmedizin/Palliative Care. In: Frick E, Roser T (Hg.) Spiritualität und Medizin. Gemeinsame Sorge für den kranken Menschen. Stuttgart, 109–116.

Hospice in London die erste moderne stationäre Hospiz(Palliativ?)-Einrichtung weltweit eröffnete und die Betreuung ihrer Patienten als *„hospice médecine"* bezeichnete. Die Begriffe „Palliativmedizin" und „Palliative Care" wurden von Dr. Balfour Mount in Montreal, Canada, eingeführt. Dr. Mount gründete dort 1975 am Royal Victoria Hospital der McGill University die erste moderne Palliativstation (*Palliative Care Unit*). Der Grund für die Neuentwicklung des Begriffs „Palliativmedizin" lag in der Besonderheit Montreals als Hauptstadt des frankophonen kanadischen Bundesstaats Quebec. Da die Amtssprache in Quebec Französisch ist, der französische Begriff *„hospice"* aber schon belegt war (mit der Bedeutung in etwa eines Pflegeheims für geistesverwirrte ältere Menschen), musste eine andere Bezeichnung für Cicely Saunders' *„hospice medicine"* gefunden werden. Dr. Mount entschied sich für das Wort *„palliative"* (lat. *pallium*, der Mantel), und zwar in den französischen Versionen *„soins palliatifs"* (palliative care) bzw. *„medicine palliative"* (Palliativmedizin). Diese Bezeichnung sollte ausdrücklich auch die psychosoziale und die spirituelle Komponente der Sterbebegleitung umfassen (Borasio und Volkenandt 2006).

1.2 Entwicklung in Deutschland

1985 wurde in Deutschland der erste Hospizverein gegründet (der Christophorus Hospiz Verein in München); zwei Jahre zuvor war an der Universität zu Köln dank der visionären Pionierarbeit von Prof. Heinz Pichlmaier die erste Palliativstation Deutschlands eröffnet worden. In der Folge setzte nach anfänglichen Schwierigkeiten ein zuletzt fast exponentiell anmutendes Wachstum sowohl von Hospiz- als auch von Palliativeinrichtungen ein. Dabei zeichnete sich schon früh als deutsches Spezifikum eine Trennung der „Hospizlandschaft" von der „Palliativszene" ab. Diese Trennung hat ihren Ursprung primär in den unterschiedlichen Finanzierungsbedingungen der beiden Aktivitäten (Hospizarbeit vorwiegend über Spenden und ehrenamtliche Tätigkeit, Palliativmedizin vorwiegend über Krankenkassen). Davon ausgehend hat sich ein Nebeneinander, oft ein Miteinander, manchmal auch ein Gegeneinander von Palliativmedizin und Hospizarbeit in Deutschland entwickelt. Mit der Bitte um Nachsicht für die vereinfachende Darstellung seien in der nachfolgenden Tabelle, in bewusst zugespitzter Form, einige der Charakteristika dieser Trennung genannt:

Tab. 1: Palliativmedizin und Hospizarbeit

	Reklamiert für sich	*Wirft dem andern vor*
Hospizarbeit	Ehrenamtlichkeit, rein altruistische Motivation, größere Nähe zu Patient und Familie, Betonung der psychosozialen und spirituellen Komponente	Arroganz gegenüber ehrenamtlicher Arbeit, mangelnde Wertschätzung, „Symptomatologie"
Palliativmedizin	Professionalität, wissenschaftliche Grundlage, hoher Grad an Institutionalisierung, größere finanzielle Unterstützung, politischer Einfluss	Unprofessionalität, Misstrauen gegenüber allem „Medizinischen", negative Einstellung zur Forschung, „Gutmenschentum"

Diese Entwicklung ist bedauerlich, denn sie führt dazu, dass Synergieeffekte nicht optimal genutzt werden und es gelegentlich auch zu Reibungsverlusten kommt. Bei näherem Hinschauen sind die Gemeinsamkeiten zwischen Hospizarbeit und Palliativmedizin ungleich höher zu bewerten als die Unterschiede.

1.3 Aktuelle Situation

Wie ließe sich also das Verhältnis von Palliative Care, Palliativmedizin und Hospizarbeit am besten beschreiben? In Abbildung 1 wird ein Versuch unternommen, der keine allgemeine Gültigkeit beansprucht und für Kritik und Verbesserungsvorschläge offen ist.

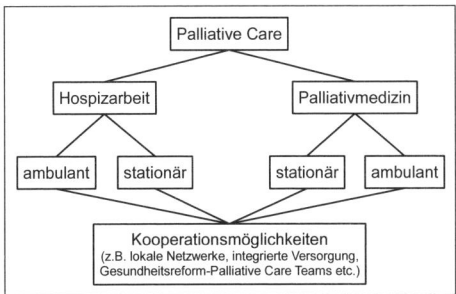

Abb. 1: Palliative Care, Palliativmedizin und Hospizarbeit

Der Oberbegriff „*Palliative Care*" wird in Deutschland oft im englischen Wortlaut verwendet, da es dafür keine adäquate Übersetzung gibt (in letzter Zeit scheint sich in der Beschreibung von Versorgungsstrukturen der Begriff „Palliativversorgung" durchzusetzen, gerade im Zusammenhang mit der Gesundheitsreform). Im englischen Wort „*care*" schwingt im Wortstamm das lateinische „*caritas*" mit, die Nächstenliebe, ein wahrlich umfassender Mantel für alle Aktivitäten zur Verbesserung der Sterbebegleitung. Der Bezug zur spirituellen Dimension ist dabei unüberhörbar.

Palliative Care ist ein Konzept, eine Idee, eine Vision, eine innere und äußere Einstellung, die untrennbar mit großen Vorbildern wie Cicely Saunders, Balfour Mount, Derek Doyle oder Heinz Pichlmaier verbunden ist. Die Konkretisierung dieser Idee geschieht in Deutschland durch zwei Stränge: die Hospizarbeit, zu der sowohl die ambulanten als auch die stationären Hospizeinrichtungen gehören, und die Palliativmedizin, die als spezialisierte Palliativmedizin innerhalb von Krankenhäusern in Form von Palliativstationen oder palliativmedizinischen Konsiliardiensten aktiv ist; als allgemeine Palliativmedizin gehört sie zum Tätigkeitsbereich aller klinisch tätigen Ärzte und findet auch zunehmend Eingang in die ärztliche Aus-, Fort- und Weiterbildung. Derzeit erwerben immer mehr niedergelassene Ärzte die Zusatzbezeichnung Palliativmedizin; einige davon möchten die Palliativmedizin zum Schwerpunkt ihrer Tätigkeit machen. Dabei fällt auf, dass im ambulanten Bereich der medizinisch-pflegerische Versorgungsaspekt gegenüber der psychosozial-spirituellen Komponente von Palliative Care eindeutig überwiegt. Entsprechend sind für die von der Gesundheitsreform neu eingeführten *Palliative*

Care Teams zur spezialisierten ambulanten Palliativversorgung nur die Berufsgruppen Ärzte und Pflegende vorgesehen, während die psychosoziale und die spirituelle Komponente unberücksichtigt bleiben.

2 Spiritualität im Kontext von Palliative Care

In der WHO-Definition von Palliative Care wird zum ersten Mal in der neueren Medizingeschichte die Thematik der Spiritualität auf eine Ebene gestellt mit der physischen und psychosozialen Thematik im Rahmen der Krankenversorgung. Dies ist sicherlich der Besonderheit des Fachgebiets Palliative Care geschuldet, hat aber auch Implikationen für die gesamte Medizin. Es ist nicht verwunderlich, dass die meisten Untersuchungen zur Rolle der Spiritualität sich mit prä-, peri- oder postmortalen Situationen befassen. Empirische Untersuchungen konnten zeigen, dass im Angesicht des Todes die Frage nach dem Lebenssinn (Fegg et al. 2008, Fegg et al. 2007), und die Frage nach der Transzendenz eine besondere Bedeutungssteigerung erfahren.

2.1 Wertvorstellungen am Lebensende

Um die Wertvorstellungen von Palliativpatienten im Vergleich zur Allgemeinbevölkerung zu untersuchen, verwendeten Fegg und Mitarbeiter den „Personal Values Questionnaire" nach Schwartz in einer Gruppe von 64 Patienten mit unheilbaren Erkrankungen (Fegg et al. 2005). Die wichtigsten Werte für diese Gruppe waren Benevolenz (Gutes für andere wünschen/tun), Selbstbestimmung und Universalismus (Sorge für das Allgemeinwohl). Auf der Werte-Hauptachse Selbstbezogenheit versus Selbsttranszendenz zeigten alle teilnehmenden Patienten eine Werteverschiebung hin zu selbsttranszendenten (altruistischen) Wertvorstellungen, in deutlichem Gegensatz zur Situation in der Allgemeinbevölkerung.

Die Ursache für diese bemerkenswerte Verschiebung der Wertvorstellungen Schwerstkranker ist noch unklar. Postuliert wird ein Zusammenhang mit den Mechanismen der Krankheitsbewältigung (*Coping*). In jedem Fall erscheint der Bezug zur Thematik der Spiritualität am Lebensende überdeutlich, und die Frage drängt sich auf: Was können wir tun, um eine solche Verschiebung der Wertvorstellungen auch bei uns zu erreichen, bevor die letzte Lebensphase anbricht?

2.2 Erfassung spiritueller Bedürfnisse: eine ärztliche Aufgabe?

E. Frick sj und Mitarbeiter entwickelten auf der Basis des FICA-Leitfadens von C. Puchalski ein semistrukturiertes Interview zur Erfassung spiritueller Bedürfnisse bei Palliativpatienten mit dem Akronym SPIR (Frick et al. 2006) (Tab. 2).

Bei einer ersten Umfrage mit dem SPIR-Interview konnte festgestellt werden, dass – trotz eines eher niedrigen Niveaus an allgemeiner Religiosität – fast 90 % der Patienten die erste SPIR-Frage „Würden Sie sich im weitesten Sinn des Wortes als gläubigen Menschen bezeichnen?", bejahten. Dies stellt eine eindrucksvolle Bestätigung der Bedeutung von Spiritualität als potenzieller Ressource in der Betreuung von Palliativpatienten dar.

Tab. 2: Die 4 Hauptfragen des SPIR-Interviews

S:	Spirituelle und Glaubens-Überzeugungen **Würden Sie sich im weitesten Sinne des Wortes als gläubigen Menschen bezeichnen?**
P:	Platz und Einfluss, den diese Überzeugungen im Leben des Patienten einnehmen **Sind die Überzeugungen, von denen Sie gesprochen haben, wichtig für Ihr Leben und für Ihre gegenwärtige Situation?**
I:	Integration in eine spirituelle, religiöse, kirchliche Gemeinschaft/Gruppe **Gehören Sie zu einer spirituellen oder religiösen Gemeinschaft (Gemeinde, Kirche, spirituelle Gruppe)?**
R:	Rolle des Professionellen **Wie soll ich als Ihr Arzt/Seelsorger mit diesen Fragen umgehen?**

Bei einer randomisierten Untersuchung mit dem SPIR-Interview wurden die SPIR-Fragen entweder von Ärzten oder von Seelsorgern gestellt; die Zuteilung der Patienten zu den beiden Berufsgruppen erfolgte zufallsgesteuert. Die Ergebnisse zeigten, dass Patienten es sehr begrüßen, wenn Fragen nach ihrem spirituellen Wohlbefinden von Ärzten gestellt werden. Ein Patient sagte dazu *„Ich ziehe es vor, dass Sie als Arzt mir diese Fragen stellen, weil Sie sind objektiver"* (sic). Das Interview selbst wurde, unabhängig von der durchführenden Berufsgruppe, von den Patienten als sehr hilfreich und wenig belastend erlebt. Eine mögliche Hypothese, die aus den Daten dieser Studie gewonnen werden kann, ist, dass die Initialfrage (Screening) nach den spirituellen Bedürfnissen und Ressourcen der Patienten durchaus von den behandelnden Ärzten im Rahmen der Gesamtanamnese gestellt werden kann und sollte (☞ Hagen/Riedner, 229ff). Das SPIR-Interview bietet hierfür einen verlässlichen Orientierungsrahmen. Je nach Beantwortung insbesondere der vierten SPIR-Frage kann die weitere Begleitung entsprechend der individuellen Wünsche und Bedürfnisse des Patienten gestaltet werden.

2.3 Spiritualität in der Praxis

Die besondere Herausforderung von Spiritual Care im (palliativ)medizinischen Kontext besteht in der unvermeidbaren Multiprofessionalität und Multiperspektivität des Zugangs zu dieser Thematik in der Patientenversorgung (Roser und Borasio 2008). Die Patienten selber haben ein sehr positives Feedback gegeben, wenn Fragen nach ihrer Spiritualität durch Ärzte gestellt wurden, anstatt durch Seelsorger, da sie sich dabei in ihrem ganzen Menschsein gewürdigt fühlen. Fragen mit mehr oder weniger offenem spirituellen Hintergrund können von Patienten positiv (z. B. als Bitte um Rituale oder Unterstützung durch die Seelsorge, Äußerungen über die Bedeutung des eigenen Glaubens) oder negativ (als Äußerung von Verzweiflung bis hin zur Suizidalität, Bitten um Euthanasie) formuliert werden. Die Adressaten dieser Äußerungen werden von den Patienten allerdings nicht nach der professionellen Zuordnung, sondern auf relationaler Basis ausgesucht: Diejenigen Menschen, zu denen eine Patientin, ein Patient das größte Vertrauen spürt, werden auch mit diesen Fragen konfrontiert. Das bedeutet, dass eine Grundkompetenz in *Spiritual Care* zum unverzichtbaren Bestandteil der Grundkompetenz aller in der (Palliativ)Medizin Tätigen gehört (☞ Hagen/Raischl, 280ff). Zu dieser Grundkompetenz gehört auch ein Verständnis für die multi- und transkulturellen Dimensionen des Themas Spiritualität, die einen differenzierten und kultursensitiven Zugang erforderlich machen (Albert et al. 2007).

2.4   Spiritualität des Palliativteams

Nicht nur Patienten und Angehörige haben spirituelle Bedürfnisse, sondern auch die Helfenden. Eine Reflexion der eigenen spirituellen Bedürfnisse und Ressourcen erscheint als unabdingbare Voraussetzung für eine geglückte Arbeit in Palliative Care. Entsprechend konnte in einer empirischen Untersuchung der Nachweis erbracht werden, dass ein Training in Spiritual Care für Mitarbeiter von nur dreieinhalb Tagen Dauer eine nachhaltige, über sechs Monate anhaltende Verbesserung in mehreren Parametern bewirken konnte: in der Einstellung zu sich selbst, zur eigenen Familie, zur eigenen Arbeit und zu den Kollegen, sowie Reduzierung des mit der Arbeit verbundenen Stress und Verbesserung des spirituellen Wohlbefindens (Wasner et al. 2005). Die fundierte Reflexion über die eigene Spiritualität sollte demnach Bestandteil der Ausbildung aller in Palliative Care professionell oder ehrenamtlich Tätigen sein.

2.5   Implikationen für die Aus-, Fort- und Weiterbildung

Die Vermittlung eines Basiswissens über Spiritualität und Spiritual Care sollte schon während der Grundausbildung der jeweiligen Berufe erfolgen. An der LMU München wird seit dem Sommersemester 2004 im Palliativseminar I eine für alle Studierenden verpflichtende Einheit „Spiritualität" gelehrt, und zwar von nichtärztlichen Dozenten (Pflegende, Psychotherapeuten, Sozialarbeiter, Seelsorger). Von allen Einheiten im Palliativseminar I zeigte diese Einheit bei der Evaluation den prozentual größten Kompetenzzuwachs (75 %) (Wasner et al. 2008). Das Thema wurde von den Studenten nach anfänglicher Skepsis insgesamt sehr gut aufgenommen und ist auch Bestandteil der Multiple-Choice-Klausur am Ende des Palliativseminars. Die Anerkennung von Spiritual Care als notwendiges und nicht optionales Lernfeld für alle in der (Palliativ)Medizin Tätigen wird ein wichtiger Schritt zur tatsächlichen Implementierung des ganzheitlichen Betreuungsgedankens der Palliative Care in der gesamten Medizin darstellen.

2.6   Schlussbemerkung

Mit der Entwicklung des Fachgebiets Palliativmedizin/Palliative Care ist in der modernen Medizin in mehrfacher Hinsicht ein Paradigmenwechsel eingeleitet worden: von einer organozentrischen, technokratischen zu einer anthropozentrischen, ganzheitlichen Perspektive, die auch den Bereich der Spiritualität und Transzendenz nicht ausklammert, sondern aktiv in die Betreuung einbaut (☞ Dietzfelbinger, 124ff). Die Sinnhaftigkeit dieses Ansatzes steht zwar für alle im Bereich Palliative Care Tätigen außer Frage, trifft aber in der Praxis durchaus auf beachtliche Widerstände. Diese kommen einerseits vom „klassischen" Medizinsystem, das die Wertigkeit der klinischen oder gar wissenschaftlichen Beschäftigung mit Fragen der

Spiritualität in der Medizin grundsätzlich in Frage stellt; Andererseits ist auch bei den Kirchen ein gewisses Unbehagen bei der Vorstellung zu spüren, sich von der alleinigen Deutungs- und Handlungshoheit auf dem Gebiet der Krankenseelsorge verabschieden zu müssen (☞ Bertram/Kneißl/Hagen, 80ff).

Gerade hierin liegt jedoch eine große Chance für alle Beteiligten, nämlich die Möglichkeit, unter Anerkennung der Spezifizität (und damit auch notwendigerweise Beschränktheit) der jeweiligen Fachperspektive mit allen anderen Disziplinen in einem fruchtbaren Austausch einzutreten – dabei immer orientiert an den Sorgen, Bedürfnissen und Ressourcen des einzelnen Menschen, der sich uns als Professionelle in der Krankheitssituation anvertraut. Im Idealfall kann dieser Austausch zu einer Horizontverschmelzung führen, die es uns erlaubt, für jeden Menschen mitsamt seinem sozialen Umfeld die angemessene Form der Begleitung zu erspüren. Die spirituelle Dimension stellt dabei jenen Mehrwert dar, der den qualitativen Unterschied beim Paradigmenwechsel zwischen „Cure" und „Care" ausmacht. Damit könnte es tatsächlich möglich sein, gute Voraussetzungen für jenes Ziel zu schaffen, das Rainer Maria Rilke unvergleichlich formuliert hat:

> O Herr, gib jedem seinen eignen Tod
> Das Sterben, das aus jenem Leben geht
> darin er Liebe hatte, Sinn und Not.

Literatur

Albert SM, Wasner M, Tider T, Drory VE, Borasio GD (2007) Cross-cultural variation in mental health at the end of life in patients with ALS. Neurology 68:1058–1061.

Borasio GD, Volkenandt M (2006) Palliativmedizin – weit mehr als nur Schmerztherapie. Zeitschrift für medizinische Ethik 52:215–223.

Fegg MJ, Kramer M, Bausewein C, Borasio GD (2007) Meaning in Life in the Federal Republic of Germany: results of a representative survey with the Schedule for Meaning in Life Evaluation (SMiLE). Health and Quality of Life Outcomes 5:59.

Fegg MJ, Kramer M, L'hoste S, Borasio GD (2008) The Schedule for Meaning in Life Evaluation (SMiLE): Validation of a new instrument for meaning-in-life research. Journal of Pain and Symptom Management 35:356–364.

Fegg MJ, Wasner M, Neudert C, Borasio GD (2005) Personal values and individual quality of life in palliative care patients. Journal of Pain and Symptom Management 30:154–159.

Frick E, Riedner C, Fegg M, Hauf S, Borasio GD (2006) A clinical interview assessing cancer patients' spiritual needs and preferences. European Journal of Cancer Care 15:238–243.

Roser T, Borasio GD (2008) Der Tod als Rahmenbedingung. Spiritual Care in der Palliativmedizin. Praktische Theologie 43(1): 43–51.

Wasner M, Roser T, Fittkau-Tönnesmann B, Borasio GD (2008) Spiritualität und psychosoziale Begleitung als wichtige Lehrinhalte. Deutsches Ärzteblatt 105(13):A674–6.

Wasner M, Longaker C, Fegg MJ, Borasio GD (2005) Effects of spiritual care training for palliative care professionals. Palliative Medicine 19:99–104.

Am Anfang steht der Tod. Die spirituelle Dimension des anatomischen Präparierkurses

Reinhard Putz

In the beginning was death – Spiritual dimensions of the anatomical dissection course

Medical students generally embark on their career with a high level of dedication to curing the sick. However, at a very early point in their studies they are confronted with dead bodies in the dissection course. Given the prevalent inexperience in encountering death, many young people are thrown into a state of doubt and uncertainty. Yet this very vulnerability must be taken as an opportunity for the student's development of empathy. Students can visualize the holistic educational goal of their medical studies at an early stage by engaging with patients and practising physicians in parallel to their dissection course. However, the critical factor is not the apparent objectivity of the situation, but the exemplary function of the teachers involved. Given their lack of appropriate training and primarily scientific orientation, teaching staff in the dissection course are recommended to confine their role to the transfer of knowledge and refrain from confronting students with considerations of the fundamental meaning of death and dying. It is precisely the teacher's respectful objectification which can transform the study of basic anatomical principles into a way to comprehend the indestructible spiritual dimension of the individual.

keywords
medical education – anatomy – dissection course – hour of commemoration

1 Einleitung

Entsprechend der Approbationsordnung für Ärzte (ÄAppO, 2003) steht in Deutschland am Beginn des Medizinstudiums ein Kurs der Anatomie, der an originalen menschlichen Präparaten durchgeführt wird. Dies ist auch in vielen internationalen Ausbildungsstätten der Fall, wenn auch ein selbstständiges Präparieren am Leichnam oft nur als freiwillige Unterrichtsform angeboten wird. Neben grundsätzlichen didaktischen Überlegungen, ob einer konsekutiven fachlichen Ausbildung oder einer integrativ-klinisch orientierten Ausbildung der Vorzug gegeben werden soll, steht die Frage im Raum, welche Rolle die Konfrontation mit dem Leichnam für die Studierenden in der Anfangsphase ihrer Ausbildung haben mag.

In diesem Beitrag soll der Frage nachgegangen werden, wie die Studierenden die Gegenüberstellung mit dem menschlichen Leichnam als Ausbildungsobjekt erleben und welche Konsequenzen für den späteren Umgang mit dem Patienten daraus ableitbar sind. Schließlich geht es auch darum, wie diese am Anfang des Studiums stehende Ausnahmesituation für eine spirituelle Sensibilisierung genutzt werden kann.

Putz R (2009) Am Anfang steht der Tod. Die spirituelle Dimension des anatomischen Präparierkurses. In: Frick E, Roser T (Hg.) Spiritualität und Medizin. Gemeinsame Sorge für den kranken Menschen. Stuttgart, 116–123.

2 Hintergrund

Seit Jahrzehnten beobachtet der Autor große Gruppen von Studierenden der Medizin (Die jährliche Zulassungszahl ist in München inzwischen auf 849 Studienanfänger angewachsen). Da die Anatomie am Anfang der Ausbildung steht und die verschiedenen Kurse trotz der hohen Studentenzahlen relativ großen Spielraum zu persönlichem Kontakt ermöglichen, ließ sich die Grundeinstellung der Studierenden am Anfang des Studiums unter konstanten Bedingungen gut verfolgen.

Die hier entwickelten Überlegungen stützen sich insbesondere auf eine seit vielen Jahren an die Studienanfänger in der ersten Vorlesung gestellte Eingangsfrage: „Was hat mich motiviert, Medizin zu studieren?", außerdem auf unterschiedlich ausgedehnte Evaluationen zum Präparierkurs nach dessen Ende. Bei diesen Evaluationen ging es zuerst um fachliche Aspekte des Vermittlungsprozesses, wie Schwierigkeitsgrad und Angemessenheit der Prüfungen, Qualität der Betreuung sowie organisatorische Fragen und nicht zuletzt eben um die persönliche Erfahrung im Präparierkurs nach dessen Abschluss. So beruht diese retrospektive Bewertung auf einer Reihe von Daten und persönlichen Rückschlüssen aus vielen intensiven Begegnungen mit Studierenden. Dies macht es möglich, Defizite auf Seiten der Kursleitung zu benennen. Diese entstehen dadurch, dass in der Kursplanung die spirituelle Dimension des Präparierkurses verleugnet wird. Wenn derartige Defizite erkannt werden, eröffnet dies auch Chancen.

3 Motivation der Studierenden am Beginn des Studiums

Die Antworten auf die oben gestellte Frage nach der Motivation zum Medizinstudium lassen sich gut in drei Gruppen unterteilen. Für die größte Gruppe geht es – relativ wenig hinterfragt – sehr pauschal um „Helfen, Heilen, Schmerzen lindern etc." (Tab. 1). Eine zweite Gruppe macht deutlich klar, dass sie ausgebildet werden möchte, um helfen und heilen zu können. In diese Gruppe lassen sich auch die Antworten einbeziehen, die auf einen familiären Hintergrund oder klar definierte Vorbilder hinweisen. Die dritte Gruppe von Antworten bezieht sich auf ein oft präzise ausgedrücktes, wissenschaftlich motiviertes Interesse an Form und Funktion des menschlichen Körpers.

Typische Antworten:

1   Menschen heilen; in der dritten Welt helfen; war immer schon mein Traum; es gibt nichts Schöneres als Menschen zu helfen

2a   Ausbildung, um helfen zu können; Wissenschaft anwenden; den Körper verstehen, um gezielt Krankheiten behandeln zu können

2b   das Vorbild meines Vaters; vorhergehende Ausbildung als Krankenschwester

3   Interesse an Aufbau und Funktion der Organe; ich möchte in die medizinische Forschung gehen; die Wunderwelt des menschlichen Körpers verstehen

4   Geld; sozialer Status; Macht, berufliche Sicherheit

Aus den Zahlen der Tab. 1 sind zwei Aspekte direkt abzuleiten. Zum einen ist beeindruckend, dass der weitaus überwiegende Anteil der Studierenden mit einem oft sehr pauschalen Enthusiasmus und mit großer, emotional gefärbter Illusion über das Arztbild, über zukünftiges ärztliches Wirken in das Studium eintritt. Als zweites wird deutlich, dass der Anteil dieser Gruppe durch die Jahre nahezu kontinuierlich zugenommen hat.

Tab. 1: Verteilung der Antworten auf die in der ersten Vorlesung des Medizinstudiums gestellte Frage: „Was hat mich motiviert, Medizin zu studieren?" (Angaben in %)

Gruppen	2003	2004	2005	2006	2007
1. Heilen und helfen	31	32	46	53	58
2a. Ausbildung, um helfen zu können	28	47	39	27	30
2b. (incl. familiäre Vorbild-situation)			(7)	(6)	(5)
3. Interesse an der Funktion des Körpers	27	18	12	5	10
4. Verschiedenes	4	3	3	5	2

Demgegenüber steht die Tatsache, dass die Abbrecherquote im ersten Semester etwa 10–15 % beträgt. Es ist allerdings nicht klar, ob die Entscheidung, das kaum begonnene Studium abzubrechen, als Ausdruck einer schon in den ersten Wochen stattfindenden Desillusionierung der jungen Studierenden anzusehen ist oder ob einfach der Leistungsdruck als zu hoch empfunden wird.

4 Konfrontation mit dem Leichnam

Unter der Last eines immensen Lerndrucks und gleichzeitiger Verunsicherung beim Eintritt in diesen neuen Lebensabschnitt werden die Studierenden nach wenigen Wochen bereits mit einem Leichnam konfrontiert. Dies wird in den verschiedenen Universitäten jedoch zeitlich etwas unterschiedlich organisiert, einerseits unter dem Zeitdruck der Studienpläne und andererseits als bewusste Ergänzung der naturwissenschaftlichen Grundlagenfächer.

Dass die Studierenden oft als erste Ausweichreaktion die Frage nach Sinn und Relevanz des Präparierkurses stellen, liegt auf der Hand und ist ganz natürlich. Oft genug steht allerdings dabei der vage Wunsch im Hintergrund, über das Stellen dieser Frage dem Prozess des Präparierkurses und seinen praktischen Anforderungen ausweichen zu können. Dies wird aber durch die Regelung der ÄAppO verhindert. Es haben sich ausnahmslos alle Studierenden mit dem Leichnam auseinander zu setzen.

Selbstverständlich wird in allen betroffenen Institutionen der Weg bis zur Begegnung mit dem unversehrten Leichnam sorgfältig strukturiert, sodass die Studierenden über Modelle und Teilpräparate langsam an den Umgang mit dem gesamten Körper herangeführt werden. Dennoch bleibt die Gegenüberstellung mit dem Leichnam eine von jedem Studierenden in unterschiedlicher Weise erlebte Herausforderung. Ein Blick in den Hörsaal bei der ersten Demonstration eines unversehrten, ganzen Leichnams zeigt die gesamte Palette denkbarer Verhaltensweisen, vom einfach interessierten Schauen über das (scheinbar) überlegene Lachen bis hin zu Tränen. Dieselben Phänomene lassen sich eine Stunde später im Präpariersaal beobachten, wenn die Studierenden nun tatsächlich in der Gruppe an „ihrem" Leichnam die ersten Untersuchungen und Präparationsschritte vorzunehmen haben. Als für alle hilfreich erwies sich dabei die Tragekraft der Gruppe von acht bis zehn Studierenden, wie sie sich unter dem Lerndruck der Vorwochen zusammengefunden haben. Als freibleibende Möglichkeit zur Aussprache über die persönliche Wahrnehmung und Erfahrung wird am Ende des ersten Präpariertages eine Aussprache mit dem Kurs- bzw. Institutsleiter angeboten.

Offenkundig wird, wie sehr jeglicher Umgang mit dem toten Menschen im Alltag, auch in der Familie ausgeblendet wird. Die allerwenigsten jungen Menschen haben vor Studienbeginn jemals einen toten Menschen gesehen. Bei wenigen allerdings wird die noch wenig verarbeitete Belastung der Begleitung eines Verwandten in seiner zum Tode führenden Krankheit offenkundig, das Thema „Tod" bleibt aber auch angesichts des Leichnams eine ferne abstrakte Vorstellung.

In der Vorbereitung auf den ersten Präpariertag scheint es entscheidend wichtig, dass die so gut nachvollziehbaren Ängste der jungen Menschen von den Dozenten – zumindest von den Leitungspersonen – öffentlich aufgenommen werden. Allein die Bereitschaft zum Verständnis gibt für viele Rückendeckung und ermutigt, sich in der Gruppe hilfreich auszutauschen. Aus der jahrzehntelangen Erfahrung in den vorbereitenden Vorlesungen und Einführungen scheint es wichtig, möglichst klar herauszuarbeiten, dass es in dem Kontext der Anatomie und des anatomischen Präparierkurses ausschließlich um den „Toten" und keinesfalls etwa um „Tod" oder sogar „Sterben" geht.

Für die jungen Menschen ist dies keineswegs von vorneherein einsichtig. Sehr viele von ihnen scheinen sogar regelrecht auf eine derartige Auseinandersetzung vorprogrammiert. Der tote Körper wird vordergründig zum Anlass genommen, sich mit dem – wie es häufig auch ausgedrückt wird – „in der Öffentlichkeit verdrängten Tod" zu befassen. Viele, wenn auch keineswegs alle leiten geradezu eine Verpflichtung ab, sich nun mit dem Tod allgemein und mehr noch mit dem Schicksal des vor ihnen liegenden Toten auseinander zu setzen.

Wie viele Beratungsgespräche gezeigt haben, liegt hier das eigentliche Problem mancher junger Menschen, die oft aus dem persönlichen Erleben heraus angesichts des vor ihnen liegenden toten Menschen den vielleicht bedrückend oder sogar furchtbar erlebten Prozess des Sterbens im Familienkreis wieder in Erinnerung rufen oder – was als noch größeres Problem erscheint – beeinflusst durch Erziehung oder einen bestimmten gesellschaftlichen Kreis das Schicksal des betroffenen toten Menschen extrapolieren, bis hin zum Eindringen in Vorstellungen über dessen Krankheit, Sterben und Tod.

Hier steht nun der junge Mensch im Allgemeinen zum ersten Mal wirklich alleine, nämlich ohne schützenden familiären Beistand dem Subjekt eines toten Menschen gegenüber. Er/sie ist konfrontiert mit einem Toten in dessen klarster

Form: nackt und bloß auf einem Metalltisch. Demgegenüber treten die Erinnerungen an den Tod von Verwandten und Bekannten rasch in den Hintergrund. Manche Studierende bringen Erfahrungen aus dem Pflegepraktikum oder aus einer Sanitätshelfergruppe mit; die reale Situation des Toten als Präparat hat nichts mehr mit den Ritualen im Umgang mit Verstorbenen zu tun.

Je nach ihrem Kulturkreis bringen zwar alle Teilnehmer am Kurs ihr ganz persönliches Verständnis von Ritualen im Zusammenhang mit dem Abschied von einem toten Menschen mit; sehr rasch wird aber realisiert, dass hier gar kein Abschied stattfindet. Es ist dieser eigenartige Schwebezustand einer außerhalb einer Anatomie niemals erfahrbaren Begegnung mit einem Leichnam, was zutiefst verunsichern muss, auch wenn eine betreuende Lehrperson daneben steht. Es wird dies als ein starkes Tabu empfunden, mit dem jeder erst lernen muss umzugehen. Dozenten, insbesondere wenn sie ihre wissenschaftlichen Interessen und ihre akademische Karriere in erster Linie im Blickfeld haben, neigen daher dazu, die studentische Betroffenheit bei der Konfrontation mit dem Leichnam meist freundlich, aber dennoch bestimmt zur Seite zu wischen und möglichst rasch zur präparatorisch-technischen Tagesordnung überzugehen.

5 Diskussion

Für den Autor hat sich durch viele Jahre die Frage gestellt, welche Verantwortung dem Lehrkörper, den verantwortlichen Lehrpersonen in dieser Einstiegsphase des Medizinstudiums eigentlich zukommt. Die entscheidende Frage ist dabei, ob die Präparation des menschlichen Leichnams einfach als methodisch wichtiges Element der anatomischen Ausbildung gesehen werden darf, oder ob hier Einstellungen im späteren Umgang mit einem „medizinischen Gegenüber", mit den Patienten unreflektiert und deshalb umso problematischer geprägt oder zumindest mitbestimmt werden. Die Vermutung liegt nahe, dass im Umgang mit dem Leichnam auch eine Ursache für einen späteren objektivierenden „unmenschlichen" Umgang mit dem Patienten liegt.

So hat etwa Lippert in einem Aufsehen erregenden Beitrag gefordert, die Studierenden dazu anzuhalten, im zu präparierenden Leichnam den ersten Patienten zu sehen und sich dementsprechend sorgend um ihn zu kümmern (Lippert 1984, 1985). Das Feuchthalten des Präparates wurde als eine Einübung von Zuwendung zum Patienten empfohlen, ein tägliches Ansprechen des Leichnams als erster Schritt zum Aufbau einer Arzt-Patientbeziehung. Ein derartiges vermenschlichendes Verhalten gegenüber dem Leichnam wurde und wird jedoch von vielen Anatomen strikt abgelehnt. Wir sehen uns einfach nicht als kompetente Fachleute für die ohne Zweifel überaus wichtige Ausbildung zu einer spirituell getragenen, effizienten Beziehung zum Patienten. In der Verwischung der Situationen könnte m. E. sogar im Gegenteil die Gefahr einer gewissen Verunsicherung der jungen Studierenden liegen. Der so verständliche Drang der Studierenden nach Einbeziehung in ärztliches Verstehen und sorgendes Handeln muss demgegenüber durch frühen koordinierten Kontakt mit Patienten konstruktiv aufgenommen werden. Wenn es dabei gelingt, die Relevanz der täglichen präparatorischen Erfahrung konsequent auf die spätere Anwendung am Patienten zu übertragen, besteht die Chance, den Leichnam – vielleicht auch die dahinter stehende Person – dankbar als Vermittler fundamentalen Wissens und Begreifens zu würdigen. Wenn auch die Vorschläge von Lippert seinerzeit sehr umstritten waren, so haben sie doch zu einer gewissen Sensibilisierung des Lehrkörpers für die besondere Situation der jungen Studierenden und die Bedeutung des Kurses für das spätere ärztliche Selbstverständnis beigetragen.

Die nicht zuletzt durch eine gewisse nachvollziehbare Verunsicherung der jungen Menschen bei ihrer täglichen Auseinandersetzung mit dem Leichnam entstehende Offenheit sollte unbedingt dazu benützt werden, durch Einbeziehung von Klinikern in die Ausbildung bereits jetzt grundsätzliche ärztliche Verhaltensweisen mitzuerleben. Entscheidend für eine erfolgreiche Implementierung sorgenden ärztlichen Verhaltens allerdings ist, dass für die Studierenden bereits in dieser Phase des Studiums ein vom gesamten Lehrkörper einer Fakultät gemeinschaftlich getragenes ärztliches Ausbildungsziel sichtbar wird. Dem Präparierkurs kommt dabei als prägende Phase der frühen Ausbildung die ganz entscheidende Chance zu, über die Stoffvermittlung hinaus für das ärztliche Selbstverständnis wichtige Einsichten und Handlungsweisen vermitteln zu können (Hofer 2006).

Als persönliches, auf vielen Gesprächen und Evaluationen beruhendes Resümée ergibt sich eine eigentlich nicht sehr überraschende, für verantwortungsvolle Dozenten aber dennoch nachdenklich machende Folgerung. Es scheint evident, dass nicht die Erfahrung der Konfrontation mit dem nackten Leichnam, dessen Person ohnedies Schritt für Schritt aufgelöst wird, die entscheidende Rolle spielt, sondern dass es die Persönlichkeit des Dozenten ist, die den Studierenden in dieser sensiblen Orientierungsphase prägt (Putz 1999).

Die Studierenden sind in der emotional aufgeladenen Anfangszeit des Präparierkurses in hohem Maße bereit, den Vorgaben und auch der Einstellung des verantwortlichen Dozenten weitgehend blind zu folgen. Die persönliche Betroffenheit des ersten Präpariertages, der ersten Präparierstunde drängt jede theoretische Vorgabe und Verarbeitungsanweisung in den Hintergrund. Der suchende, oft distanziert prüfende Blick nach dem Dozenten legt den persönlichen Bedarf des einzelnen Studierenden ungeschützt offen. Respekt im Umgang mit dem Toten, an dem fortschreitend das Tabu der Unverletzlichkeit des Menschen gebrochen wird, entsteht nicht durch Appelle, sondern alleine durch das Vorbild der Dozenten und ihrer Mitarbeiter. Dass viele Dozenten dieser Verantwortung aus dem Weg gehen, liegt aller Erfahrung nach auf der Hand. Die Gründe dafür sind vielschichtig und liegen in der individuellen Persönlichkeitsentwicklung, bis hin zu einem nicht primär geplanten, schicksalshaften Berufsweg, der den Dozenten, ungewollt zum Lehrer am toten Menschen, am Präparat werden ließ. Dass dabei der Schritt zur Versachlichung, zur Objektivierung des Prozesses als Ausweg nahe liegt, wird im Einzelfall verständlich.

Aus der Psychologie des Umgangs mit dem Leichnam in der Kontaktphase ein standardisierbares Muster zu schaffen, wie dies von Lippert (1984) vorgeschlagen wurde, scheint daher wenig effizient. Zu dominierend ist der individuelle familiäre Hintergrund der Studierenden, ist die in der Vorbereitungszeit auf das Studium und auf diesen ersten Präparierkurstag gewachsene Macht der eigenen Vorstellungen. Da die persönliche Einstellung des Dozenten der entscheidende prägende Faktor zu sein scheint, mögen genauere Verfahrensregeln für den Lehrkörper genau so wenig effizient sein.

Dies ist insofern von nicht zu unterschätzender Bedeutung, da sich der Anteil der Lehrpersonen im Lehrkörper, die einen medizinischen und vielleicht sogar klinischen Hintergrund haben, in den Jahren deutlich abgenommen hat. Der vorklinische Unterricht wird in zunehmender Weise von hoch spezialisierten Wissenschaftlern durchgeführt, die selber aus einer anderen, meist naturwissenschaftlich geprägten Ausbildungskultur kommen.

Gerade im Hinblick auf die Gefahr einer zu starken Versachlichung des menschlichen Körpers im späteren Berufsbild der Studierenden sollte allerdings auf das Schließen eines Bogens im Umgang mit einem toten Menschen als individuellem Objekt der zerstörenden Präparation geachtet werden. Gerade weil die Eingangsphase die Studierenden – wenn auch nur für kurze Zeit – stark emotionalisiert, sollte unbedingt ein Ritual des Abschiednehmens von der Person des Leichnams durchgeführt werden. Eine formale, zeremonielle Verabschiedung ermöglicht die öffentliche Abstattung des Dankes an den Menschen, der seinen Körper zum Studium zur Verfügung gestellt hat. Sie erlaubt es den Studierenden damit, eine vorhandene Beklemmung und angesichts des Tabubruchs der Präparation nachwirkende Verunsicherung abzulegen. Die Gedenkstunden (Dankstunden), die an der Universität München, wie auch in vielen anderen Universitäten zum Ende des Präparierkurses gemeinsam von Studierenden und Dozenten in überaus hilfreicher Zusammenarbeit mit Studentenseelsorgern und Pastoren gestaltet werden, sind Orte eines dankbaren, befreienden und zukunftsorientierten Abschiedes geworden (Pabst et al. 2006).

Die Gespräche und viele schriftliche Kommentare in den Evaluationen lassen erkennen, dass die Konfrontation mit dem Leichnam bei fast allen Studierenden, so sehr sie im voraus und oft auch von außen problematisiert wird, doch nur als relativ kurze Phase erlebt wird. Hauptgrund dafür ist die Einbettung in die Gruppe von Kolleginnen und Kollegen, die eben diese Situation, diese Herausforderung gemeinsam zu bewältigen hat. Der/die einzelne Studierende sucht sehr rasch Rückhalt in der Gruppe und findet ihn leicht, allerdings nur, wenn sich bereits vor Beginn des Kurses ein konstruktives Gruppenklima gebildet hat.

6 Schlussfolgerungen

Die Konfrontation mit dem Leichnam stellt für die Studierenden in der Anfangsphase des Studiums nachvollziehbar, allerdings nur für kurze Zeit eine persönliche Ausnahmesituation dar. Die den meisten Studierenden fehlende Erfahrung führt zu einer völlig offenen, nicht bestimmten Erwartungshaltung, die Chance und Gefahr für den Ausbildungsprozess in gleicher Weise darstellt.

Es ist ein großes Missverständnis und zugleich Ausdruck des Versuches einer Überkompensation, dass es bei der ersten Begegnung mit dem Leichnam in der Anatomie um eine Auseinandersetzung mit Tod und Sterben ginge, dass diese sogar bewusst initiiert werden müsste. Angesichts der völlig fehlenden Ausbildung des Lehrkörpers, sich mit dieser, die Entwicklung der jungen Menschen durchaus betreffenden Thematik aktiv zu befassen, sind alle Beteiligten gut beraten, sich auf den Anlass des Präparierkurses, die Auseinandersetzung mit dem Toten zu beschränken. Gerade aus einer solchen respektvoll objektivierenden Haltung der naturwissenschaftlich orientierten Dozenten kann der Unterricht in den anatomischen Grundlagen umso mehr eine Brücke zur Erfassung der unzerstörbaren spirituellen Dimension des Menschen werden.

Klar scheint, dass hier für eine kurze Zeit eine Art vulnerable Phase in der Entwicklung der Empathie der jungen Studierenden vorhanden ist. Hier liegt eine Chance, vielleicht sogar eine gewisse Verpflichtung, die jungen Studierenden die Situation des Präparierkurses als integralen Teil des Studiums spüren zu lassen, indem in der parallel dazu vermittelten Begegnung mit Patienten und mit klinischen Kolleginnen und Kollegen das ganzheitlich ärztliche Ausbildungsziel des Studiums sichtbar wird. Evident ist, dass gerade in dieser alle Studierenden etwas verunsichernden Phase dem Vorbild der beteiligten Dozenten eine entscheidende Rolle zukommt. Das Verhalten der Dozenten auf Fragen nach dem Schicksal der zu präparierenden toten Menschen führt unausweichlich zu Gesprächen über die Betrachtung der Welt und trägt zur Entwicklung des persönlichen Menschenbildes bei.

Literatur

Hofer M (2006) Verbesserungspotenzial des Medizinstudiums aus retrospektiver Sicht von Facharztprüflingen. Deutsche Medizinische Wochenschrift 131:373–378.

Lippert H (1984) Die Inhumanität der Medizin und die Anatomie. Deutsches Ärzteblatt 81:2540–2542.

Lippert H (1985) Eröffnungsrede der Jahresversammlung der Anatomischen Gesellschaft. Verhandlungen der Anatomischen Gesellschaft 79:21–30.

Pabst V, Pabst R (2006) Makroskopische Anatomie: Danken und Gedenken am Ende des Präparierkurses. Deutsches Ärzteblatt 103:3008.

Putz R (1999) Der Leichnam in der Anatomie. Zeitschrift für Medizinische Ethik 45:27–32.

Eine „kleine Spiritualität" für Onkologen

Hermann Dietzfelbinger

A „small spirituality" for oncologists

30 to 40 years ago oncologists expected the curability of cancer. Despite of recent developments in diagnosis and therapy, oncology endured a long period of stagnation. Right now, we face a paradigm shift, changing medical thinking: Quality of life is now prevailing over quantity of life. For holistic care something like „small psychotherapy", „small psycho-oncology" and „small spirituality" may be most appropriate.

keywords
spirituality – oncology – psycho-oncology – quality of life – palliative medicine

Ist Spiritualität für den Onkologen nicht so etwas wie ein Tabu (Weber und Frick 2002)? In der täglichen Praxis sind ihm die Fragen seiner Patienten nur allzu vertraut: „Warum gerade ich? Wo führt das hin? Was ist der Sinn von Krankheit, Tod und Sterben?" Vielleicht wird es dem Onkologen gar nicht immer so bewusst, wie sehr er hier in den Sog der Spiritualität gerät. Will er da dem Patienten beistehen und versuchen, nicht hilflos davor zu stehen, kommt er auch vor dem Hintergrund der zunehmenden Besinnung der Gesellschaft auf diese Fragen kaum umhin, sich mit dem Thema der Spiritualität auseinanderzusetzen.

1 Entwicklungen in der Onkologie

In der Onkologie hat man erst vor drei bis vier Jahrzehnten begonnen, den Kampf gegen den Krebs mit dem Ziel aufzunehmen, ihn eines Tages zu überwinden. Zu den bisherigen Waffen der Medizin, Stahl und Strahl (*„ferro inique"*), gesellte sich die Waffe „Gift" (Chirurgie, Strahlentherapie und Chemie). Mit diesem altbekannten kriegerischen Arsenal (Frick 1999) wollte man das große Ziel der Heilung oder wenigstens der Lebensverlängerung erreichen.

In den ersten Aufbruchsjahren konnte die Onkologie in der Tat erstaunliche hochspezialisierte und Epoche machende Erfolge verbuchen: Es wurden moderne Röntgen- und Strahlengeräte, High Tech-Apparate wie CT, MRT, PET/CT und Linearbeschleuniger konstruiert, zahlreiche neu entdeckte Botenstoffe (Zytokine wie Interferon, EPO und G-CSG) als Arzneimittel isoliert sowie viele neue Medikamente entwickelt. Auch mit radikaleren Behandlungsmethoden wie Hochdosis-Chemotherapie mit Knochenmark- und später peripherer Stammzelltransplantation versuchte man, dem Krebs zu Leibe zu rücken. Bei einigen wenigen, bisher unheilbaren Tumorerkrankungen, wie z. B. akuten Leukämien, Hodenkarzinom und Hodgkin'scher Krankheit führten diese modernen Behandlungsmethoden tatsächlich zu hohen Ansprech- und Heilungsraten.

Dietzfelbinger H (2009) Eine „kleine Spiritualität" für Onkologen. In: Frick E, Roser T (Hg.) Spiritualität und Medizin. Gemeinsame Sorge für den kranken Menschen. Stuttgart, 124–129.

Hätte dieser zunächst unerwartete Siegeszug der erfolgreichen Überwindung von Krebskrankheiten mit der gleichen Geschwindigkeit wie in den 70-er und 80-er Jahren des letzten Jahrhunderts unvermindert angehalten, dann könnten wir heute in der Onkologie mit Stolz verkünden, dass nur noch wenige Krebskrankheiten übrig geblieben sind, derer wir noch nicht habhaft geworden sind, dass es aber doch wohl nur eine Frage der Zeit sei, auch den Rest des Krebsproblems lösen zu können.

Es folgte aber bald die Ernüchterung: Trotz der raschen Entwicklung moderner Medikamente wie neuer Chemotherapeutika, Tyrosinkinase-Hemmer (*small molecules*) und gezielt auf bestimmte Tumorzellen gerichteter Antikörper hat seit etwa 15 bis 20 Jahren eine enttäuschende und bis heute anhaltende Stagnation eingesetzt: Für das Überleben des Patienten wäre aber der bis heute leider ausgebliebene Durchbruch, durch den weitere unheilbare Krebskrankheiten wie z. B. metastasierte Darm-, Lungen-, Brust- und Ovarialtumoren endlich geheilt werden könnten, am wichtigsten gewesen.

1.1 Lebensqualität statt Lebensquantität

Durch moderne Behandlungsmethoden hat sich in vielen Fällen die Tumorerkrankung, wenn nicht als heilbar, so doch wenigstens als gut beeinflussbar erwiesen.

So kann mit deren Hilfe heute auch in der Onkologie ein oft lang anhaltender guter und lebenswerter Allgemeinzustand erhalten werden (Langzeitremission), ohne dass eine wirkliche Heilung erzielt worden ist.

Damit wurde ein Paradigmenwechsel von der kurativen zur symptomorientierten d. h. supportiven und palliativen (also „zudeckenden", lindernden) Behandlung eingeleitet. In der inzwischen schon in vielen onkologischen Zentren institutionalisierten Palliativmedizin hat man sich die Grenzen der Onkologie eingestanden.

In der Onkologie setzte somit eine Korrektur des Arztdenkens ein. Wo die Lebensquantität nicht erhöht werden konnte, sollte wenigstens die Lebensqualität verbessert und optimiert werden (Wasner 2002). Schmerzen, Blutarmut sowie Übelkeit und Erbrechen, welche die Lebensqualität der Krebspatienten am meisten beeinträchtigen, können heute wirksam behandelt werden. Inzwischen sind auch die Psychoonkologie und Spiritualität mit ihren Zielen der Verbesserung der Lebensqualität zu unverzichtbaren Pfeilern der Palliativmedizin geworden (Dietzfelbinger 2004).

2 Spiritualität

Die Antworten auf die Frage nach der Spiritualität werden verschieden ausfallen, je nachdem, ob man sie an Theologen/Seelsorger, Philosophen oder Mediziner bzw. Onkologen richtet. Die Frage, „Warum gerade ich?", wie sie bei Kübler-Ross in „Interviews mit Sterbenden" als Ausgangspunkt der verschiedenen Bewältigungsstufen beim Sterbenden behandelt wird, stellt einen Katalysator für spirituelle Krisen dar (Weber und Frick 2002).

Der amerikanische Psychologe Lawrence LeShan hat 1977 die Spiritualität sehr schön und treffend mit „to sing the song of your life" beschrieben. Gläubigkeit, Frömmigkeit und Religiosität werden gerne als eher „altmodisch" abgetan. Nach E. Frick sj hat der Begriff Spiritualität einen großen Vorteil: Er beschreibt Religiosität, ohne dass er einer bestimmten Institution wie Kirche, Konfession oder Glaubensgemeinschaft zugeordnet werden muss (☞ Roser, 45ff).

Spiritualität hat zumindest in den letzten Jahren Inhalt und Substanz gewonnen. Es geht dabei um zu ernste Dinge, die bis zu den innersten Vorgängen des Menschen vordringen, als dass man diesen Begriff als Modewort abtun könnte.

Vor allem in den USA ist derzeit eine Renaissance des Religiösen und Spirituellen im Zusammenhang mit Krankheit und Gesundheit zu beobachten. Man tut sich dort mit diesem Thema leichter.

Spiritualität ist ein noch weitgehend unerforschtes Terrain. Die Forschung boomt, die Hilflosigkeit bleibt. E. Frick sj und Mitarbeiter haben mit dem kurzen (15–30 Min.) halbstrukturierten Interview SPIR die Spiritualität von Krebspatienten gemessen (☞ Borasio, 109ff; Hagen/Riedner, 229ff). Dieses klinische Assessment der Spiritualität wurde sowohl von den Patienten als auch von den Interviewenden gut angenommen (Frick 2009, Frick et al. 2006). Balboni und Mitarbeiter zeigten in ihrer Studie, dass Krebspatienten an ihrem Lebensende durch Religiosität und Spiritualität eine signifikante Verbesserung ihrer Lebensqualität erfahren (Kleeberg 2007).

3 Vereinbarkeit von Onkologie und Spiritualität?

In Deutschland wollen viele Patienten (etwa 30 %) spirituelle Bedürfnisse, Ressourcen und Schwierigkeiten mit dem Arzt besprechen, unabhängig davon, ob sie mit einem Seelsorger in Kontakt stehen oder nicht (☞ Borasio, 109ff). Es besteht eine deutlich positive Übereinstimmung zwischen spirituellem Wohlbefinden und der allgemeinen Lebensqualität, auch bei Patienten mit erheblich einschränkenden körperlichen Symptomen wie beispielsweise starken Schmerzen (Wasner 2002). Vor dem Hintergrund der zunehmenden Säkularisierung in unserer Gesellschaft scheint die Sehnsucht nach Spiritualität mit ihren Kraft spendenden Quellen und ihren Möglichkeiten der Ausübung in Form von Meditation und Kontemplation sowie Erbauung wieder zuzunehmen (☞ Kiechle, 94ff). Auf der anderen Seite ist es heute offenbar einfacher, über Sexualität als über Glaubensfragen zu sprechen. Vielleicht ist darin der Ausdruck einer Scheu vor den sehr persönlichen Vorgängen und der Zerbrechlichkeit der Sprache zu sehen. Es geht um Intimität, die keine Publicity verträgt, sondern im Verborgenen geschieht (Dietzfelbinger 1999).

Obwohl Bedarf an Spiritualität besteht, kann er aus verschiedenen Gründen eher selten befriedigt werden:

In den letzten Jahren haben infolge einer nie dagewesenen Rationierung die personelle Enge und die Dichte der Arbeit im Gesundheitswesen gewaltig zugenommen (☞ Klingl/Frick, 154ff). Dazu kommen Bürokratie und Regressionsdruck der Kassen. Das sind schlechte Voraussetzungen, sich als Onkologe voller Empathie den Bedürfnissen der Spiritualität des Patienten zu widmen. Auch bei bestem Willen wird er in dieser Richtung nur bruchstückhaft arbeiten können.

Angesichts dieser Ressourcenknappheit ist auch der sicher wünschenswerte Idealzustand eines interdisziplinären Palliativteams mit Arzt, Pflege, Psychoonkologie, Seelsorge, Sozialarbeit, Hospizmitarbeiter etc. nur in wenigen klinischen Einrichtungen durchführbar (z. B. in gut ausgestatteter Palliativstation, in Uni-Forschungsprojekten u. a.). In den meisten Fällen ist ein solches Ansinnen jedoch illusorisch. Ebenso ist es in der gedrängten Zeit der Sprechstunde des Onkologen allenfalls vereinzelt möglich, auf die Fragen der Spiritualität näher einzugehen (☞ Riedner, 130ff).

Wie könnten wir die Voraussetzungen verbessern, dass das Thema „Spiritualität und Krebs" für den Onkologen kein so großes Tabu mehr darstellt, dass es für ihn nicht mehr so ungewöhnlich ist (Theml 2000)?

Am wichtigsten ist die Bereitschaft zur Öffnung für spirituelle Fragen. Das Gespräch wird umso wertvoller sein, je mehr auch der betreuende Arzt sich mit seinen eigenen spirituellen Fragen persönlich auseinandergesetzt hat.

In früheren Kongressen habe ich immer wieder gelernt, dass vor allem Allgemeinmediziner für die optimale ganzheitliche Betreuung ihrer Patienten auch ausreichendes Verständnis für Psychotherapie aufbringen, um nicht zu sagen, sich ein gewisses Basis-Handwerkszeug der Psychotherapie zulegen sollten. Idealerweise sollte ein Allgemeinmediziner sich um eine „Kleine Psychotherapie" bemühen: Damit kann er dem Patienten bereits über viele Alltagsprobleme hinweghelfen. In ähnlicher Weise hat ein guter Onkologe in den letzten Jahren ohnehin bereits die „Kleine Psychoonkologie" ausgeübt. Warum sollte er sich nicht auch noch der neuen Dimension der Spiritualität öffnen und die „Kleine Spiritualität" praktizieren?

Mit dem Adjektiv „kleine" soll ganz explizit hervorgehoben werden, dass der Allgemeinmediziner oder Onkologe dem Patienten einerseits mit einfachstem, aber „korrektem Handwerkszeug", andererseits mit einem nicht zu großen Zeitaufwand Hilfestellung leisten können sollte, die in den meisten Fällen dem Patienten bei sonst normaler gesunder psychischer Konstellation wegweisende Richtung zur Selbstlösung seiner Probleme geben und damit zur Verbesserung seiner Lebensqualität helfen kann (Hilfe zur Selbsthilfe).

3.1 Kasuistik

Ein 72-jähriger Patient verstarb nach einem vier Monate langen schweren Leidensweg an seinem Magenkarzinom. Seine Ehefrau konnte das Sterben und den Tod ihres Mannes nicht fassen, wo es ihm doch vor kurzem noch so gut ging. All meine einfühlsamen Gespräche und Versuche, ihr bei der Trauerarbeit beizustehen, halfen nichts, bis ich schließlich das Gedicht von Theodor Storm zitierte, der ebenfalls am Magenkarzinom gestorben ist:

> So seltsam fremd wird dir die Welt,
> und leis verlässt dich alles Hoffen,
> bis du es endlich, endlich weißt,
> dass dich des Todes Pfeil getroffen.

„Ja, genauso war es mit meinem Mann!" rief die Ehefrau sichtlich erleichtert aus. Es schien, als ob dieser Vers ihr alle Fragen nach dem Sinn von Krankheit, Tod und Sterben ihres Mannes mit einem Schlag beantwortet hätte. Es war nicht ein zusätzlicher intellektueller Einblick in die Onkologie des Magenkarzinoms, sondern vielmehr die ungeheure empathische Kraft dieser wenigen, nicht einmal religiösen Worte, die ihr spirituellen Trost spendeten. Dabei hatte ich gar nicht viel getan. Ich hatte offenbar nur einen ganz kleinen Anstoß gegeben, der auch in sehr kurzer Zeit vollbracht war.

Wie viel mehr können da Krebspatienten vor dem Hintergrund ihrer christlich-abendländischen Erziehung und Bildung aus dem unendlichen Schatz unserer

Poesien, Lieder (z. B. aus der Jugend- und Studentenzeit), Bilder und Symbole spirituelle Kraft schöpfen (☞ Hagen/Frick, 265ff)? Es ist gut vorstellbar, dass in einer onkologischen Sprechstunde auf Wege zu solchen spirituellen Quellen hingewiesen wird.

Ein Leukämie-Patient hat mir einmal sehr angeregt von seiner Pilgerwanderung auf dem Jakobsweg und seinen spirituellen Erfahrungen erzählt. Da waren Onkologie und Spiritualität vereinbar.

Es gibt offenbar Ausprägungen von Spiritualität, die gesundheitsförderlich wirken (Frick et al. 2006). In den USA wurden sogar Befunde erhoben wie: Wer glaubt, ist gesünder, verfügt über wirkungsvollere Bewältigungsstrategien, genießt eine höhere Lebenszufriedenheit und sogar eine gesteigerte Lebenserwartung. Bei uns wird die Spiritualität dennoch dem Patienten kaum größere Chancen einer Überlebensverlängerung oder einer Heilung vermitteln. Sie kann aber sehr wohl – als Bestandteil der Palliativmedizin – durch Integration der Krankheit einen elementaren Grundpfeiler für die Verbesserung der Lebensqualität des Patienten und damit seines Wohlbefindens darstellen. Wer einen Sinn finden kann, kann das Leiden besser ertragen (Kleining 2004). Es wäre daher schön, wenn auch die Onkologie der Spiritualität den ihr gebührenden Stellenwert einräumen könnte.

4 Schluss

Den Zusammenhang zwischen Spiritualität und Leid, besonders dem Leid in der Krebskrankheit hat kaum jemand so schön in Worte gefasst wie Eduard Mörike in seinem nachstehenden Gedicht:

> Herr! Schicke, was du willt,
> Ein Liebes oder Leides;
> Ich bin vergnügt, dass beides
> Aus deinen Händen quillt.
>
> Wollest mit Freuden
> Und wollest mit Leiden
> Mich nicht überschütten!
> Doch in der Mitten
> Liegt holdes Bescheiden.

Literatur

Dietzfelbinger W (1999) Gibt es eine evangelische Spiritualität? In: Korrespondenzblatt der Evangelisch-lutherischen Kirche, April 1999, (Abdruck in: Geist und Leben 73(2), 2000:138–142.

Dietzfelbinger H (2004) Spiritualität in der Onkologie. In: Kleining B, Schumacher A (Hg.) Spiritualität in der Onkologie. dapo-Jahrbuch 2003, Lengerich, 34–45.

Frick E, Riedner C, Fegg M, Hauf S, Borasio GD (2006) A clinical interview assessing cancer patients' spiritual needs and preferences. European Journal of Cancer Care 15:238–243.

Frick E (2009): Spiritualität: Religion und Glauben. In: Dorfmüller M, Dietzfelbinger H (Hg.) Psychoonkologie. München, 77–80.

Frick E (1999) Interview „Die Psychoanalyse bleibt anstößig". Ein Gespräch mit dem Analytiker und Theologen Eckhard Frick. Herder Korrespondenz 53, 11:558–563. Download unter: www.psychoonkologie.org/HK_11_99.pdf.

Kleeberg UR (2007) Religiosität und Spiritualität am Lebensende. www.info-onko.de/2007/05/339.php.

Kleining B (2004) Spiritualität ohne Gott? Gedanken eines nachdenklichen Atheisten. In: Kleining B, Schumacher A (Hg.) Spiritualität in der Onkolgie. dapo-Jahrbuch 2003, Lengerich et al., Pabst Science Publishers, 96–116.

Theml H (2000) Warum tut sich die Medizin schwer mit der Frage nach „Spiritualität und Krebs"? In: Neuwöhner K, Sommerfeld S (Hg.) Krankheit und Sinn. Die spirituelle Dimension in der Krebstherapie. Meinhardt, 39–48.

Wasner M (2002) Lebensqualität onkologischer Patienten. In: Sellschopp A, Fegg M, Frick E, Gruber U, Pouget-Schors D, Theml H, Vodermaier A, Vollmer T (Hg.) Tumormanual Psychoonkologie. München, 14–17.

Weber S, Frick E (2002). Zur Bedeutung der Spiritualität von Patienten und Betreuern in der Onkologie. In: Schellshopp A, Fegg MJ, Frick E, Gruber U, Vodermaier A, Vollmer T (Hg.) Manual – Empfehlungen zur Diagnostik, Therapie und Nachsorge – Psychoonkologie. München.

Spiritualität in der Psychoonkologie

Carola Riedner

Spirituality in psycho-oncology

Psycho-oncology focus not only on curative therapy but also on the care of the chronically ill, i. e. incurable cancer patients. Hidden and overlooked dimensions of life receive attention. The WHO-definition of palliative care integrates the treatment of physical symptoms, psychological pain and the care for social and spiritual needs. Today, spirituality is considered to be an important aspect of life in post-modern society. Patients facing life threatening illness discover spirituality as a resource for this (last) period of life. It cannot extend one's lifespan but can improve the quality of life and well-being.

keywords
spirituality – oncology – psycho-oncology – palliative medicine – outpatient-hospice services.

Wer, wie die Autorin, in den 80er Jahren des letzten Jahrhunderts in die moderne Medizin eingestiegen ist, dem lag damals, gerade auf dem Gebiet der Onkologie, ein faszinierender und verheißungsvoller Raum zu Füßen. Es schien nur noch eine Frage der Zeit zu sein, bis die physiologischen Zusammenhänge und biochemischen Mechanismen des Krebses durchschaut und die Krebserkrankung infolgedessen heilbar sein würde.

Krebs war als Volkskrankheit identifiziert und von höchster Stelle ins Visier genommen worden: Die Frau des Bundespräsidenten hatte 1976 die nach ihr benannte Stiftung für Krebsforschung (Mildred Scheel Stiftung) ins Leben gerufen, deren vorrangiges Ziel es war (und nach wie vor ist), „vorwiegend durch Langzeitförderung wissenschaftlicher, kliniknaher Krebsforschungsprojekte die Krebsbekämpfung voranzutreiben und intensiv zu unterstützen" (Deutsche Kebshilfe 2008).

Mit der Zeit ist der vorherrschende, streng naturwissenschaftliche Ansatz in der schulmedizinischen Krebsbehandlung um einige eher „weiche" Perspektiven erweitert worden: Standard ist eine der operativen Entfernung des Tumors nachfolgende adjuvante Therapie z. B. bei Brustkrebs eine antihormonelle Therapie, die einem Rezidiv vorbeugen soll. Komplementäre Methoden als Zusatz zur konventionellen schulmedizinischen Behandlung werden im Rahmen einer individuellen Therapie (Ernährung; Sport/Bewegung; Immunstimulantien z. B. Mistelpräparate; Antioxidantien) zunehmend von den Onkologen akzeptiert. Den gemeinschaftlichen Aspekt betonen Patientengruppen für praktisch alle Krebsformen, in denen Patienten ihre Erfahrungen mit der Erkrankung kommunizieren können.

Außerdem wird die Psychologie hinzugezogen: Der Krebspatient als Individuum wurde auf das Vorhandensein von psychosozialen Faktoren untersucht, die für die Entstehung von Krebserkrankungen mitverantwortlich sein sollten. Der sogenannte „Persönlichkeitstyp C" – unselbständige und überangepasste Menschen, die antriebsgehemmt, defensiv und depressiv erscheinen und nicht in der Lage sind,

Riedner C (2009) Spiritualität in der Psychoonkologie. In: Frick E, Roser T (Hg.) Spiritualität und Medizin. Gemeinsame Sorge für den kranken Menschen. Stuttgart, 130–135.

ihre Gefühle angemessen auszudrücken – schien ein hohes Krebsrisiko in sich zu bergen. Inzwischen gilt das Konstrukt der „Krebspersönlichkeit" wissenschaftlich weitgehend als erledigt (Bleiker 2008).

Später und effektiver wurde die Psychoonkologie zur psychiatrischen und psycho-therapeutischen Behandlung psychischer Komorbiditäten infolge onkologischer Erkrankungen entwickelt und zunehmend häufiger in Anspruch genommen, damit seelische Blockaden des Patienten gelöst werden, die ansonsten die Durchführung der Therapie behindern würden (Holland und Lewis 2000).

Die Psychoonkologie fungiert darüber hinaus als ein die medizinischen, individuellen, sozialen und religiösen Aspekte der Patienten zusammenfassender ganzheitlicher Ansatz der Therapiebegleitung. Und so wird sie als Teil der Onkologie für das Ganze wegweisend.

Defiziterfahrung hinsichtlich der realistischen Heilungschancen aber auch bezüglich des Arzt-Patienten-Verhältnisses bereiten den Boden für paramedizinische Ansätze und alternative Therapien bzw. Heilmethoden. In großer Zahl erfolgt die Abwanderung von Patienten in esoterische, alternative Therapien, die, wenn nicht selbst gefährlich, so doch zumindest nicht nachweisbar wirksam sind (Niedzwiecki 2004). Problematisch wird es dann, wenn Patienten glauben, dies dem behandelnden Onkologen verschweigen zu müssen.

Das Instrument der Vorsorgeuntersuchungen führt zu einem früheren Erstellen der Diagnose und allein dadurch schon zu unbestritten besseren Überlebensraten.

Durch internationale Studien zur Optimierung der Therapien, durch die Auswertung der Daten regionaler Krebsregister und durch die experimentelle Kombination der verschiedenen Therapiemethoden, ist die Onkologie zu bestimmten tumorspezifischen Schemata gekommen, die die Behandlung im wahrsten Sinn des Wortes erleichtern.

Trotzdem bleibt die Diskussion der Erfolge noch aktuell und zudem kontrovers. Dass für solide Tumoren „seit 20 Jahren ab Metastasierung kein relevanter Fortschritt erreicht wurde" ist im Deutschen Ärzteblatt zu lesen (Hölzel et al. 2006).

Die Diskussion verläuft entlang der Überlebensrate. Es geht anscheinend nur noch um Lebensverlängerung. Wenn der Arzt seine Berufung ganz allgemein als Heiler der körperlichen Beeinträchtigungen und Gebrechen findet, dann hat der Onkologe sie scheinbar verloren. Dem Krebs gegenüber sind die hochgeschraubten Erwartungen, ihn zu verstehen und endgültig ausräumen zu können, wie etwa die Pocken oder Lepra, wohl vorerst aufgegeben. Echte Heilungschancen für die meisten Krebs-Patienten scheinen in weite Ferne gerückt.

Dann bleibt offenbar allein die Lebensverlängerung - aber um welchen Preis?

In diesem Zusammenhang muss die Ermahnung von Cicerly Saunders, der Begründerin der modernen Hospizbewegung, gehört werden: „Zeit ist eine Frage von Tiefe und nicht von Länge". Das Augenmerk der psychoonkologischen Therapie-Unterstützung gehört folgerichtig der Verbesserung der Lebensqualität.

Längst hat also eine weite Diskussion um die Lebensqualität eingesetzt, bei der nicht die Onkologen die Hauptakteure sind. Ein gewichtiges Wort werden sie freilich mitreden können, sofern sie sich als gesprächsbereit zeigen und so wahrgenommen werden.

Der Onkologe kann im Einzelfall den ausbleibenden Heilungserfolg ignorieren, ihn bisweilen auch leugnen, um sich hoffnungsvolleren Fällen zuwenden. Lange mag das sicher so praktiziert worden sein. Patient und Arzt geraten so in eine Allianz des Verdrängens, beide unfähig, sich die jeweilige Hilflosigkeit einzugestehen.

Doch hängt diese Hilflosigkeit vornehmlich an der beiden Seiten gemeinsamen Perspektive: Ziel des ärztlichen Handelns und menschlichen Lebens hat die Heilung der physischen Gebrechen zu sein. Im Prinzip versteckt sich hinter den Ambitionen der MedizinerInnen auf vollständige Heilung ein gottgleicher Anspruch. „Die moderne Medizin lebt mit den Phantasmata der Omnipotenz und der Unsterblichkeit" (Neumann 2004). Das latente Ziel der Medizin wäre denn auch die Unsterblichkeit, behauptet mit gewissen Recht Fritz Hartmann (1999).

Glücklicherweise zeichnet sich eine Wandlung ab; von der allein kurativen Medizin hin zur Sorge um den nun in den meisten Fällen als chronisch krank identifizierten und in den selteneren Fällen zu heilenden Krebs-Patienten.

Langsam nur öffnet sich dadurch der Blick auf immaterielle Komponenten des Krebs-Geschehens. Wahrnehmbar wird dadurch für den Onkologen das, was auf der Seite des Patienten folgendermaßen artikuliert werden könnte: „das Verlangen, das enge Gehäuse meines Daseins zu überschreiten auf etwas Größeres hin. Die Sehnsucht nach einem Glück, das von keinen äußeren Bedingungen abhängig ist. Die Sehnsucht nach Transzendenz" (Lorenz 2005).

Das Fragmentarische des Lebens überhaupt wird an einer Krankheit wie Krebs exemplarisch offenbar. Verborgene oder übersehene Dimensionen des Lebens werden neu bedeutsam, so wie die WHO-Definition der Palliativmedizin nicht nur von Linderung der physischen, sondern auch psychischen Schmerzen spricht und daneben der Fürsorge um die sozialen und spirituellen Bedürfnisse einen gleichwertigen Platz zuspricht.

Spiritualität kommt vom lateinischen „spiritus" und bedeutet Wind, Hauch, Atem, Geist. In unserem Sprachgebrauch hat das Wort Spiritualität im weitesten Sinne etwas mit Geist zu tun, nämlich als innere Einstellung, Be-Geisterung und Inspiration, die einem Menschen motiviert. Der Geist im Inneren ist maßgebend bei der Konstruktion des Selbst- und Weltbildes, bei der Suche nach Sinn und Werten, um das gesamte Spektrum biographischer Erfahrungen insbesondere auch unter existenziellen Bedrohungen integrieren zu können.

Spiritualität wird in unserer postmodernen Zeit erstaunlicher Weise wieder zu einem anerkannten Moment. Der Philosoph Jürgen Habermas spricht der angeeigneten religiösen Überlieferung Kraft zu, die „Substanz des Humanen retten" (Habermas 2001) zu können, indem sie dem Menschen seine einmalige Würde als Gottes Ebenbild bewahrt und ihn seinen personalen Wert erfahren lässt.

Eine Möglichkeit zu entdecken, was mit Spiritualität gemeint sein könnte, sind die im Grenzbereich des Lebens, also gerade angesichts der todbringenden Krankheit, eminent wichtigen Mechanismen der Kontingenzbewältigung. Die über sich selbst hinausweisende Sinnsuche drückt sich im Beziehungsgeschehen des Menschen zu sich selbst, zu anderen Menschen (und damit auch zum behandelnden Onkologen), zur Umwelt und zum Göttlichen aus. Die zu beobachtende Sehnsucht nach Selbsttranszendierung ist, religiös gesprochen, der Wunsch nach Begegnung mit dem Heiligen oder Göttlichen. Nicht jeder Patient wird diese Bestrebungen mit dem Wort „Spiritualität" bezeichnen. Dennoch findet mancher außerhalb seiner selbst etwas, das auch für ihn und in seiner spezifischen Situation eine sinnstiftende Rolle spielen kann. Meistens benennen es die Patienten dann selbst, wie und was das für sie ist und wie sie das oder den verstehen. Insofern beinhaltet dieser (letzte) Lebensabschnitt für den Patienten auch eine gewaltige Chance.

Spiritualität betrifft eine „wesentliche und zeitlose Dimension des Menschseins". Sie kann nicht Leben verlängern, aber „sehr wohl Lebensqualität und Wohlbefinden verbessern", weshalb sie „im onkologischen Kontext berücksichtigt werden" sollte (Bruns et al. 2007).

Einige Beispiele aus eigener Praxis

Eine meiner ersten Patientinnen, nachdem ich in die ambulante Versorgung von Krebspatienten gekommen bin, hatte eine schon zum Zeitpunkt der Diagnose gestreute Krebserkrankung bereits sechs Jahre überlebt und aktuell keine guten Blutwerte. Ich versuchte ihr einfühlsam aber auch bestimmt zu erklären, dass es nun bald ans Sterben gehen würde. Darauf entgegnete sie mir selbstbewusst, das hätten die Ärzte schon vor sechs Jahren gesagt. Ich bräuchte keine Sorge zu haben, soweit wäre es bei ihr noch nicht.

Sie war eine sehr einfach strukturierte Frau, die eigentlich kaum Lesen und Schreiben konnte, aber sie trug in sich einen tiefen christlichen Glauben und war mit sich im Reinen. Das ermöglichte ihr einen offenen Umgang mit der Ärztin auf Augenhöhe und ein ehrliches Verhältnis zum eigenen, erkrankten Leben.

Ich habe von ihr in den folgenden fünf Jahren am meisten für meinen Umgang mit Patienten gelernt. Ihre Gedanken aufzuschreiben, war nicht ihre Sache gewesen. Sie hat aber immer gesagt, ich solle ihre Geschichte weitererzählen, zum Thema: fester Halt trotz ungünstiger Prognose.

Für Ortrud Grön sind Träume spirituelle Botschaften (Grön 2007). Zu diesem Thema ein weiteres Beispiel aus der eigenen Praxis: Eine 44-jährige Brustkrebspatientin bekam über ihre Träume Zugang zu ihren eigenen Gefühlen und Lebensphasen. Sie hatte fünf Jahre nach der Primärdiagnose ein Lokalrezidiv, anschließend begannen heftige Träume vor allem über große Desaster, Zerstörungen, in denen sie zunächst nur Zuschauerin, später immer mehr selbst involviert gewesen ist. Davon angestoßen konnte sie letztlich den negativen Einfluss ihrer Primärfamilie auf ihr eigenes Leben akzeptieren: Ihre Mutter war endogen depressiv gewesen; die Schwester hatte Bulimie, war alkoholkrank und unternahm im Alter zwischen 16 und 23 Jahren sechs Suizidversuche. Ihr Vater, der selbst an einem Prostatakarzinom zehn Jahre vor der Diagnose ihres Lokalrezidivs verstorben war, hatte alle Probleme der Familie nur verdrängt, genauso wie es die Patientin bei der Erstdiagnose getan hatte. Die Patientin hat über ihre Träume in einer Psychotherapie Zugang zu ihren eigenen Gefühlen und Gedanken bekommen und konnte daraufhin anfangen, ihr eigenes Leben erst in den Träumen und dann auch wirklich zu leben, so wie sie es in ihrem Initiationstraum geträumt hatte. Die Angst, ihr Leben würde zerstört bzw. sie zerstöre es selbst durch all das, was sie in der Kindheit an Bedrohung erlebt hat, hat sie in den Zerstörungsträumen durchlebt. Danach konnte sie sich selbst leben. So waren die verstandenen Träume eine Art Schlüssel zum lebensgeschichtlichen Heilwerden für diese Patientin. Sie erlebt: Spielräume entstehen da, wo Menschen auf sich selbst ansprechbar sind.

Eine weitere Patientin, der selbst eine Krebsdiagnose gestellt ist, begleitet ihren alten Vater im Sterben. Sie ist Mutter von drei Kindern und erzählt, dass sie vor der Geburt der Kinder immer sehr viel gegessen habe, weil sie ja nicht wissen konnte, wann sie wieder etwas zu essen bekommen würde. Als sie nun zum sterbenden Vater ins Krankenhaus fährt, verspürt sie jeweils ganz automatisch ein unbändiges Verlangen, vorher reichlich zu essen. Die Parallele zur Situation vor den Geburten sei ihr, so erzählt sie, erst jetzt und spontan aufgefallen. Sie sagt: „Ich verstehe das jetzt! Es schließt sich wie in einem Kreis, von den Geburten hin auf das Sterben." Durch die Geburten sei, so teilt sie ihre Beobachtung mit, eine Energie, eine enorme Kraft frei geworden, die nicht durch die Menschen zu regeln wäre; nun, am Ende des Lebens, verschwindet eine andere Kraftquelle, und damit schließe sich ihr Kreis. Ihre Heilung erlebt sie als sozial vermitteltes, ganzheitliches Heilwerden.

„Spiritual Care" ist, ausgehend von diesen Beispielen, die Sorge um die kommunikative Teilnahme und individuelle Teilhabe an einem als sinnvoll erfahrenen Leben in einem ganz unfassenden Verständnis (Roser 2007).

Für mich ist Begleitung unter dem Gesichtspunkt der Spiritualität vor allem, den Patienten in seiner eigenen Sprache anzuhören: seine eigene Krankheitstheorie, wie er sich biographisch sein Krankwerden und Kranksein erklärt, was er als „Leben" bislang erlebt hat oder im Moment erlebt, wie er sich seine Heilsphantasien vorstellt.

Häufig stehen die Sinnfragen – vielleicht nicht als solche formuliert – im Vordergrund. Oft sind sie allerdings hinter vielen anderen Fragen versteckt, die die Krankheit betreffen, vor allem hinter denen nach der Prognose und der Lebenserwartung.

Vielleicht, weil er sich dessen noch gar nicht selbst bewusst ist, will der Patient hier mit dem Arzt reden. Und deshalb ist hier im kommunikativen Beziehungsgeschehen auch der originäre Ort des Onkologen. Der freilich muss geschult sein, die dahinter liegende Dimension des Fragens und Redens wahrzunehmen.

Verstehen, was für manchen Patienten noch unverständlich ist, es ansprechen können oder es gerade nicht ansprechen, sondern mit ihm die Verdrängung zuzulassen, weil es im Kontext der Krankheit und im Umgang mit der Würde und dem eigenen Sein so eher auszuhalten und zu verarbeiten ist, das öffnet für mein Verständnis das Tor zur Spiritualität.

Dieses „Dahinter-zu-hören" und „Dahinter-zu-schauen" und es im Umgang mit Patienten zu dolmetschen berührt für mich den Bereich der „Spiritualität". Diese Haltung gestattet diesen nämlich „ins eigene Leben zu kommen". Das hat – für mich – viel mit Gott und auf alle Fälle mit dem eigenen Selbst zu tun. Jeder hat durch seine Lebensgeschichte seine eigenen Erfahrungen gemacht und bedarf so seiner ganz eigenen Versöhnungsarbeit für seine ganz persönliche, umfassende Heilung.

Das klingt vielleicht sehr groß, aber genaugenommen ist es das nicht. Es ist recht einfach und eher im Kleinen zu finden als im Großen. Es hat mit dem Sinn und dem damit verbundenen Ganzwerden zu tun. „Das ist Spiritualität: eine Liebeserklärung an das ganz Gewöhnliche" (Lorenz 2005).

Spiritualität betrifft eine „wesentliche und zeitlose Dimension des Menschseins". Sie kann nicht Leben verlängern, aber „sehr wohl Lebensqualität und Wohlbefinden verbessern", weshalb sie „im onkologischen Kontext berücksichtigt werden" sollte (Bruns et al. 2007). Auch und gerade als Onkologe lege ich daher Wert auf „Spiritual Care".

Literatur

Bleiker T (2008) Personality Factors and Breast Cancer Risk: A 13-Years Follow-Up. Journal of the National Cancer Institute 100:213–18.

Bruns F, Steinmann D, Micke O (2007) Spiritualität in der Onkologie. Onkologe 13(6):490–498.

Deutsche Krebshilfe (2008) Ziele und Erfolge.

Grön O (2007) Pflück dir den Traum vom Baum der Erkenntnis. Träume im Spiegel von Naturgesetzen – Ein Lehrbuch für die Arbeit mit Träumen.

Habermas J (2001) Die verkleidete Tora. In: Politik, Kunst, Religion. Essays über zeitgenössische Philosophen. Stuttgart, 414.

Hartmann F (1999) Unsterblichkeit – ein ärztliches Problem? In: Niewöhner F, Schaeffler R (Hg.) Unsterblichkeit. Wiesbaden, 21–34.

Hölzel D, Engel J, Schubert-Fritschle G, Mansmann U (2006) Verbesserte Langzeitüberlebensraten von Krebspatienten – Die unterschätzten Fortschritte der Onkologie: Ergebnisse anders interpretiert. Deutsches Ärzteblatt 10:103–110.

Holland JC, Lewis S (2000) The Human Side of Cancer. Living with Hope, Coping with Uncertainty. New York.

Lorenz M (2005) Wie schnürt ein Mystiker sein Schuhe? Die großen Fragen und der tägliche Kleinkram. Freiburg.

Neumann HA (2003) Aufgaben der Palliativmedizin. In: Schweidler W et al. (Hg.) Menschenleben, Menschenwürde. Interdisziplinäres Symposium zur Bioethik. Münster, 269–280.

Niedzwiecki A (2004) Zellulare Medizin und Krebsforschung. Fortschritte in der Zellularen Medizin. Almelo, NL.

Roser T (2007) Spiritual Care. Ethische, organisationale und spirituelle Aspekte der Krankenhausseelsorge. Stuttgart (MRCP 3).

Kinderheilkunde: Spirituelle Begleitung sterbender Kinder und ihrer Familien

Monika Führer, Claudia Sommerauer und Traugott Roser

Pediatric Palliative Care: Spiritual Care for dying children and their families

Spiritual care within pediatric palliaitive care has its own challenges. Studies show that spiritual care within pediatric palliative care has positive effects on parental grief after the loss of a child due to an incurable illness. The essay tries to describe specifically how spiritual care contributes to a holistic understanding of pediatric care as care for the needs of child, parents, and siblings. Special regard is given to the diverse layers of communication with children and communication among family and professional care givers. Changing concepts of death and dying during the child?s development need to be considered by spiritual care providers, as well as unique forms of familial spirituality that emerge in times of crises. Finally, the essay describes spiritual aspects of symptom treatment of pain, shortness of breath, fear and restlessness and the symptoms during the dying process. Spiritual care within pediatric palliative care needs to focus on the spirituality of children, family systems, and professional hospice care teams.

keywords
pediatric palliative care – layers of communication – grieving process – family system – family spirituality – developmental stages – death concepts – pediatric symptom management

Begegnungen

Seit 2 Tagen bin ich alleine auf dem Venediger Höhenweg unterwegs. Über den Gletscher hat mich ein junger Student geführt. Als ich nicht wage, mit meinem Rucksack über eine Gletscherspalte zu springen, nimmt er ihn mir ab und trägt ihn bis zum Ende des Gletschers. Am Abend auf der Hütte kann ich mich erholen. Die nächste Etappe wird besonders schwer. Schließlich frage ich eine Gruppe von zwei Frauen und zwei Männern, ob ich mich Ihnen anschließen darf. Wir beginnen unsere Tour noch vor Morgengrauen, da nachmittags Gewitter drohen. Sie nehmen mich in ihre Mitte. Am Fuß der Kälberscharte möchte ich eigentlich umkehren. Mir zittern an manchen Stellen vor Angst und Erschöpfung die Knie. Ich weiß, dass ich jeden meiner Schritte selbst tun muss, aber ihre Unterstützung und ihr Vertrauen in meine Fähigkeiten tragen mich weiter. Als wir endlich oben ankommen, fühle ich Freude und Dankbarkeit. Es öffnet sich ein wunderbarer Ausblick in eine völlig andere Landschaft. Wir steigen noch gemeinsam durch ein Meer von riesigen Geröllbrocken ab, dann trennen sich unsere Wege. Ich habe Hilfe gesucht und mich anvertraut. Wir sind ein besonders schweres Stück Weg gemeinsam gegangen, das ich ohne die Hilfe dieser Menschen nicht hätte bewältigen können.

Führer M, Sommerauer C, Roser T (2009) Kinderheilkunde: Spirituelle Begleitung sterbender Kinder und ihrer Familien. In: Frick E, Roser T (Hg.) Spiritualität und Medizin. Gemeinsame Sorge für den kranken Menschen. Stuttgart, 136–153.

1 Einführung

Die lebensbedrohliche Erkrankung und der Tod ihres Kindes stellt eine existentielle Krise im Leben der Eltern dar. Fragen nach dem Warum, nach Schuld und Sinn im eigenen Leben und nach der Bedeutung eines frühen Todes erschüttern das Weltbild der Eltern. Das Geschehen ist der eigenen Kontrolle entzogen, die Eltern erleben sich als hilflos und unfähig, das Kind zu schützen. Die *natürliche Ordnung* der Generationenfolge ist durch den frühen Tod des Kindes außer Kraft gesetzt, *das Kind geht den Eltern voran.*

In den letzten Jahren konnte in verschiedenen Untersuchungen gezeigt werden, dass die spirituelle Begleitung betroffener Familien den Umgang mit dem Sterbeprozess selbst und die folgende Trauerphase positiv beeinflussen kann. So gaben 73% der Eltern verstorbener Kinder in den USA auf die Frage, was für sie am Lebensende ihrer Kinder am hilfreichsten war und was sie anderen Eltern in einer ähnlichen Situation raten würden, spirituelle oder religiöse Rituale oder Vorstellungen an (Robinson et. al. 2006). Explizit religiöse Themen wie Gebete, Glauben, die Betreuung durch einen Geistlichen und der Glaube an die Transzendenz der Eltern/Kind Beziehung nannten 61%.

Sowohl Kinder und Jugendliche mit lebensverkürzenden Erkrankungen als auch ihre Familien wünschen sich neben einer umfassenden medizinisch-pflegerischen und psychosozialen auch spirituelle Begleitung, um die extremen Belastungen bewältigen zu können, die sich aus der Diagnose und dem Krankheitsverlauf ergeben (Meyer et. al. 2006).

Dem versucht das Betreuungskonzept zu entsprechen. Das ganzheitlich orientierte Verständnis des Menschen in der Palliativmedizin, das die körperliche, psychische, soziale und spirituelle Dimension des Lebens mit einschließt, bildet sich sowohl auf Seiten der Patienten und ihres familiären Bezugssystems, als auch auf Seiten des Betreuungssystems ab. Probleme und Bedürfnisse in einer der vier Dimensionen wirken sich auch auf die anderen Bereiche aus. So kann sich spiritueller Schmerz, etwa das Gefühl der „Gottverlassenheit" mittelbar auch auf die Verarbeitung von Schmerz in anderen Bereichen (sozialer oder körperlicher Schmerz) auswirken. Auf der Seite der Betreuenden erfordert dies zunächst das Bewusstsein der Bedeutung spiritueller Bedürfnisse, die wache Aufmerksamkeit gegenüber spiritueller Not und die Fähigkeit zur angemessenen spirituellen Unterstützung von Kind und Familie.

Der Ansatz, den dieser Beitrag verdeutlichen soll, stützt sich auf die Definition von Pädiatrischer Palliativmedizin der Weltgesundheitsorganisation WHO (http://www.who.int/cancer/palliative/definition/en/print.html), der an die WHO-Definition von Palliative Care anschließt, aber doch auf Besonderheiten beim Kind hinweist:

„Unter Palliativversorgung von Kindern und Jugendlichen versteht man die aktive und umfassende Versorgung, die Körper, Seele und Geist des Kindes gleichermaßen berücksichtigt und die Unterstützung der betroffenen Familie gewährleistet. Sie beginnt mit der Diagnosestellung und ist unabhängig davon, ob das Kind eine Therapie mit kurativer Zielsetzung erfährt. Es ist Aufgabe der professionellen Helfer, das Ausmaß der physischen, psychischen wie sozialen Belastung des Kindes zu erkennen und zu minimieren."

- *Palliative care for children is the **active total care** of the **child's body, mind and spirit**, and also involves giving **support to the family**.*

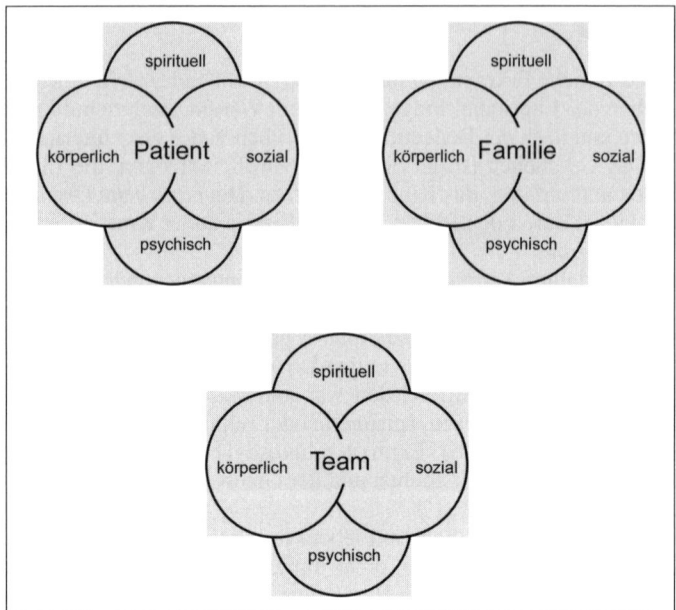

Abb. 1: Das Betreuungs-System

- *It begins when illness is diagnosed, and continues regardless of whether or not a child receives treatment directed at the disease.*
- *Health providers must evaluate and alleviate a **child's physical, psychological, and social distress**.*
- *Effective palliative care requires a broad **multidisciplinary approach** that includes the family and makes use of available community resources; it can be successfully implemented even if resources are limited.*
- *It can be provided in tertiary care facilities, in community health centres and even in children's homes.*

Pädiatrische Palliativmedizin ist dieser Definition zufolge ein aktives Angebot. Sie verlässt sich nicht darauf, dass sich überforderte Betroffene um Hilfe bemühen.

Die Betreuung beginnt mit dem Diagnosegespräch über eine lebenslimitierende Krankheit. Sie begleitet die Familie durch den gesamten Krankheitsprozess und schließt die Trauerphase nach dem Tod des Kindes mit ein.

Die möglichst effektive Behandlung von Symptomen und die Wiederherstellung körperlichen Wohlbefindens schaffen die Voraussetzung, dass psychische, soziale und spirituelle Bedürfnisse artikuliert und angemessen befriedigt werden können.

Die Familie in all ihren Formen modernen Zusammenlebens steht als primäres Bezugssystem des betroffenen Kindes im Zentrum. Die Unterstützung dieser Lebensgemeinschaft hilft dem erkrankten Kind in der Bewältigung der Belastungen und Verlusterfahrungen im Krankheitsprozess, unterstützt die Familie in ihrer Abschiedsarbeit und hilft pathologische Trauer und psychische Erkrankungen der Überlebenden, insbesondere der Geschwister zu vermeiden.

Um den unterschiedlichen Anforderungen gerecht zu werden, arbeiten im Kinder-palliativteam die verschiedenen Professionen gleichberechtigt zusammen. Ziel einer optimalen Palliativbetreuung ist es, den Wunsch der Familien nach möglichst viel ungestörter und selbstbestimmter gemeinsamer Zeit bei größtmöglicher Sicherheit für das kranke Kind durch die Etablierung eines tragfähigen Netzes für die häusliche Betreuung zu erfüllen (Führer et al. 2005).

Spirituelle Begleitung wird in diesem Netz nicht ausschließlich als Aufgabe ei-ner einzelnen Berufsgruppe gelebt, sie findet vielmehr als Begleiten im eigentlichen Sinn als wechselseitiges Geben und Empfangen statt. Obgleich spirituelle Begeg-nung und Begleitung in der Auseinandersetzung mit dem frühen Sterben oftmals implizit gelebt und erfahren wird, bedarf es der Schulung bewussten Wahrnehmens und angeleiteter Reflexion, um spirituelle Bedürfnisse und Nöte aber auch Ressour-cen als solche zu identifizieren und zu deuten (Barnes et al. 2000).

Die spirituelle Begleitung in der Kinderpalliativmedizin weißt einige Besonder-heiten auf, die sich aus den besonderen Herausforderungen in der Kommunikation, der körperlichen, geistigen und seelischen Entwicklung des Kindes, der besonderen Bedeutung der Familie als Betreuungseinheit sowie den verschiedenen Deutungs-ebenen im Umgang mit Symptomen ergeben (Liben et al. 2008). Diese Aspekte sollen im Folgenden jeweils exemplarisch dargestellt werden.

2 Wie kann mit Kind und Eltern über Spiritualität kommuniziert werden?

In der Betreuung schwerstkranker und sterbender Kinder sind die kommunikati-ven Fähigkeiten des Arztes und des gesamten Teams in besonderer Weise gefordert (Hsiao et al. 2007). In der Kommunikation sind verschiedene Ebenen von Bedeu-tung, die sich auch in der emotionalen und kognitiven Entwicklung des Kindes und in den Interaktionsebenen zwischen Kind, Familie und Betreuungsteam wiederfin-den.

- *Informationsebene*: Auf der Sachebene geht es um die Vermittlung von krankheits- und therapierelevanten Informationen, vom Zeitpunkt der Diagno-se an mit Informationen zu unterschiedlichen Anteilen kurativer und palliativer Therapie (Sahler et al. 2000). In den Gesprächen spielen Fakten – die Ergebnisse der Laboruntersuchungen, die Bilder der Computertomographie oder die Aus-kunft eines Spezialisten zu neuen Therapieoptionen eine zentrale Rolle. Auch in Gesprächen über Fakten findet Kommunikation zu einem wesentlichen Teil auf anderen Ebenen statt.
- *Interaktionsebene*: Auch bei intakter verbaler Kommunikation wird über non-verbale Kommunikation der größte Teil an Informationen transportiert. Diese Kommunikationsebene kommt noch stärker zum Tragen, wenn krankheits- oder entwicklungsbedingt verbale Verständigungsmöglichkeiten ganz oder teilweise fehlen. Kinder lernen schon in den ersten Lebensmonaten in den Gesichtern ih-rer Bindungspersonen zu lesen; Eltern wiederum teilt sich aus der Körperhaltung, der Mimik oder dem Verhalten der Betreuer Sorge, Zuwendung oder auch Angst mit. All dies bildet den Subtext, der alle expliziten Informationen färbt und ent-scheidend zu ihrer Deutung beiträgt.
- *Körperebene*: Dem Körper kommt im Geflecht der sozialen Beziehungen zwischen Familiensystem und medizinisch-pflegerischem Betreuersystem ei-

ne zentrale Rolle zu, insbesondere in der Zuschreibung von Begriffen wie krank/gesund für körperliche Funktionen, Sinne und Organe. Zudem ändert sich das Körperbewusstsein mit der altersspezifischen Entwicklung. Schließlich spielen kulturelle und religiöse Normen und Prägungen eine erhebliche Rolle im Umgang mit dem Körper. An kaum einem anderen Bereich als der Leiblichkeit eines Menschen wird die Relevanz einer ganzheitlich orientierten Anthropologie deutlicher. Der Leib des kranken Kindes kann als „soziale und kommunikative Verankerung des Körpers in der intersubjektiven Welt" (Roser 2007) verstanden werden. Gerade für Spiritual Care ist die Zuwendung zum Körper des Patienten – etwa durch Rituale – die zentrale Kommunikationsebene, auf der es zur Vermittlung transzendenter Bezüge kommt (Naurath 2000). Dies gilt in ganz ähnlicher Weise für die Kommunikation zwischen Eltern und Kind wie für die Kommunikation zwischen Kind und Arzt oder Pflegenden.

- *Affektiv-emotionale Ebene*: Jede Form der Kommunikation transportiert ex- oder implizit Emotionen und löst beim Gegenüber durch diese Emotionen, aber auch durch die rein sachliche Information oder die Art der Kommunikation Emotionen aus. Neben den direkten Effekten durch die Kommunikation ist die affektive Ebene zusätzlich geprägt durch die Kommunikationssituation (Ort, Tageszeit etc.), die Gestimmtheit (z. B. Abwehr, ängstliche Erwartung) und die biographischen Voraussetzungen (z. B. Verlusterfahrungen, Traumata) sowie die Beziehungsmuster und Rollen, die die Beteiligten in die Kommunikation einbringen. Information, Emotion und Person unabhängig von einander zu sehen, kann für die Betreuenden hilfreich sein, insbesondere dann, wenn sie schlechte Nachrichten überbringen müssen (Sharp, Strauss, Lorch 1992). Der vor hilflosem Zorn bebende Vater „ist" nicht sein Zorn und der Arzt, der ihm gegenübersitzt „ist" ebenso wenig die schlechte Nachricht wie der eigentliche Adressat des Zorns. Eine bewusst die Ebenen trennende Wahrnehmung der Kommunikation teilt sich dem Gegenüber mit, ohne dass die verschiedenen Ebenen immer auch explizit angesprochen werden müssen. Diese Haltung signalisiert Respekt vor der emotionalen Privatsphäre und kann, insbesondere in Extremsituationen in der Kommunikation zwischen sich weitgehend fremden Personen Ängste abbauen.

- *Spirituelle Ebene*: Die Ebene der Werte, Lebensanschauungen und des Glaubens ist der Grund, der allen anderen Ebenen die ganz persönliche „Farbe" gibt. Gleichzeitig stellt er die intimste Sphäre eines Menschen dar. Diese persönliche Farbe entwickelt sich im Laufe von Kindheit und Adoleszenz unter dem Einfluss von Erziehung, Religion, Kultur und verändert sich durch Begegnungen, Erfahrungen und persönliches Suchen und Wachsen (Smith und McSherry 2004). Dieser intime Bereich wird von den meisten Menschen besonders geschützt. Um über spirituelle Inhalte ins Gespräch zu kommen, bedarf es daher einer offenen, respektvollen Haltung, die feinfühlig auf die individuellen und oft auch wechselnden Bedürfnisse von Öffnung und Nähe bzw. Kontrolle und Distanz eingeht. In der Kommunikation mit Kindern spielt die spirituelle Ebene häufig schon früh eine wichtige Rolle. Kinder suchen in diesen Gesprächen nach Orientierung, nach einem authentischen Gegenüber, das zu seinen Überzeugungen ebenso wie zu Zweifel oder Unsicherheit steht. Gleichzeitig wählen Kinder den Zeitpunkt, die Dosis und die Person, mit der sie Gespräche über Leben und Tod führen. Deshalb lassen sich solche Gespräche mit Kindern weder terminieren noch vertagen. Die Frage „Mama, wenn ich tot bin, seh ich dann den Opa wieder?" kommt unvermittelt, während die Mutter gerade das Auto steuert. Gerade ältere Kinder oder Jugendliche wählen für solche Gespräche bevorzugt Situationen, in denen „der Blick in eine gemeinsame Richtung" geht, wie beim Gehen, gemeinsamen Basteln, Malen oder Werken.

3 Entwicklung von Todeskonzepten beim Kind

Die Vorstellungen von Tod und Sterben sind grundsätzlich abhängig von den *Lebens*vorstellungen der Menschen und entwickeln sich parallel zueinander. Sie verändern sich dynamisch, geprägt von Entwicklungsstufen (Stevens 2005), äußeren Einflüssen und Erfahrungen. Um diesen Prozess zu unterstützen, brauchen Kinder alters- und entwicklungsgemäße Informationen zu Tod und Sterben.

Aus der komplexen Bedingtheit dieses Prozesses folgt, dass entwicklungspsychologisch begründete Altersangaben zu Todesvorstellungen von Kindern und Jugendlichen nur Richt-, niemals Normwerte sein können. Gerade wenn Kinder früh existenzielle Erfahrungen machen, gelten die Altersangaben noch weniger, da die Entwicklung dieser Kinder häufig diskordant verläuft, d.h. sie sind in einzelnen Bereichen reifer und gleichzeitig in anderen Bereichen (z. B. Autonomie) kindlicher als es ihrem Alter angemessen wäre (Kenny 1999). Die Entwicklung betrifft alle Kommunikationsebenen, allerdings in unterschiedlichem Ausmaß.

- Bis zum Alter von drei Jahren haben Kinder noch keine Vorstellung vom Tod und seiner Bedeutung, weil sie keinen Begriff von der Zeit haben. Doch gerade deshalb kann eine (zeitlich begrenzte) Trennung existenzielle Ängste auslösen. Die Entwicklungsaufgabe des Säuglings ist die Bindung. Er ist in seiner Existenz auf die Anwesenheit seiner Bezugspersonen angewiesen. Deshalb reagieren Säuglinge stark auf den Schmerz durch die Abwesenheit einer Bezugsperson.
Die Spiele der Kinder sind in jeder Entwicklungsphase von großer Bedeutung. In diesem Alter spielen Kinder mit großer Ausdauer „Bauklötzchen fallen lassen" oder „Guck Guck", eine Einübung in das Wissen, dass die Mutter zwar weg ist, aber sicher wiederkommt, dass ein Bauklötzchen aus den Augen verschwindet, aber aufgehoben wird und wieder da ist.
Das Urvertrauen (nach Eriksson) bzw. das Vertrauen in Bindungen wird in den ersten drei Lebensjahren geprägt und wirkt sich auf das Selbst- und das Weltvertrauen aus, etwa das Vertrauen, dass eine Trennung nicht ewig währt und die geliebte Person nicht für immer verschwunden ist. Spiele vollziehen sich auf allen Ebenen: der sachlichen Ebene (Information: Mutter oder Klötzchen tauchen wieder auf), der Interaktionsebene (Aufforderung zum Spiel), der Körperebene (Festhalten und Loslassen), der emotionalen Ebene (Angstlust beim „kontrollierten" Verschwinden, Freude beim Wiederauftauchen) und der intellektuellen bzw. spirituellen Ebene (Konzepte: Du und Ich; Bindung und Trennung).
Sicher gebundene Kinder fühlen sich in ihrer Welt geborgen und in ihrem Leben sicher. Sie werden später durch die Tatsache des Todes nicht absolut erschüttert oder verunsichert. Sie verinnerlichen – in religiöser Sprache ausgedrückt –, dass das Leben stärker ist als der Tod.
- Das Alter zwischen drei und sechs Jahren ist geprägt durch magisches Denken. Die Kinder erleben ihre Umwelt als beseelt und belebt und sich selbst als sehr machtvoll. Dieser Egozentrismus bedeutet, dass Kinder alles um sich herum auf sich beziehen. Wenn sie z. B. jemandem den Tod wünschen und dieser Mensch wirklich stirbt, kann das große Schuldgefühle auslösen. In dieser

Phase durchläuft das Kind einen Prozess des allmählichen Verzichts auf Allmachtsphantasien, der Anerkennung eigener Grenzen. Es versteht allmählich die Begrenztheit des Lebens und den Begriff der Endlichkeit.

Übergangsobjekte sind in dieser Phase von großer Wichtigkeit und bereiten dem Kind den Weg zu größerer Selbstständigkeit (Winnicott 1951/1973). Sie sind zur Stelle, wenn Mutter oder Vater nicht da sein können. Sie trösten und geben Sicherheit. Ihr Verlust kann deshalb ebenso große Bestürzung auslösen wie der Verlust eines nahestehenden Menschen. Der Tod selbst wird als zeitlich begrenzt verstanden und nicht auf die eigene Person bezogen. So wie sie den Übergangsobjekten „Leben" einhauchen, überraschen Kinder in diesem Alter oft ihre Umgebung durch ihr Bedürfnis nach spirituellen Deutungen, die bereits die Vorstellung eines Seins jenseits der körperlichen Existenz vermuten lassen. Diese oft phantasievollen und tröstlichen Deutungen haben ähnlich wie Übergangsobjekte die Funktion, die emotionale Stabilität in Trennungssituationen zu wahren (Rizzuto 1979).

- Etwa im Alter zwischen sechs und zehn Jahren begreifen Kinder die Endgültigkeit und Irreversibilität des Todes. Der Tod ist zugleich faszinierend und Furcht einflößend. Immer mehr verknüpfen sie Gefühle mit dem Tod. Sie zeigen Mitleid und sind betroffen. Sie sind interessiert an den Umständen des Todes, an Beerdigungen und allem, was um den Tod herum geschieht. Ihre Vorstellungen sind stärker praktisch und konkret orientiert. Die Sachebene steht in dieser Phase intellektuellen Aufbruchs ganz im Vordergrund, Fragen wie „Fault der Opa jetzt?" wollen ernst genommen und furchtlos beantwortet werden.

  Gleichzeitig entwickelt sich das Bewusstsein, dass die Eltern sterben können. Selbst der eigene Tod wird vorstellbar, beispielsweise in Rachephantasien: „Wenn ich tot bin, dann wirst du aber weinen!" Emotionen, die der Tod von Bindungspersonen auslösen könnte, werden imaginiert (affektive Ebene). Immer mehr interessieren sich die Kinder für grundlegende Fragen: „Wo war ich bevor ich auf die Welt kam? Wohin gehen die Menschen, wenn sie tot sind?" Anders als im Vorschulalter, spielen in den Deutungen der Schulkinder zunehmend auch intellektuelle (biologisches Verständnis für Organfunktionen) bzw. kulturell und religiös geprägte Konzepte eine tragende Rolle.

- Kinder zwischen zehn und 14 Jahren sehen den Tod als unausweichliches Ereignis, das alle Menschen, also auch sie selbst betrifft. In dieser Phase beginnt die bewusste Auseinandersetzung mit dem Sinn des Lebens und dem, was dem Kind persönlich wichtig ist im Leben. Mit den körperlichen Veränderungen der Pubertät beginnt die verstärkte Auseinandersetzung mit dem eigenen Körperbild. Fragen der Lebensqualität werden erst in diesem Alter wesentlich. Die Kinder vergleichen sich mit anderen, körperliche Attraktivität und Leistungsfähigkeit werden wichtige Themen. Diese Auseinandersetzung mit dem sich wandelnden Selbst kann starke Affekte auslösen, vor allem dann, wenn die Krankheit oder ihre Behandlung zu behindernden oder entstellenden Veränderungen führt. Die Entwicklungsaufgabe der Ablösung wird durch die schwere Erkrankung in Frage gestellt, das Kind ist in die Abhängigkeit zurückgeworfen. Anders als bei jüngeren Kindern, die ganz in der Gegenwart leben, tritt in diesem Alter die Ausrichtung auf die Zukunft in den Vordergrund. Das Leben eröffnet sich in diesem Alter mit all seinen Möglichkeiten, es lässt noch beinahe jeden Raum für Träume von „dem Mann" oder „der Frau", die das Kind einmal sein möchte. Manchmal ist es für die Eltern und das Betreuungsteam sehr schwer auszuhalten, wenn schwerkranke Kinder in diesem Alter weiter über ihre Berufswünsche sprechen oder Reisen planen, oder sich eisern an ihre schulischen Aufgaben machen, obwohl der Tod absehbar ist. Dieses Festhalten an der Zukunft hat in der Regel nichts mit einer Leugnung der Krankheit und der Möglichkeit des persönlichen Sterbens zu tun (McSherry 2007).

- Spätestens ab einem Alter von 14 Jahre wird die Gruppe Gleichaltriger, die *Peer-Group* auch in Trauersituationen zu einem wesentlichen Ort der individuellen Entwicklung. Die Jugendlichen hinterfragen die Lebensziele der Erwachsenen und entwickeln eigene Wert- und Sinnvorstellungen. Die Vorstellungen vom Tod und der Endlichkeit des Lebens gleichen in seinen intellektuellen Gehalten denen der Erwachsenen, gleichzeitig rebellieren gerade männliche Jugendliche gegen die Zumutung der eigenen Sterblichkeit und fordern den Tod durch Risikoverhalten regelrecht heraus. Die Konfrontation mit der lebensbedrohenden Erkrankung kann zu massiver Abwehr, regressivem oder abwehrend aggressiven Verhalten und tiefer Verzweiflung führen, die Eltern und Betreuer an die Grenzen ihrer Belastbarkeit bringen. Halt gebende professionelle Unterstützung, möglichst durch gleichgeschlechtliche Therapeuten, kann in dieser Altersgruppe die ganze Familie erheblich entlasten.

4 Die Familie als Betreuungseinheit

Ziel der Palliativversorgung ist neben der bestmöglichen Lebensqualität für das betroffene Kind die Prävention von gesundheitlichen, psychischen, sozialen und spirituellen Problemen aller Familienmitglieder vor und nach dem Tod des Kindes (The National Academy 2002). Geschwister eines lebensbedrohlich erkrankten Kindes sind oft tief verunsichert und in ihrer Entwicklung bedroht. Professionelle Beratung der Eltern kann dazu beitragen, Entwicklungsstörungen und Erkrankungen der Geschwister vorzubeugen.

Die Kommunikation mit einem Kind und seine Entwicklung finden nie losgelöst, sondern immer im Zusammenspiel mit der Familie statt. Daher spiegeln sich auch die verschiedenen Kommunikationsebenen und die Entwicklungsstufen des Kindes in den Beziehungen der Familienmitglieder zum Kind und untereinander, aber auch zum Betreuungsteam wieder. Dies gilt auch für die Geschwister, allerdings wird die Entwicklung des betroffenen Kindes häufig anders wahrgenommen als die seiner Geschwister. In der besonderen Situation als sogenanntes „Schattenkind" (Alderfer et al. 2003) erleben die Geschwister den Mangel an elterlicher Aufmerksamkeit, lange Zeiten der Trennung, aber auch die Konfrontation mit hohen Ansprüchen an ihre Selbständigkeit und Einsicht in notwendigen Verzicht. Diese Faktoren können auch bei den Geschwistern zu diskordant verlaufenden Reifungsprozessen führen.

4.1 Wer ist „Familie"?

Was als Familie gilt, definiert sich aus der jeweiligen Beziehungs-Situation. Neben der „Kernfamilie" (Mutter, Vater, erkranktes Kind, evtl. Geschwister) ist gegebenenfalls ein größeres familiäres Umfeld zu bedenken: Großeltern, Großfamilien (insbesondere bei Familien aus dem mediterranen Raum) und Patchwork-Familien. Bei älteren Kindern und Jugendlichen gewinnt die Peer-Gruppe (Freunde, Clique, in zunehmendem Maße auch Gesprächspartner im virtuellen Raum) an Bedeutung. Kinder und Jugendliche, die längere Zeit im Krankenhaus verbracht haben, entwickeln unter Umständen enge Freundschaften mit anderen Patientinnen und Patienten. Kinder und Jugendliche geben meist gut Auskunft, wen sie zu ihrem Bezugssystem rechnen.

4.2   Familien-Spiritualität(en)

Die spirituelle Begleitung der Familien wird nicht nur durch die unterschiedlichen Kommunikationsebenen und die entwicklungsabhängigen Bedürfnisse der Kinder geprägt, sondern auch durch den kulturellen und religiösen Hintergrund der Eltern und anderer wichtiger Bezugspersonen. Nicht nur bei Familien mit Migrationserfahrungen bringen die verschiedenen Familienmitglieder (z. B. Vater, Mutter, Großeltern) unterschiedliche religiöse oder kulturelle Prägungen mit. Dies kann, muss aber nicht, zu konfligierenden spirituellen Bedürfnissen und Bewältigungsstrategien führen. Zudem bildet jedes Familiensystem im Umgang mit einer Herausforderung, wie sie die Erkrankung eines Kindes darstellt, eine eigene kollektive Form von Spiritualität (im Sinne einer offenen Bestimmung) heraus (McLeod und Wright 2008). Gerade letztere gilt es als eine wichtige Ressource wahrzunehmen und zu unterstützen. In der Begleitung kann dies durch behutsames Nachfragen geschehen, etwa nach einem Ritual des Zu-Bett-Bringens der Kinder, nach kleinen Ritualen im Tagesverlauf oder bei Familienfeiern. Auch im Umgang mit der Erkrankung und ihrer existenziellen Bedrohung des Familiensystems entwickelt jede „unit of care" ihre eigenen Sprachmuster und Verhaltensweisen. Häufig sind sich Familien gar nicht bewusst, dass sie eine eigene Form von gemeinsamer Spiritualität entwickelt haben. Ein zentraler Aspekt von Spiritual Care ist es deshalb, diese implizite Spiritualität bewusst zu machen und zu unterstützen, gerade wenn fest geglaubte religiöse Gewissheiten ins Wanken geraten. Sinnsuche und Sinnfindung, sowohl individuell als auch im Familiensystem, ereignen sich als ein permanentes „Stolpern" und wieder aufstehen: „Die Befindlichkeit und das Stadium nach dem Stolpern unterscheidet sich qualitativ von dem Zustand vor dem Stolpern" (Bergold 2005).

5   Die Bedeutung von Symptomen in der spirituellen Begleitung des Kindes, seiner Familie und der Helfer

Cicely Saunders hat zwei für die spirituelle Begleitung Sterbender entscheidende Vorstellungen geprägt:

- Das Konzept des „totalen Schmerzes", das ein rein somatisch geprägtes Schmerzverständnis aufhebt und die „Tatsächlichkeit" von z. B. sozialem oder spirituellem Schmerz konstatiert und ihn in seinem Einfluss auf das Erleben körperlichen Schmerzes untersucht. Der *Respekt vor dem Schmerz* ist dabei Grundlage aller Interventionen zur Leidlinderung in der Palliativmedizin.
- Das Konzept des „Raumes", in dem der Sterbende, in diesem Fall das Kind oder der Jugendliche, mit allen seinen Bedürfnissen wahrgenommen wird, ohne dass dieser Raum bereits durch fertige Antworten oder Lösungen besetzt wäre.

In diesem Sinn richtet sich das Angebot spiritueller Begleitung notwendiger Weise an alle Beteiligten – an das Kind, die Familie und das Helfersystem. Damit werden alle Beteiligten gleichzeitig Gebende und Nehmende, Gefährten auf einem Weg, der allein nur schwer zu meistern wäre.

5.1 Schmerz, Körperlichkeit und Sinn

Der Schmerz ist ein Verbündeter des Lebens. Die Schmerzgeschichte jedes Menschen beginnt mit der Geburt. Für die Gebärende gehört der Geburtsschmerz zu den wesentlichen Grenzerfahrungen, er ist eine zutiefst persönliche, aber auch mitteilbare, weil bewusste Erfahrung. Dass die Geburt für das Kind ebenfalls mit existentiellem Schmerz verbunden sein muss, ist evident. Diese Erfahrung des ersten Schmerzes, der ersten Trennung, teilen alle Menschen, aber sie bleibt im Dunkel des Unbewussten. Eine Empfindung, die nur der Körper erinnert und die sich der bewussten Kommunikation weitgehend entzieht. Keine andere Wahrnehmung ist damit so unmittelbar wie der Schmerz mit Geburtlichkeit, Körperlichkeit und Endlichkeit verbunden (Führer 2006).

Die jüdische Philosophin Hannah Arendt (1906–1975) hat „Geburtlichkeit" (oder „Natalität") zu einem Grundbegriff ihrer Anthropologie gemacht und erinnert daran, dass jedes Leben ein grundsätzlicher Neuanfang ist. Allerdings ist dieser Neuanfang ohne seine Begrenztheit nicht zu denken: mit dem Geborenwerden ist die Endlichkeit gesetzt.

> „Der Mensch wird aufmerksam auf den Ursprung seines Lebens erst durch den Tod. Das ist der Sinn seiner Vergänglichkeit und dies der Sinn der Kreatürlichkeit … Der Tod als das Ende des Lebens wirft das Leben zurück auf den Ursprung seines Seins" (Ulrich-Eschemann 2000).

Was bei Arendt als Beschreibung der *conditio humana* zunächst für jedes Individuum gilt, wird im pädiatrisch-palliativmedizinischen Kontext besonders am Phänomen des Schmerzes als „sozialer Schmerz" augenfällig: Physische Schmerzen des Kindes übertragen sich fast unmittelbar auf die Bezugspersonen, vor allem die Mutter. Die schmerzlich spürbare Endlichkeit des Lebens des jungen Patienten ruft von neuem die Geburt wach, dem mit Schmerzen verbundenen und zugleich verheißungsvollen Neuanfang, der ein Neuanfang auch für die Mutter war, der Beginn einer „personalen Koexistenz" (Ulrich-Eschemann 2000). Die Frage nach dem Sinn des Sterbens ist hier immer auch eine Frage nach dem Sinn des Geborenwerdens, denn wozu die Mühen der Geburt und der Erziehung auf sich nehmen, wenn das Leben so früh endet? Mit dem Tod des eigenen Kindes stirbt immer auch ein Teil der eigenen Zukunft.

Gute Schmerztherapie nimmt ernst, dass der Schmerz neben der individuellen Physis des Patienten auch diese andere Dimension erfasst. Jeder Patient hat – beginnend mit der Geburt – seine eigene Schmerzgeschichte. Schmerz ist ein in der Afferenz über wenige neuronale Strukturen verschalteter Sinn, der jedoch in der weiteren Verarbeitung Teil eines komplexen Systems permanenter Rückmeldung des körperlichen und seelischen Zustandes wird. Dieses überlebenswichtige System befindet sich von Anfang an in einem Lernprozess. Die Bewertung von Schmerz und schmerzauslösender Situation wird in der Entwicklung ganz wesentlich vom Verhalten der Eltern und anderer wesentlicher Bezugspersonen beeinflusst. Das Kind lernt den Schmerz kennen und entwickelt seinen ganz persönlichen Schmerzmaßstab.

Besonders deutlich wird dieser Prozess, wenn wir bereits an dreijährigen Kindern die Fähigkeit zum Mitleid erleben. In diesem Alter hat das Kind aus den bis dahin gemachten Schmerzerfahrungen bereits ein Konzept von „Leiden" im weitesten Sinne entwickelt, das es ihm ermöglicht, bestimmte Ereignisse als leidverursachend zu identifizieren, oder aber verbale oder nonverbale Schmerzäußerungen in Beziehung zu eigenen Leiderfahrungen zu setzen. Besonders anrührend ist es, welch gute Schmerztherapeuten Kinder in diesem Alter bereits sind. In ihrem schon sehr komplexen Leidkonzept spielt Linderung durch Trösten, körperliche Nähe und Beschützen eine wichtige Rolle. Aus dieser Perspektive heraus ist verständlich, dass ein Kind spätestens ab dem Schulalter die Folgen seiner Krankheit für andere ermessen kann und sich nicht ausschließlich in der Rolle des zu Tröstenden, sondern auch in der des Trost Spendenden sieht.

Dieses ganzheitliche und dynamische Konzept vom Schmerz bedeutet für den Umgang und die Betreuung von Kindern, dass

- Schmerz als eine unabwendbare, mit dem Leben untrennbar verbundene Erfahrung verstanden wird, auf die jedes Kind im Rahmen seiner physiologischen Möglichkeiten mehr oder weniger gut vorbereitet ist,
- Schmerz von Anfang an ein multidimensionales Geschehen ist, das verschiedenen körperlichen, psychischen und sozialen Einflüssen unterliegt,
- die Vermeidung von Trennung und die Ermöglichung von körperlicher Nähe durch die Bezugspersonen gerade sehr jungen Kindern ermöglicht, Schmerz möglichst angstfrei zu verarbeiten,
- die Antizipation von Schmerz bei entsprechenden Eingriffen oder Zuständen und die sorgfältige Schmerzmessung und -behandlung gerade auch bei den jüngsten Patienten zur günstigen Entwicklung des individuellen Schmerzerlebens beiträgt, und
- die Therapie sich nach den individuellen Bedürfnissen des Kindes richtet.

Dem ganzheitlich orientierten Verständnis von Schmerz entspricht eine Behandlung, die sowohl pharmakologische als auch nicht-pharmakologische Aspekte berücksichtigt und multiprofessionell denkt. Für die medikamentöse Schmerztherapie gelten die Empfehlungen der Weltgesundheitsorganisation WHO (McGrath 1996). Die verschiedenen Stufen finden entsprechend der gemessenen Schmerzintensität Anwendung, das heißt, dass sich auch ein opioidnaives Kind bei starken Schmerzen nicht die Schmerzstufen „hochleiden" muss, sondern dass bei entsprechend starken Schmerzen auch schon initial stark wirksame Opioide, insbesondere Morphin, eingesetzt werden (Führer und Duroux 2006).

Angst und Einsamkeit sind die beiden psychischen Faktoren, die das Schmerzempfinden am meisten beeinflussen. Eine dem Kind vertraute Umgebung, die Anwesenheit wichtiger Übergangsobjekte wie Teddy oder Kuscheldecke und die spürbare, sinnlich vermittelte Präsenz der wichtigsten Bezugspersonen sind die wichtigsten Voraussetzungen für eine geglückte schmerztherapeutische und damit letztlich auch palliativmedizinische Betreuung. Daneben können physikalische Maßnahmen wie Wärme, Halt gebende Lagerung, gelegentlich auch Massagen oder vorsichtige krankengymnastische Maßnahmen Linderung bringen. In der Pflege schwerstkranker Kinder ist die behutsame Vorbereitung aller Maßnahmen, entweder durch Erklären oder durch sanftes Halten besonders wichtig. Im Rahmen supportiver Therapie kann man bei Kindern, die keine direkte Berührung ertragen können, von einem Energiefeld ausgehen, das den Menschen wie eine unsichtbare Haut umgibt. Wie bei der direkten körperlichen Berührung kann ein langsames, sanftes Streichen über das Kind oder ein ruhiges Stillhalten z. B. über der Schmerzstelle beruhigend und hilfreich wirken. Zu beachten ist, dass durch dieses Handeln eine explizite spirituelle Komponente in der Betreuung zum Tragen kommt, über die Einverständnis erzielt werden muss.

In seiner Funktion als Warnung vor drohendem Schaden wird der Schmerz als Verbündeter des Lebens wahrgenommen; er wird dann zum „Verräter" und damit unerträglich, wenn er nur mehr für die Endlichkeit der individuellen Existenz steht.

So beschreiben McSherry et al. (2007) einen an einem Tumor unheilbar erkrankten Jungen, der unter palliativer Betreuung lange Zeit symptomfrei war und an nahezu allen normalen kindlichen Aktivitäten teilnehmen konnte. Als den Therapeuten auffiel, dass jede vergleichsweise geringfügige Schmerzsymptomatik in eine nahezu unbeherrschbare Krise mündete, führten sie nach verschiedenen erfolglosen Therapieversuchen mit Eltern und Kind ein Gespräch über den Schmerz und seine Bedeutung, bei dem sich zeigte, dass der Junge und seine Eltern jeden Schmerz als Boten des herannahenden Todes interpretierten. Erst als der Junge lernte, Schmerz wieder in seinen unterschiedlichen Funktionen wahrzunehmen und entsprechend zu deuten, konnte auch die medikamentöse Schmerztherapie erfolgreich eingesetzt werden.

In seiner engen Beziehung zu Körperlichkeit und personaler Existenz ist der Schmerz im Diesseits angesiedelt. Dies gilt auch für den oftmals besonders bedrohlichen Schmerz der Sinnlosigkeit, ein Gefühl, das Angehörige wie Helfer insbesondere im Angesicht frühen Sterbens befällt. Dem frühen Tod Sinn geben, das kurze Leben ihres Kindes als vollständig und erfüllt erfahren – das scheint neben der Vermeidung von Leid beim Kind (Surkan et al. 2006) und der Vorstellung vom Fortbestehen der Eltern-Kind Beziehung von zentraler Bedeutung für die Verarbeitung der Verlusterfahrung durch die Eltern (Meert et al. 2005). Spirituelle Begleitung wird daher stets nach der Deutung des Schmerzes durch das Kind und die Eltern fragen. Sie wird voller Respekt dem Schmerz in allen seinen Dimensionen Raum geben, ohne sich vom Schmerz überwältigen zu lassen. Spirituelle Begleitung wird die Deutungen der im Diesseits Zurückgebliebenen aufgreifen, die Sinnsuche im gemeinsam gelebten Leben begleiten und sinnstiftendes Handeln (Organspende, ehrenamtliches Engagement als Vermächtnis des Kindes) stützen. Darüber hinaus wird sie vorsichtig die spirituellen Ressourcen und die Vorstellungen zur Transzendenz eines jeden einzelnen Beteiligten erkunden. Hier kann etwa der Wunsch oder die Vorstellung nach Fortbestehen der Beziehung zwischen Eltern und Kind als Brücke dienen (McSherry et al. 2005).

Das umfassende Konzept vom *Schmerz* führt zugleich zur Frage nach dem Leid, die mit der Kontrolle somatischer Schmerzsymptome nicht erledigt ist, denn „*Suffering starts where the pain ends*". *Leiden* ist gerade in einer systemischen Sichtweise das Ergebnis eines komplexen Prozesses, in den die Wahrnehmung und zentrale Verarbeitung körperlicher und seelischer Zustände einfließt (Cassell 2004). Aufgabe der Palliativmedizin ist es, Leiden in allen seinen Formen zu lindern. Dazu bedarf es freilich einer Verschränkung der verschiedenen Betreuungsangebote, im hier beschriebenen Verständnis von Palliative Care z. B. einer Kooperation von medizinischer und seelsorglicher Betreuung. Nicht nur die Familie ist als „*unit of care*" zu betrachten, auch die Betreuer bilden eine eigene „*unit of care*".

5.2 Atemnot und Geist

Der Atem ist Garant und Zeichen des Lebens. Atemnot wird daher als unmittelbar lebensbedrohlich erlebt. Die Atemnot oder Dyspnoe stellt eine besondere diagnostische und therapeutische Herausforderung dar. Entscheidend ist dabei die subjektive Empfindung der Not, dagegen müssen objektive Parameter wie eine niedrige Sauerstoffsättigung nicht zwangsläufig mit dem Gefühl der Atemnot einhergehen. Dyspnoe ist ein multidimensionales Geschehen, in dem neben physischen Ursachen auch psychische Einflüsse wie Angst in einen Teufelskreis führen, der die Atemnot verstärkt (Hail et al. 1995). Ruhe und Sicherheit, Lagerung und atemtherapeutische Maßnahmen sind die wichtigsten unterstützenden Maßnahmen für das an Atemnot leidende Kind. Entscheidend ist, den Teufelskreis aus Angst und Atemnot zu durchbrechen. Morphin und Benzodiazepine haben sich in der medikamentösen Therapie der Atemnot bewährt (Muers 2002).

Anders als der Schmerz, der selbst in seiner sozialen und spirituellen Dimension ganz ans Diesseits verweist, verbindet uns der Atem aus spiritueller Sicht mit einer über das individuelle Leben hinausgehenden Kraft. So beschreibt die biblische Schöpfungsgeschichte wie Gott dem Menschen seinen Atem, seinen Geist einhaucht. Dieser lässt den Menschen leben, vom ersten Atemzug bis zum Tod. Die spirituelle Dimension des Atems im Sinne der Teilhabe ist weitgehend religions- und konfessionsunabhängig. Die Beziehung zwischen Atem und Geist (heiliger oder Schöpfergeist, Buddha-Natur usw.) weist die Richtung hin zur Transzendenz. Ordnung und Orientierung entstehen hier aus der Bezogenheit auf einen größeren Zusammenhang, der über die Frage nach dem Sinn hinausgeht. Deshalb hat sich in der Seelsorge das Achten auf den Atem, z.T. durch aktives Mit-atmen als bewusste Öffnung der Begleitung auf eine transzendente Beziehung hin etabliert.

5.3 Psychische und neurologische Symptome

Symptome wie Angst, Aggression, Depression oder Persönlichkeitsveränderungen können ihre Ursache in der Krankheit selbst, in verschiedenen Medikamenten oder in der Auseinandersetzung mit dem drohenden Ende des Lebens haben. Diese Symptome können sehr belastend für das Kind und seine Umgebung sein und selbst Angst auslösend oder verstärkend sein (Wolfe et al. 2000). Zu beachten ist, dass in akut krisenhaften Situationen – insbesondere wenn sie ohne Vorbereitung eintreten – Eltern bisweilen ihre Unruhe und Anspannung auf das Kind übertragen. Ein zentraler Aspekt in der Betreuung ist darum die verlässliche Zuwendung zu den Bezugspersonen, die Bereitschaft zum Gespräch oder zur stabilisierenden Präsenz.

Zur medikamentösen Therapie der Angst in der pädiatrischen Palliativmedizin liegen so gut wie keine Studien vor. Aus eigener Erfahrung kann der Einsatz von Benzodiazepinen überaus hilfreich sein. Wenn sich hierdurch kein Erfolg einstellt, die Unruhe im Vordergrund steht oder eine zusätzliche antiemetische Behandlung notwendig ist, können auch Neuroleptika (z. B. Promethazin) erfolgreich eingesetzt werden. Bei Vorliegen einer Depression kann der Einsatz von Antidepressiva entlastend sein. Starke Müdigkeit und Störungen des Tag-Nacht-Rhythmus werden hingegen nicht selten durch Medikamente ausgelöst und können die Lebensqualität von Eltern und Kind erheblich beeinträchtigen. Eine regelmäßige Überprüfung aller

Medikamente auf ihre Indikation und die Anpassung an die aktuellen Symptome und das Körpergewicht ist daher unbedingt notwendig.

Immer stellt sich aber auch die Frage nach dem Raum, der dem Kind für seine Fragen, Phantasien und Ängste zur Verfügung steht. Wenn Kinder spüren, dass die Eltern das Thema Sterben und Tod angstvoll meiden, werden sie dieses Tabu auch um den Preis eigener innerer Not beachten. Sterbende Kinder sind darauf angewiesen, dass die Eltern oder andere Bezugspersonen ihnen einen „Erlaubnisraum" öffnen, in dem sie auf ihre Art und Weise über ihr Sterben und ihre Vorstellungen vom Tod sprechen können. Dieser Raum lässt sich allerdings nicht terminieren oder gezielt delegieren. Er öffnet sich vielmehr häufig im gemeinsamen Tun. Kinder suchen sich Person, Umstände und Zeitpunkt für die Fragen nach Sterben und Tod selbst aus. Zudem signalisieren die meisten Kinder sehr klar, wie viel sie wissen wollen, indem sie nach wenigen Fragen wieder zu ihrer ursprünglichen Beschäftigung zurückkehren. Spirituelle Begleitung kann helfen, den Raum für die Fragen der Kinder zu schaffen und die Eltern stützen und vorbereiten.

5.4 Symptomkontrolle am Lebensende

Eltern haben häufig große Angst vor nicht beherrschbaren Symptomen am Lebensende. Die Frage „Wie wird unser Kind sterben?" steht meist unausgesprochen im Raum. Damit bleiben die Eltern mit ihren teilweise unbegründet schrecklichen Phantasien von einem qualvollen Tod allein. Die Aufklärung über die Symptome am Lebensende und ihre Linderung ist eine zentrale Aufgabe in der palliativen Betreuung und kann einen wichtigen Einfluss auf die Erinnerung der Familie an den Sterbeprozess und auf die Trauerarbeit haben (Kreichbergs et al. 2007).

Es gibt nur wenige Daten darüber, unter welchen Symptomen Kinder am Lebensende am häufigsten leiden. Untersuchungen in Japan und den USA an Kindern mit malignen Erkrankungen nennen Anorexie, Atemnot und Schmerzen als häufigste Symptome. Daneben begleiten Müdigkeit und Erschöpfung, gastrointestinale Beschwerden wie Übelkeit, Erbrechen, Obstipation, aber auch Diarrhö häufig die letzte Lebensphase. Starke Unruhe und Angst, epileptische Anfälle oder Blutungen stellen eine große Belastung für die Familien und die Pflegenden dar (Hutchinson et al. 2003). Das terminale Rasseln wird von vielen Angehörigen als Atemnot missdeutet und daher als quälend empfunden. Eine zeitgerechte und einfühlsame Aufklärung über dieses häufig auftretende Symptom bereitet die Familien vor und wirkt entlastend.

In der letzten Lebensphase stellen viele Kinder die orale Aufnahme von Nahrung und Flüssigkeit fast vollständig ein. Auch bei Kindern, die z. B. wegen einer schweren neurologischen Beeinträchtigung über eine PEG-Sonde ernährt werden, beobachtet man in der Terminalphase häufig eine abnehmende Toleranz gegenüber den gewohnten Nahrungs- und Flüssigkeitsmengen. Die Sinnhaftigkeit einer Aufrechterhaltung von Flüssigkeits- und Nahrungszufuhr am Lebensende wird immer wieder kontrovers diskutiert (Solomon et al. 2005). Der Konflikt ist allerdings meist durch eine strikte Orientierung aller Maßnahmen an den aktuell belastenden Symptomen lösbar.

In der unmittelbaren Sterbephase zeigen manche Kinder starke Unruhe, oder plötzliches Aufschrecken oder Aufschreien aus einem komatösen Zustand. Diese Phase geht dem Tod oft nur wenige Stunden voraus und kann gut als Schwellen-

oder Übergangsphase beschrieben werden. Vorher vertraute Berührungen wie Streicheln, Wiegen oder Lippenbefeuchten, verstärken diese Unruhe oder lösen sie sogar aus, ruhiges Halten führt dagegen in den meisten Fällen zu tiefer Entspannung. Obwohl es bisher keine elektrophysiologischen Untersuchungen zu diesem Phänomen gibt, erscheint es einleuchtend, dass wechselnde taktile Stimuli im sterbenden Gehirn ungerichtete Aktivität hervorrufen. Für Eltern kann es sehr entlastend sein, wenn sie ihrem Kind Halt geben und die quälende Unruhe damit beenden können.

6 Unterstützung trauernder Familien

6.1 Rituale

Rituale haben sichernde und stützende Funktion. Sie stiften Gemeinschaft und stärken Beziehungen. Gerade in einer Situation, wo die Tragfesten des Lebens einer Familie auf das Äußerste erschüttert werden, sind sie von großer Bedeutung. Es ist jedoch große Vorsicht geboten, einer Familie ein Ritual anzubieten, das dieser nicht vertraut oder gar fremd ist. Manchmal dienen Rituale den Begleitenden dazu, ihre eigene Unsicherheit erträglich zu machen. Sie bieten ihnen dann gewiss Sicherheit, aber diese Sicherheit überträgt sich nicht auf die betroffene Familie. Vielmehr ist es darum geboten, ressourcenorientiert zu arbeiten, das bedeutet konkret: das aufzunehmen und zu unterstützen, was in einer Familie (im engeren oder weiteren Sinn) bereits an kleinen oder anderweitig vertrauten Ritualen gepflegt worden ist. Dies gibt den Beteiligten Sicherheit, es befähigt sie zu aktivem Verhalten, das auch dann reaktiviert werden kann, wenn die professionellen Helfer längst das Geschehen verlassen haben.

Eltern und Geschwister werden durch diese schwere Zeit getragen, wenn sie eingeübte Rituale „ganz normal" leben, z. B. das zu-Bett-bring-Ritual, das Morgens-Aufstehen-Ritual. Hier muss nicht jedes Mal neu überlegt werden, was jetzt passend und richtig ist, es wird einfach gemacht wie immer – denn obwohl nichts mehr ist wie vorher, geht das Leben weiter und die vertrauten Familienrituale helfen dabei, dem Leben weiter zu vertrauen. Es können auch neue Rituale entwickelt werden, die das verstorbene Kind mit einbeziehen: beim abendlichen Gebet oder Gute-Nacht kann das verstorbene Geschwister laut oder stillschweigend einbezogen sein.

6.2 Herausforderungen im Familiensystem

Die Betreuung endet nicht mit dem Tod des Kindes. Nach dem Tod sind alle Familienmitglieder mit ihrer eigenen Trauer und zusätzlich mit der Trauer ihrer engsten Bezugspersonen konfrontiert. Die Familie muss sich in ihrer neuen Zusammensetzung erst allmählich wiederfinden. Dies kann zu erheblicher Verunsicherung bei den Geschwistern, zu intensiven Schuldgefühlen, großer Angst vor erneutem Verlust oder eigener schwerer Erkrankung und heftigen Einsamkeitsgefühlen führen. Trauerbegleitung kann den normalen Prozess unterstützen und ggf. professionelle Hilfe vermitteln.

Wenn ein Kind sterbend ist oder verstorben ist, rückt für die Eltern der Verlust dieses Kindes in den Vordergrund, und das überlebende Geschwister verliert scheinbar an Bedeutung. Doch ist es gerade für das überlebende Kind wichtig, zu spüren:

Meine Eltern lieben mich und sind für mich da. Sonst kann es zu Empfindungen kommen wie: „Das falsche Kind ist tot. Meine Eltern wünschen sich lieber den toten Bruder/die tote Schwester zurück. Mich wollen sie gar nicht mehr."

Eltern ziehen sich in dieser Situation häufig zurück, verschließen sich in ihrer Trauer und zeigen ihre Gefühle nicht. Solch kontrolliertes Schweigen kann Ängste bei den überlebenden Kindern auslösen. Kinder brauchen Menschen, die ihnen helfen, ihre eigenen Gefühle wahrzunehmen und auszuleben. Für Eltern ist es schwer, wenn die Geschwister lachen und so leben, als wäre nichts passiert – nur um dann wieder plötzlich tieftraurig und verzweifelt zu sein. Gleichzeitig fürchten gerade ältere Geschwister häufig, ihre eigene Traurigkeit offen auszuleben, da sie die Eltern nicht zusätzlich belasten oder an ihre Trauer „erinnern" wollen. Ältere Kinder können manchmal gut beschreiben, wie sie die Trauer der Eltern als Verlust der tragenden und stabilisierenden Funktion erleben. Mutter oder Vater sind nicht mehr wie gewohnt der unerschütterliche Fels, an dem sich das Kind in seiner Unsicherheit orientieren kann. In dieser Situation übernehmen die Kinder häufig unbemerkt sie überfordernde Sorgefunktionen oder ziehen sich zurück. Jugendliche suchen oftmals auch Trost und Vergessen in der Peer-Group, was gelegentlich zur Überforderung der Gruppe oder einzelner Gruppenmitglieder führt. Es kann daher sinnvoll sein, gerade bei Jugendlichen auch das nicht-familiäre Bezugssystem in die Betreuung einzubeziehen. Es müssen nicht die Eltern sein, die in dieser Situation ein sicherer Hafen sind. Das kann die Oma, der Onkel, die Tante, ein Freund oder Priester sein – wenn sie denn beständig und verlässlich da sind (Petersen 2005).

Die „Tee-Ernte"

Die Weihnachtsfeier in der Kinderklinik ist zu Ende und ich kehre noch einmal an das Bett der sterbenden 11-jährigen Anna zurück. Vor der Feier haben wir gemeinsam Fotos aus ihrer Babyzeit angeschaut. Anna liebt es, wenn ihre Mutter Geschichten zu den Bildern erzählt, besonders zu denen aus der Heimat ihrer Mutter, China. Jetzt sitzen die Mutter und ich am Bett der schlafenden Anna. Die Mutter übereicht mir ein in grüne Seide eingeschlagenes Kästchen, in dem sich zwei Dosen mit Chinesischem Tee befinden. Sie bittet mich, eine Dose zu öffnen. Sie erzählt mir, wie sie als junges Mädchen half, diesen ganz besonderen Tee aus den allerersten jungen Blättern zu pflücken - noch bevor die Sonne aufging, in den frühen Morgenstunden, gemeinsam mit ihrer Mutter und Großmutter.

Literatur

Alderfer MA, Labay LE, Kazak AE (2003) Brief report: Does posttraumatic stress apply tp siblings of childhood cancer survivors? Journal of Pediatric Psychology 28:281–286.

Barnes LJ, Plotnikoff GA, Fox K, Pendleton S (2000) Spiruality, religion, and pediatrics: Intersecting worlds of healing. Pediatrics 104:899–908.

Bergold R (2005) Stolpern lernen! Zum Unterbrechungsansatz in der theologischen Erwachsenenbildung. In: Englert R, Leimgruber S (Hg.), Erwachsenenbildung stellt sich religiöser Pluralität, Gütersloh/Freiburg 2005, 195–209.

Cassell EJ (2004) The nature of suffering and the goals of medicine (2nd edition). New York.

Führer M, Duroux A, Borasio GD (2005) HOMe – Hospiz ohne Mauern. Monatsschrift Kinderheilkunde 153:557–562.

Führer M (2006) Der Schmerz – Verbündeter und Verräter. In: Führer M, Duroux A, Borasio GD(Hrsg.) (2006) „Können Sie denn gar nichts mehr für mein Kind tun?" Therapieziel-Änderung und Palliativmedizin in der Pädiatrie. Stuttgart (MRCP 2), 93–117.

Führer M, Duroux A (2006) Schmerztherapie in der häuslichen Palliativversorgung. Monatsschrift Kinderheilkunde 154:788–798.

Hain RDW, Patel N, Crabtree S, Pinkerton R (1995) Respiratory symptoms in children dying from malignant disease. Palliative Medicine 9:201–206.

Hsiao JL, Evan EE, Zeltzer LK (2007) Parent and child perspectives on physician communication in pediatric palliative care. Palliative Support Care 5:355–365.

Hutchinson F, King N, Hain RDW (2003) Terminal care in paediatrics: where we are now. Postgraduate Medical Journal 79:566–568.

Kenny G (1999) The iron cage and the spider's web: Children's spirituality and the hospital environment. Pediatric Nursing 11:20–23.

Kreichbergs UC, Lannen P, Onelov E, Wolfe J (2007) Parental grief after losing a child to cancer: Impact of professional and social support on long-term outcomes. Journal of Clinical Oncology 25(22):3307–3312.

Liben S, Papadatou D, Wolfe J (2008) Paediatric palliative care: Challenges and emerging ideas. Lancet 371:852–864.

McGrath PJ (1996) Development of the World Health Organisation guidelines on cancer pain relief and palliative care in children. Journal of Pain and Symptom Management 12:87–92.

McLeod DL and Wright LM (2008) Living the as-yet unanswered: Spiritual care practices in family systems nursing. J Family Nursing 14:118–141.

McSherry M, Kehoe K, Carroll JM et al. (2007) Psychosocial and spiritual needs of children living with life-limiting illness. Pediatric Clinics of North America 54:609–629.

Meert KL, Thurston CS, Briller SH (2005) The spiritual needs of parents at the time of their child's death in the pediatric intensive care unit and during bereavement: A qualitative study. Pediatric Critical Care Medicine 6:420–427.

Meyer EC, Ritholz MD, Burns JP, Truog RD (2006) Improving the quality of end-of-life ca re in the pediatric intensive care unit: Parents' priorities and recommendations. Pediatrics 117(3):649–657.

Muers MF (2002) Opioids for dyspnoea. Thorax 57:922–923.

Naurath E (200) Seelsorge als Leibsorge. Perspektiven einer leiborientierten Krankenhausseelsorge. Stuttgart.

Petersen Y, Köhler L (2005) Die Bindungstheorie als Basis psychotherapeutischer Interventionen in der Terminalphase. Forum Psychoanalyse 21:277–292.

Rizzuto A-M (1979) The birth of the living God. A psychoanalytic study. Chicago/London.

Robinson MR, Thiel MM, Backus MM, Meyer EC (2006) Matters of spirituality at the end of life in the pediatric intensive care unit. Pediatrics 118:719–729.

Roser T (2007) Spiritual Care. Ethische, organisationale und spirituelle Aspekte der Krankenhausseelsorge. Stuttgart (MRPC 3).

Sahler OJ, Frager G, Levetown M et al. (2000) Medical education about end-of-life care in the pediatric setting: Principles, challanges, and opportunities. Pediatrics 105:575–584.

Sharp MC, Strauss RP, Lorch SC (1992) Communicating medical bad news: Parents' experiences and preferences. Journal of Pediatrics 121:539–546.

Smith J and McSherry W (2004) Spirituality and child development: A concept analysis. Journal of Advanced Nursing 45:307–315.

Solomon MZ, Sellers DE, Heller KS et al. (2005) Nem and lingering controversies in pediatric end-of.life care. Pediatrics 116:872–883.

Stevens MM (2005) Psychologicalmnadaptation of the dying child. In: Doyle D, Hanks G, Cherny N, Calman K (Hg.) Oxford Textbook of Palliative Medicine:798–806.

Surkan PJ, Kreicbergs U, Valdimarsdöttir U et al. (2006) Perceptions of inadequate health care and feelings of guilt in parents after the death of a child to a malignancy: A population-based long-term follow-up. J Palliative Med 9:317–331.

The National Academy of Sciences (2002) When children die: Improving palliative and end-of-life care for children and their families: Summary. 1–18; Quelle: http://www.nap.edu/openbook/0309084377/html.

Ulrich-Eschemann K (2000) Vom Geborenwerden des Menschen. Theologische und philosophische Erkundungen. Berlin.

Winnicott DW (1951/1973) Vom Spiel zur Kreativität (Playing and reality, übersetzt von Michael Ermann). Stuttgart.

Wolfe J, Grier HE, Klar N et al. (2000) Symptoms and suffering at the end of life in children with cancer. The New England Journal of Medicine 342:326–33.

World Health Organisation (Geneva 1998) Cancer pain relief and palliative care in children. übersetzt von Zernikow et al. im Deutsches Ärzteblatt 2008; 105(25):A 1376–1380. Postgraduate Medical Journal 79:566–568

Chancen für Spiritual Care in einer materialistischen Medizin und Pflege

Christine Klingl und Eckhard Frick sj

Opportunities for Spiritual Care in materialistic medicine and nursing

„Spiritual care" in the context of palliative care requires human, professional, and institutional competencies developed in life-long learning. Economic strain and the increasing philosophy of efficiency are threatening an holistic approach in palliative nursing. This approach encompasses mindfulness and awareness towards the health professional's own spirituality as well as towards the patient's spiritual needs and preferences. In spite of economical and political constraints, spiritual care in the context of palliative care may foster a general awareness for spirituality in medicine and nursing.

keywords
spiritual care – nursing – palliative care – hospice – medical materialism

EF: *Wenn Sie an den Begriff „Spiritualität" denken, was hat sich in Ihrer täglichen Arbeit als Krankenschwester im Vergleich zu Ihrer Ausbildungszeit geändert?*

CK: Ich habe die Ausbildung zwischen 1985 und 1988 gemacht. Der *Begriff Spiritualität* war damals nicht sehr gebräuchlich, die Krankenpflegeschule, an der ich meine Ausbildung gemacht habe, war jedoch sehr progressiv. Es gab viel Auseinandersetzung mit Themen wie Ganzheitlichkeit, Bewusstsein und eben auch Spiritualität. Damals war die Stimmung unter uns in der Pflege sehr offen und an neuen Bewegungen interessiert, der ökonomische Druck war nicht so vorherrschend wie heute.

Wie wurde damals das Feld der Spiritualität in die Ausbildung eingeführt?

Durch Texte, durch Spiele, durch Rollenspiele, auch durch Diskussionen. Durch Beispiele anhand von spirituell oder religiös orientierten Menschen. Aber ich finde: Die Zeit hat sich total geändert.

Ja, genau darauf möchte ich hinaus: was hat sich geändert im Vergleich zu Ihrer Ausbildung?

Ich glaube, damals gab es bei uns eine Art Aufbruch, eine andere Offenheit für den spirituellen Bereich als heute, obwohl heute mehr darüber geredet wird als damals. Auch wenn heute der Begriff „Spiritualität" modern ist, hat sich die Gesellschaft insgesamt sehr in die materialistische und kapitalistische Richtung entwickelt. Heute ist die Krankenpflege wie die gesamte Medizin stark ökonomisch ausgerichtet ...

... also sehr materialistisch. Im Unterschied zu einem Bild vom Menschen, in dem auch seine spirituelle Seite berücksichtigt wird.

Klingl C, Frick E (2009) Chancen für Spiritual Care in einer materialistischen Medizin und Pflege. In: Frick E, Roser T (Hg.) Spiritualität und Medizin. Gemeinsame Sorge für den kranken Menschen. Stuttgart, 154–158.

Ja, abgesehen von einer medizinisch-pflegerischen Grundversorgung, die sehr auf medizinische Behandlung fixiert ist, gibt es wenig Platz für spirituelle Begleitung bzw. für eine menschliche Begleitung, die wirklich das Wohl und den Willen des Patienten in den Mittelpunkt stellt. Pflegende sind hier oft sehr alleine gelassen in ihrem Grundbedürfnis, den kranken Menschen zu begleiten, manchmal reicht es nicht einmal für eine menschenwürdige Grundversorgung.

Ja, das ist ein Pflegenotstand durch die Ökonomisierung – im stationären Bereich und leider auch im ambulanten.

Das ist dramatisch, ja. Das geht auch schon lange in Richtung *gefährliche Pflege*. Aber ich denke, den Bereich, in dem ich arbeite – Palliativmedizin und Hospiz – muss man da völlig 'rausnehmen. Das ist eine ganz gegensätzliche Strömung ...

... vielleicht eine hoffnungsvolle Strömung für die gesamte Pflege ...

Hoffentlich ist das vermittelbar für die anderen Bereiche.

„Gefährliche Pflege" heißt, dass für die Patienten wirklich gesundheitliche Risiken entstehen – durch Überforderung der Pflegenden, durch den Druck?

Ja klar, da passieren Fehler. Ich denke, da sterben auch Menschen oder tragen Schäden davon. Auf jeden Fall werden viele Menschen nicht adäquat versorgt. Pflegende haben häufig keine Zeit für Gespräche geschweige denn für spirituelle Begleitung.

Wenn Sie an den Begriff „Spiritual Care" denken, verwenden Sie den? Ist der irgendwie hilfreich für sie?

Den englischen Begriff *Spiritual Care* verwende ich in der Praxis gar nicht. Der kommt eher auf Kongressen und in der Literatur vor, z. B. in der Pflegewissenschaft. Das Wort „Spiritualität" verwenden wir als Begriff schon, wenn auch nicht immer explizit: Es geht mehr darum, wie wir den Menschen tatsächlich begleiten, nicht so sehr darum, wie wir diese Haltung nennen. Es geht um die Haltung der Achtsamkeit, der Empathie. Es geht auch um die bewusste Entscheidung, den Menschen so zu begleiten, wie er es braucht ...

... also entsprechend den Bedürfnissen, die jemand mitbringt oder auch neu entdeckt ...

... Ja, es ist eher eine akzeptierende Haltung, offen für die Verschiedenheit unserer Patienten.

Also Wertschätzen, Achtsamkeit. Haben Sie in Ihrem Hospiz ein gemeinsames Konzept dafür?

Nein. Ich denke, das kann man nicht in einem Konzept festlegen. Es wird natürlich viel darüber gesprochen und nachgedacht. Aber mehr in dem Kontext: wie begleiten wir die Patienten in ihrer Person, so wie sie es brauchen? Ansonsten braucht da – glaube ich – jeder sehr viel individuelle Freiheit. Um den Patienten bewusst wahrzunehmen, braucht man viel Zeit und Raum, auch viele Reflexionsmöglichkeiten. Aber ich glaube, Spiritualität kann man nicht als Weg vorgeben. Man kann reflektieren, was es dafür braucht ...

... und was würden Sie da aufzählen?

Das braucht erstmal den geistigen Rahmen, den wir als Einrichtung eines kirchlichen Ordens haben. Dazu braucht es viel Toleranz, Achtsamkeit, Liebe und

Wertschätzung untereinander, auch Vertrauen in die Eigenart jedes einzelnen Teammitglieds. Die Bereitschaft, sich gegenseitig zu tragen und zu unterstützen. Der geistige Rahmen ist die Basis von all dem.

Was ist denn in dem Rahmen, in diesem Basisangebot wichtig?

Demut, Achtsamkeit, dieses bewusste Begleiten-Wollen, den anderen nicht festlegen auf bestimmte Vorstellungen, auf Konfessionen, sondern ihn wirklich so begleiten, wie er das möchte. Das heißt auch Dinge wahrnehmen, die den Menschen umgeben: Dinge, die im Zimmer sind, Bücher die herumliegen, Bilder die da hängen ...

... aus denen sich entnehmen lässt, was die eigene spirituelle Ausrichtung prägt ...

... ganz sensibel zu sein, achtsam zu sein und wirklich zu hören, was der Patient oder die Patientin sagt. Wie bewegt er sich, was kommt an Zeichen? Und ich denke, je weniger man das vorgibt, desto mehr fließt da etwas.

Also ein offener Rahmen – aber ein Rahmen, in dem auch Platz ist für das, was die Bewohner mitbringen.

Ja, mitbringen im materiellen und übertragenen Sinn. Ihre persönlichen Dinge, aber auch ihre Lebensgeschichte, ihre Person mit allem was dazu gehört.

Wie wirkt sich Ihre persönliche Spiritualität auf die Begleitung der Bewohnerinnen und Bewohner aus?

Ich glaube, spirituelle Begleitung geht nicht, ohne dass ich mich wirklich intensiv mit mir selber auseinander setze, mir selber bewusst bin. Ich muss mir auch selber dessen bewusst sein, was ich will, welche Zielrichtung ich habe, welche Haltung ich leben möchte, wohin ich mich entwickeln möchte. Und dann darf ich den anderen darauf nicht festlegen, denn das ist mein eigener Weg. Aber ich glaube, spirituelle Begleitung geht überhaupt nicht ohne ein Bewusstsein der eigenen Spiritualität.

Was würden Sie denn als einen Standard an eigener Spiritualität ansetzen für Menschen, die Ihren Beruf ergreifen möchten? Was braucht es da an Voraussetzungen?

Ich denke, man braucht die Offenheit und Bereitschaft der ständigen Auseinandersetzung mit geistigen Dingen, die Bereitschaft der Arbeit an sich selbst.

Wie geht das: „an sich arbeiten"?

Wie da der persönliche Weg ist, das muss jeder selber finden, ob durch innere Einkehr sowie durch Begegnung mit anderen, durch Gebete, durch In-der-Natur sein, Lesen, Teilnahme an Seminaren oder Exerzitien etc.

Ich denke, es braucht eine eigene Meditationspraxis. Wie ist da Ihre Auffassung?

Das geht mit Gebet, auch mit Meditation. Das hat mit Stille und innerer Einkehr zu tun, jeder hat auch da seinen persönlichen Weg.

Ja, es darf nicht nur ein Reflektieren „über" sein, etwas Persönliches muss in Fluss kommen ...

... Ich denke, niemand ist überhaupt nicht spirituell, das ist angelegt in jedem Menschen ...

... das ist angelegt, aber ich kann mich darauf einlassen, mich ausrichten auf etwas, das größer ist als mein kleines Ich. Ich kann die Beschäftigung mit der Spiritualität, mit Sinn, Hoffnung und Transzendenz meines Lebens aber auch ablehnen ...

... ich kann es wegschieben. Aber dass jemand gar nicht spirituell ist, in gar keiner Form, ich glaube, das geht nicht.

Frau Klingl: Wer ist in Ihrem Hospiz zuständig für die Spiritualität?

(lacht) Gute Frage, zuständig sind alle.

Und wie sind die einzelnen Berufsgruppen in dieser Hinsicht aufgestellt?

Wir sind in der Zusammenarbeit sehr vernetzt. Es gibt natürlich auch im Palliativbereich so etwas wie Hierarchie, aber die tritt sehr stark in den Hintergrund. Und die Berufsgruppen arbeiten sehr eng zusammen. Wir haben beispielsweise Atem- und Musiktherapeuten, eine Maltherapeutin kommt, die auch mit den Patienten sehr spirituell arbeitet. Da findet ein ganz reger Austausch statt, auch mit den Ärzten, mit der Pflege sowieso, Seelsorge wird geholt, immer wenn es gewünscht wird. Zudem haben wir eine Sozialpädagogin und Familientherapeutin, die seelsorgliche Angebote macht, leider nicht immer selbstverständlich in palliativen Einrichtungen.

Austausch auch in der Teambesprechung?

Dort sehr intensiv sowie zwischen Tür und Angel auf dem Flur oder wann und wo immer es sich ergibt und nötig ist für das Team, für Patienten und Angehörige.

Seelsorge wird geholt: also zunächst mal ist es ein christliches Haus, also wird ein katholischer oder evangelischer Seelsorger geholt. Wenn jemand einer anderen Religion angehört ...

... dann ist es oft so, dass diese Patienten ihre Glaubens- und Lebensgemeinschaft mitbringen. Dies sind dann zum Beispiel buddhistische oder muslimische Gemeinschaften, die ihre Rituale bei uns leben im Rahmen der Patientenbegleitung. Es wird also alles gewährt, und wir achten darauf, dass unsere Patienten die spirituelle Begleitung in ihrer eigenen kulturellen, religiösen und sprachlichen Tradition erhalten, so wie es ihnen vertraut ist. Dazu gehört auch, dass wir von Anfang an die Familien einbeziehen. Teilweise sind sie dann sehr präsent auf Station: sichtbar, hörbar, spürbar mit ihrem kulturell geprägten Stil. Diese Präsenz kann aufgrund der kulturellen Unterschiede auch befremdlich für andere sein: z. B. die ausdrucksstarken Trauerrituale, die für manche Familien einfach dazu gehören, mit lautem Wehklagen etwa, während andere ganz still werden und sich gerade schwer damit tun, ihre Gefühle zu äußern.

Wo sehen Sie die besonderen Chancen der Pflege im Bereich Spiritual Care – im Unterschied zu anderen Berufsgruppen?

Ganz allgemein ist die Pflege „am nächsten dran": Zum einen durch Betreuung und Gespräche bei vielen Gelegenheiten tagsüber, aber auch nachts, wenn die anderen Berufsgruppen gar nicht da sind. Zum anderen durch die vielen kleinen Pflegemaßnahmen, dadurch entsteht eine Vertrautheit, eine Intimität, die nicht nur über die Sprache läuft, sondern über Berührung, auch Berührtsein durch die Patienten, durch die mitmenschliche und professionelle Nähe. Da werden wir zu Zeugen von Angst, Verzweiflung, Hilflosigkeit, oft lange, bevor die Patienten solche Gefühle in Worte fassen können. Im Hospiz-Alltag gehören diese schweren Gefühle genauso dazu, wie die kleinen Freuden, Erleichterungen, Hoffnungen, Erfolgserlebnisse und so weiter. Beides liegt dicht beieinander, kann sich auch bei einem Menschen von einem Augenblick zum anderen ändern. Wie sich die Patienten fühlen, ob sie Kraft und Hoffnung schöpfen können, hängt auch davon ab, ob wir ihre Bedürfnisse nach Symptomkontrolle wahrnehmen und adäquat beantworten, z. B. was Schmerzen, Atemnot, Verstopfung oder Diarrhoe, Übelkeit betrifft.

Welche hilfreichen Rituale gibt es für die Patienten – für die Angehörigen – für das Pflegeteam?

Bei Patienten und Angehörigen achten wir auf das, was „mitgebracht" wird, z. B. an religiösen Gebräuchen. Darüber hinaus nehmen wir uns aber auch die Zeit, um den Patienten beim Finden *ihrer* persönlichen Rituale zu helfen, sei es beim Anhören einer bestimmten Musik, durch das Wiederholen dessen, was z. B. in der Atemtherapie entdeckt worden ist, durch eine kurzes Gespräch oder einfach durch den „Luxus", uns ein paar Augenblicke zum Patienten zu setzen.

Was nun die Rituale für uns selbst angeht: Am wichtigsten sind wohl die Rituale beim Ankommen und Weggehen, also die Augenblicke, in denen wir uns auf die Arbeit und die Begegnungen einstellen und der Abschied am Ende der Arbeitszeit, wo wir das Hospiz hinter uns lassen oder auch unser Berufs- und unser Privatleben miteinander verknüpfen.

Welche Unterstützung brauchen Sie als Pflegende, um der Aufgabe von Spiritual Care besser gewachsen zu sein?

Zunächst einmal möchte ich sagen, dass die ständige Berührung mit tiefen Fragen des menschlichen Lebens und Sterbens hohe Ansprüche an die Pflegenden stellt, höhere Ansprüche wahrscheinlich als in einem betont technischen Bereich der Pflege. Andererseits „bekommen" wir auch sehr viel, wir lernen von unseren Patienten, können oft gute Kontakte aufbauen, Sterben und Abschiednehmen hat viel mit dem Leben zu tun. Das Verhältnis zu den Patienten, die Stimmung im Team, das „Betriebsklima" ist keineswegs von düsterer Tristesse geprägt. Wir haben das Gefühl, eine sinnvolle Arbeit zu machen. Es wird auch viel gelacht, und bei allem Schweren gibt es sogar eine gewisse Leichtigkeit in dieser Arbeit. Das alles hängt von der jeweiligen Situation ab und ist wie jede berufliche Tätigkeit auch starken Schwankungen unterworfen. Ich bin mit meiner Tätigkeit als Krankenschwester im Hospiz sehr zufrieden, auch weil ich mehr gestalten und mehr für die Patienten da sein kann als in anderen Bereichen der immer hektischer werdenden Pflege, und viel Raum für Verantwortung habe.

Wie gehen Sie mit den Verschiedenheiten der religiösen Bindungen und Traditionen um? Gibt es so etwas wie eine Basis-Spiritual Care, die für alle gleich ist?

Basis für alle ist die offene, annehmende Haltung und der intensive Versuch, herauszufinden, was die Patienten wünschen und brauchen und danach zu handeln.

Was bedeutet es für Spiritual Care, dass Trägerin Ihres Hospizes eine katholische Ordensgemeinschaft ist?

Die Ordensgemeinschaft bildet die Basis für die geistliche, spirituelle Haltung in unserem Hause, den Umgang mit unseren Patienten und deren Angehörigen und auch untereinander.

Spiritual Care in der Pflege

Beate Augustyn

Spiritual care in nursing

Existential questions dominate the thoughts and feelings of almost everyone at the end of life. Not all of them talk about these issues openly. Sometimes affected people send hidden signals, more often than not addressed to the nurse caring for them. Intimacy, developed through physical care, encourages patients to ask spiritual questions, knowing that they won't receive answers. „Holy moments" may emerge within the caring relationship.

keywords
quality of life – holy moments of caring – doubts – hope – compassion

„Der Ethos der Pflege wird sichtbar durch das tägliche Umgehen mit dem Patienten. Der Ethos der Medizin wird sichtbar durch (Symptom-)Kontrolle. Der Ethos von Spiritual Care bedeutet: in die Verwundbarkeit von Zuhören und Sein einzutreten, ohne notwendigerweise Antworten zu haben" (Millard 2002).

1 Palliative Pflege

Die Pflege schwerstkranker und sterbender Menschen bedeutet, sich der Herausforderung zu stellen, Menschen zu begleiten, die sich in einer Phase ihres Lebens befinden, in der „Heilung" im medizinischen Sinne nicht mehr erreicht werden kann. Die Blickrichtung ändert sich: von Lebensquantität hin zu Lebensqualität (Augustyn 2002). „Lebensqualität wird durch das Maß bestimmt, in welchem das Leben über die Krankheit hinauswachsen kann. Es gilt, den Patienten so zu pflegen und zu unterstützen, dass „das Leben zu seinem Recht kommt" (Grypdonck 1997). Körperliche Beeinträchtigungen (z. B. Schmerzen, Übelkeit, Atemnot) werden ebenso wie spirituelle und psychosoziale Fragestellungen (z. B. Sorge um Familie, Trauerprozesse, Ängste vor dem Sterben) in das Behandlungskonzept mit eingebunden. Dies war das Ziel von Dame Cicely Saunders, Krankenschwester, Sozialarbeiterin und Ärztin, die im Jahre 1967 in London das St. Christopher's Hospice eröffnete. Schwerstkranke und Sterbende, sowie deren Angehörige sollten eine angemessene Betreuung und Begleitung erhalten:

„Keine blinkenden Apparate, keine Schläuche und keine unpersönlichen, nach hygienischen Gesichtspunkten eingerichteten Krankenzimmer gab es dort, sondern Ärzte und Pfleger, die im Gespräch mit den Patienten bei ihnen auf oder am Bett saßen, Angehörige, die zu jeder Tages- und Nachtzeit bei ihren Kranken sein konnten, und viele ehrenamtliche Helfer, die überall dort unterstützend mitwirkten, wo sie gebraucht wurden. Lachen und Weinen konnte man erleben, und es wurde deutlich, dass keiner der Patienten dort alleine blieb, wenn er es nicht ausdrücklich so wollte" (Westrich 2000).

Augustyn B (2009) Spiritual Care in der Pflege. In: Frick E, Roser T (Hg.) Spiritualität und Medizin. Gemeinsame Sorge für den kranken Menschen. Stuttgart, 159–162.

2 Spiritual Care in der Palliativpflege

In der Pflege von Menschen am Lebensende begegnen Pflegende Patienten bei der Suche nach Antworten. Antworten auf Fragen wie: „Warum gerade ich?", „Gibt es einen Sinn hinter diesem Leid?", oder „Gibt es Gott wirklich?" Das Suchen, das Fragen und das Ringen nach dem Vertrauen in eine größere Wirklichkeit bewegen viele Menschen am Ende ihres Lebens. Das Bedürfnis Spuren zu hinterlassen, einen Hinweis darauf zu bekommen, „dass etwas bleibt, das über mich selbst hinausweist", prägt die verbale und nonverbale Kommunikation. Dabei ist die innere Haltung der Pflegenden entscheidend dafür, ob Patienten und Angehörige sich öffnen.

„Schwester, schauen Sie mich an! Was ist aus mir geworden? Wer bin ich noch?" Frau M. ist verzweifelt, als sie ihr Spiegelbild betrachtet. Sie hat sich durch ihre Krankheit äußerlich stark verändert. Nun empfindet sie ihren Zustand als Besorgnis erregend. Sie sieht die Sorge und Angst auch in den Gesichtern ihrer Angehörigen, wenn diese zu Besuch kommen. Diese Lebenssituation ist für sie selbst und ihr soziales Umfeld neu, fremd, nicht erprobt: „Niemandsland", wie Frau M. es benennt. Neben der Sorge um ihre Zukunft, sucht sie einen Sinn in ihrem derzeitigen Zustand zu erkennen, sie ringt um die Einordnung in ihr Leben: „Wozu ist es gut, dass ich noch da bin? Der Herrgott hat mich wohl vergessen!" Diese philosophisch-existenziellen Fragen der Menschheit: Wer bin ich - Wozu lebe ich – Wohin geht es – bestimmen die Gedanken und Gefühle fast aller Menschen am Ende ihres Lebens.

Nicht alle Betroffenen sprechen diese Fragen konkret aus. Manchmal senden sie versteckte Signale oder warten darauf, angesprochen zu werden auf die Suche nach dem „roten Faden" in ihrem durch Krankheit und nahen Tod veränderten Leben.

Neben einer professionellen Pflege begleiten Pflegende Patienten und deren Angehörigen auf diesem Weg. Die Nähe, die durch die körperliche Pflege entstehen kann, schafft oftmals eine Vertrauenssituation, die die Betroffenen diese Fragen stellen lassen, wohl wissend, dass es keine Antworten von außen geben wird, da diese von jedem Menschen selbst gefunden werden müssen. All das verlangt von den Begleitenden die Bereitschaft zuzuhören, da zu sein, „Raum" zu schaffen für die Suche nach einem Sinn im Leben und im Sterben. „Heilige Momente" können entstehen und der gemeinsam erlebte Raum erscheint größer als das, was Patient und Pflegende gerade konkret miteinander tun. Im Da-Sein und Da-bleiben, im Schweigen und in einer behutsamen Begleitung kann sich „spirituelle Haltung" (☞ Roser, 45ff) in der Pflege ebenso ausdrücken wie in einer konkreten pflegerischen Maßnahme.

3 „Schwester, beten Sie mit mir?"

Herr F. bat mich darum, nachdem ich ihn gewaschen hatte. Er hatte eine lange Krankengeschichte hinter sich mit vielen Therapien die „am Ende nicht viel brachten". Er war sehr dünn geworden: „klapprig" wie er sich selbst bezeichnete und er hatte „zu all dem keine rechte Lust mehr"! – „Wenn ich nur wüsste, was nach dem Tod kommt", sinnierte er. Wir schwiegen miteinander und mir fiel eine Geschichte ein, die mir eine Patientin vor einiger Zeit mitgebracht hatte. Ich fragte Herrn F., ob ich sie ihm vorlesen dürfte:

„Leben danach"

Es geschah, dass in einem Schoß Zwillingsbrüder empfangen wurden. Die Wochen vergingen, und die Knaben wuchsen heran. In dem Maß, in dem ihr Bewusstsein wuchs, stieg ihre Freude: „Sag, ist es nicht großartig, dass wir empfangen wurden? Ist es nicht wunderbar, dass wir leben?" Die Zwillinge begannen ihre Welt zu entdecken. Als sie aber die Schnur fanden, die sie mit ihrer Mutter verband und die ihnen die Nahrung gab, da sangen sie vor Freude: „Wie groß ist die Liebe unserer Mutter, dass sie ihr eigenes Leben mit uns teilt!" Als die Wochen vergingen und schließlich zu Monaten wurden, merkten sie plötzlich, wie sehr sie sich verändert hatten. „Was soll das heißen?", fragte der eine. „Das heißt", antwortete der andere, „dass unser Aufenthalt auf dieser Welt bald seinem Ende zugeht." – „Aber ich will gar nicht gehen", erwiderte der eine, „ich möchte für immer hier bleiben!" – „Wir haben keine andere Wahl", entgegnete der andere, „aber vielleicht gibt es ein Leben nach der Geburt!" – „Wie könnte dies sein?" fragte zweifelnd der erste, „wir werden unsere Lebensschnur verlieren, und wie sollten wir ohne sie leben können? Und außerdem haben andere vor uns diesen Schoß verlassen, und niemand von ihnen ist zurückgekommen und hat uns gesagt, dass es ein Leben nach der Geburt gibt. Nein, die Geburt ist das Ende!" So fiel der eine von ihnen in tiefen Kummer und sagte: „Wenn die Empfängnis mit der Geburt endet, welchen Sinn hat dann das Leben im Schoß? Es ist sinnlos. Womöglich gibt es gar keine Mutter hinter allem." „Aber sie muss doch existieren", protestierte der andere, „wie sollten wir sonst hierher gekommen sein? Und wie könnten wir am Leben bleiben?" „Hast Du je unsere Mutter gesehen?" fragte der eine. „Womöglich lebt sie nur in unserer Vorstellung. Wir haben sie uns erdacht, weil wir dadurch unser Leben besser verstehen können." Und so waren die letzten Tage im Schoß der Mutter gefüllt mit vielen Fragen und großer Angst. Schließlich kam der Moment der Geburt. Als die Zwillinge ihre Welt verlassen hatten, öffneten sie ihre Augen. Sie schrien. Was sie sahen, übertraf ihre kühnsten Träume (Verfasser unbekannt).

Herr F. wurde nachdenklich. Diese Geschichte beschäftigte ihn in den kommenden Tagen. Er sagte: „sie gab mir ein wenig Hoffnung. Vielleicht geschieht ja etwas Unerwartetes".

4 Spiritual Care – Haltung in der Pflege

Zunächst scheint es so, als gehöre es nicht zu meinen Aufgaben als Pflegende spirituelle Bedürfnisse von Patienten zu begleiten. Und doch kommt es vor, dass ein Patient sich gerade mich aussucht, um für sich spirituelle Frage zu klären. Dann ist wichtig für mich, mir über meine eigenen Zweifel, Fragen und Hoffnungen bewusst zu sein. „Haltung" drückt sich aus im Tun - vor allem drückt sie sich im Sein aus. Wenn ich die Hand eines Sterbenden halte – vielleicht kann ich im Moment nicht mehr für ihn tun – wenn ich ganz präsent an seinem Bett sitze und spüre, dass er sich entspannt und ruhiger wird, kann ein Mitgefühl entstehen, das bisher unbekannt war. Dieses Gefühl verbindet uns. Es ist ein Gefühl der tiefsten Menschlichkeit. Mit der Haltung: der Andere ist ein spirituelles Wesen, ein Wesen, das immer im Werden begriffen ist, das sich immer weiter vervollständigt und immer die Möglichkeit hat, über sich selbst hinauszuwachsen, fällt es mir leicht respektvoll und sorgsam in der Pflege zu sein. Wenn ich eine Kollegin beobachte, wie sie sich um den Körper eines Sterbenden kümmert, dann erlebe ich eine Geste von Sanftheit und Geborgenheit. Diese Art der Pflege berührt die ganze Person und drückt aus, dass dieser Mensch einzigartig ist, dass dieser Mensch trotz seiner Erkrankung oder seines Alters „heil" ist und dass jeder Mensch ein Mysterium in sich birgt. Durch die Art und Weise wie wir einen Menschen pflegen, wie wir mit ihm umgehen und ihn berühren, liegt eine Möglichkeit, ihn spüren und fühlen zu lassen, dass wir die tiefe Weisheit in ihm wahrnehmen.

Dies fordert von den Betreuenden, sich selbst auf einen andauernden Prozess der Reflexion einzulassen, in dem sich die eigene Haltung im Laufe der Zeit wandeln, wachsen und reifen kann. Spirituelle Haltung kann bedeuten, den eigenen inneren Raum zu weiten, in dem Patienten ihren eigenen Zugang wieder erspüren, wieder finden können. „Es gibt für Dich einen einzigartigen Weg den ich begleiten darf, nicht aber leite".

5 Gottesbilder – Zweifel – Fragen

Patienten sprechen offen oder versteckt über ihre „Gottesbilder". Frau B., mit der Diagnose eines weit vorangeschrittenes Hirntumors, fragt: „Was habe ich verbrochen, dass Er, dass Gott mich so leiden lässt?" Sie weiß, dass sie keine adäquate Antwort erhalten kann, aber sie wünscht sich jemanden, der hört, dass diese Frage sie bewegt.

Es gilt als Begleiter die Zweifel zu zulassen, keine schnellen Antworten parat zu haben, sondern authentisch zu sein und Vertrauen herzustellen: „Es ist in Ordnung, diese Zweifel laut auszusprechen". – „Ich habe darauf auch keine Antwort, aber ich bleibe bei Ihnen und halte diese Situation zusammen mit Ihnen aus". Fragen über Vergänglichkeit tauchen auf: „Was bleibt von mir, wenn ich nicht mehr bin?" – „Welche Spuren habe ich gelegt?" Lebensbilanz wird gezogen, die wir begleiten.

Kenntnisse über die Inhalte und Riten der verschiedenen Religionen und Kulturen können sehr hilfreich sein. Für die Pflege gilt bei aller Nähe zum Patienten auch, Grenzen anzuerkennen und die Seelsorger und Seelsorgerinnen nach Wunsch frühzeitig mit einzubinden, sowie einen Rahmen und Raum zu schaffen, damit Rituale entstehen können (☞ Hagen/Raischl, 280ff). Dazu braucht es Achtsamkeit, Zurückhaltung und Sensibilität gegenüber der individuellen Situation.

Literatur

Augustyn B (2002) Palliative Care in einem interdisziplinären Palliativmedizinischen Konsiliardienst. In: Metz C, Wild M, Heller A (Hg.) Balsam für Leib und Seele: Pflegen in Hospiz- und palliativer Betreuung. Freiburg im Breisgau, 205–213.

Grypdonck M (1997) Die Bedeutung qualitativer Forschung für die Pflegekunde und Pflegewissenschaft. Pflege 10(4):222–228.

Millard R (2002) Facing the situation. In: Rumbold B (Hg.) Spirituality and Palliative Care: Social and pastoral perspectives. Melbourne, 97–115.

Westrich A (2000) Wie alles begann. Geschichte der Hospizbewegung. In: Everding G, Westrich A (Hg.) Würdig leben bis zum letzten Augenblick. Idee und Praxis der Hospiz-Bewegung. München, 9–16.

Teil D: Interkulturelle und interreligiöse Perspektiven

Jüdische Spiritualität
an den Grenzen des Lebensintervalls

Tom Kučera

Jewish spirituality at the beginning and the end of life

Spirituality (ruchaniyut) is a modern concept based on the biblical word describing the dynamic element in the world around us (ruach – wind, spirit). Spirituality in Judaism involves not only religious but also cognitive and practical aspects, e. g. the study of sacred texts and performance of good deeds. Spirituality is not less important at the beginning than at the end of human life. It is connected to the concept of impurity (not invoking physical connotations of uncleanness) as a symbolic understanding of the border between life and death. Taharah, the ritual purification of the dead body before its burial, is considered as one of the most generous obligations, which cannot be paid for by the receiver. After the funeral, the shivah, the seven-day period of mourning starts during which the mourner is supported by the community or the burial society (chevrah kaddisha). The traditional prayer Kaddish does not speak about death, but expresses the praise of God's name. This recognition of the way of the world should contribute to the contemplation (shalom) for the mourning person.

keywords
Jewish spirituality – impurity – ritual purification (Taharah) – mourning process

1 Der Begriff der Spiritualität

Dem biblischen Bericht gemäß wird nach der Erschaffung des Himmels und der Erde festgestellt, dass *Ruach* Gottes über der Wasserfläche schwebte (Gen 1,2). Später wird alles zerstört, was *Ruach* des Lebens hatte (Gen 6,17). Die *Ruach* des Mundes kann auch weggehen (Hiob 15,30). Das Wort *Ruach* sollte in erster Linie als Hauch übersetzt werden (neben der Übersetzung als Geist). Darüber hinaus umfasst *Ruach* auch Laune, Stimmung und Gemüt; denn wer seine *Ruach* beherrscht, gleicht einem Stadteroberer (Spr 16,32). Alle Bedeutungen verbindet ein dynamisches Element. Vom Wort *Ruach* wird die *Ruchanijut* abgeleitet, die Spiritualität. Dieser Ausdruck entspricht nicht dem biblischen Denken und erschien erst im Mittelalter, als viele Werke der griechischen und islamischen Philosophie, die durch spanische und nordafrikanische Juden auf Arabisch gelesen wurden, ins Hebräische übersetzt worden sind. Die Übersetzer haben oft die Wurzel der althebräischen Worte benutzt, um neue Begriffe zu kreieren. Das Wort für die Spiritualität (*Ruchanijut*) gehört dazu. Es wurde besonders im Chassidismus benutzt, in Verbindung mit den geistlichen Dingen, wie das Studium der Texte (*Talmud*, *Tora*), Gebet (*Tefilla*) und gute Taten (*Mizwot*). Dabei wird sichtbar, dass die Spiritualität im Judentum auch kognitive und praktische Aspekte miteinbezieht. Der Gründer des Chassidismus Ba'al Schem Tow (Rabbi Israel ben Eliezer, 1700–1760) prägte die Idee, dass Gott auch und besonders im Gewöhnlichen und Physischen gefunden werden kann. Die *Ruchanijut* bekommt eine besondere Dimension in Bezug auf den Anfang oder das Ende des

Kučera T (2009) Jüdische Spiritualität an den Grenzen des Lebensintervalls. In: Frick E, Roser T (Hg.) Spiritualität und Medizin. Gemeinsame Sorge für den kranken Menschen. Stuttgart, 164–170.

Lebens. Die Idee der *Ruchanijut* kann unter Umständen auch eine philologisch negative Konnotation bekommen, die jedoch einen positiven Hintergrund beschreiben möchte. Ein Beispiel dafür ist die Unreinheit (*Tum'a*), die für den modernen Menschen schwer nachzuvollziehen ist. Die Thematik der Unreinheit steht sowohl am Anfang als auch am Ende des Lebens.

2 Tum'a in Bezug auf den Anfang des Lebens

Die Geburt wird aus der Sicht des jüdischen Gesetzes als Beginn des Lebens betrachtet, der mit dem unabhängigen Atem (*Neschima*) anzusetzen ist. Nicht zufällig ist das Wort für den Atem dem für die Seele (*Neschama*) ähnlich. Die Geburt ist ein faszinierendes Geschehen, bei dem ein neues menschliches Wesen auf dieser Welt erscheint. Wenn zusätzlich bedacht wird, dass das erste biblische Gebot die Vermehrung hervorhebt (*peru urewu*), ist es erstaunlich, dass die Geburt als ein Grund der Unreinheit für eine Frau betrachtet werden kann (Lev 12,2 u. 5). Eine Möglichkeit, diesen Widerspruch zu verstehen, ist der Vergleich mit der Wahrnehmung der Heiligkeit, der eine Ernüchterung folgt (Jes 6,3-5). Dementsprechend kann behauptet werden, dass die Frau sich nach der Geburt ihrer Größe bewusst wird, weil sie sich der Größe des Schöpfers genähert hat. Gleichzeitig nimmt sie jedoch sehr deutlich ihre Schwäche und Zerbrechlichkeit wahr. Dieser Widerspruch kann als eine Unreinheit (*Tum'a*) betrachtet werden, die dementsprechend kein objektives Urteil, sondern eine subjektive Ansicht ist. Eine andere Herangehensweise betrachtet eine Geburt als ein potenzielles Streifen des Todes. In der Vergangenheit war Geburt die häufigste Todesursache der Frauen. Eine Frau soll deswegen nach der Geburt auch der Tradition gemäß *Birkat hagomel* sagen, ein besonderer Segensspruch, den jede Person nach einer lebensbedrohlichen Situation in der Synagoge während der Tora-Lesung aussprechen soll. Dementsprechend wäre der Zustand der Unreinheit mit einem Gegensatz des Lebens und des Todes zu verbinden. Die Tora gebietet uns, das Leben zu wählen (Dtn 30), weil das Leben gut ist (Gen 1). Alles, was das Leben beeinträchtigt und auf den Tod hinweist, wird als unrein erklärt. Auch ein unerfülltes Lebenspotenzial bringt die *Tum'a* mit sich, wie zum Beispiel eine Frau nach ihrem monatlichen Menstruationszyklus. Wenn das Ovum nicht fertilisiert wird und den Körper verlässt, wird die Frau für unrein erklärt, bis sie zum Ritualbad (Mikwe) geht. Das Konzept der *Tum'a* verbindet die überlieferte Wahrnehmung einer abstrakten Idee mit einer konkreten Lösung eines physischen Rituals.

3 Tum'a in Bezug auf das Ende des Lebens

Nicht nur die Frau nach der Geburt, sondern auch jeder Mensch nach dem Kontakt mit dem toten Körper fällt in die Kategorie der Unreinheit. Wie früher erwähnt, beinhaltet dieses primär unverständliche Konzept kein moralisches Urteil. Es hat nichts mit „schmutzig" oder „schlecht" zu tun, sondern mit der Wahrnehmung des Widerspruches zweier Extreme (Leben und Tod) und mit der Anerkennung einer lebensbedrohlichen Situation. Alle Menschen verstehen, dass ihre Zeit auf der Erde einmal vorbei sein wird. Trotzdem sind alle jedes Mal bestürzt und geschlagen, wenn sie mit dieser unveränderlichen Tatsache persönlich konfrontiert werden. Ein rabbinischer Spruch fasst diese Erfahrung zusammen: „Gegen deinen Willen wurdest du erschaffen und gegen deinen Willen wirst du sterben" (Awot 4,29). Die Trennungslinie zwischen Tod und Leben wird symbolisch dadurch gezogen, dass nach jedem Friedhofsbesuch die Hände gewaschen werden. Damit wird eine Verbindung zum *Tum'a*-Konzept hergestellt. Darüber hinaus wird jeder tote Körper vor der Bestattung, in dem später beschriebenen Verfahren (*Tahara*), rituell gereinigt. Die Tatsache, dass diese rituelle Reinigung diejenigen, die an diesem Verfahren teilnehmen, unrein macht (durch einen Kontakt mit dem toten Körper), erinnert an die biblische Reinigung, in der der Gereinigte rein wird und der Reinigende unrein wird. Diese Beobachtung bringt jedoch für die *Tahara* keine Konsequenzen, denn darin resultiert die Überlegung, dass wir seit der Zerstörung des Tempels in Jerusalem im Jahre 70 n. d. Z. die Möglichkeit verloren haben, die *Tum'a* abzustreifen, und deswegen alle in gewissem Sinne rituell unrein sind. Die Tradition der *Tahara* der Verstorbenen wird jedoch weiter sowohl intellektuell, als auch emotionell angenommen. Bevor dieses Verfahren angesprochen wird, soll noch das Umfeld des Lebensendes erwähnt werden.

4 Die Pflege der Sterbenden

Jeder Mensch ist ein soziales Wesen, dessen Charakter teilweise durch genetische Prädispositionen, teilweise durch zwischenmenschliche Kontakte von Geburt an bis zum Tod beeinflusst wird. Die jüdische Tradition hat diese moderne Erkenntnis durch viele Konzepte immer wieder unterstrichen. Unser Gefühl der Zufriedenheit und sogar des Glücks hängt immer wesentlich von anderen Menschen ab. Die Teilnahme an den freudvollen Ereignissen im Lebenszyklus betrachtet die jüdische Ethik nicht als selbstverständlich, sondern als ein religiöses Gebot (die *Mizwa*). Der Krankenbesuch (*Bikkur cholim*) gehört auch in diese Kategorie. Eine jüdische Erzählung (*Midrasch*) versichert uns, dass Gott persönlich die *Mizwa* von *Bikkur cholim* bei Awraham erfüllte (Gen 18,1). Eine talmudische Weisheit lehrt, dass jeder Besucher dem Kranken einen sechzigsten Teil seines Leidens abnimmt. Darunter soll keine mathematische Überlegung verstanden werden, etwa so dass sechzig Besucher einen Kranken heilen können (dies würde eher ein Gegenteil bewirken), sondern eine ethische Herausforderung, den Kranken durch die persönliche Anwesenheit, das aufmerksame Zuhören oder die einfühlsamen Worte zu ermutigen. Beim Besuch einer sterbenden Person entstehen allerdings mindestens zwei ethische Probleme: 1. Sollen die Familienangehörigen einen Zugang zur sterbenden Person haben? (Wenn nicht, inwieweit wird die sterbende Person der isolierten Verzweiflung ausgesetzt sein? Wenn doch, inwieweit werden die Reaktionen der Anwesenden die sterbende Person noch mehr in Verzweiflung treiben?) 2. Soll die sterbende Person über den bevorstehenden Tod informiert werden? (Wenn nicht, wie kann sich die Person auf den Tod vorbereiten und alle Angelegenheiten regeln? Wenn doch, wie schafft die Person, bis zum letzten Augenblick die Existenz verantwortlich wahrzunehmen?) Für beide ethischen Fragen gibt es keine Regeln und Vorschriften, nur ein Taktgefühl, mit dem man sich in der konkreten Situation auseinandersetzen muss. Als ein Teil des traditionellen Rituals werden beim ernsthaft Kranken entweder die *Tehillim* (Psalmen) gelesen und/oder die traditionellen rabbinischen Texte (besonders die sogenannte *Mischna*) studiert. Dadurch wird sowohl die emotionelle, als auch die kognitive Seite des Rituals hervorgehoben, das von den anderen durchgeführt wird. In Bezug auf die kranke Person selber werden die folgenden rituellen Mittel benutzt, um sie auf diesem letzten Weg zu stärken. Als erstes wird das persönliche Bekenntnis der eigenen Verfehlungen (*Widuji*) gesprochen, das sonst am Versöhnungstag (*Jom kippur*) gesagt wird. Dann können die versammelten Kinder gesegnet werden. Dies kann sowohl als ein Zeichen der geistigen Fortsetzung, als auch der persönlichen Würde verstanden werden, die das Leben bis zum letzten Augenblick verantwortlich wahrnimmt. Die Anwesenden singen oft (in der introspektiven Melodie der Hohen Feiertage) die Texte *Jigdal* oder *Adon olam*, die am Ende jedes Gottesdienstes gesungen werden. Zusammen mit dem Sterbenden können auch die Psalmen gesprochen werden, die der Situation entsprechen (Ps 121, 130, 91). Beim endgültigen Ende werden die für das Judentum grundlegenden Worte des *Schma* gesungen. Mit dem letzten Wort *echad* (einer) ist symbolisch der letzte Atemzug zu setzen, mit dem die einzigartige Existenz vorbei ist. Nach dem Schma werden die Texte von der *Nei'la* gelesen, dem Abschlussgottesdienst am Versöhnungstag (dreimal *Baruch schem*, siebenmal *Haschem hu*). Nach dem Verscheiden werden symbolisch alle Fenster geöffnet.

5 Tahara

Zu den grundlegenden Pflichten dem toten Körper gegenüber gehört vor dem Begräbnis die rituelle Waschung, genannt *Tahara*. Dabei werden die Verstorbenen, unter bestimmten Zeremonien und Gebeten, von Kopf bis Fuß mit lauwarmem Wasser gewaschen und gekämmt. In feierlicher Stille der Handelnden und während des Vortragens der Psalmen werden alle Körperteile mit Wasser behandelt und am Ende wird dreimal symbolisch Wasser über den Körper gegossen. Danach werden die Verstorbenen mit dem Totengewand (*Tachrichin*) bekleidet, das für alle gleich und aus einem einfachen weißen Leinen und ohne jede Verzierung hergestellt ist. Die Einfachheit und der Verzicht auf jede Dekoration betont die Gleichstellung aller der Todeserfahrung gegenüber, unabhängig von ihrem Status. Das Wort *Tahara* bedeutet eine Reinigung, die nicht im physischen, sondern rituellen Sinne gemeint ist. Die *Tahara* zählt zu den wichtigen religiösen Handlungen, die in aller Ernsthaftigkeit durch *Chewra kaddischa* (freiwillige Beerdigungsgesellschaft) durchgeführt wird. Dahinter steht das Konzept *Chessed we'emet* (Hingebung und Aufrichtigkeit), das eine uneigennützige Tat der Nächstenliebe zum Ausdruck bringt. Diejenigen, die diese empfangen, können sie nicht mehr belohnen und diejenigen, die sie durchführen, können nichts mehr als ein Gefühl eines erfüllten Gebotes (einer *Mizwa*) bekommen. Die Teilnahme an der Beerdigung und das Spenden des Trostes sind auch die Gesten von *Chessed we'emet*.

6 Vier chronologische Stufen der Trauerzeit – Aninut, Schiwa, Schloschim und Jahrzeit

Die intensivste Periode, genannt *Aninut*, liegt zwischen Tod und Bestattung. Die trauernde Person ist von den alltäglichen rituellen Geboten ganz befreit, besonders vom Gebet (*Tefilla*), vom Anlegen des Gebetsschals (*Tallit*) und der Gebetsriemen (*Tefillin*). Dadurch wird ein Rahmen hergestellt, in dem einerseits der Todesschock ohne jede externe Verpflichtung bearbeitet werden kann, andererseits alle Vorbereitungen für die Bestattung mit aller Kraft getroffen werden können. In der jüdischen

Tradition sollte der tote Körper innerhalb von 48 Stunden begraben werden. Die Verschiebung kann nur mit der Ehre für den Toten begründet werden, wenn zum Beispiel die Kinder, die zum Kaddisch-Gebet verpflichtet sind, von weit anreisen müssen. In der Zeit der *Aninut* sollen die Trauernden nicht getröstet werden.

Nach der Bestattung kommt die Periode der *Schiwa*, die auf Hebräisch die Zahl Sieben bedeutet und von Josef abgeleitet wird, der um seinen Vater sieben Tage trauerte (Gn 50,10). Damit wird die ganze Woche als eine Zeit intensiver Trauerbearbeitung definiert. In dieser Zeit soll keine Arbeit verrichtet werden, von den tagtäglichen Kleinigkeiten soll eine Befreiung stattfinden (kein Baden, Salben, Rasieren), das eigene Haus soll nicht verlassen werden – um sich voll dem Gedenken des Verstorbenen widmen zu können. Die Gemeinde soll sich um die trauernde Person kümmern, besonders mit Essen versorgen und persönlich einen Besuch abstatten. Dies wird mit dem Ausdruck „*Schiwa* sitzen" beschrieben. Bei diesen Besuchen, bei denen das *Kaddisch*-Gebet gesagt wird, darf traditionell der Besucher nie selber das Gespräch anfangen, nicht einmal einen Gruß aussprechen, der im Hebräischen Schalom ist und eine Vollständigkeit andeutet, die in einem Trauerhaus fehlt. Dies mag die Erklärung des Grußverzichtes während der *Schiwa*-Zeit sein. Der Besucher muss warten, ob der Trauernde selber etwas zu erzählen beginnt. Wenn nicht, soll die stille Anwesenheit ein Zeichen der Unterstützung sein. Es ist nicht Aufgabe desjenigen, der zu trösten kam, das Schweigen zu brechen.

Unter Umständen ist es heutzutage nicht so einfach, die Gesamtheit der jüdischen Tradition durchzuführen, wie z. B. das Nichtverlassen des Hauses während der Schiwa. Es ist jedoch wichtig, dass sich die Gemeinde mindestens einmal bei der trauernden Familie versammelt. Dabei wird auf den niedrigen Stühlen gesessen. Dieser Brauch wird von Hiobs Freunden übernommen, die kamen, um ihn zu trösten und sich mit ihm auf den Boden setzten (Hiob 2,13). Darüber hinaus sollen die Freunde während der ganzen sieben Tage nach der Bestattung mit ihrer Hilfe zur Verfügung stehen und den Trauernden besonders mit Essen versorgen. Oft werden runde Speisen (Brezel, Linsen, Eier) gegessen, als ein Hinweis darauf, dass das Leben einem ewigen Kreislauf gleicht. Zusätzlich werden die Texte aus dem rabbinischen Werk *Mischna* studiert. Dieses hebräische Wort ergibt bei der Umkehrung das Wort *Neschama*, die Seele. Deswegen wird das Studium der *Mischna* als eine Erhöhung der Seele des Toten genommen. Die Pflicht, die Trauernden zu trösten, beginnt in der Praxis erst am dritten Trauertag (außer dem noch auf dem Friedhof geäußerten Trost). An den ersten beiden Tagen bleiben gewöhnliche die Trauernden unter sich und mit den nächsten Familienangehörigen.

An die ersten sieben Tage setzt die *Schloschim*-Periode an. Das hebräische Wort bedeutet die Zahl Dreißig, die sich auf die Tatsache bezieht, dass die Israeliten den Tod Moses dreißig Tage beweint haben (Gen 34,8). Dies ist die restliche Zeit bis zum dreißigsten Tag nach der Beerdigung (Die *Schiwa* ist damit ein Teil der *Schloschim* und beide gehören zur *Awelut*, dem zweiten Trauerstadium nach der schon erwähnten *Aninut*.). Es geht um die Fortsetzung der Trauerarbeit, in der mit der gewöhnlichen Arbeit angefangen wird, doch immer unter Beachtung weiterer Verbote (z. B. keine Musik, kein Tanz). Darüber hinaus sollte während der *Schloschim* das Grab nicht besucht werden, damit die Trauerintensität kontrolliert wird. Die Trauerzeit um alle Verwandte, mit Ausnahme der um die Eltern, schließt mit dem Trauermonat, also der *Schloschim*-Periode. Die sieben Verwandten, um die getrauert wird, sind Eltern, Geschwister, Kinder und Ehepartner.

In einem Jahr nach der Beerdigung kommt die sogenannte *Jahrzeit* (Jahrestag), die sich in allen folgenden Jahren auf den Todestag bezieht. Dieser Tag der Erinnerung wird durch das Anzünden eines Gedächtnislichtes (*Jiskor*-Kerze), Sprechen des *Kaddisch*-Gebetes, Besuch des Grabes und Lernen eines traditionellen Textes (aus dem erwähnten rabbinischen Werk *Mischna*) begangen. Das *Jiskor*, die Gedächtnisfeier an die Verstorbenen, findet in der Synagoge am Versöhnungstag (Jom kippur) und an den Feiertagen (Ende vom Pessach, Schawuot und Sukkot) statt.

7 Vier rituelle Mittel in der Trauer – Kerija, Hessped, Kaddisch, Mazewa

Der Prozess der Trauerzeit (*Aninut* und *Awelut*) ist ziemlich ritualisiert. Das Ritual ist als ein sichtbares Zeichen einer unsichtbaren Idee zu verstehen, das hilft, durch physisch vorgeschriebene Gewohnheiten die psychologisch schwierige Zeit des Trauerns zu überwinden. Zum ersten dieser Rituale, das heutzutage vor dem Begräbnis stattfinden kann, gehört die *Kerija*, das Einreißen der Kleidung, das beim Tode der Eltern auf der linken Seite (symbolisch näher am Herzen), beim Tode der Kinder, Geschwister und Ehegatten auf der rechten Seite des Obergewandes gemacht wird. Ein Mitglied der Chewra kaddischa tritt zu der trauernden Person und reißt den Saum ihres Gewandes ein. Danach sagt die trauernde Person den Segensspruch *Dajan emet* (du bist der wahrhaftige Richter) und vergrößert selber den Riss, der nach *Schiwa* grob und nach *Schloschim* ganz zusammengenäht werden kann, wobei die kleinen Schritte der Trauerarbeit auf eine physische Weise markiert werden (im Falle der verstorbenen Eltern verschiebt sich das Zusammennähen auf *Schloschim* und Jahrzeit).

Die Trauerrede, *Hessped* genannt, wird als eine Erinnerung an das Leben und gleichzeitig als eine Ehrung der verstorbenen Person gedacht, die oft in dieser Rede direkt angesprochen wird. Die Zeit der *Schloschim* (und beim Tode der Eltern die Zeit der ersten elf Monate nach der Beerdigung) begleitet das traditionelle *Kaddisch*-Gebet, das dreimal pro Tag (entsprechend den drei vorgeschriebenen Gebetzeiten) ausgesprochen wird. Es wird oft als ein Totengebet bekannt, obwohl es keine Erwähnung des Todes enthält, sondern das zehnmalige Lob vom Gottes Namen. Damit wird versucht, den einzelnen Menschen vom schweren Schlag aufzurichten, ihn zur Anerkennung des Laufes der Welt zu bringen, die vom Gott geschaffen wurde. Dadurch soll die Heilung, die Ganzheit, die Ruhe, der Frieden – mit einem Wort *Schalom* erreicht werden. Mit dem *Schalom*-Gedanken endet der *Kaddisch*-Text, dessen unterschiedliche Variationen in jedem Gottesdienst benutzt werden. Symbolisch handelt diejenige Person, die das Kaddisch spricht, stellvertretend für den Verstorbenen, der selber den Namen des Schöpfers der Welt preisen sollte.

Zwischen den *Schloschim* und der (ersten) Jahrzeit wird ein Grabstein, genannt *Mazewa*, gesetzt. Es wird am Ende von *Schloschim* (in Israel) oder kurz vor dem ersten Jahrestag des Todes (außerhalb von Israel) durchgeführt. Dadurch wird eine sichtbare Grenze für das Ende der Trauerzeit (besonders für die verstorbenen Eltern) gezogen. Die traditionelle Abkürzung auf jeder *Mazewa* bringt den Wunsch zum Ausdruck, dass die Existenz des Verstorbenen im Bündel des Lebens eingebunden wird. Dieser Gedanke ist auf zweierlei Ebenen zu interpretieren, sowohl als das

Leben der unsterblichen Seele im nicht-materiellen Bereich, als auch die immer wiederkehrende Erinnerung an das konkrete Leben in dieser Welt.

8 Das Konzept des Friedhofs

Der Friedhof, der technisch als *Bet kwarot*, eine Gräberstätte bezeichnet wird, trägt auch den alternativen Namen *Bet olmin*. Das Wort *olam* (aramäischer Plural *olmin*) bedeutet sowohl den Raum, als auch die Zeit. Daher kann der Friedhof als ewiges Haus oder eine ewige Stätte übersetzt werden (aufgrund Koh 12,5), aber auch als Haus/Stätte der Welten, um zwei Bereiche anzudeuten, die durch den Tod verbunden werden. Die alternative Bezeichnung *Bet hachajim*, Haus/Stätte des Lebens ist für einen Friedhof auch möglich.

Bevor das Grab nach einem Besuch verlassen wird, wird ein kleiner Stein darauf gelegt. Historisch wurde es durch die physische Aufrechterhaltung des Grabsteines erklärt, symbolisch durch eine Ritualisierung der Erinnerung an die verstorbene Person, die nicht vergessen werden soll. Nach Verlassen des Friedhofs waschen sich die Besucher ihre Hände (jede Hand insgesamt dreimal). Die dabei verbundene Idee der Reinigung als eine Folge des Berührens zweier unterschiedlichen Welten wurde schon früher angesprochen. Es ist üblich, die Hände nicht abzutrocknen, um dadurch symbolisch die Erinnerung an verstorbene Person zu verlängern.

In vielen modernen jüdischen Friedhöfen wird das heutzutage verbreitete Phänomen der Mischehen berücksichtigt. Die alten Satzungen werden unter bestimmten und kontrollierten Bedingungen umgedacht und die nicht-jüdische Hälfte eines Paares in einem gemeinsamen Grab beigesetzt. Dadurch wird die Tradition modifiziert, damit sie auf einer anderen Ebene weiterleben kann.

Krankheitsbewältigung aus Sicht des Koran und heutiger islamischer Spiritualität

Metin Avci

The Koran's view on disease-coping in today's Islamic spirituality

According to Islamic faith, spirituality is God's gift and consists in searching for hope and meaning, especially when confronting serious illness and death. Prayer and searching for God's will are duties of the dying persons who receive support of their families and of the clergy. In the moment of death, they help the believer to profess the unique God. After death, there are special rituals for washing the body, for burial, for praying during the weeks after passing away.

keywords
islamic spirituality – islam – illness – prayer – coping – dying – death and burial – social support

1 Aktive Rolle des Kranken durch Gebet und Anrufung

Im Islam stellt das Gebet (die Anrufungen) eine Hauptkomponente zur Unterstützung der Krankheitsbewältigung dar. Es vermindert das Gefühl der Hilflosigkeit und wirkt zudem entspannend. Durch die Anrufungen wird eine Verbindung zu Gott hergestellt; eine göttliche Präsenz wird von den Patienten spürbar wahrgenommen, wodurch deren Hoffnung wiederum gestärkt wird. All die mit dem Islam in Verbindung stehenden Verhaltensweisen wie beispielsweise Gebete und Moscheebesuche bilden einen Weg zum Verstehen des Todes oder zur Wahrung einer positiven Haltung in Krankheitssituationen. Somit ist die Religiosität ein Hauptelement der Hoffnung, durch das die Hoffnungslosigkeit in Zeiten der Unsicherheit und des Leidens überwunden wird.

Die Religiosität ist eine Kraft, welche Menschen einen Sinn im Leben mit einer Krankheit vermittelt. Letztere wird dadurch überwunden, dass erkrankte Menschen einen Sinn in ihrer Krankheit sehen. Letztendlich können Krankheiten einen Glaubenstest, einen Teil des von Gott bestimmten Plans oder eine Gelegenheit zum spirituellen Wachstum darstellen. Dieser Glaube, nämlich in den negativen Ereignissen einen religiösen Kontext zu sehen, minimiert die negativen Auswirkungen auf den Menschen, indem er die Bedeutung der Krankheit als universell und nicht als persönlich betrachtet. Der Koran ermutigt die Muslime (Gläubigen) zu einer aktiven Haltung. Durch die Anrufungen nimmt der Kranke seine Rolle als Gestalter des eigenen Heilungsprozesses wahr. Die Krankheit dient als Aufruf, das Leben zu ändern und ist eher als Chance anzusehen denn als Bestrafung. Hierdurch wird eine Dankbarkeit gegenüber dem eigenen Leben entfaltet.

Avci M (2009) Krankheitsbewältigung aus Sicht des Koran und heutiger islamischer Spiritualität. In: Frick E, Roser T (Hg.) Spiritualität und Medizin. Gemeinsame Sorge für den kranken Menschen. Stuttgart, 171–183.

2 Islamische Spiritualität

Spiritualität bezeichnet im Islam die Lebenseinstellung, nach Sinn und Bedeutung des Lebens zu suchen. Hierbei ist sich der Suchende des göttlichen Ursprungs bewusst, durch den er eine Verbundenheit mit dem Göttlichen spürt. Aus diesem Bewusstsein heraus bemüht er sich um eine konkrete Verwirklichung der Lehren, Erfahrungen und Einsichten des Islam. Dies hat unmittelbare Auswirkungen auf die Lebensführung und die ethischen Vorstellungen des Muslims. Es ist die grundlegende Anschauung des Islam, dass die jenseitige Wirklichkeit im Vordergrund steht. Die damit verbundene Religiosität drückt sich in der Ausübung und Befolgung der Glaubensinhalte und der Glaubenspraktiken des Islam aus.

Grundsätzlich gilt, dass jeder Mensch seiner Natur nach geistig (spirituell) ist, sofern er Sinn und Wert sucht. Nachdem der Islam die grundlegenden Dimensionen des Menschseins darlegt, ist die Spiritualität auch als Basis des Menschseins zu definieren. Somit ist Spiritualität im Islam nicht Weltverzicht, sondern Transzendierung der Welt, durch ihre Integration auf eine Mitte hin und die Schaffung einer Harmonie, welche die Basis für die Suche nach Wahrheit bildet. Der Prototyp der Spiritualität im Islam ist die Vollkommenheit der Menschen. Diese Geistigkeit ist jene Dimension des Menschen, welche ein Verhältnis zu Gott erst ermöglicht. Das Spirituelle bezieht sich also auf das, was über das individuell-mentale Niveau des Menschen hinausgeht. Der Begriff wird darum nur für jene Elemente gebraucht, die eine geistige Brücke bauen zwischen Mensch und Welt einerseits und Gott andererseits.

Mit geistig und spirituell ist unserer Definition zufolge nichts gemeint, was sich auf Gedankensysteme bezieht, die heute zum Trend geworden sind und welche die Seele abstrahiert von Gott betrachten. Dies wäre gegen die Tradition und daher vielmehr als eine aus islamischer Sicht satanisch inspirierte Sichtweise zu betrachten, die sich nicht auf die heiligen Schriften der Religionen stützen kann (Neusser 1967; ☞ Engelhardt/Delkeskamp-Hayes, 72ff). Im Islam ist allein Gott Herr der Seele.

2.1 Das Gebet als Ressource der Krankheits-Bewältigung

Beten ist eine religiöse Handlung, die das Tor zur Barmherzigkeit öffnet. Aus Sicht Gottes ist dies äußerst wertvoll. Der Mensch sollte sein Gebet aus tiefstem Herzen sprechen und seine Wünsche und Anliegen ausschließlich Gott gegenüber äußern. Jeder Muslim spricht zu jedem rituellen Gebet „dir allein dienen wir, und zu Dir allein flehen wir um Hilfe" (Heiliger Koran: Die Öffnung – [Al-Fátihah] 1/5). Dies zeigt, dass die Gläubigen bei Fürbitten keine Dritten hinzuziehen, wie etwa durch Anrufen verstorbener Heiliger, weil deren Fürbitten eher erhört werden u. ä. Das Gebet verkörpert die direkte Kommunikation mit Gott. Deshalb ist es wichtig, dass alle Sorgen, Bitten und Danksagungen direkt und nur ihm gegenüber ausgesprochen werden. Letztlich steht zwischen Gott und den Menschen nichts und niemand als Vermittler. Er ist der Allwissende, der uns direkt erhört und vergibt. Auf diese Weise erweisen wir ihm unsere Unterwürfigkeit, und das Gebet erhält einen hohen Stellenwert bei ihm. So sagt Gott der Allmächtige im Koran: „Oh mein Gesandter, sprich zu ihnen (der Menschheit) ‚Was kümmert sich mein Herr um euch, wenn ihr nicht (zu Ihm) betet?'" (Heiliger Koran: Das Kennzeichen [Al-Furqán] 25/77). Das

Sprechen eines Gebets ist der Kern einer Religion (Hadith: Tirmizi, De'avat, 1). Es öffnet uns die Tore zum Erbarmen Gottes (Hadith: Suyuti, I, 486).

Fürbitten werden auch oft in der Hoffnung ausgesprochen, dadurch die Genesung Kranker beeinflussen zu können. Die Genesung aufgrund therapeutischer Maßnahmen ohne naturwissenschaftliche Nachweise kennen wir aus der Medizin unter dem Begriff des sog. „Placeboeffekts". Das Gebet wäre in diesem Fall die therapierende spirituelle Maßnahme.

2.2 Die Regularien der Anrufungen

Zu allererst ist unter diesem Punkt zu klären, was unter „Anrufungen" zu verstehen ist. Unter „Anrufung" (*Dua'*) versteht man ein nicht an Sprache oder äußere Form gebundenes Gebet, obgleich es dabei meist üblich ist, die Handflächen zu heben, wie wenn man eine Gabe in Empfang nimmt. Es kann spontan formuliert werden oder auf vorformulierte Gebete aus dem Koran oder aus Überlieferungen des Propheten oder anderen Gott nahe stehenden Menschen zurückgreifen. Allgemein ausgedrückt heißt es im Koran: „Und wenn Meine Diener dich nach Mir fragen: Ich bin nahe. Ich antworte dem Ruf des Rufenden, wenn er Mich anruft. Darum sollen sie auch auf Mich hören und auf Mich vertrauen, damit sie recht geleitet werden." (Heiliger Koran: Die Kuh [Al-Baqarah] 2/186) „Euer Herr spricht: ‚Rufet Mich an; Ich will euch erhören.' "(Heiliger Koran: Der Gläubige [Al-Mumin] 40/60).

„Rufen" bedeutet hier nicht lautes Rufen, denn, wie der Prophet sagte: „Gott ist nicht schwerhörig oder weit weg". Es wird zudem darauf hingewiesen, dass Gott auch unausgesprochene Anliegen hört.

Bei den Anrufungen sind folgende Kriterien zu beachten:

1. Fürbitten können überall und zu jeder Zeit ausgesprochen werden. Jedoch sind Einrichtungen, die im Namen Gottes errichtet wurden und heilige Stätten wie Moscheen, Kirchen und Synagogen usw. zu bevorzugen.
2. Ebenfalls wird empfohlen, vor dem Beten die rituelle Waschung vorzunehmen. Die rituelle Waschung im spirituellen Sinne bedeutet die Vorbereitung zur Begegnung mit Gott.
3. Nachdem die rituelle Waschung vollzogen wurde, wendet sich der Betende in Richtung Mekka zur Kaabe und erhebt beide Hände geöffnet in die Höhe.
4. Die eröffnenden Worte des Gebetes beginnen mit den Attributen Gottes: „Im Namen Gottes des Erbarmers, des Barmherzigen". Auf Arabisch wird dies wie folgt ausgesprochen: *Euzübillahimineşşeytanirraciym, Bismillahirrahmanirrahiym*, was soviel bedeutet wie: „Ich ergebe mich vollkommen dem Schutz Allahs, vor dem verbanntem Satan. Ich beginne im Namen Gottes des Erbarmers, des Barmherzigen."
5. Die Art und Weise der Fürbitten sollte in sittlicher Weise ausgeübt werden und im Einklang mit dem Ort sein. Realistische Bitten und das Wohlverdiente sollten den Inhalt der Anrufungen prägen, ohne Übertreibungen und Zaubereien. Mit leiser und flehender Stimme wird das Gebet einzig und allem Ihm direkt gesprochen. Die Wirkung ist mit absoluter Geduld und Hoffnung abzuwarten. Denn kein Gebet bleibt unerhört.
6. Außerdem sollte manieriertes Beten vermieden werden.
7. Das Beten wird mit einem Friedensgruß an den Propheten Mohammed (Friede sei mit Ihm – F. s. m. I: „*Allahümme salli ala Muhammedin ve ala ali Mu-*

hammed" – „Lieber Gott! Der Friedensgruss sei über Mohammed und seinen Angehörigen") und „Amen" beendet, was soviel bedeutet wie „Lieber Gott, bitte erhöre meine Gebete".

8. Zuletzt berühren die Hände das Gesicht (Hadith: İbn Mace, Dua, 13). Dabei wird davon ausgegangen, dass der Segen, die Gnade, die Barmherzigkeit, der Schutz und die Vergebung Gottes unseren Händen zu Teil werden.

2.2.1 Die Heilungs-Gebete bei Schmerzen

Der Islam schreibt Maßnahmen vor, die bei Erkrankungen zu ergreifen sind. Aus diesem Grunde sollten die Gläubigen für ihre Gesundheit Sorge tragen und gegebenenfalls nach Therapiemöglichkeiten suchen.

Der Prophet Mohammed schrieb die Inanspruchnahme geeigneter Therapiemaßnahmen vor. Er selbst hat ebenfalls nach Heilmethoden gesucht und sich sowohl physisch als auch auf spiritueller Ebene therapieren lassen. Die spirituelle Ebene der Behandlung hat er mit Gebeten und Rezitationen aus dem Koran verwirklicht. Tag und Nacht betete er mit folgenden Worten für seine Gesundung: „Lieber Gott! Gebe uns sowohl im sterblichen als auch im unsterblichen Leben das Wohlbefinden" (Hadith: Ebu Davud, Edeb, 110).

Die Ehefrau des Propheten, Aisha, berichtet, dass Mohammed seine rechte Hand auf die Kranken legte und betete „Lieber Gott, der Gott aller Menschen! Heile die Krankheit, die er hat, und schenke ihm die Genesung, denn nur Du bist derjenige, der uns das Wohlbefinden geben kann. Außer der Genesung, die Du uns gibst, existiert kein anderes. Gib ihm solch eine Genesung, sodass keine Spur jeglicher Krankheiten an ihm mehr lastet" (Hadith: Buhari, Tıbb, 37, Nr. 5410).

Der Jünger Enes erzählte, dass der Prophet bei Krankheitsfällen wie folgt betete: „Lieber Gott, ich begebe mich in Deinen absoluten Schutz vor jeglichen schrecklichen Krankheiten" (Hadith: Ebu Davud, Salat,367; Nesai, İstiaze,36).

Der oben genannte Hadith qualifiziert als „schreckliche Krankheiten": Lepra (*Cüzzam*), Hautkrankheiten (*Baras*), geistig-seelische Krankheiten wie z. B. Geistesgestörtheit (*Cünun*) und sonstige unheilbare Erkrankungen bzw. solche, deren Therapierung langanhaltend ist (*Seyyi'ül-eskam*).

Der Jünger Osman beklagte sich eines Tages beim Propheten Mohammed über Schmerzen, die er am ganzen Körper hatte. Der Prophet begegnete ihm mit „Lege deine Hand auf die schmerzenden Stellen deines Körpers und sprich dreimal ‚Im Namen Gotte' und anschließend siebenmal ‚das, wovor ich Angst habe und die Schmerzen erleide, bekenne ich der Macht Gottes und Barmherzigkeit' " (Hadith: Müslim, Selam, 24, Nr. 2202).

Aishe sagte, „wenn es dem Propheten aufgrund einer Krankheit schlecht ging, rezitierte er bestimmte Gebete" (Heiliger Koran: Suren 112-113-114) aus dem Koran. Als sich „die Krankheit in seinem Körper ausbreitete, habe ich die Worte des Koran in seine Handflächen zitiert und strich somit mit seinen Händen als Segen Gottes über seinen Körper" (Hadith: Buhari, Tıbb, 38).

2.2.2 Die Bekanntmachung der Krankheit durch den Kranken ist im spirituellen Sinne nichts Verbotenes

Im religiösen Sinne bestehen keine Bedenken dagegen, – ohne Wut und Ungeduld – über die Beschwerden wie Schmerz und Fieber zu klagen. Laut Abdullah Ibni

Mes´ud war der Prophet von einem hohen Fieber befallen. Als er bei ihm war, legte er seine Hand auf die Stirn des Propheten. Auf die Bemerkung „Oh Gesandter Gottes, du hast massivstes Fieber!" antwortete der Prophet „Ja, ich habe Fieber wie wenn zwei von euch es hätten" (Hadith: Buhari, Hadis Nr. 5647; Müslim, Hadis Nr. 2571; Riyadussalihin, Sabir, 38).

2.2.3 Ist es zulässig, sich aufgrund einer schmerzhaften Krankheit den Tod zu wünschen?

Es gilt aus islamischer Sicht nicht als passend, dass ein Mensch sich gegen krankheitsbedingte, unerträgliche Schmerzen auflehnt und sagt: „Lieber Gott, nehme mir das Leben und lass mich nicht länger leiden, ich halte diese Schmerzen nicht länger aus, ich will sterben."

Ein Hadith des Propheten Mohammed verdeutlicht dies: „Keiner von euch sollte sich aufgrund eines Nachteils, der ihm geboten wird, den Tod wünschen. Wenn er jedoch verzweifelt, sollte er wie folgt beten: ‚Lieber Gott! Wenn das Leben für mich zuträglich ist, so gebe mir Gesundheit. Wenn der Tod für mich zuträglich ist, so lasse mich sterben.'" (Hadith: Buhari, De'avat, 29).

2.2.4 Ist es zulässig zu beten, dass der Tod einem an einem heiligen Ort begegne?

Im Islam gibt es keinerlei Einwände dagegen, sich den Tod an einem Heiligen Ort zu wünschen. Laut der Mutter der Gläubigen Hz. Hafsa wird wie folgt berichtet: „Eines Tages betete mein Vater Omar wie folgt: ‚Oh Gott bereichere mich mit dem Tod als ein Kriegsgefallener und lass meinen Tod in der Stadt des Propheten sein.' Ich fragte meinen Vater: ‚Wie geht denn das?' Er antwortete: ‚Wenn Gott sich dies ebenfalls wünscht, wird er mich damit bescheren.'" Letztendlich wünschen sich viele Muslime eine der Städte Mekka und Medina als den Ort ihres Sterbens, weil dort der Prophet wohnte. Dort werden all diejenigen begraben, die während der Pilgerfahrt nach Mekka um ihr Leben kommen.

3 „Das Glaubensbekenntnis auf den Lippen": Wie der gläubige Muslim sterben möchte

In einem Gebet des Heiligen Koran heißt es: „Du lässt die Nacht übergehen in den Tag und lässt den Tag übergehen in die Nacht; Du lässt das Lebendige hervorgehen aus dem Toten und lässt das Tote hervorgehen aus dem Lebendigen, und Du gibst, wem Du willst, ohne zu rechnen" (Heiliger Koran: Das Haus İmrans [Al-İmran] 3/27).

Im Koran werden Leben und Tod oft in dieser Weise einander gegenübergestellt. Tag und Nacht als Phasen der Aktivität und Ruhe, der Wechsel der Jahreszeiten mit Blüte, Reife der Früchte, Absterben der Pflanzen und Neubelebung des Bodens – all das sind Aspekte derselben Existenz, Bestandteile desselben natürlichen Kreislaufes, zurückgeführt auf den Einen Urgrund des Seins, der alles paarweise geschaffen hat. Dies gilt auch für Leben und Tod.

Es ist durchaus menschlich, Angst vor dem Sterben zu empfinden, so wie man oft vor Unbekanntem und Veränderungen Angst verspürt oder traurig ist. Denn für den Sterbenden geht es um den Abschied von einer Welt, die ihm vertraut war und in der er nützliche Erfahrungen machen konnte, von Angehörigen und Freunden, die ihm nahe standen. Diese Freunde sind nun ebenfalls vom Abschiedsschmerz und vielleicht auch von der Sorge um die Zukunft ohne den Sterbenden erfüllt. Der Tod ist ein Übergang von dieser physischen Welt in einen anderen, uns unbekannten Zustand, aber – trotz aller Angst und Trauer – kein Zustand der Gottesferne. Vielmehr kehren wir zu Gott zurück. Das kommt auch in dem Satz zum Ausdruck, den wir sprechen, wenn wir vom Tod eines Mitmenschen erfahren und dadurch an unsere eigene Sterblichkeit erinnert werden: „Wir gehören Gott an, und zu Ihm kehren wir zurück." Im Koran wird dies z. B. folgendermaßen ausgedrückt: „[...] und dass zu deinem Schöpfer und Erhalter die endgültige Heimkehr ist, und dass Er lachen und weinen lässt, und dass Er Leben und Tod gibt, und dass Er beide Geschlechter erschaffen hat, männlich und weiblich [...]" (Heiliger Koran: Der Stern [An-Nadschm] 53/42-45).

3.1 Die Aufgaben eines Sterbenden. Was sollten die letzten Worte des Sterbenden sein?

Laut einer Erzählung A'ishas, der Ehefrau des Propheten, lag Mohammed im Sterben. Er tauchte seine Finger in ein Gefäß, das mit Wasser gefüllt war und strich sich damit über sein Gesicht, während er zu Gott sprach: „Lieber Gott! Helfe mir den grausamen Tod zu überstehen" (Hadith: Tirmizi, Nr. 978; Riyadussalihin, Hadith: Nr. 911). Eine weitere Erzählung von A'isha besagt, dass sie hörte, wie der Prophet in einem Zustand des späten Alters zu Gott sprach „Mein lieber Gott! Habe Mitleid mit mir und erweise mir Deine Güte Deine Barmherzigkeit. Lass mich mit dem erhabensten wertvollsten Freund – Allah – zusammenkommen."

Wer an einer schweren Krankheit leidet, sollte sich immer die Hoffnung des Glaubens bewahren, dass Gott sich erbarmen wird. Denn Gott ist nicht dazu geneigt, seiner Schöpfung Leid zuzufügen, Er ist der Allerbarmende überhaupt. Gott möchte die Menschen nicht bestrafen, zugleich ist er nicht auf ihre Gebete und Verehrungen angewiesen. Der Mensch jedoch ist auf Ihn angewiesen. Wir Menschen sollten uns darüber im Klaren sein, dass ausschließlich Er derjenige ist, der unsere Gebete erhört, unsere Wünsche in Erfüllung gehen lässt und uns verzeiht. Deshalb sollte der Mensch aus der tiefsten Seele hinaus die Dankbarkeit Ihm gegenüber aussprechen.

Bei einer schweren Erkrankung sollte der Mensch möglichst viel Geduld aufbringen und nicht in Aufruhr geraten. Verhaltensweisen aufgrund von Aufruhr würden den Charakter des Menschen im negativen Sinne beeinflussen. Dabei andere Menschen zu verletzen, gilt als Fehlverhalten, bei dem die entsprechende Ruhe, Geduld und Verständnis für die Bedeutung der Krankheit im religiösen Sinne fehlen. Krankheit bedeutet in der islamischen Mystik im eigentlichen Sinne Befreiung von den Sünden und stellt eine Art der „Prüfung" im Leben dar. Deshalb ist es sehr wichtig, nicht in Hoffnungslosigkeit zu verfallen, sondern sich zu gedulden. Ali, der Neffe des Propheten Mohammed, erzählt: „In der Zeit meiner Erkrankung kam der Prophet mich besuchen, während ich betete: ‚Lieber Gott! Falls nun der Tag da ist, an dem ich sterben soll, dann nehme mir das Leben und befreie mich davon. Ist dies jedoch nicht so, dann lass es mir wieder gut gehen. Falls meine Krankheit dagegen ein Teil der Prüfung in meinem vergänglichen Leben ist, so gebe mir die entsprechende Geduld.' Nach meinem Gebet fragte mich Mohammed: ‚Wie hast du das gesagt?'

Ich wiederhole meine Sätze. So machte er mich auf mein Fehlverhalten aufmerksam und bat Gott wegen der Ungeduld in mir um Vergebung. Seitdem hatte ich mich über diese Schmerzen nicht mehr auf diese Art beschwert" (Hadith: Tirmizi, De'avat,2; Ahmed, Müsned,I,83–84,128).

3.2 Pflichten der Angehörigen und Anwesenden am Sterbebett

Sollte ein Mensch sich im Sterben befinden, ist es empfehlenswert, so viel wie möglich die Worte Gottes aus dem Heiligen Buch des Korans zu rezitieren. Zudem ist es auch essentiell, alle Bekannten und Verwandten zu bitten, für die Vergebung der Sünden des Kranken zu beten. Die Angehörigen sollten die Menschen um Verzeihung bitten für die Vergehen des Kranken den Anwesenden gegenüber. Denn die Geschädigten sollen am jüngsten Gericht nicht der Grund für das zusätzliche Leid dieser Person sein. Es ist sehr wichtig, zu vergeben und zu verzeihen, wie Gott uns vergibt und verzeiht. Als Vertreter Gottes auf Erden sollten wir uns dieser Schuld bewusst sein und Erbarmen gegenüber Mitmenschen zeigen. Ein Hadith des Propheten macht uns wie folgt aufmerksam: „Es bringt den im Sterbebett Liegenden nichts, wenn die Familienangehörigen nur weinen, ganz im Gegenteil fügt ihr ihm Leid dabei zu." Des Weiteren empfiehlt er, dass die Familienangehörigen bzw. Bekannten nach dem Tod des Kranken in seinem Namen Almosen geben. Auch er selbst gab nach dem Tod seiner Frau Hatice in ihrem Namen Almosen an die Bedürftigen im Umkreis.

3.3 Prinzipielle Bestimmungen für das Leben im Angesicht des Todes

Unabhängig davon, ob die Krankheit des Menschen der Grund für seinen Tod ist, sollte er immer so leben, als wären dies seine letzten Momente. Hilfeleistung an Bedürftige und Wohltaten sollten sein Leben prägen. Es sollte nichts Geborgtes bei ihm verweilen. Auch Schulden sollten beglichen werden. Rechtliche Klärungen mit anderen sollten in jedem Fall noch vor dem Tod und direkt mit den Betroffenen geschehen, da Gott nur das vergibt, was zwischen dem Einzelnen und Gott steht, und nicht die Vergänglichkeiten zwischenmenschlicher Beziehungen. Falls im gesundem Zustand noch nicht geschehen, ist es sehr wichtig, ein Testament zu verfassen. Darin kann auch auf Schulden verwiesen werden, die beglichen werden sollen.

Beim letzten Kampf auf dem Sterbebett sollten die letzten Worte „es gibt nur einen Gott" („*La ilahe illallah*") lauten. Deshalb sollte weit vorher schon die Kraft dafür genutzt werden, diese Überzeugung zu bestärken, dass es nur die eine einzige Gottheit gibt. Es ist zu empfehlen, dass ein Geistlicher sich am Sterbebett des Erkrankten befindet, um ihn bei der Aussprache anzuweisen. Der Geistliche sollte den Kranken auf die Auswirkung auf sein unsterbliches Leben (die Garantie zur Aufnahme in das Paradies) aufmerksam machen. Keinesfalls ist die Aussage zu erzwingen, denn die Ausübung des Glaubenszwanges ist im Islam untersagt. Ausschließlich der persönliche Glaube und die Überzeugung sind ausschlaggebend.

3.4 Besuche und Motivierung der Kranken

Kranke zu besuchen zählt zu den Aufgaben eines jeden Muslim. Auch Genesungs-wünsche und der Beistand, sowie das Ermutigen und Motivieren durch die Aussage, dass es dem Kranken in Kürze wieder besser gehen werde, sind nötige Gesten bei Krankenbesuchen. Insbesondere ist es wichtig, während solcher Besuche zu er-wähnen, dass alle Krankheit im eigentlichen Sinne eine Segnung Gottes ist, dass dadurch einige seiner Sünden bereits jetzt im sterblichen Leben bereinigt werden. Denn dieser Glaube wird dann auch den Kranken psychisch stärken und ihn in seiner Schwäche zum positiven Denken ermutigen.

Einer der Jünger, Enes, erzählt: „Der Prophet besuchte eines Tages einen seiner Jünger, der vor lauter Krankheit fröstelte. Er sprach zu dem Kranken: ‚So Gott es will, werden hierdurch deine Sünden bereinigt'" (Hadith: Buhari, Merda, 14).

Das Abstatten von Besuchen bewirkt bei den Besuchern, dass sie einige Werte wieder neu wahrnehmen, die sie vorher vielleicht als selbstverständlich nahmen, nämlich solche Werte wie die eigene Gesundheit.

4 Rituale des Sterbeprozesses, der Trauer und des Abschieds vom Leichnam. Die Hoffnung des gläubigen Menschen

4.1 Zu rezitierende Gebete während die Augen des Verstorbenen verschlossen werden

Unmittelbar nach dem Sterben ist es notwendig, die Augen des Verstorbenen zu schließen. Anschließend wird das Gebet „Im Namen Gottes! Befinde dich auf dem Weg der Religion des Gesandten Mohammeds" (Hadith: Müslim, Nr. 921; Riyadus-salihin, Nr. 919) gesprochen.

Der Gesandte Gottes war beim sterbenden Ebu Seleme anwesend. Er schloss ihm die Augen, die nach dem Sterben zur Decke gerichtet waren. Er teilte mit, dass, während die Seele den Körper verlässt, die Augen sie mitverfolgen. Nach dieser Aussage brachen die Verwandten Selemes in Geheule aus. Der Prophet entgegnete ihnen, anstatt in Tränen auszubrechen sollten sie für den Verstorbenen beten. Dann sprach er das Gebet vor, während die anderen sich ihm anschlossen. Er betete wie folgt: „Lieber Gott, vergib Ebu Seleme, weise ihm den Status der Gläubigen zu. Gib den künftigen Generationen solche Gläubigen wie es der Ebu Seleme war. Oh du Gott über alle Welten, vergib ihm und uns. Erweitere ihm sein Grab und erleuchte ihn dort" (Hadith: Müslim, Nr. 920; Riyadussalihin, Nr. 921).

4.2 Suren aus dem Heiligen Koran, die beim Verstorbenen deklamiert werden

Gott der Allmächtige wies an: „Demjenigen, dessen Allerliebstes ich von dieser vergänglichen Welt nehme, und der für seine Wohltätigkeit betet, dessen Belohnung ist nichts anderes als das Paradies selbst" (Hadith: Buhari, Nr. 6424; Riyadussalihin, Nr. 923).

Laut dem Hadith, den Ümmü Seleme berichtet, sagt der Prophet: „Wenn der Tod zu einem von euch kommt, soll er folgendes sagen: ‚Wir sind Diener Gottes und kehren auch zu ihm zurück‘" (Hadith: Müslim, Nr. 918).

Ein weiterer Hadith besagt: wenn das Kind verstirbt, fragt Gott seine Engel: Habt ihr dem Kind das Leben genommen? Die Engel antworten mit „Ja"! Gott bemerkt danach: „Ihr habt den Eltern die Frucht ihres Herzens genommen?". Die Engel antworten mit „Ja". Gott fragt weiter: „Was sagten die Eltern dazu?" Die Engel antworten: „Sie waren dir gegenüber stets dankbar, außerdem sagten sie, wir sind Diener Gottes und einst kehren wir zu ihm zurück." Daraufhin sagt Gott: „Errichtet für diese Eltern ein Haus im Paradies und nennt es ‚Haus der Dankbarkeit‘ " (Hadith: Tirmizi, Nr. 1021; Riyadussalihin, Nr. 922).

4.3 In Maßen um den Toten zu trauern ist erlaubt; übertriebenes Trauern ist nicht passend

Es ist durchaus legitim, vor und nach dem Tod einer Person zu trauern. Es ist selbstverständlich nachzuvollziehen, dass die Abwesenheit des Verstorbenen Sehnsucht und evtl. auch Angst vor dem „Danach" aufkommen lässt. Der Mensch kann in manchen Situationen seinen Emotionen mit einigen Tränen gerecht werden, um sie dann wieder in Griff zu bekommen.

Nicht rechtens wäre die durch Bezahlung bestellte „Zeremonie des Wehgeschreis". In früheren Jahrzehnten war es üblich bzw. eine Art Tradition, Frauen anzumieten, die dem Verstorbenen nachweinten, um als Nebeneffekt das *Image* der Beliebtheit des Verstorbenen zu mehren. Eine Vielzahl von Gelehrten vertritt die Meinung, dass die Handlung des übertriebenen Trauerns eine Sünde ist. Der Prophet Mohammed hat diejenigen verwünscht, die sich zum einen am Wehgeschrei beteiligen und sich zum anderen dem Genuss dieser Art des Trauerns unterziehen.

Der Prophet selbst musste den Schmerz des Verlusts seiner eigenen sechs Kinder und mancher seiner Enkelkinder ertragen. Nur die Tochter Fatma ist erst nach ihm gestorben. Laut einer Sage von Enes hat sich der Prophet kurz vor dessen Tod seinem Sohn Ibrahim genähert, als ihm die Tränen kamen. Daraufhin fragte ihn Abdurrahman Ibn-i Avf, ob er weine. Der Prophet erwiderte ihm: „Oh Abdurrahman, das Weinen geschieht aufgrund der Güte, des Mitleids." Weinend fuhr er fort: „Die Augen tränen, das Herz leidet. Letztendlich sagen wir nur das, was Gott zufrieden stellt. Oh Ibrahim, wir trauern um deinen Abschied" (Hadith: Buhari, Nr. 1303; Müslim, Nr. 2315; Riyadussalihin, Nr. 927).

In einem Hadith heißt es: „Als ein Enkelkind des Propheten im Sterbebett lag, gab man den Kleinen in die Arme des Propheten. Es kamen ihm die Tränen. Daraufhin fragte ihn einer der Anwesenden, warum er denn weine. ‚Das ist das Mitleid, welches in die Herzen der Menschen geprägt ist. Gott ist all denjenigen gegenüber gütig und voll Erbarmen, die Mitgefühl in sich tragen‘ " (Hadith: Buhari, Nr. 1284; Müslim, Nr. 923; Riyadussalihin, Nr. 926).

All die erwähnten Hadithe zeigen, dass aufgrund der Trauer das Tränen der Augen, das Verspüren von Schmerz im Herzen aus Sicht islamischer Mystik unbedenklich ist. Diese Emotionen sind menschlicher Natur. Falsch ist es jedoch, die Trauer zu übertreiben indem man sich aus Verzweiflung die Kleider zerfetzt, in Wehgeschrei ausbricht und Körperteilen bewusst Schmerz zufügt. Auch Aussagen wie: „Welch ein Fluch lastet über uns, anstatt dass dies uns passiert, wieso hätte das den Feinden nicht passieren können?" sind ausdrücklich zu unterlassen. Man soll nicht vergessen, dass alles, was auf einen Menschen zukommt, auf Gottes Willen zurückzuführen ist: all die Geschehnisse, wie schmerzvoll sie auch sein mögen. Man darf nicht vergessen, dass der Grund des Lebens ist, sich der sogenannten „Prüfung" zu unterziehen.

4.4 Die Benachrichtigung über den Todesfall und der Fall der Vernahme der Nachricht

So wahr wie das Leben ist, ist auch der Tod ebenso eine unvermeidliche Realität. Jeder wird eines Tages dem Tod gegenüber stehen. Der einzig Unsterbliche ist der Schöpfer selbst. Unter diesen Umständen sollten die Menschen ihre Ergebenheit Gott gegenüber niemals verlieren und dem Tod gegenüber kaltblütig bleiben. Im Falle des Verlusts eines nahe stehenden Menschen sollte wie folgt gebetet werden:

> „Wir gehören Allah, und werden einst zu Ihm zurückkehren. Gewähre ihm die Ehre, bei den Gläubigen seinen Platz zu finden und hilf ihm. Vergib ihm und uns am Tage des Gerichtes. Lieber Gott, entbehre uns seine Vergebung nicht, lass uns nach seinem Tod nicht in Verleugnung verfallen" (Hadith: Nevevi, el-Ezkar, 132).

Aus religiöser Perspektive spricht nichts gegen das Verbreiten der Nachricht eines Todesfalls. Vor allem in der Türkei, aber auch in vielen anderen islamisch geprägten Ländern, erfolgt der Ausruf der Namen des Verstorbenen von den Minaretten der Moscheen. Damit wird beabsichtigt, bekannt zu geben, wann und wo das hierfür zu verrichtende rituelle Gebet stattfindet. Das rituelle Gebet, speziell ausgerichtet für das Leichenbegräbnis, ist im Islam eine Pflicht (Fard-i Kifaye).

4.5 Beileidsbezeugungen

Die Beileidsbezeugung bedeutet den Besuch der betroffenen Trauernden und das Wünschen von Geduld und Kraft. Hoffnungsstärkende Worte werden ausgesprochen, die dazu beitragen, das Leid schneller zu verkraften, zu akzeptieren und vor allem das Leid mit der entsprechenden Person zu teilen. Die Beileidswünsche sind deshalb sehr wichtig und notwendig. Dieser Besuch enthält auch Ratschläge zum Guten und das Abraten vom Bösen. Außerdem gebot Gott „Und helfet einander in Rechtschaffenheit und Frömmigkeit; doch helfet einander nicht in Sünde und Übertretung" (Heiliger Koran: Der Tisch [Al-Maedäh] 5/2, auf Arabisch: „Veteavenü ale'l-birri ve't-takva …"). Beileidsbesuche können sowohl vor dem Tod des Kranken erfolgen als auch danach. Nur sollte man sich nicht verspäten.

Bei Beileidsbezeugungen gibt es keine bestimmten „Reden", die abzuhalten sind, sie sind jedem selbst überlassen. Gewöhnlich werden Hoffnung erweckende, Leid mindernde Worte gesprochen, etwa „Gott vergebe ihm/ihr die Sünden", „Gott gebe dir die Geduld das Leid durchzustehen" usw.

4.6 Zu rezitierende Gebete während der Waschung des Leichnams

Entsprechend der islamischen Lebensweise ist eine der letzten Pflichten dem Verstorbenen gegenüber die Waschung des Leichnams und das Anlegen des „Leichengewands". Die Waschung wird von einem dafür ausgebildeten oder einem Verwandten/Bekannten durchgeführt. Während der Waschung ist es notwendig, möglichst oft die Attribute Gottes zu nennen und zu beten. Hinzu kommt noch, dass derjenige, der den Leichnam wäscht, einigen Pflichten nachkommen muss. Eine der wichtigsten hierbei ist, vom „Schönen", das er an dem Verstorbenen sieht, zu erzählen, jedoch den durch den Tod hervorgerufenen „Körpergeruch" und andere Unannehmlichkeiten zu verschweigen.

Zu diesem Thema sagte der Prophet Mohammed: „Erzählt und redet von den positiven Eigenschaften des Verstorbenen, jedoch nicht von den schlechten" (Ebu Davud, Edep,50; Tirmizi, Cenaiz, 34). „Wenn einer von euch während der Leichenwaschung Äußerungen über die negativen Eigenschaften verschweigt, wird Gott demjenigen gegenüber um das 40fache mehr Erbarmen erweisen, als er es sonst tun würde" (Hadith: Tirmizi, Muhtaru'l-Ehadis, 138; Tabarani, Muhtaru'l-Ehadis, 150; Riyadussalihin, Nr. 928).

Das Gebet bei der Leichenwaschung lautet: „Oh allmächtiger Gott! Der Verstorbene ist Dein Diener, er ist das Kind Deiner Diener. Er hat sich zum Islam bekannt, als er sagte, es gibt nur den Einen Gott und Prophet Mohammed ist sein Gesandter und Diener, wahrlich kennst Du ihn besser als wir es tun. Lieber Gott! Wenn er einer war, der Gutes tat, so vervielfache Deine Belohnung. War er jedoch ein Mensch, der Böses tat, so vergib ihm. Lieber Gott! Entziehe uns nicht Deine Belohnung für unsere guten Taten. Lass uns nicht in das Gemüt stürzen, Unfrieden zu stiften" (Hadith: Imam Malik,Cenaiz, 6).

Während dem Verstorbenen das Leichengewand angezogen wird, fallen die Worte: „Lieber Gott! Habe Erbarmen, Mitleid mit dem Verstorbenen, vergib ihm. Genau so wie die Waschung vollzogen wurde und er mit einem weißen Gewand gekleidet wurde, genauso bereinige ihm seiner Sünden" (Hadith: Tirmizi, Cenaiz, 38).

4.7 Das Gebet für den Fall, dass man einer Beerdigung begegnet

Ein Mensch, der an einer Beerdigung teilnimmt oder zufällig einer begegnet, sollte um die Vergebung des Verstorbenen beten. Der Tod anderer sollte immer eine Lehre für uns sein. Das vorläufige Leben wird irgendwann auf jeden Fall sein Ende finden. Sobald man die Nachricht vernimmt, dass jemand gestorben ist, könnte man so beten: „Lieber Gott! Du bist sein Schöpfer, du hast ihn mit dem Glauben des Islams beehrt, hast ihm Weisheit geboten. Du hast ihm das Leben genommen. Nur Du weißt am Bescheid über seine Geheimnisse und Schwächen. Wir sind gekommen um für seine Erlösung zu beten. Bitte vergib ihm!" (Hadith: Ebu Davud, Cenaiz, 60).

4.8 Das Gebet bei der Beerdigung

Derjenige, der die Leiche in das Grab legt, betet: „Im Namen Gottes und mit den Ritualen des Propheten" (Hadith: Ebu Davud, Cenaiz, 69; Tirmizi, Cenaiz, 54). Ein weiteres Gebet, das im Anschluss gesprochen wird, lautet: „Im Namen Gottes, auf der Richtschnur Gottes und im Rahmen der Religion des Propheten. Oh Gott! Schütze diesen Leichnam vor dem Bösen und dem Leid im Begräbnis. Oh Gott! Entferne den Boden von den Seiten, beenge ihn in seinem Grab nicht. Erhebe seine Seele und lasse ihn. Gebe ihm die Einwilligung über seinen Status" (Hadith: Ibn Mace, Cenaiz, 38).

Nachdem Begräbnis schließen sich die Anwesenden zum Gebet zusammen und beten mit den Worten: „Ich ergebe mich dem absoluten Schutz Gottes vor dem vertriebenen Teufel. Im Namen des Gütigen Barmherzigen Gottes. Wir haben euch aus Erde erschaffen, wir werden euch dorthin zurückkehren lassen und erneut werdet ihr auferstehen" (Heiliger Koran: Tä Hä, 20/55. Das Gebet lautet im Koran: „*Euzü billahi mine'ş-şeytani'r-racim. Bismillahi'r-rahmani'r-rahim. Minha haleknaküm ve fiha nuidüküm ve minha nuhricüküm tareten uhra.*").

4.9   Das Telkin-Gebet

In Anwesenheit eines Menschen, der kurz vor dem Tode steht, werden zum Glaubensbekenntnis zählende Sätze wie „ich bezeuge, dass es nur den einen Gott gibt, und Mohammed sein Gesandter und Diener ist" gesprochen. Während des Begräbnisses werden Fragen und die entsprechenden Antworten formuliert, wovon im Islam angenommen wird, dass diese Fragen jeweils dem Verstorbenen im Jenseits gestellt werden. Das Formulieren dieser Fragen und Antworten bezweckt die Erinnerung des Verstorbenen an diese. Dieses wird als „Telkin" (auch Suggestions-) Gebet bezeichnet.

Der im Sterben liegende Mensch wird in eine bestimmte Richtung gewendet, die nach Mekka zur Kaaba weist, während er auf seiner rechten Schulter liegt. Insbesondere sprechen die Anwesenden das Glaubensbekenntnis in der Lautstärke aus, die der Erkrankte mitbekommt.

Der Prophet Mohammed gebot den im Sterben liegenden Menschen: „Dessen letztes Wort das Bekenntnis zum Glauben ist, der wird wahrlich im Paradies seinen Platz finden" (Hadith: „*Men kene ehirü kelamihi la ilahe illallah dehalel cennete*" Tirmizi, Cenaiz, 7). In einem weiteren Hadith heißt es: „Erinnert die tödlich erkrankten Menschen an den Satz ‚es gibt nur eine Gottheit'." Nachdem die Suren aus dem Koran zu Ende rezitiert wurden und die Menschenmenge das Grab verlässt, wird das Suggestionsgebet vom Imam anschließend weiter geführt. Das Gebet geschieht unter direkter Anrede an den Verstorbenen in der Absicht, ihn an die Tatsachen des Glaubens zu erinnern (Hadith: Ebu Davud, Cenaiz, 20).

4.10   Am siebten, vierzigsten und zweiundfünfzigsten Tag zu rezitierende Verse aus dem Heiligen Koran

Mit der Bestimmung, dass der Koran sieben Tage ununterbrochen nach einem Todesfall gelesen werden soll und wieder am vierzigsten und zweiundfünfzigsten Tag des Gedenkens, wird daran geglaubt, dass am 52. Tag das Fleisch sich in einem schmerzhaften Prozess vom Knochen trennt, und der Verstorbene den Schmerz mitbekommt. Aus diesem Grund wird auch im Namen des Verstorbenen gekocht und entsprechend Besucher mit Speisen bedient, in der Hoffnung, dass der Verstorbene die Schmerzen der Trennung nicht spürt. Außerdem werden Friedhöfe zu bestimmten religiösen Feiertagen besucht und Gebete aus dem Koran rezitiert.

5 Fazit: Eine Spiritualität des lebendigen Menschen

Der Mensch ist das ehrwürdigste aller erschaffenen Geschöpfe. In vielen Teilen des Korans ist von der Überlegenheit des Menschen die Rede: „Wahrlich, Wir haben den Menschen in schönstem Ebenmaß erschaffen" (Heiliger Koran: Die Feige [At-Tín] 95/4). Der Mensch ist sogar mit einer seiner Eigenschaften den Engeln überlegen. Denn Allah schuf den Menschen und befahl den Engeln, sich vor Adam niederzuwerfen: „Als Wir zu den Engeln sprachen: Bezeuget Adam Ehrerbietung, da bezeugten sie Ehrerbietung. Nur Iblis nicht. Er sprach: Soll ich mich beugen vor einem, den Du aus Ton erschaffen hast?" (Heiliger Koran: Die Nachtwanderung [Al-Ìsraa] 17/61). Und er blies in ihn von seinem Geiste: „Alsdann formte Er ihn und blies in ihn von seinem Geiste und gab euch Gehör, Gesicht und Herzen" (Heiliger Koran: Die Niederwerfung [Secde] 32/9).

Der Mensch, dem Allah seinen Geist einhauchte, verdient sowohl im Leben als auch nach seinem Tode die gebührende Hochachtung. Denn der Tod ist nicht das Ende. Er ist zwar verstorben, bleibt aber dennoch als Wesen. Er ist in dieser Welt verstorben, wurde jedoch für die jenseitige Welt wiedergeboren. Er wird zu Allah zurückkehren. Denn die Rückkehr erfolgt zu Ihm: „Jedes Lebewesen soll den Tod kosten; und Wir stellen euch auf die Probe mit Bösem und Gutem als eine Prüfung; und zu Uns sollt ihr zurückgebracht werden'" (Heiliger Koran: Die Propheten [Enbiya] 21/35).

Die rituelle Waschung des Toten wie ein neugeborenes Kind symbolisiert einerseits die Wiedergeburt, andererseits die Säuberung von den Beschmutzungen und Anhänglichkeiten dieser vergänglichen Welt.

Amir bin Rabia überlieferte vom Propheten Mohammed (F. s. m. i) folgendes: „Wenn ihr einen Leichnam seht, dann stehet auf. Bleibet so lange stehen, bis er vorbei getragen oder auf den Boden gestellt wurde" (Hadith: Buhari, cenâiz 47, 48, 50; Müslim, cenâiz 73, 78; Tirmizî, cenâiz 51, 52; Nesaî, cenâiz 44, 45, 46, 80; Ibn Mace, cenâiz 35; Ahmed b. Hanbel III-25, 41).

Im Islam sind die Regeln für den Umgang mit dem toten menschlichen Körper von Realismus und Respekt getragen: Wer die Schönheit des menschlichen Leibes auch noch in der Gestalt von Vergänglichkeit und Tod anerkennt, wird göttliches Erbarmen finden. An der Grenze des Lebens wird das Leben selbst bejaht.

Literatur

Neusser OK (1967) Über Geistigkeit oder Spiritualität, http://www.livingislam.org/o/mxgs_d.html (Zugriff am 25.3.2009).

Die französischsprachige Welt: Der Begriff der Spiritualität in Medizin und Pflege

Cosette Odier (unter Mitarbeit von Annette Mayer)

The term of spirituality in holistic care and medicine in the francophone world

It is quite recent that the terms „spirituality" or „spiritual" are found in Francophone medical literature. The concept was first used in Anglophone medical journals. But in the last 20 years this term appeared more often in Francophone palliative care or ethics literature. In a first section, this chapter describes the evolution of the concept of spirituality which has been traditionally linked to religion, and in a second part, it offers a description of how spiritual and religious support is organized in the Francophone European countries and in Québec. The chapter ends with personal reflections underlining the important role of mainline churches in spiritual care.

keywords
spirituality – francophone countries – state-church-relationship – spiritual assessment – training of caregivers

1 Hinführung

Erst seit kurzer Zeit haben in den französischsprachigen Ländern die Begriffe „Spiritualität" und „spirituell" Eingang in die Welt der Pflege gefunden. Die französischsprachige Welt ist wesentlich vom Bekenntnis zur Laizität geprägt ist und gleichzeitig von psychoanalytischem Denken, wenn es um Dimensionen des Menschseins jenseits seiner somatischen Realität geht. Die Rede von der Spiritualität wurde erst möglich durch die Einführung der Palliativmedizin und -pflege seit den 80er Jahren. Der Begriff „soins" (Pflege) wird im Französischen häufig in der weiten Bedeutung des englischen „care" verstanden.

Allerdings wurden die Palliativmedizin und -pflege in der englischsprachigen Welt konzeptuell und praktisch entwickelt, und dies zunächst in England, dann in den Vereinigten Staaten. Sie spiegeln also eine angelsächsische Sicht der Pflege wider. Dies wird ganz besonders deutlich mit der Einführung der spirituellen Dimension in einen ganzheitlichen Ansatz im Umgang mit dem Menschen und seinem Leiden.

Es scheint uns trotzdem schwierig, die Einflüsse aus diesem angelsächsischen Erbe, wie sie den heutigen Gebrauch der Begrifflichkeiten in der französischsprachigen Welt mitgeprägt haben, eindeutig zuzuordnen.

Dieser Artikel möchte einen bescheidenen Überblick bieten: in einem ersten Teil über den Gebrauch der Begriffe Spiritualität, Religion, Religiosität im Bereich der Pflege und ihren Beziehungen zu anderen Disziplinen. Und in einem zweiten Teil einen Überblick über die Unterschiede, die die französischsprachigen Länder und Regionen Europas und Kanadas kennzeichnen.

Odier C (2009) Die französischsprachige Welt: Der Begriff der Spiritualität in Medizin und Pflege (unter Mitarbeit von Annette Mayer). In: Frick E, Roser T (Hg.) Spiritualität und Medizin. Gemeinsame Sorge für den kranken Menschen. Stuttgart, 184–194.

Wir haben versucht, die literarischen Referenzen auf die französischsprachige Welt und hierbei auf einige Aspekte der Begriffe „spirituell" und „religiös" in ihrem Bezug auf die Medizin zu beschränken.

Dieser Überblick wird dann abschließend aufzeigen, dass die Kompetenz, auf diese Tiefendimension der Person zu antworten, hauptsächlich auf Seiten der Seelsorgenden, also Vertreterinnen und Vertretern der christlichen Kirchen liegen, auch wenn sich der Begriff „spirituell" deutlich von der Religion, besonders dem Christentum, zu distanzieren sucht.

2 Kleine Geschichte des Begriffes der Spiritualität

Auch wenn diese Epoche längst der Vergangenheit angehört, wollen wir doch die Zusammenhänge ansprechen, in denen die heutigen Institutionen des Gesundheitswesens ihre Wurzeln finden: die von Ordensfrauen und Ordenmännern geleiteten Hospize. Diese verfügten gleichzeitig über Fähigkeiten in der Pflege und der Linderung von Leiden (besonders dank ihrer Kenntnisse von Pflanzen und Kräutern und ihrer Wirkungen) und über religiöse Praktiken im Blick auf Heil und Errettung der Kranken und Sterbenden aufgrund des christlichen Glaubens. Pflege und Heil waren so aufs engste miteinander verbunden, und dies in Händen der Kirche.

Der Begriff der Spiritualität wurde also in Bereich des Religiösen und der christlichen Theologie verwendet. Genauerhin steht der Begriff in Zusammenhang mit der religiösen Erfahrung, die insbesondere von den Vertretern und den religiösen Bewegungen der christlichen Mystik formuliert und ermutigt wurde.

1271 fordert die Medizinische Fakultät in Paris die Gründung der Korporation der Apotheker. Die langsame und unaufhaltbare Trennung zwischen naturwissenschaftlicher Medizin und Religion nimmt so ihren Anfang. Diese Trennungsbewegung beschleunigt sich in der Renaissance und ihrem neuen Verständnis vom und ihrem Verhältnis zum Körper mit dem Beginn der Dissektion und den daraus resultierenden Kenntnissen der Anatomie.

Ab dem 17. Jahrhundert verliert der Begriff „Spiritualität" seinen ausschließlich religiösen Bedeutungsgehalt und „wird auch in der Philosophie angewendet für das, was von irdischen Dingen losgelöst ist und im Gegensatz zu jeglicher Materialität steht" (Aouara 2006: 14).

In Frankreich hingegen besiegelt das Gesetz zur Trennung von Kirche und Staat von 1905 eine soziale Organisation, die den Bereich der Spiritualität ausschließlich der religiösen Sphäre zuordnet.

Diese Unterscheidung ist allerdings nicht selbstverständlich. Zahlreiche Definitionen von „Spiritualität" beziehungsweise „spirituell" in der französischsprachigen Pflegeliteratur setzen bei den jüdisch-christlichen Wurzeln der Begriffe an. Deren Referenz ist der Atem, die Ruach, der Lebenshauch, die Herkunft also des Wortes „spirituell" in der hebräischen Bibel (Vergely 2007).

Der Philosoph Jacques Ricot bemerkt, dass „es unzulässig wäre zu leugnen, dass es etwas spezifisch Spirituelles sowohl innerhalb der Sphäre des Religiösen gäbe (man denke nur an die Bedeutung der charismatischen Erneuerung im Christentum), als auch außerhalb (wie es die Behauptung einer Spiritualität ohne Gott bei André Comte-Sponville [2006] oder die Anziehungskraft des Buddhismus auf bestimmte Zeitgenossen zeigen)" (Ricot 2007).

In seinem Artikel in der Zeitschrift „Christus" zeigt Claude Flipo (1997) drei Hauptströmungen der Spiritualität auf. Die erste, verbunden mit dem Begriff der „Persönlichkeitsentwicklung", bewegt sich im Umfeld des „New Age". Der Mensch wird darin ganzheitlich in seinem kosmischen Eingebundenseins verstanden. Diese Spiritualität ist von einer gewissen Esoterik geprägt. Solche Strömungen erhalten ihre Inspirationen ebenso aus östlichen Mystiken wie aus Gedankengut der westlichen Gnosis. Sie haben die innere Erfahrung von Erkenntnis und Erleuchtung im Blick, häufig verbunden mit therapeutischen Praktiken (Meditation, Massagen etc.).

Die zweite Hauptströmung stellt eine Form humanistischer Spiritualität dar, die sich allgemein als Sinnsuche charakterisiert. Als Erbin des Christentums und der Französischen Revolution betont diese Form der Spiritualität Werte wie Respekt, Menschenwürde, Toleranz und kommt dem herrschenden Individualismus entgegen. Für Flipo entspricht dieses Verständnis von Spiritualität dem, das besonders im Bereich der Pflege anzutreffen sei.

Die dritte Hauptströmung steht in Verbindung mit den großen Offenbarungsreligionen: Judaismus, Christentum und Islam.

Diese Nomenklatur hat das Verdienst, eine gewisse Ordnung in das Universum der derzeitigen Definitionen der Spiritualität hineinzubringen. Trotzdem bleibt zu bedenken, dass faktisch die Begriffsklärungen, die zu Beginn allen Redens über die Spiritualität in der Pflege angeführt werden, diese verschiedenen Ebenen häufig vermischen. Diese Definitionen sind, wie gesagt, weitgehend von der englischsprachigen Literatur inspiriert. Kürzlich wurden über einhundert verschiedene solcher Definitionen allein in der englischsprachigen Literatur im Umfeld von Palliativmedizin und -pflege gezählt (Sinclair et al. 2006).

Die Überlegungen von Flipo bieten dennoch sinnvolle Orientierungspunkte. Es kann allerdings nicht darum gehen, eine ausschließliche Option für eine bestimmte Definition zu treffen, sondern darum, sie zusammen im Blick zu behalten, und dabei immer danach zu fragen, welchen denkerischen Konzepten sie zuzuordnen sind.

Schließlich scheint es uns wesentlich, die Bedeutung des philosophischen Gedankengutes (z. B. E. Lévinas und P. Ricœur) zu betonen. Beide werden in hohem Maße in der französischsprachigen Literatur zitiert, die sich der Sinnfrage in Palliativmedizin und -pflege widmet. Die Bedeutung, die sie dem Begriff des „Anderen" beimessen, die Bedeutung der Fähigkeit von Pflegenden, diesen „Anderen" in seiner uneingeschränkten Einzigartigkeit wahrzunehmen, ihre Arbeiten über das Leiden, den Schmerz und die Klage, all dies hat in grundlegender Weise die Haltung in der Pflege geprägt.

In Bezug auf das Leiden sagt Ricœur (1994) beispielsweise: „mein Beitrag hat nicht zum Ziel, die therapeutische Handlung zu definieren. Sein Ziel ist es, das Verständnis zu erhellen, das wir vom Menschen haben als einem Wesen, das fähig ist, Leiden auszuhalten und ihm standzuhalten". Es besteht kein Zweifel, dass diese Beiträge den Weg zu grundlegenden und nuancierten Überlegungen bereitet haben. Neue Zugänge im Denken der Sinnfrage sind möglich geworden: sowohl in Hinblick auf das Leiden selbst, als auch im Blick auf die pflegerischen Handlungen.

3 Spiritualität und Pflege

3.1 Wissenschaft und Religion

Die Diskussion zwischen Wissenschaft und Religion scheint heute aus der Konfrontation herausgetreten zu sein, wie sie 1965 noch einmal stark betont wurde von dem Biochemiker und Nobelpreisträger Jacques Monod mit seinem vielbeachteten Werk „Zufall und Notwendigkeit" (Monod 1970). Er schrieb darin, dass „der Mensch nun endgültig weiß, dass er allein ist in der gleichgültigen Unendlichkeit des Universums, aus dem er hervorgegangen ist."

Namen wie Jean Delumeau, Françoise Dolto, Théodore Monod haben dazu beigetragen, diese Aussagen zu nuancieren. Die Theologie ihrerseits hat humanwissenschaftliche Zugänge in ihr Denken integriert bezüglich der Lektüre und der Interpretation ihrer Texte. Wissenschaftler scheinen darüber hinaus immer mehr bereit, die Grenzen ihres Wissens und die Fülle der Fragen ohne Antworten anzuerkennen. Niemand kann heute für sich in Anspruch nehmen, in privilegierter Weise das weite Feld der Sinnfrage zu besetzen.

Diese Öffnung auf eine nuancierte Sichtweise misst damit den Kirchen und der jüdisch-christlichen Tradition keine besondere meinungsbildende Rolle mehr bei, eher im Gegenteil. Diese Traditionen werden häufig be- und verurteilt aufgrund ihrer Geschichte, in der das Anathema häufig den Dialog unmöglich machte.

3.2 Psychologie und Spiritualität

Die Entwicklung der Psychologie und der Psychiatrie hat sicherlich dazu beigetragen, die Bereiche des Spirituellen und des Religiösen neu zu definieren.

Ein großer Teil dessen, was man tradionellerweise geistliche Begleitung oder Seelsorge nannte, hat sich in die Bereiche der Psychologie und der Psychotherapie verlagert. Die „Psy" haben sich als Fachpersonen etabliert, die sich nach ihrer Zugehörigkeit zu verschiedenen Schulen und Strömungen identifizieren und organisieren. (An vielen Orten der französischsprachigen Welt hat sich im Alltag der Institutionen des Gesundheitswesens ein informeller Gebrauch der Begriffe „Psy" für Berufsvertreter der Psychologie, Psychiatrie und Psychotherapie und „Spi" für Vertreter der Seelsorge etabliert.) Die „Spi" wurden von den Fachleuten des Gesundheitswesens als nicht-professionell wahrgenommen. Sie mögen zwar über Kompetenzen im Bereich der Theologie verfügen, seien aber kaum befähigt, auf der Ebene der menschlichen Psyche zu intervenieren.

Heute verfügen die „Spi" über geeignete Formen der Aus- und Weiterbildung für ihre Aufgaben im Gesundheitswesen. Die „Psy" haben es ihrerseits nach und nach zugestanden, dass sie nicht als alleinige Berufsgruppe etwas aussagen können über die Komplexität der Sinnsuche und der Sinngebung unserer Zeitgenossen.

Hat nicht etwa die Französische Gesellschaft für Psychoonkologie an ihrem Kongress 2005 in Lille das Thema der Spiritualität aufgenommen (E. Frick sj stellte seinen Beitrag zum Kongress unter den Titel „Kann man Spiritualität quantifizieren?")? Die Thematik wurde im Zusammenhang mit dem Gesetz zur Trennung von Kirche und Staat, das sich 2005 zum hundertsten Mal jährte, gewählt. Die Teilnehmenden an diesem Kongress konnten die Ambivalenz, die dieses Thema umgibt gewissermaßen mit Händen greifen: die Faszination für ein während so langer Zeit ausgeblendetes Gebiet einerseits und andererseits das Zögern, gar das Misstrauen gegenüber einer Thematik, die so viele widersprüchliche Vorstellungen, Erfahrungen und Botschaften in sich trägt.

3.3 Palliativmedizin und -pflege und Spiritualität

„Werden die Palliativmedizin und -pflege, die zunehmend den Tod wieder in die Gesellschaft integriert, letztlich auch dazu beitragen, diese Gesellschaft mit dem ‚Spirituellen‘ zu versöhnen?" (Chatel 2004: 124)

Die Palliativmedizin und -pflege und ihre Entwicklung in den 80er Jahren haben in der Tat eben den Rahmen geschaffen, in dem es wieder neu möglich ist, dass die spirituelle Dimension des Menschen im Raum der Medizin thematisiert werden kann.

Allerdings haben Soziologen – besonders ist hier der Westschweizer Soziologe Bernard Crettaz zu nennen – darin auch ein mögliches Ansinnen der Kirchen gesehen, wiederum ihren Einfluss und ihre verlorengegangene Macht über Sterben und Tod wiederzuerlangen zu wollen.

Die Frage ist nicht unberechtigt und muss dementsprechend gestellt und geprüft werden. Trotzdem sollten wir den Wunsch vieler Pflegender nicht gering achten oder ihm gar misstrauen, wenn sie den Menschen wieder neu in seiner Ganzheitlichkeit wahrzunehmen suchen: als eine Person und nicht nur als einen Körper, über den er verfügt.

Es ist unbestritten, dass die Palliativmedizin und -pflege in hohem Maße dazu beigetragen haben, die spirituelle Unterstützung der Patienten und ihrer Familien mit einzubeziehen. Und dies mit der gleichen Berechtigung und Notwendigkeit wie Angebote der Physiotherapie oder anderer therapeutisch-pflegerischer Aspekte. Fachpersonen der spirituellen Unterstützung und Begleitung sind häufig in die Palliativpflegeteams eingebunden und bringen im Rahmen der interdisziplinären Kolloquien noch vertieft den Aspekt der Ganzheitlichkeit mit ein.

4 Die Konstellation in den Ländern französischer Sprache

Die neue Stellung des Spirituellen in der Welt der Pflege in den französischsprachigen Ländern stellt sich aus historischen und geografischen Gründen je nach Region sehr unterschiedlich dar und muss also nach den Besonderheiten dieser Regionen beurteilt werden.

4.1 In Frankreich

„Im Bereich der Religion ist es jedem Patienten garantiert, seine Religion frei zu praktizieren und seine religiösen Überzeugungen ausdrücken zu können. [...] Den Patienten muss es ermöglicht werden, an der Ausübung ihrer Religion teil zu haben; sie erhalten auf Anfrage, die an die Verwaltung des Etablissements zu richten ist, den Besuch und Beistand eines offiziellen Vertreters der Religionsgemeinschaft ihrer Wahl." (Die Verordnung der „Direction de l'hospitalisation et de l'organisation des soins" vom 2. Februar 2005 bezieht sich auf die religiöse und weltanschauliche Neutralität der Einrichtungen des Gesundheitswesens.)

Diese Verordnung bezüglich der religiösen Neutralität in den Einrichtungen des Gesundheitswesens zeigt deutlich ein zentrales Thema Frankreichs auf: die Laizität des Staates.

Die Art, wie Pflegende den Bereich der Spiritualität und die diesbezügliche Rolle der Seelsorgestellen und Ehrenamtlichengruppen verstehen und wahrnehmen, geht von einer klaren Voraussetzung aus: die Integration der spirituellen Dimension der Patienten hängt zuerst von deren ausdrücklichem Wunsch ab und nicht etwa von einem dem vorausgehenden Bemühen der Pflegeeinrichtung um einen ganzheitlichen Umgang mit der Person. Die Antwort auf den klar zum Ausdruck gebrachten Wunsch der Patienten, der sich meist im Bereich des Religiösen bewegt, wird gewissermaßen außerhalb der Pflege gesucht: für die Seelsorgenden ohne Informationen über den Gesundheitszustand der Patienten, und ohne die Erwartung und den Wunsch seitens der Pflegenden, ihrerseits etwas von den Überlegungen und Einschätzungen der Seelsorgenden zu erfahren. Die Wünsche der Patienten beziehen sich wie gesagt hauptsächlich auf die religiöse Sphäre, das heißt auf den Wunsch nach Riten, Ritualen und Sakramenten, den Wunsch nach Einhaltung religiöser Speisegebote oder den Wunsch nach Präsenz von Vertretern ihrer Religionsgemeinschaften.

All dies wird von den Pflegeeinrichtungen als Teil der Privatsphäre eingestuft und damit ohne eigentliche Interaktion mit der Pflege.

Trotzdem thematisieren französische Autoren seit den 1980er Jahren die spirituelle Dimension in der Begleitung von Menschen am Lebensende. Zu nennen sind die Zeitschrift JALMALV (Jusqu'à la mort accompagner la vie. *Das Leben bis zum Tod begleiten*), die Artikel von Janine Pillot (Pillot 1987, Pillot 1987), die Zeitschrift LAENNEC, die Artikel der Jesuiten P. Verspieren, B. Matray (1989), J. Vimort und die Arbeiten von D. Deschamps und Ch. Jomain.

Diese auf die Ethik in der Pflege spezialisierten Autoren haben es erlaubt, die Wahrnehmung der spirituellen Dimension zu erweitern. Verstanden als eine grundlegende Dimension des Menschseins, siedeln sie diese jenseits von „Religion" und „Religiosität" an und vermögen somit in der konkreten Erfahrung, das Konzept einer laizistischen Spiritualität zu integrieren.

4.2   In Belgien

Ein königliches Dekret aus dem Jahr 1973 garantiert jedem Patienten das Recht, während seines Krankenhausaufenthaltes von einem Vertreter seiner philosophischen, weltanschaulichen oder religiösen Tradition begleitet zu werden. Das Dekret fordert die Krankenhäuser auf, ihre Patienten darüber in Kenntnis zu setzen und bei der Inanspruchnahme dieses Gesetzes organisatorisch-praktisch zu helfen, wenn dies der Patient wünscht. Eine Folge des königlichen Dekretes war die Einrichtung christlicher (katholisch, protestantisch, anglikanisch und orthodox), israelitischer und muslimischer Seelsorgestellen in den Krankenhäusern sowie der Miteinbezug von „laizistischen Beratungspersonen, das bedeutet Mitgliedern des Laizismus oder des Freidenkertums" wie sie sie die Internetseite Carrefour Spirituel des Cliniques Universitaires Saint-Luc (Die Übersetzung ins Deutsche bleibt schwierig: „des conseillers laïcs, à savoir les membres de la laïcité ou de la libre pensée", http://maisonmédicale.org) nennt.

Der Laizismus erhält so eine klare Anerkennung; eine Anerkennung auch des Faktums, das er in der Lage ist, Antworten auf Fragestellungen zu geben, wie sie in den neueren Definitionen der Spiritualität aufscheinen.

4.3 Québec

Québec war bis in die 1970er Jahre von dem äußerst starken Einfluss der katholischen Kirche in den Bereichen Gesundheit und Erziehung geprägt. Das bedeutet, dass heute die gesellschaftliche Realität einerseits vom Wunsch nach Befreiung und Emanzipation von diesem Einfluss, aber auch von der Macht der Gewohnheit charakterisiert ist.

Die „Association des Intervenantes et Intervenants en Soins Spirituels du Québec" Eine Übersetzung der Begriffe bleibt schwierig. Einerseits bedeuten sie die Abkehr von den traditionellen Berufsbezeichnungen für Seelsorgende – bisher: aumônier, animateur spirituel, animateur pastoral, accompagnateur spirituel; jetzt: intervenant – andererseits markieren sie eine Neuinterpretation der Seelsorge selbst (accompagnement spirituel et religieux, cure d'âme: jetzt: soins spirituels, http://www.aiissq.net.) ist aus der Fusion der AQPS (Gesellschaft für Gesundheitspastoral Québec) und der ACPEP-Québec (Kanadische Gesellschaft für Pastorale Praxis und Bildung – Sektion Québec) geboren. Die neue Gesellschaft hat zur Zielsetzung, die traditionelle Rolle der Priester und pastoralen Mitarbeitenden in den Krankenhäusern konzeptuell zu entwickeln, und deren Praxis durch Aus- und Weiterbildung zu transformieren. Außerdem liegt ihr der „tiefe Wunsch zugrunde, die Entwicklung der spirituellen und religiösen Pflege (*soins spirituels et religieux*) in Québec zu reflektieren und für einen kompetenten und adäquaten beruflichen Nachwuchs zu sorgen".

Die Fachleute für Spiritual Care sind heute faktisch in erster Linie Angestellte der Krankenhäuser mit den gleichen Rechten und Pflichten wie andere Berufsgruppen des Gesundheitswesens. Ein Mandat seitens der entsprechenden Kirchen und Religionsgemeinschaften wird erst in zweiter Linie relevant.

Die „Intervenants en soins spirituels" sind so beispielsweise verpflichtet, nach jedem Krankenbesuch eine Notiz in der entsprechenden Krankenakte zu hinterlassen.

In diesem Kontext wird die Spiritualität also ein menschliches Grundbedürfnis unter anderen betrachten und kann eventuell die Sphäre des Religiösen berühren, muss es aber nicht.

4.4 Die Westschweiz

Die Westschweiz ist durch ihre Vielfalt gekennzeichnet. Tatsächlich gestaltet sich das Verhältnis von Religion und Staat in jedem Kanton anders. Die Kantone, in denen es – wie in Frankreich – eine klare Trennung zwischen Religion und Staat gibt, sind Genf und Neuenburg. Die Kantone, in denen dies nicht der Fall ist und in denen entweder direkt oder indirekt die Gehälter der pastoralen Mitarbeitenden vom Kanton getragen werden, sind: das Waadtland, das Wallis und Freiburg.

In Genf und Neuenburg gibt es eine starke Tendenz, nur den ausdrücklichen Wunsch von Angehörigen der verschiedenen Religionsgemeinschaften in den Blick zu nehmen und ihnen den Kontakt mit Vertretern dieser zu ermöglichen. Die Sorge um die Spiritualität reduziert sich so hauptsächlich auf den Bereich des Religiösen. Ein Interesse an andern Formen der Spiritualität ist kaum auszumachen.

In den Kantonen Wallis und Freiburg mit ihrer mehrheitlich katholischen Bevölkerung wird vor allem der Dienst der katholischen Kirche für ihre Gläubigen wahrgenommen bei gleichzeitiger Aufmerksamkeit für die Minderheiten und ihre (religiösen) Bedürfnisse.

Exkurs: Die Situation im Kanton Waadtland

Die am 14. April 2003 in Kraft getretene neue Waadtländer Verfassung bringt bedeutende Neuerungen für (Selbst-)Verständnis und Rolle der beiden Großkirchen für die Bevölkerung des Kantons mit sich. Von lokalem Interesse ist zunächst die vollständige Gleichstellung der katholischen und der reformierten Kirche sowie Anerkennung beider als Körperschaften des öffentlichen Rechtes. Für die reformierte Kirche bedeutet dies definitiv das Ende des seit der Reformation bestehenden Status einer Nationalkirche, für die katholische Kirche das Ende eines in den Mentalitäten stark verwurzelten Gefühls, ein ungeliebter Fremdkörper im Kanton zu sein, was unter anderem zu einer starken Konzentration auf das kirchliche Leben in den Pfarreien und Sprachmissionen und nur wenig Präsenz im Leben der kantonalen Einrichtungen (einschließlich der Krankenhäuser) geführt hat.

Gleichzeitig wird vorsichtig eine Tür geöffnet, indem Kriterien formuliert werden für die Anerkennung anderer Religionsgemeinschaften, wie dies mit der neuen Verfassung schon der Fall ist für die Jüdische Glaubensgemeinschaft im Kanton (Artikel 171 und 172).

Wesentlich für unseren Zusammenhang sind die Artikel 169 bis 172 der genannten Kantonsverfassung. Dort ist zunächst die Rede davon, dass „der Staat der spirituellen Dimension des Menschen Rechnung trägt" (Art. 169 Absatz 1). Direkt weitergeführt wird: „Der Staat anerkennt den Beitrag der Kirchen und der Religionsgemeinschaften zum sozialen Zusammenhalt und zur Vermittlung von Grundwerten" (Art. 169 Absatz 2). Im anschließenden Artikel 170 kommt es zu einer entscheidend neuen Formulierung, wenn es heißt: „Der Staat stellt (den beiden Kirchen) die notwendigen Mittel zur Verfügung zur Erfüllung ihres Auftrages im Dienste aller im Kanton." Es handelt sich hierbei nicht um ein System staatlich eingezogener Kirchensteuern aufgrund von Mitgliederzahlen, sondern um eine Subventionierung aus öffentlichen Geldern von konkreten Dienstleistungen zugunsten aller Personen, die im Kanton leben. Der Bereich des Gesundheitswesens wird ausdrücklich als ein Feld genannt, in dem dieser Dienst zu leisten ist.

Die genaueren Modalitäten legt in der Folge das neue Kantonsgesetz fest, das am 1. Januar 2007 in Kraft getreten ist. Darin wird zunächst zugesichert, dass der Staat in seiner Subventionspolitik gleichzeitig anerkennt, dass der Dienst am Gesamt der Bevölkerung einerseits von den Kirchen konfessionell getrennt (besonders in der Pfarreiarbeit) geleistet wird. Dem wird die vom Gesetz geprägte Formel von den „gemeinsam ausgeführten Aufgaben" hinzugefügt (Kantonsgesetz zum Verhältnis zwischen Staat und den als Körperschaften öffentlichen Rechts anerkannten Kirchen Art. 8. „*Missions exercées en commun par les Eglises, cas échéant avec le concours de communautés reconnues*").

Festzuhalten sind folgende Aspekte:

- Der Verfassungstext von 2003 verzichtet weitgehend auf religiöse Sprache, nimmt aber neu die Formulierung der „spirituellen Dimension des Menschen" auf, unabhängig von seiner kulturellen und religiösen Zugehörigkeit.
- Gehört eine spirituelle Dimension wesentlich zum Menschsein, kommt implizit allen, im privaten und beruflichen Bereich, die Aufgabe zu, diese zu (be-)achten.
- Im gleichen Artikel, allerdings ohne einen expliziten Zusammenhang zu schaffen, wird eine besondere Rolle der Kirchen und der Religionsgemeinschaften für sozialen Zusammenhalt und Wertvermittlung anerkannt.
- Ein besonderer Augenmerk kommt dem Bereich der Gesundheit zu.
- Anerkannt werden konfessionelle Traditionen.
- Vorausgesetzt werden die Fähigkeiten der Kirchen, „gemeinsame Aufgaben" wahrzunehmen. Christliche Ökumene ist also nicht eine mögliche Option, sondern Bedingung für die Erfüllung gesetzlich erwarteter Dienstleistungen.
- Der gesetzliche und finanzielle Rahmen ist geschaffen, dass konkret ein Vertreter der Jüdischen Glaubensgemeinschaft seinen Platz innerhalb der „missions exercées en commun" aufnimmt.

Fazit

Das Anerkennen der spirituellen Dimension nimmt alle in die Pflicht, besonders in helfenden Berufen. Im Kanton Waadtland sind aber seit 2007 die Weichen gestellt, dass der Einbezug der spirituellen Dimension des Menschen im Sinn einer „Dienstleistung" im Gesundheitswesen vielleicht sogar zu einem einklagbaren Recht zu werden vermag. Wer sind in besonderer Weise die Träger und Trägerinnen dieser Dienstleistungen? Der Verfassungstext lässt an Personen aus den christlichen Traditionen denken – mit ersten Öffnungen hin zur jüdischen Glaubensgemeinschaft. Der Kanton Waadtland wird so zu einem besonderen Experimentierfeld.

In diesem Kontext kommt für die Kirchen und die Institutionen des Gesundheitswesens der Aus- und Weiterbildung der Seelsorgenden eine Priorität zu (Chenuz 2007). So erschien es auch als eine Notwendigkeit, ein Instrument zu schaffen und zu validieren, das es erlaubt, mit den Pflegenden zu kommunizieren über für eine ganzheitliche Sicht bedeutsame Beobachtungen, die in der spirituellen Begleitung gemacht werden (Monod und Rochat 2007). Die spirituelle Dimension ist in diesem Modell nicht mehr nur die Domäne der Seelsorgenden.

5 Spiritual Care: Abschließende Bemerkungen

In Anschluss an das Gesagte möchten wir noch eine persönliche Überlegung anfügen.

5.1 Die bleibende Vermischung von „Religion" und „Spiritualität"

Wir haben gezeigt, dass außer in Belgien, wo „laizistische" spirituelle Berater eingeführt wurden, die Seelsorgestellen und pastoralen Dienste heute weiterhin meist an traditionelle Kirchen und Religionsgemeinschaften gebunden sind, ob sie nun von der öffentlichen Hand subventioniert werden oder nicht.

Gleichzeitig hat sich die Bedeutung des Wortes „spirituell" aus dem ausschließlichen Bereich des Religiösen verabschiedet, um in die Nähe zu treten zur Sinnsuche oder um innere, zutiefst persönliche Erfahrungen anzusprechen, in denen der Begriff der Transzendenz höchst unterschiedliche Bedeutungsgestalten annimmt (Monod und Rochat 2007).

Die Auswertungsskala STIV (Sinn, Transzendenz, Identität, Werte) definiert die Transzendenz als „eine außerhalb der Person liegende Begründung (*fondement*) ihrer selbst, die sie also in existentieller Weise begründet (*fonde*)" (Monod und Rochat 2007).

Die Geschichte des Katholizismus und des Protestantismus in den französischsprachigen Ländern machen es unumgänglich, die Spannung zwischen „spirituell" und „religiös" zusammenzuhalten. Aus den Herausforderungen aus dieser Geschichte, aus der Entwicklung unserer Gesellschaften und der Betonung der Laizität der Institutionen des Gesundheitswesens erwächst die Notwendigkeit, die Zusammenhänge unseres Sprachgebrauchs zu klären und eindeutig den Rahmen zu benennen, innerhalb dessen wir unser Denken und Handeln entwickeln.

Unsere Bemühungen um Definition und Klärung sind immer wieder konfrontiert mit den je eigenen Vorstellungswelten und auch Projektionen der Gesprächspartner, was die Spannung zwischen Spiritualität und Religion häufig noch verstärkt. Und gleichzeitig muss gesagt werden, dass diese Spannung nicht nur unumgänglich, sondern auch notwendig ist.

Den Beitrag der althergebrachten religiösen Traditionen vernachlässigen zu wollen, würde bedeuten, auf einen immensen Reichtum zu verzichten, auf eine tradierte Weisheit, wie sie auch in Gesten, Riten und Sakramenten Gestalt annimmt.

Auf der anderen Seite würde ein Verzicht auf eine Ausweitung traditioneller Konzepte der Spiritualität bedeuten, sich von der tiefgründigen Bewegung der Männer und Frauen zu distanzieren, die von den religiösen Institutionen enttäuscht sind und sich in ihrer je eigenen Weise die Suche nach dem Sinn ihrer Existenz zu eigen machen.

5.2 Die Ausbildung der Pflegenden

Damit die spirituelle Dimension auch in ihrer ganzen Uneinheitlichkeit auf der Ebene ihrer Definition für alle Patienten wahrgenommen werden kann, die mit der Krisensituation „Krankheit" konfrontiert sind, können die Seelsorgeteams nicht allein und ausschließlich die Kompetenz in Sachen spirituelle Dimension in Händen halten. Ebenso müssen die Pflegenden in der Lage sein, mit dieser Dimension umzugehen. Die Herausforderung besteht darin, geeignete Formen der Komplementarität zu entwickeln, innerhalb derer sowohl die eigenen Fähigkeiten als auch die persönlichen und professionellen Grenzen im Umgang mit ihr auszuloten sind.

Es ist zu beobachten, dass sich Krankenschwestern und -pfleger schon in einem gewissen Maß daran gewöhnt haben, das Thema der „Sinns", die inneren Überzeugungen und Ressourcen der Kranken mit einzubeziehen. Das ärztliche Personal hingegen scheint weitgehend noch nicht ausgebildet und vorbereitet zu sein, um diese Themen bewusst anzugehen und im Bedarfsfall mit Fachleuten zusammenzuarbeiten.

Die Sphäre der Spiritualität auszuweiten setzt aber voraus, dass alle Pflegenden bereit sind, sich darauf vorzubereiten, diese Dimensionen zumindest in bestimmten Situationen mit ihren Patienten und deren Familien wahrzunehmen und anzusprechen. Sie sind so herausgefordert, sich dem Dialog zu stellen, der die ganz persönlichen Wertvorstellungen und -haltungen sowie nichts weniger als die personale Identität ihrer Gesprächspartner berühren.

Literatur

Aouara MP (2006) La présence comme sagesse tragique, une attitude d'accompagnement en soins palliatifs. Master de Philosophie pratique, Université de Marne-La-Vallée.

Chatel T (2004) Place de la „souffrance spirituelle" dans l'accompagnement des mourants en France: doctrines et pratiques laïques actuelles, Mémoire de DEA de sciences sociales des religions.

Chenuz P (2007) La visite pastorale à l'hôpital. Ouvertures, l'association médicosociale protestante de langue française, No. 128, 4e trimestre, 16–23.

Comte-Sponville A (2006) L'esprit de l'athéisme: introduction à une spiritualité sans Dieu. Paris.

Flipo C (1997) Un nouveau climat spirituel. Christus, No. 174:5–10.

Matray B (1989) Les besoins spirituels des malades en fin de vie. Unité des chrétiens, No. 74:11.

Monod J (1970) Le hasard et la nécessité. Paris.

Monod S, Rochat E (2007) Comment prendre en compte la dimension spirituelle des patients. Revue Gériatrie pratique 4:31–33.

Pillot J (1988) Besoins spirituels du mourant. JALMALV 12:198.

Pillot J (1987) Les aspects psychologiques de la souffrance chez les malades en fin de vie. In: Schaerer (sous la dir.) Soins palliatifs en cancérologie et à la phase terminale, Doin.

Ricœur P (1994) La souffrance n'est pas la douleur. In: Souffrances, Autrement, série mutations 142:58–69.

Ricot J (2007) Soin, spiritualité et laïcité, JALMALV 88:7–10.

Sinclair S, Pereira J, Raffin S (2006) A thematic review of the spirituality literature within palliative care. Journal of Palliative Medicine 9:464–479.

Vergely B (2007) Les spiritualités: définitions et interprétations; quelques idées pour un débat. 13. Kongresses der SFAP (Grenoble Juni 2007), Médecine Palliative 6:169–173, www.massonfr/revues/mp.

Spiritualität im lateinamerikanischen („post-katholischen") Kontext

Ariel Alarcón Prada, MD

Spirituality in the post-catholic context of Latin America

This chapter turns to the history of Latin American spirituality, especially in Colombia. The loss of Roman Catholic dominance affects individual piety and spirituality. The author tells his personal story as psychotherapist including the professional and personal perspectives as an example. Two clinical cases are presented to illustrate the change in Latin American spirituality.

keywords
spirituality – religiosity – spiritual care – Catholicism – popular religiosity – cancer patients – terminal patients

1 Einleitung

Obwohl Religiosität und Spiritualität nicht das Gleiche sind (Cunningham 2005), kommt man bei einer Annäherung an das Thema Spiritualität in Lateinamerika an folgender Beobachtung nicht vorbei: der Einfluss des Katholizismus ist auch heute noch unübersehbar, obwohl die Zahl der Katholiken auf unserem Subkontinent zurückgegangen ist. Wir wissen auch, dass es schon immer Spiritualität gab und diese nach wie vor sehr stark ist. Der Katholizismus ist also im täglichen Leben spürbar und hat uns Südamerikaner tief geprägt. Die heute von Südamerikanern praktiziert Spiritualität steht ganz im Licht dieser Tradition.

Papst Johannes Paul II bezeichnete Lateinamerika wegen seines menschlichen und christlichen Potenzials als „Kontinent der Hoffnung". Der Subkontinent wird heute von ungefähr vierhundert Millionen Katholiken bewohnt; zusammen mit den römisch-katholischen Einwohnern Nordamerikas, von denen die meisten Latinos sind, bilden sie etwa die Hälfte aller Katholiken weltweit. Brasilien ist das größte katholisch geprägte Land der Welt, Mexiko folgt an zweiter und Kolumbien an achter Stelle. In unseren Tagen sind nicht Lourdes und Fátima die meist besuchten Pilgerorte, sondern die Muttergottes von Guadalupe in Mexiko (Fazio Mariano).

Lateinamerika ist keinesfalls als ein homogenes Ganzes zu betrachten. Es gibt auf dem Subkontinent große, ganz unterschiedliche Kulturen, je nach verschiedenen geografischen Zonen, Entwicklung und europäischem Einfluss. Jeder Ort ist anders, nicht zuletzt dadurch, dass Spanier und Portugiesen afrikanische Kulturen mit ins Land gebracht haben. Zu diesen Einflüssen, die sich innerhalb der letzten 500 Jahre seit der „Entdeckung Südamerikas" in den verschiedenen Gebieten unterschiedlich entwickelt haben, kamen die jüngeren und jüngsten europäischen Migrationen, insbesondere die Welle Ende des 19. bis zur ersten Hälfte des 20. Jahrhunderts. Ein Mexikaner der Gegenwart ist etwas anderes als ein Bolivianer, ein Argentinier oder

Alarcón A (2009) Spiritualität im lateinamerikanischen („post-katholischen") Kontext. In: Frick E, Roser T (Hg.) Spiritualität und Medizin. Gemeinsame Sorge für den kranken Menschen. Stuttgart, 195–201.

ein Bewohner der Küste Kubas. Menschen, die zu den mittleren Bevölkerungs-
schichten gehören, können dabei etwas mehr Ähnlichkeit miteinander haben, aber
in der zahlenmäßig kleinen Oberschicht überwiegt der nordamerikanische Einfluss
(weniger der europäische) gegenüber der eigenen Traditionen.

Die folgenden Beobachtungen zur spirituellen Situation von Kranken beziehen
sich auf Kolumbien. Sie beanspruchen also keine Gültigkeit für andere Teile des
Subkontinents Lateinamerika.

2 Entwicklung der Religiosität und ihr Einfluss auf die Spiritualität

Die Lage der Religiosität hat sich im Zuge allgemeiner gesellschaftlicher Entwicklungen in den vergangenen 20 Jahren verändert. Das katholische Christentum hat zu
Gunsten anderer christlicher Glaubensrichtungen an Stärke verloren, vor allem unter
Immigranten und unter denjenigen, die der Armut und gesellschaftlichem Unrecht
nicht entkommen. Zwei neue Subkulturen kommen hinzu, nämlich die Esoterik-
und die Gewaltszene (García Javier).

Der bestimmende Einfluss der Kirche, der die Zusammengehörigkeit gesellschaftlicher Bereiche vom Sozialwesen über das Gesundheitswesen bis hin zum
Bildungssektor mit Kirche und Religion sicher gestellt hat, hat sich in der Neuzeit
verflüchtigt, oder – wie es eine Gruppe kolumbianischer Bischöfe formuliert hat –:
„Jetzt kann jeder sein Leben ohne Gott weiterführen" (El enigma de . . .).

Javier García sagt Folgendes über die Spiritualität in Bezug auf die lateinamerikanischen Migrationsbewegungen und Religion:

> „Um die Religion noch zu verkomplizieren, kommt auch noch dazu die Migration von der
> Landwirtschaft in die Stadt, die von 64 % vor 30 Jahren auf 72 % gestiegen ist, und die
> Migranten vom Süden in den Norden. Die Verdrängung der Bauernschaft und des Lan-
> des durch die Stadt, sowie die sozioökonomischen Auswirkungen sind mehr als kulturelle
> Phänomene. Wir befinden uns seit mittlerweile 200 Jahren mitten in einer radikalen latein-
> amerikanischen kulturellen Revolution. Der Schritt von einer ausschließlich katholischen
> Kultur und Wirtschafsordnung hin zu einer städtischen Kultur, die uns (die Kirche) an den
> Rand gedrängt hat. Auf der anderen Seite die Migration vom Süden – rein katholisch –
> zum pluralistischen Norden. In dieser urbanen Kultur sind die ‚neuen Priester und Kathe-
> cheten', die lehren, nicht mehr die Eltern, Pfarrer, die Religionslehrer, die Kirche, sondern
> die Politiker, die Klugen, die Techniker, die Prominenten aus der Welt der Mode und des
> Sports. Eine ‚neue Kultur', die nicht mehr christlich lebt, existiert in einem katholischen
> Land Amerikas" (García Javier).

Ausschließlich auf Kolumbien bezogen zeigt eine Studie der Zeitschrift Semana
(El enigma de . . .): Im Jahr 2006 bekannten sich nur 66.9 % der Bevölkerung zum
römisch-katholischen Glauben – vor einigen Jahrzehnten waren es noch 99 %. Die
Studie zeigt, dass 22,4 % der Kolumbianer keiner Religion und 5,2 % einer anderen
Religion angehören. Von denjenigen, die sich als katholisch bezeichnen, gehen nur
33 % wöchentlich einmal in die Kirche. Das bedeutet eine Religion ohne kirchliche
Anbindung für die meisten Kolumbianer. In dem Artikel wird darüber hinaus fest-
gestellt, dass die Menschen verschiedenen spirituellen Praktiken nachgehen, vom
Yoga über esoterische Praktiken bis hin zu Kulten vergangener Kulturen.

Nach der Eroberung verschwanden in unserem Land die alten Religionen und
Kulte praktisch, aber in den anderen Teilen des Kontinents sind sie immer noch

präsent. Ein Beispiel stellt das Phänomen der Verehrung an der Mutter Gottes von Guadalupe in Mexiko dar, das einen bestimmten lateinamerikanischen Kult populär macht. Dieser Kult verbindet soziale, religiöse und kulturelle Praktiken: Feiern, Riten, Feste und Gebräuche wie Pilgerfahrten zu Heiligtümern, Prozessionen, religiöse Feiertage, Kreuzwege usw. (Religiosidad Popular). Diese ursprünglich religiösen Elemente der Vergangenheit sind heute lediglich als kulturelle Gebräuche zu verstehen. Man kann davon ausgehen, dass dieser Kult in seiner ursprünglichen Form erhalten ist, allerdings ohne seine bestimmende Bindung an das Christliche, das früher Gemeinschaft konstituierte (Bidegain Ana María).

3 Entwicklung der spirituellen Begleitung

Die Bedingungen spiritueller Begleitung haben sich in der jüngeren Vergangenheit stark verändert. Bis zur ersten Hälfte des 20. Jahrhunderts befanden sich Gesundheitswesen und Erziehung in Kolumbien in kirchlicher Hand: Daher gingen die Betreuung der Kranken und die spirituelle Begleitung ineinander auf.

Durch staatliche Einflussnahme in den Bereichen Gesundheit und Bildung, etwa ab den 40er Jahren des 20. Jahrhunderts, gab es zunehmend staatliche Krankenhäuser, Schulen und Universitäten, ohne dass die kirchlich getragenen Einrichtungen abgeschafft wurden. In dieser Hinsicht unterscheidet sich Kolumbien deutlich von den Nachbarländern: es gibt noch heute einen beachtlichen Anteil an privaten, nichtstaatlichen Trägern im Gesundheits- und Bildungswesen. Ein wichtiger Zuständigkeitsbereich dieser privaten Akteure ist auch die Religion. Die spirituelle Betreuung von Kranken hat allerdings abgenommen, seitdem viele Priester und Ordensschwestern aus ihrem Dienst in Krankenhäusern abgezogen und anderswohin geschickt wurden. Nicht zu vergessen ist dabei, dass nicht nur der religiöse Bezug geringer ist, sondern dass Kolumbien sich in einem permanenten Kriegszustand befindet und unter schlimmen Konflikten leidet, bei deren friedlicher Lösung die Kirche eine große und wichtige Rolle spielt.

Früher nahm man an, die Pflicht zur spirituellen Betreuung obliege nur den Priestern. Ich erinnere mich gut an die Krankenhauspriester in den Kliniken, in denen ich gearbeitet habe, wie an geheimnisvolle und entfernte Menschen, die um Mitternacht oder am späten Nachmittag kamen, um den Kranken die Kommunion zu bringen, oder die am Aschermittwoch nicht nur Kranke, sondern auch das Personal der Klinik mit dem Aschenkreuz zeichneten. Alles ganz schnell und in einer absoluten Ruhe, ohne ein Wort zu sagen. Ein Klinikpfarrer hatte einfach sehr viele Patienten zu versorgen.

Wie beeinflusst diese Entwicklung auf der Ebene der Spiritualität die spirituelle Betreuung von Patienten und andere Personen in Situationen des Leids?

Es gibt leider keine diesbezüglichen Studien, aber doch einige Beobachtungen, die man in der Arbeit mit Krebs-Patienten machen kann: Zum einen nimmt, wie wir schon gesehen haben, die Suche nach Spiritualität bei manchen Menschen ab. Andere suchen nach einer vertieften, verbindlichen und authentischen Spiritualität. Dazwischen gibt es diejenigen, die sich populären Religionen und Bewegungen anschließen wie der Esoterik oder dem Schamanismus.

3.1 Zwei klinische Fälle

Im Folgenden seien zwei Fälle von Patienten berichtet, in denen die spirituelle Komponente einen wichtigen Bestandteil der klinischen und psychotherapeutischen Behandlung bildete.

Klosterschwester A. war 53 Jahre alt und litt an unheilbarem Brustkrebs. Als sie noch in der Adoleszenz war, starb ihre Mutter; A. wurde von einigen Tanten in ein Kloster gegeben. Sie wohnte in Bogota, weit weg von der Wärme der Familie und praktisch ohne jeden Kontakt zu ihr. Bedingt durch ihre Krankheit wurde sie nun zum Dienst in der Klosterverwaltung entsandt. Von Beginn meiner psychotherapeutischen Behandlung an konnte ich merken, dass sie eine fürchterliche Angst hatte und sehr aggressiv war. Sie war sehr neidisch und unzufrieden. So konnte sie zu mir keine positive Beziehung entwickeln, da sie ständig über Gott, die Mitschwestern, die Familie, das Gesundheitssystem und über mich schimpfte, weil wir ihr nicht geben konnten, wonach sie wütend verlangte: ihre Gesundheit, eine mitmenschliche Beziehung und das Versprechen der Unsterblichkeit. In ihrer Psychotherapie fühlte ich mich impotent und ohne jede Möglichkeit ihr zu helfen, etwas Positives oder Sinn in ihrem Leben zu sehen. Ihr Neid und ihre Wut regten sie viel zu sehr auf, sie war davon nicht zu befreien. Einmal fragte ich sie, vielleicht mit einen Unterton einer Zurechtweisung: „Und dein Glaube?" „Und dein Gott?" Ich fühlte, wie sehr sie diese Wörter empörten, und sie gleich wütend abwehrte: „Sie nutzen zu nichts. Zu nichts. Gott hat mich verlassen." Einige Tage später ist sie gestorben, erfüllt von einer wütenden Angst, ohne dass ich etwas für sie machen konnte.

Pfarrer B., 61 Jahre alt, war ein armer Priester in einem kleinen Dorf weit weg von Bogota. Er war ein einfacher Mensch, glücklich und dankbar in seiner Krankheit, er betrachtete sie immer – wie er es sagte – als „eine Möglichkeit, mich mehr mit Gott zu vereinen, mit der Menschheit und mit meinen ärmsten Brüdern." Obwohl seine Familie weit weg wohnte, hielt er telefonisch Kontakt zu ihnen, und wenn einer von seinen Brüdern kommen konnte, reiste er von weit her in die Stadt um ihn zu besuchen. Ihm fehlte zu keinem Zeitpunkt Begleitung und emotionale Unterstützung. Er wurde auch von einigen Ordensschwestern, die er seelsorglich begleitete, abwechselnd besucht. Der Bischof, der sein bester Freund war, kam immer spät in der Nacht. Als es notwendig wurde, Blut für ihn zu spenden, kamen zwei volle Busse von der Gemeinde aus dem Dorf, wo er arbeitete, um Blut zu spenden. Die meisten mussten wieder zurückfahren, nachdem es so viele Spender gab und die Klinik nicht alle auf einmal annehmen konnte. Viele Leute beteten für ihn. Er litt unter einem Lymphom mit einer großen Letalität. In diesem Prozess hatte er immer sein Tagebuch bei sich, in das er seine Reflexionen und geistlichen Exerzitien schrieb. Obwohl er teilweise große Schmerzen hatte, betete er und lachte öfters. Die einzige Therapie war eine Knochenmarkstransplantation, die zunächst sehr erfolgreich war. Er konnte aber nicht – wie er es sich wünschte – in das Dorf zurückkehren, in dem er arbeitete, da er öfters untersucht werden musste. Er wohnte im Priesterseminar. Erst nach sechs Monaten konnte er wieder ins Dorf zurückkehren und die Leute haben eine große Messe organisiert, Feierlichkeiten und Pilgerfahrten um Gott zu danken. Drei Monate später kam das Lymphom wieder. Pfarrer B. wurde wieder auf der alten Station behandelt. Als sein Psychotherapeut fühlte ich mich manchmal überflüssig. Er war im Ganzen sehr ruhig, fröhlich und sehr dankbar. So dass er sich mehr um meine Arbeit kümmerte, um meine Person und ich mich auch um seine Person. Er hatte keine Psychopathologie und brauchte keine Psychotherapie. Aber wir waren immer motiviert, pünktliche Sitzungen zu halten. Ich hörte seinen einfachen, aber tiefen Reflexionen über den Sinn des Lebens, die Liebe, die Versöhnung, über die Vereinigung mit Gott und den Menschen immer sehr aufmerksam zu. Er liebte das Leben und seine Arbeit, weil er den Menschen und der Gemeinde helfen und sie gut orientieren konnte. Es war nicht nur ein wichtiger Teil seines Lebens, sondern der erste Schritt um mit Gott zu sein. Ich war mehr als an allem anderem interessiert an seinen Geschichten und Reflexionen und fühlte mich wohl und gebraucht, wenn ich etwas sagte. Sein Tod war sanft. Als wir uns verabschiedeten, hatten wir das Gefühl, dass wir beide etwas Wichtiges beim Anderen gelassen hatten. So war es wenigstens von seiner Seite für mich.

4 Der Therapeut

Wenn ich als Beobachter reflektiere, kann ich die Entwicklung der Spiritualität in meinem Land, in meinem Ort und bei meinen Patienten teilen. Ich merke, dass es bei mir eine ähnliche Entwicklung gibt, die mich bildet und die ich bilde. Ist es ein Weg? Ist es ein Projekt?

Ich stehe im 60. Lebensjahr, geboren in einer tief katholischen Familie, wie das zu dieser Zeit war. Meine Großeltern waren Bauern, die vom Land geflüchtet waren wegen der Kriege dieser Zeit. Mein Vater war Arbeiter bei einer deutschen Firma und meine Mutter Hausfrau. Wir gingen jeden Sonntag in die Kirche. Im Mai und Oktober beteten wir jeden Tag den Rosenkranz. Die Karwoche und das Weihnachtsfest verbrachten wir sehr feierlich. Meine Erziehung vollzog sich in einer katholischen Schule, ich beteiligte mich an den Gebetsgruppen und am Ende der Sekundarstufe war ich Mitglied der Marienlegion, wo wir uns sozial engagierten und den Rosenkranz beteten. Religion und Spiritualität waren sehr wichtig in meiner Jugend und in meiner Kindheit. Da ich mich dafür interessierte, anderen zu helfen, studierte ich Medizin an einer privaten Universität und ließ langsam den christlichen Glauben beiseite. Somit war ich ein Katholik, der seinen Glauben nicht mehr praktizierte. Diese Tendenz hat sich verstärkt, als ich mich in der Psychiatrie spezialisierte; sie wurde schlimmer, als ich mich zum Psychoanalytiker weiterbilden ließ. Psychiater sind ungläubige Menschen und mehr noch gilt das für Psychoanalytiker. Durch Gruppenzwang und eine rebellische Jugend habe ich mich von Religion und Kirche weit entfernt. Es war die Revolutionszeit.

Danach machte ich ein Praktikum in Deutschland, wo ich mich wieder halbwegs in die katholische Praxis eingefunden habe, die mir reifer und tiefer schien als in meinem Land. Ich entwickelte auch ein starkes ökologisches Gewissen, so wie Respekt gegenüber den Menschen die mich tief beeindruckten. Der Wert der Psychoanalyse ist eine tiefe Entdeckung der Wahrheit, und diese Erkenntnis habe ich vor allem meinen Lehrern zu danken. Am Anfang habe ich mich mehr für die psychosomatischen Medizin interessiert, dann für Psychoonkologie mit einem psychoanalytischen Fokus. Um den emotionalen Schmerz von Krebskranken zu verstehen, war dies eine der Erfahrungen, die mich sehr beeindruckt haben.

Das Gefühl, wie Männer und Frauen verschiedenen Alters, sozialer und kultureller Herkunft sich an das Leben klammern und Angst vor dem Tod haben, hat mich zu einer Reflexion über die Wahrheit meiner Rolle als Psychotherapeut und Mensch gebracht. Von vielen Patienten, die ich bei ihren Schritten begleite um sie zu verstehen, habe ich sehr viel gelernt, so wie in den Fällen der Klosterschwester A. und des Pfarrers B.

Ein Teil dieser Erfahrungen ist die spirituelle Betreuung von Kranken, die man allerdings von der Psychotherapie unterscheiden soll. Es ist so weit gekommen, dass ich meine eigene Spiritualität hinterfragt habe und begann, nach einer entsprechenden Ausbildung zu suchen. Ich habe mich in der für mich „nahe liegenden" katholischen Spiritualität wiedergefunden, und zwar in einer ruhigeren, respektvolleren und auch tieferen Weise, in dem Sinn, dass ich mit mir selbst und mit anderen verantwortungsvoller und engagierter umgehe. Mir wäre es lieber, wenn die spirituelle Arbeit sich von der religiösen Komponente deutlicher absetzte; für die spirituelle Begleitung sollte eine andere Person zuständig sein, die dazu besser in der Lage ist als ich. Da ich mich in meinem Leben von der Spiritualität und der Religion getrennt habe – wie es viele um mich herum getan haben – um sie jetzt wieder und in einer anderen Reife und Tiefe zu entdecken, verstehe ich jetzt den Schmerz meiner Patienten viel besser und weiß diesen Schmerz zu bearbeiten, nicht nur bei ihnen, sondern auch bei mir.

5 Zusammenfassung

Nachdem wir lange Zeit sehr religiös und spirituell waren, ist Lateinamerika jetzt ein Subkontinent, der nicht mehr kirchlich orientiert ist. Das brachte weniger spirituelle Begleitung von leidenden Personen mit sich. Seit einigen Jahren können wir beobachten, dass damit wieder begonnen wird, vielfach in reiferer, persönlicherer und tieferer Weise. Die spirituelle Begleitung von Kranken und Leidenden (zum Beispiel von Gewalt-Opfern), lässt eine neue Spiritualität wachsen. Deshalb brauchen wir Spezialisten, die nicht nur ihre Arbeit lieben, sondern auch eine spirituelle Begleitung anbieten können. Leider gibt es dafür nur wenige. Neu beim alten Thema der Spiritualität ist, dass Spiritual Care im Gesundheitswesen heute eine interdiziplinäre Aufgabe ist. Allerdings sind wir von diesem interdisziplinären Ideal noch weit entfernt. Umso wichtiger ist es, dass interdisziplinäre Spiritual Care an den Fakultäten der Medizin, der Pflegewissenschaften, der Psychologie und in den Therapie-Ausbildungen gelehrt und studiert wird. Auch die wissenschaftliche Forschung sollte in diesem Bereich Fortschritte machen, damit es einen Austausch geben kann über den Zusammenhang von Wissenschaft, Gesundheit und Spiritualität.

Literatur

Cunningham A (2005) Integrating spirituality into a group psychological therapy program for cancer patients. Integrative Cancer Therapies 4(2):178–186.

Fazio Mariano „América Latina sigue siendo el continente de la esperanza", tomado de: http://es.catholic.net/"comunicadorescatolicos/"729/2277/. Consultado en Abril de 2008

García Javier „El rostro de Cristo en el Sínodo de América": http://es.catholic.net/sacerdotes/222/578/articulo.php?id=2030. Consultado en Abril de 2008.

El enigma de ser colombiano Revista Semana. Edición 1247 del 03/25/2006: http://www.semana.com/wf_InfoArticulo.aspx?IdArt=93494. Consultado en abril de 2008.

Religiosidad Popular, Tomado del Diccionario Católico en: http://www.corazo-nes.org/diccionario/religiosidad_popular.htm. Consultado en Abril de 2008.

Bidegain Ana María Historia del cristianismo en Colombia Corrientes y diversidad. Editorial Taurus, Bogotá, 2005.

Erfahrungen mit Spiritual Care in Deutschland und den USA

Susan Bawell Weber

Spiritual care: Experiences in Germany and the United States

Spirituality is now more recognized as a viable and meaningful part of health care worldwide. Having worked in Germany and the United States in oncology and palliative care, the author offers her observations on spirituality in health care in both countries. The differences and especially the similarities in meeting the needs of clients with an emphasis on those traumatized by war and its aftermath as they approach death are emphasized.

keywords
war trauma – PTSD – oncology – palliative care – resentment – forgiveness – gratitude

1 Einführung

In diesem Beitrag schildere ich meine persönlichen Beobachtungen und Überlegungen über Spiritualität im Gesundheitswesen in Deutschland und den Vereinigten Staaten in den letzten 20 Jahren.

Während der Arbeit in der Onkologie und Palliativmedizin in Deutschland war ich mir klar darüber, dass die Diskussion über religiöse oder spirituelle Bedürfnisse eines Patienten in der Regel nicht üblich ist. Angesichts des ernsten Zustands meiner Patienten und ihres oft bevorstehenden Todes fand ich das überraschend. Ich hatte meine Ausbildung und Schulung in klinischer Psychologie in den USA gemacht, wo spirituelle Themen immerhin erwähnt wurden. Ich erkannte, dass seit dem Zweiten Weltkrieg und besonders seit den sechziger Jahren eine große Werteverschiebung und Säkularisierung in Europa und Amerika stattgefunden hatten. Bei dem Versuch, die von mir wahrgenommenen Unterschiede zu verstehen, suchte ich die Erklärung in den sehr unterschiedlichen geschichtlichen Entwicklungen beider Länder.

Miller und Thoresen (1999) bieten exzellente Ratschläge: Werden Sie kulturell feinfühlig! Machen Sie sich vertraut mit den kulturverwandten Werten, Glaubensüberzeugungen und Praktiken Ihres Patienten! Suchen Sie nach sachgerechten Informationen hinsichtlich der spirituellen Traditionen Ihrer Klienten!

Ich hatte diese Ideen instinktiv verwendet, aber ich spürte auch die Notwendigkeit, meinen eigenen kulturellen Hintergrund und das religiös-spirituelle Umfeld, in dem ich aufgewachsen war, zu verstehen.

2 Religion in den Vereinigten Staaten

Ich wuchs in einem Land auf, in dem Glaubens- und Religionsfreiheit von Anbeginn eine bedeutende Rolle spielten. Europäer waren ausgewandert, um den erzwun-

Weber SB (2009) Erfahrungen mit Spiritual Care in Deutschland und den USA. In: Frick E, Roser T (Hg.) Spiritualität und Medizin. Gemeinsame Sorge für den kranken Menschen. Stuttgart, 202–209.

genen Glaubensbekenntnissen und religiöser Unterdrückung durch mit dem Staat verbundene christliche Kirchen zu entkommen. Trotz einer Geschichte eklatanter religiöser Vorurteile hatten wir irgendwie religiöse Bürgerkriege vermieden.

Derzeit gibt es mehr als 900 christliche Konfessionen zusammen mit einer gut funktionierenden jüdischen Gemeinde (Pew Forum on Religion & Public Life 2008). Es besteht eine enorme Bereitschaft zu Experimenten mit dem Neuen und eine Missachtung der Tradition – utopische Gesellschaften, religiösen Fanatismus und östliche Religionen wie Buddhismus, Hinduismus, Islam und Taoismus. Obgleich es eine Verlagerung weg von der organisierten Religion gibt, identifizieren sich derzeit 81 % der amerikanischen Erwachsenen mit einer bestimmten Religion (Religious Tolerance 2008). Die Trennung von Kirche und Staat verbietet Kirchensteuern, dafür geht man eine starke persönliche und finanzielle Bindung zu einer Kirche ein. Religion ist somit ein Teil des täglichen Lebens, ebenso spielt sie eine bedeutende Rolle bei Präsidentschaftswahlen. Doch all dies muss nicht zwangsläufig bedeuten, dass diese 81 % der amerikanischen Erwachsenen ein tiefes spirituelles Leben führen. Es gibt für mich bezüglich der amerikanischen Haltung gegenüber Religion und Spiritualität einen weiteren sehr relevanten Faktor.

Ich wurde nach dem Zweiten Weltkrieg geboren und wuchs in einer vom Krieg unberührten Atmosphäre auf. Dieser war auf der anderen Seite der Ozeane ausgefochten worden. Im Gegensatz zu meinen deutschen Kollegen hatte ich keine unmittelbare Verbindung zum Krieg, nur eine natürliche Abneigung dagegen und den Schrecken über den Holocaust. Niemand in meiner Familie war an den tatsächlichen Kämpfen beteiligt gewesen. Ich hatte eine Menge Geschichten vom Krieg gehört, aber in meiner Heimat gab es keine massive Zerstörung, keine Opfer unter der Zivilbevölkerung oder Hungersnot. Die einzigen ausländischen Soldaten waren die in den Kriegsgefangenenlagern gewesen. Die eigenen Soldaten kehrten in ein intaktes Land zurück und hatten die Chance, ihr Leben fortzusetzen, Arbeit zu finden oder zurück an die Schulen zu gehen. Sie konnten zur „Normalität" zurückkehren. Sie hatten einen „gerechten" Krieg gewonnen und waren Helden – zumindest an der Oberfläche. Das tägliche Leben ging ohne Unterbrechung weiter und Religion war ein Teil ihres Lebens und setzte sich so fort. Der Krieg verursachte weder eine Desillusionierung über Gott noch führte er zur Abkehr von organisierter Religion.

3 Religion in Deutschland

Deutschland war über Jahrzehnte, gar Jahrhunderte ein von Kriegen zerrissenes Land. Ein großer Teil der älteren Generation leidet nach wie vor unter Posttraumatischen Belastungsstörungen (PTSD), obwohl sie gewöhnlich nicht angesprochen werden. Der Zweite Weltkrieg brachte jeden Anschein täglichen Lebens zum Stillstand, stattdessen Gewalt, Vergewaltigung, Hungersnot, Verlust der nationalen Identität, Regierungsverrat, ein gespaltenes Land und den Verlust persönlicher Freiheit unter den Kommunisten. Ich spürte so viel fehlgeleitete Wut, Schuld und Scham. Ich hörte oft, „Welcher Gott hat das zugelassen?"

Aus dem mittleren Westen kommend, war ich an eine natürliche zwischenmenschliche Freundlichkeit und Wärme gewöhnt. Die allgemeine Kühle und Distanz, die ich erfuhr, betrübten mich. Dennoch, ich fand auch eine Tiefe an Gefühlen, Nachdenklichkeit und Sensibilität, die mich zutiefst berührten – eine sehr komplexe Gruppe verletzter Menschen.

Im Gegensatz zu den USA hat Deutschland eine Geschichte mit zwei großen Religionen – der katholischen und der lutherischen mit starken Bindungen an den Staat und Kirchensteuern. Die großen Kathedralen sind nicht mehr gefüllt. Immer weniger Menschen besuchen die Kirchen. Laut PEW (2007), finden 21 % der Deutschen Religion sehr wichtig in ihrem Leben. Sechzig Prozent weniger als in Amerika. Religion ist weder ein großes Diskussionsthema in den Medien, noch betonen politische Kandidaten ihre religiösen Überzeugungen. Allerdings bedeutet auch dies nicht zwangsläufig, dass die anderen 79 % der Deutschen kein persönliches spirituelles Leben haben.

4 Patientenbedürfnisse in Deutschland

4.1 In der Onkologie

Unabhängig von ihrer Religion oder dem Mangel daran hatten meine erwachsenen Patienten nach wie vor das Bedürfnis, sich mit tiefen persönlichen und existenziellen Themen, die sich aus schwerer Krankheit und möglichem Tod ergeben, auseinander zu setzen. Einerseits sorgten sie sich um konkrete Fragen, beispielsweise um den Verlust der Kontrolle über ihren Körper und das tägliche Leben, den möglichen Verlust des Arbeitsplatzes oder bedeutungsvoller Projektarbeit. Andererseits stellten sich Fragen wie die Angst, wenn ein Lebenspartner sie verlassen hatte, die Besorgnis über ihre Familie sowie über ein Gefühl des Verlustes ihrer persönlichen Identität. Schuld, Scham, Hass, Abneigung und Vergebung konnten nicht ignoriert werden vor allem, wenn sie versuchten, die immerwährende Frage zu beantworten: „Warum gerade ich?"

Vieles davon sind Grundprobleme der Psychotherapie. In meinem persönlichen Bestreben, mich und andere auf der Suche nach etwas Heiligem ernst zu nehmen, hatten sie spirituelle Dimensionen angenommen. Ebenso in Zusammenhang mit der Achtung vor der Gesamtheit des menschlichen Wesens – psychologisch und spirituell (Cortright 1997). Einige Patienten gehörten einer Religion an, fühlten sich aber dennoch überfordert im Umgang mit ihrer Krankheit. Ich musste gute Bewältigungsstrategien auf allen Ebenen anbieten. Natürlich wollte ich kein anderes Glaubenssystem einführen. Über diese grundlegenden existenziellen Themen im Rahmen der persönlichen Werte zu diskutieren, schien eine mögliche Bewältigungsstrategie zu sein.

Wir begannen die alten grundlegenden, bewusst oder unbewusst gelebten Werte und den Umgang mit Krisen zu prüfen. Wenn die Patienten in einer Situation gut zu recht kamen, wie konnten sie diese Erfahrung jetzt anwenden? Oft sprachen wir über persönliche Identität. Wir alle identifizieren uns über die Rasse, das Geschlecht, den Beruf oder unsere Rolle in der Familie. Jetzt schien die Identität mit der Krankheit zu überwiegen. Die Patienten mussten eine „innere" Person finden, die nicht „nur Krebs" verkörperte – welche vollständig heil war – ganz egal, was mit ihren Körpern passierte.

Krebs und seine Behandlung kann inneres und äußeres Chaos auslösen, sodass wir einige tägliche Routinehandlungen oder Rituale entwickelten, die den Patienten halfen, innerlich ruhiger zu werden. Meditation wurde säkularisiert (Aldridge 2000) und wirkte damit einladend auf viele Menschen, vor allem da sie lernten, sie zu nutzen, um ihren inneren Aufruhr zu stillen. Ich zeigte meinen Patienten eine Menge stressabbauende Entspannungsmöglichkeiten und lehrte sie, diese bei sich selbst zu nutzen.

Visualisierung erwies sich als ein sinnvolles Hilfsmittel – Nutzung der Geist-Körper-Verbindung, um mit der Krankheit umzugehen, aber auch mit den persönlichen Themen wie Vergebung, Ressentiments, zerbrochenen Beziehungen etc. (Frick und Weber 2005). Forgiveness (Versöhnlichkeit) begann in sehr kleinen Schritten – nachsichtig mit anderen zu sein, entwickelte sich zur Bitte um Vergebung bei denen, die sie verletzt hatten, bis schließlich dahin, sich selbst zu vergeben, was oft am schwierigsten war.

Zusammen mit Forgiveness ist auch Dankbarkeit ein tiefgreifendes psychologisches und spirituelles Hilfsmittel. Die Patienten begannen, all das Gute zu erkennen und dankbar zu sein für das, was sie erlebt hatten, für ihre Lieben, für ihren Leib, obwohl sie so krank waren. Sie fingen an, die kleinen täglichen Dinge zu genießen. Dies verstärkte ihre Achtsamkeit und förderte Hoffnung und innere Heilung. Auch beteten wir leise zusammen in diesem ruhigen Zwischenraum (jeder auf seine Weise). Das schien völlig normal nach einer Meditation oder Visualisierung. Viele empfanden das als eine heilsame Bewältigungsstrategie (Aldridge 2001). Da ich auch Musik-Therapeutin bin, war Musizieren für sie eine große Hilfe zur Vertiefung der Visualisierung und Entspannungsreaktion und bot non-verbal emotionalen und spirituellen Trost.

Wie bereits erwähnt: das „Warum gerade ich?" verfolgte die Patienten. Wir arbeiteten damit, warum sie glaubten, dass sie so krank geworden waren. Was waren die Dinge, welche sie gern ändern mochten - jetzt und für die Zukunft? Dieser Prozess klingt so einfach. Aber da waren der normale Frust, die Verweigerung und der Widerstand. Wir arbeiteten oft über Wochen und Monate mit ständigen Höhen und Tiefen. Ich war dankbar für jeden erfolgreichen Schritt, als ich sah, dass sie Befreiung, Frieden und Hoffnung fanden. Das gesamte Verfahren öffnete ebenso die Tür, um die Familie und die Lieben in diesen Prozess mit einzubeziehen, wie die Diskussion und Integration religiöser Überzeugungen in unsere Therapie (Weber und Frick 2005). Es war eine sehr natürliche Entwicklung.

Natürlich war nicht jeder interessiert an diesen „Strategien". Einige gingen fort oder waren einfach zu krank. Diejenigen, die in der Lage waren, weiter zu gehen, schienen eher die Ausnahme zu sein, bereit, die Verantwortung für ihr Leben und ihre Heilung zu übernehmen. Die meisten von ihnen sagten mir, sie wären durch die Krankheit bessere Menschen geworden. Sie hatten sich beruhigt, waren dankbar für das Gute und Schöne um sie herum und wollten dies mit anderen teilen. Leben in der Gegenwart war zu einer realen Sache geworden. Sie lachten über die wahrhaft kleinen Dinge, die sie sich erarbeitet hatten. Viele fanden inneren Frieden und entwickelten ein neues persönliches spirituelles Leben. Ihre größte Angst war zu verlieren, was sie gewonnen hatten, wenn sie wieder in ihr tägliches Leben und an ihre Arbeitsplätze zurückkehrten. Dort waren sie zu sehr beschäftigt, um sich um sich selbst zu kümmern. Wir verbrachten unsere letzten Sitzungen mit Diskussionen darüber, wie sie dieses vermeiden und ihr inneres Bewusstsein und den Heilungsprozess pflegen und fördern könnten.

4.2 Patientenbedürfnisse im Kontext von Palliative Care

Bei meinen Hospiz-Patienten kamen immense Probleme auf, die mich an Orte führten, denen ich noch nie zuvor begegnet war. Die meisten dieser Patienten waren sehr viel älter als ich. Diese Veteranen des zweiten Weltkriegs hatten schreckliche Schuldgefühle über die Teilnahme an einem „bösen" Krieg. Groll, Hass, Scham und schreckliche Selbstvorwürfe kamen ins Spiel. Selbst diejenigen, die im Widerstand gewesen oder unschuldig waren, fühlten „nationale Schande". Jeder von ihnen war dem endlosen Sterben ausgesetzt gewesen ohne Hoffnung auf Sicherheit für sich selbst oder seine Lieben. Sie hatten keine Zeit zu trauern, und es gab keine Hilfe oder Behandlung gegen PTSD. Und nahezu jeder von ihnen litt darunter. Schweigen und Verdrängung waren ihre hauptsächlichen Bewältigungsstrategien. Dies hatte häufig zu einem Leben in „chronischem Schmerz" geführt (Martinson 1992). Diese Generation wuchs in dem Bewusstsein auf, stark und emotionslos zu sein. Auf diese Art von Stärke war man stolz, doch wurde sie zu einer Gewohnheit, die sich schwer durchbrechen ließ.

Mit Tätern (Kriegsverbrechern) arbeitete ich kaum. Die waren einfach nicht interessiert. Ich half den gewöhnlichen Menschen, die gekämpft und getötet hatten und in Kriegsgefangenenlagern gewesen waren, den Frauen, die vergewaltigt worden waren und das Land wieder aufbauten. Ich hätte eine von ihnen sein können. Ich musste meine Vorurteile loswerden und beginnen, Mitgefühl zu üben. Ich begriff bald, dass ich vieles von dem, was ich bei meinen Krebspatienten, bezüglich ihrer Annäherung an den Tod, gelernt hatte, würde anwenden können.

So genannte „religiöse" Menschen müssen nicht immer ein persönliches spirituelles Leben haben und spirituelle Menschen nicht einer Religion angehören. Hingegen, wenn deutlich wird, dass der Tod naht, lassen viele Patienten eine gesteigerte Hinwendung zu spirituellen Werten und zur Suche nach dem Sinn ihres Lebens erkennen (Jewell 2004). Sie haben außerdem das Bedürfnis, über diese Dinge zu sprechen. Dies geschieht sowohl wenn sie fühlen, Gott habe sie verlassen, als auch dann, wenn sie ihrem Gott und Glauben den Rücken zugewandt haben. Solche Gespräche finden häufig in Palliativstationen und Hospizen statt. In diesem Umfeld war ich eine innerhalb eines Teams, das unseren Patienten bei der Bewältigung dieser Konflikte half. Zum Glück hatten wir ein sehr langsames Zeit- und Arbeitstempo im Vergleich zu dem Stress auf einer onkologischen Abteilung.

Unser höchstes Ziel bestand darin, zu helfen, innere Heilung, Frieden und Ruhe zu finden und friedlich zu sterben. Viele hatten sich von ihren Familien entfernt und vielleicht nie echte Intimität erfahren. Dies mag sie dazu geführt haben, sehr eigenständig zu werden, und ich musste sehr sensibel mit meinem Angebot von Hilfe sein. Die Fortschritte waren hier kleiner, mit vielen Auszeiten zum Weinen, Ruhen und Schlafen. Konfrontiert wurde ich außerdem mit ihrer Angst vor dem Unbekannten und der Angst davor, in einem Leben nach dem Tod für ihre Taten zur Rechenschaft gezogen zu werden (unabhängig davon, ob sie wirklich schuldig waren oder sich einfach nur vorstellten, es zu sein). Einige sahen ihren bevorstehenden Tod als einen Trost, denn „dann wäre es endlich vorbei".

Wieder einmal wurde Vergebung zum zentralen Thema: nämlich um Frieden zu schließen. Selbst wenn sie schreckliche Dinge getan hatten, konnten sie ihr Bestes tun, um jetzt Vergebung zu finden, anderen zu vergeben und schließlich und endlich sich selbst. Wir haben die verbleibende Zeit so gut wie möglich genutzt. Viele erzählten mir, dass sie große Erleichterung fanden, einfach darüber sprechen zu können. Zwar gab es keine körperliche Heilung, doch die Aussöhnung in Beziehungen, dass persönliche Angelegenheiten zum Abschluss gebracht wurden, dass sie ihre Liebe ausdrücken und sich verabschieden konnten war zutiefst bereichernd (Goatley 2007). Ich verbrachte viel Zeit mit den Patienten im Schweigen und sie lernten es zu schätzen. Wie bei den Krebspatienten erlaubte es diese Art von Arbeit auch ihnen, über ihre religiösen Bedürfnisse zu sprechen, vor allem, wenn sie versucht hatten, sich durch solch ernste Themen wie Vergebung hindurch zu arbeiten. An dieser Stelle fragten sie oft nach einem Geistlichen (wenn sie nicht schon bei einem gewesen waren). Sie strebten jetzt nach der Vergebung Gottes und waren offener für die religiösen Rituale, die ihnen Trost boten und abzuschließen halfen. Es war auch ein wichtiger Moment, um die Familie und die Lieben mit einzuschließen.

5 Palliative Care in den USA

Nachdem ich so vielen deutschen Kriegserfahrungen zugehört hatte, war ich nach meiner Rückkehr in die Vereinigten Staaten in der seltsamen Situation, den Männern zuzuhören, die gekämpft hatten. Ich dachte, es würde für die amerikanischen Veteranen anders sein. Sie hatten einen gerechten Krieg ausgefochten und kehrten in ein intaktes Land zurück, wo sie meist in der Lage waren, sofort ein Leben voller Sinn und Hoffnung aufzunehmen. Religion hatte in dem Leben der meisten eine Rolle gespielt. Zum größten Teil waren sie Kirchgänger und setzten jetzt ihre Kirchenbesuche fort. Ich war der naiven Annahme, dass sie ihre Kriegsthemen im Rahmen ihres religiösen Kontextes verarbeitet hätten. Ich hätte es besser wissen sollen – es gibt keine Garantie dafür, dass inneres Gewahrsein Hand in Hand geht mit Religion.

Für Einige ist die Idee von Strafe und Leiden immer noch ein Teil des Christentums. Ich hörte: „Gott prüft mich", „Gott hat mich verlassen", „Ich habe meine Beziehung zu Gott verloren." Religion kann genauso gut dazu genutzt werden diese Themen zu meiden. „Jesus hat mich geschützt" so habe ich mit all dem nichts zu tun. Viele hatten die Idee (für mich sonderbar), dass, wenn sie einen Psychologen konsultierten, sie sich damit gegen ihre Religion stellten. Nichts davon ist angesichts des Todes sonderlich praktisch oder ermutigend.

Ich begegnete denselben Themen wieder. Die Veteranen waren als „tolle Jungs" hoch angesehen. Aber auch sie hatten Bomben geworfen und getötet, den Tod gesehen und große Schrecken erlebt. Wie ihre deutschen Kollegen, gebrauchten auch sie Verdrängung als hauptsächliche Bewältigungsstrategie. Sie erzählten mir oft: „Ich kann meiner Familie nichts darüber erzählen. Ich möchte sie nicht verunsichern, und sie würden nichts verstehen. Ich möchte einfach weiterhin mit meinem Leben fertig werden." Auch hier war stilles Leiden gewesen. Auch in den USA kein Hilfsangebot für PTSD.

Nach all diesen Jahren sagten mir viele, dass sie einfach „darüber" sprechen möchten, bevor sie sterben. Sie hatten getötet, gewöhnlich in Notwehr, für eine sogenannte gerechte Sache, aber sie wünschten sich immer noch, es nicht getan zu haben. Es schien, dass diese Männer eine Entschuldigung hatten und in Frieden leben könnten. Aber sie fanden keinen Frieden. Sie fühlten sich sehr hilflos und suchten einen Weg, ihre Schuld und ihr Bedauern zu verarbeiten, falls das möglich war. Sie waren dankbar für die Hilfe, durch Vergebung und Visualisierung einen Sinn zu finden in ihren Leben, mit dem Guten, das sie getan hatten. Das waren dieselben inneren, durch den Krieg verursachten Wunden, Verdrängungsmechanismen und Heilungsprozesse, die ich mit den deutschen Patienten erfahren hatte. Der einzige Unterschied war, dass die Deutschen sehr viel mehr zu kämpfen hatten mit Kriegsgefangenenlagern, Heimatverlust, oft dem Verlust der meisten Familienangehörigen und damit, dass sie nationale Schande und Schuld empfanden. Obwohl die Themen dieselben waren, ging der Heilungsprozess schneller voran. Vielleicht weil die Amerikaner nicht durch soviel Leid gegangen waren. Viele hatten eine lang reichende Verbindung mit ihrem Seelsorger und so waren wir in der Lage, zusammen zu arbeiten.

6   Diskussion

Es ist recht schwierig auszudrücken, welche Unterschiede ich zwischen Spiritual Care in den USA und in Deutschland erfahren habe. In den Vereinigten Staaten ist Spiritual Care öffentlicher und leichter zu thematisieren, vor allem in Onkologie und Palliative Care.

Die Betonung der Religion in diesem Lande ist so extrem im Vergleich zu Deutschland, dass es denen, die nicht beides erfahren haben, wie ein enormes Klischee vorkommen muss. Das Leiden, durch das die Deutschen gingen, wird in Amerika einfach nicht verstanden. Wir können dankbar dafür sein, seit 1865 keinen Krieg mehr in unserem Land erlebt zu haben. Amerikaner sind mit ihrer Religion sehr offensiv. Deutsche nicht. Das Klischee würde behaupten, dass Deutsche spiritueller leben – vermutlich nicht. Sind Amerikaner weniger spirituell in ihrem Glauben an „Pursuit of Happiness" (Streben nach Glück, Jefferson 1776)? Vermutlich nicht. Die inneren Übereinstimmungen übertreffen die äußeren Differenzen bei weitem. Das Bedürfnis, Entschiedenheit und Sinn in unserem Leben zu finden, ist die Basis für uns alle. Ein persönliches spirituelles Leben ist ebenso wichtig, wie eine erklärte Religion. Das eine schließt die andere nicht aus. Es gibt viele Wege, dies auszudrücken.

Spiritualität scheint im europäischen Gesundheitssystem in Mode zu kommen und liegt in den USA gegenwärtig im Trend. Ich denke, das sind gute Neuigkeiten. Es ist an der Zeit, unsere Patienten als Menschen in ihrer Gesamtheit zu sehen und darauf vorbereitet zu sein, einen Behandlungsplan anzubieten, der ihre Spiritualität und ihr inneres Bewusstsein mit einschließt. Möglicherweise heißt das letztlich auch, dass wir uns zunächst zu unserem eigenen spirituellen Leben bekennen sollten, um mit den Patienten leichter über das ihre reden können. – keine schlechte Idee.

Literatur

Aldridge D (2000) Spirituality, Healing and Medicine – Return to the Silence. London.

Cortright B (1997) Psychotherapy and Spirit: Theory and Practice in Transpersonal Psychotherapy. Albany.

Frick E, Weber S (2005) Imagination. In: Sellschopp A, Fegg MJ, Frick E, Gruber U, Vodermaier A, Vollmer T (Hg.) Psychoonkologie – Empfehlungen zur Diagnostik, Therapie und Nachsorge. München, 57–62.

Goatley W (2007) Equipping Members for Ministry to the Terminally Ill and Their Families. Unpublished Doctoral Dissertation, United Theological Seminary, Trotwood, Ohio.

Jefferson T (1776) The Declaration of the Thirteen United States of America.

Jewell A (2004) Ageing, spirituality and well-being. London.

Martinson I (1992) Response to „chronic sorrow: a lifespan concept". Scholarly Inquiry for Nursing Practice 6(1):41–48.

Miller M, Thoresen C (1999) Spirituality and Health. In: W. Miller (Hg.) Integrating Spirituality into Treatment. Resources for Practitioners. Washington.

Pew Forum on Religion & Public Life (2008), pewforum.org.

Religious Tolerance (2008), www.religioustolerance.org.

Weber S, Frick E (2005). Zur Bedeutung der Spiritualität von Patienten und Betreuern in der Onkologie. In: Sellschopp A, Fegg MJ, Frick E, Gruber U, Vodermaier A, Vollmer T (Hg.) Psychoonkologie – Empfehlungen zur Diagnostik, Therapie und Nachsorge. München, 106–109.

Spiritual Care im virtuellen Raum des Internet

Monika Kögler und Martin Fegg

Spiritual care in the virtuality of Internet

Amongst others, spiritual care in cyberspace is available in form of information, online counselling or self-help resources. Internet provides promising opportunities for patients and caregivers as it is easily accessible independent of time and residence. However, there are also limitations: online communication can not replace face-to-face contacts, self-help can not substitute trained counsellors. The background and seriousness of spiritual services on the Internet differ considerably. Churches and health-care organisations can benefit from the new opportunities provided by spiritual care in the cyberspace, e.g. as an initial contact or as a supplement to existing services.

keywords
virtual – Internet – online – spiritual counselling – self-help

1 Gegenwärtige Möglichkeiten von Spiritual Care im Internet

In der virtuellen Welt „Second Life" (http://www.secondlife.com/) bietet seit kurzem ein evangelischer Pastor aus Hannover eine regelmäßige Sprechstunde an. Dort kann man ebenso in einer amerikanischen CyberChurch sonntags um 11 Uhr einen Morgengottesdienst besuchen wie jederzeit auf OSHO Virtual Island eine Meditationsanleitung bekommen – oder aber sich mit virtuellen Passanten über den Sinn des Lebens unterhalten. Virtuelle Parallelwelten machen die Möglichkeit des Internet besonders plakativ deutlich. Für spirituelle Angebote im Bereich des Gesundheitssystems gibt es daneben viele weitere Möglichkeiten:

Die Web-Präsenz ist ein wichtiges Aushängeschild und eine erste Anlaufstelle für Informationen. Auf den Seiten der Seelsorge des Klinikums der Universität München (http://www.klinikseelsorge-lmu.de/) lässt sich z. B. schnell sehen, wann Gottesdienste im Klinikum Großhadern stattfinden und welche Seelsorger dort tätig sind.

Darüber hinaus werden spirituelle Impulse auf der Webseite angeboten. Ganze Online-Meditationskurse mit Texten für mehrere Wochen findet man z. B. auf den Seiten der katholischen Glaubensinformation (http://www.internetseelsorge.de/). Es gibt sogar die Möglichkeit, einen täglichen Impuls per Email zu „abonnieren" und sich – ebenfalls per Email – von einem geistlichen Begleiter beraten zu lassen.

Für anonyme Beratung und Seelsorge im Internet kann man sich neben der Telefonseelsorge an viele weitere Anbieter und Anbieterkooperationen wenden. Einen Überblick über Angebote katholischer Bistümer und evangelischer Landeskirchen gibt www.katholisch.internetseelsorge.de.

Es besteht z. B. die Möglichkeit, eine Anfrage per Email zu stellen, die innerhalb von drei Tagen beantwortet wird, oder einen Termin für einen Einzelchat (ca. 45 Minuten) zu reservieren. Die Angebote unterscheiden sich darin, ob das Gegenüber

Kögler M, Fegg MJ (2009) Spiritual Care im virtuellen Raum des Internet. In: Frick E, Roser T (Hg.) Spiritualität und Medizin. Gemeinsame Sorge für den kranken Menschen. Stuttgart, 210–214.

ein ehrenamtlicher oder ein „professioneller" Berater/Seelsorger ist und ob er/sie als Person bekannt oder anonym ist.

Im Internet bilden sich daneben Netzwerke zur gegenseitigen Unterstützung für Menschen in ähnlichen Lebenssituationen, die auch spirituelle Elemente einschließen, dabei aber z. T. unabhängig von kirchlichen Institutionen und ausgebildeten Seelsorgern und Beratern sind. Ein Beispiel dafür sind Internetforen – virtuelle Plattformen zum Austausch von Meinungen und Erfahrungen, die in Deutschland z. B. für Krebspatienten und deren Angehörige (http://www.krebs-kompass.de/) oder für Trauernde (http://www.trauernetz.de/) existieren. Darüber hinaus gibt es die Möglichkeit, online Seminare zu belegen, die u. a. als moderierte Chats gestaltet sind (z. B. http://www.trauer.org/).

Ein in den USA entstandenes Angebot sind sogenannte „Carepages" (http://www.carepages.com), Webseiten, die Angehörige von Kranken kostenlos erstellen können, um Familie und Freunde über den aktuellen Stand zu informieren und emotionale Unterstützung zu bekommen. Dazu gehört auch die Möglichkeit, Gebetsanfragen zu stellen, auf die Besucher antworten können, indem sie eine virtuelle Kerze anzünden oder ein Gebet ins Internet stellen.

Ansätze von rituellen Handlungen sind online möglich, z. B. indem man eine virtuelle Kerze für einen Verstorbenen anzündet (http://www.trauerraum.kirche-online-bauen.de/) oder ihm ein virtuelles Grab anlegt (http://www.internet-friedhof.de/). Nach einer CNN-Meldung liegt die Beichte im Internet bei jungen Menschen im Trend (http://www.pressetext.ch/pte.mc?pte=080315010; Stand 29.04.2008), und tatsächlich sind etliche deutschsprachige Angebote zu finden.

Die Vielfalt im weltweiten Netz wächst täglich. In der folgenden Diskussion der Chancen und Grenzen des Internet für die spirituelle Unterstützung wird der Schwerpunkt auf Angebote im Kontext der christlichen Kirchen und des Gesundheitswesens liegen.

2 Daten zu Nutzung

Zahlen zur generellen Nutzung des Internets liefert eine Umfrage der Forschungsgruppe Wahlen. Ende 2007 nutzten in Deutschland 94 % der 18–24-jährigen das Internet, unter den über 60-jährigen waren es immerhin 25 % (http://www.forschungsgruppe.de/Studien/Internet-Strukturdaten).

Zuverlässige Angaben zur Inanspruchnahme von Angeboten von Spiritual Care im virtuellen Raum liegen nicht vor: Zum einen sind die Zahlen innerhalb kurzer Zeit veraltet, zum anderen gibt es eine unüberschaubare Anzahl von Angeboten, die untereinander nur teilweise vernetzt sind.

Auf der Seite der Telefonseelsorge finden sich folgende Statistiken zur Email-Beratung (http://www.telefonseelsorge.de/hintergrund/statistik_internet.htm): 2007 wurde die Email-Beratung von 4.107 Personen in Anspruch genommen (gegenüber ca. zwei Millionen Telefonanrufen). Es handelte sich zum großen Teil um kurzfristige Kontakte mit zwei bis drei Folge-Emails. Die Ratsuchenden waren zu etwa zwei Dritteln unter 30 Jahre alt und – gegenläufig zum sonstigen Trend der Internetnutzung – zu 70 % weiblich.

Häufige Themen waren neben sozialen Beziehungen (etwa ein Drittel) und psychischer Krankheit (15 %) mit jeweils etwa fünf Prozent auch „Suizid", „Sinn,

Glaube, Orientierung" und „Einsamkeit". Ähnliche Aussagen zu Alters- und Geschlechtsverteilung und häufigen Themen macht auch der Praxisbericht der Anbieterkooperation „Kummernetz" (Holschuh 2004: 29–39).

Ein systematischer Überblicksartikel (Van Nooten et al. 2006: 387–394), zeigt, dass es bisher wenige Arbeiten zu Chancen der modernen Technologien für die spirituelle Unterstützung im Gesundheitswesen gibt. Es existieren einige empirische Arbeiten, in denen Online-Selbsthilfegruppen in den USA (Krebspatientinnen und -patienten, Angehörige von Demenzkranken) evaluiert wurden. Qualitative Inhaltsanalysen der Kommunikation in Internetforen ergaben, dass neben vielen anderen Themen auch spirituellen Fragen und die Bitte um Gebet füreinander thematisiert wurden. In einer Studie ohne Kontrollgruppe zeigten sich bei Teilnehmerinnen einer Online-Selbsthilfegruppe positive Veränderungen hinsichtlich Depressivität und „posttraumatischem Wachstum" (Reifung nach einer traumatischen Erfahrung), v. a. in den Bereichen „Spiritualität" und „neue Möglichkeiten entdecken" (Liebermann et al. 2003: 920–925, Liebermann und Goldstein 2005: 855–862, Klemm et al. 1998: 31–36).

3 Chancen und Grenzen

Ein großer Vorteil von Spiritual Care im Internet ist, dass Inhalte und Kommunikationspartner ortsunabhängig und mit großer zeitlicher Flexibilität erreichbar sind. Dabei kann das Angebot sehr spezifisch an die einzelne Person und ihre Lebenssituation angepasst sein.

Die Informations- oder Ratsuchenden bleiben (bei aller Problematik des Datenschutzes im Internet) für das Gegenüber meist anonym. Das Angebot von Spiritual Care ist daher niedrigschwellig und bietet eine wichtige Anlaufstelle für Menschen mit Kontaktschwierigkeiten oder sozialen Ängsten. Darüber hinaus ist der Kontakt bei schambesetzten oder tabuisierten Themen leichter.

Bei der Emailberatung oder auch der Darstellung des eigenen Problems in einem Forum kann es – ähnlich wie bei der älteren Form der Briefseelsorge – schon an sich eine klärende Wirkung haben, die Dinge niederzuschreiben (Knatz und Dodier 2003).

Spiritual Care im virtuellen Raum ist breiter zu sehen als Angebote von Kirchen und anderen Institutionen, z. B. auch aus dem Gesundheitswesen. Internetforen beispielsweise sind häufig nicht von einer bestimmten weltanschaulichen Gruppierung getragen, sondern richten sich an eine definierte Zielgruppe, z. B. Krebspatienten und deren Angehörige. Sie sind von gemeinnützigen Gesellschaften oder Einzelpersonen initiiert (www.krebs-kompass.org/; www.carepages.de). Solche Online-Angebote, die aus der Unterstützung für Angehörige und Patientinnen entstanden sind, können unter Umständen die spirituellen Bedürfnisse einer viel größeren Bevölkerungsgruppe erreichen, als Angebote der Kirchen. Dabei sind die Nutzer gleichzeitig Gestalter des Onlineangebots, was dem Trend des „Web 2.0" entspricht: Inhalte werden nicht von einer zentralen Stelle ins Internet gestellt, sondern von vielen einzelnen, die sich gegenseitig vernetzen. Bobert (2002) sieht in Online-Foren die für das Medium spezifischste und zukunftsträchtigste Seelsorgeform im Internet, da neue, weitverzweigte soziale Netze entstehen, die ohne die Infrastruktur des Internet nicht möglich wären.

Bei allen Chancen, die die virtuelle Welt bietet, hat sie auch Grenzen für die spirituelle Begleitung. Der direkte Kontakt von Mensch zu Mensch in einer persönlichen Begegnung, sei es im Einzelgespräch oder in einer Gruppe, hat besondere Qualitäten. Nonverbale Mitteilungen z. B. durch Mimik und Gestik oder den Klang der Stimme, werden bei einem rein schriftlichen Kontakt per E-Mail oder über Foren nicht oder nur sehr eingeschränkt transportiert. Gerade über solche Signale entsteht aber menschliche Nähe. Es ist ferner zu erwarten, dass von anderen Betroffenen gebotene Unterstützung eine andere Qualität hat als „professionelle" Seelsorge und diese nicht ersetzen kann. Zumindest in den USA wird das Internet auch als Forum für Gebetsanliegen genutzt. Zu überlegen wäre, inwieweit für diese Form spiritueller Unterstützung auch in Deutschland ein Bedarf besteht.

Das Medium Internet ist bei allen Chancen derzeit vielen Personen (noch) nicht zugänglich. In Deutschland nutzt erst gut die Hälfte der Frauen das Internet (gegenüber 70 % der Männer). Zudem existiert ein deutliches Sozial- und Altersgefälle: ältere und sozial benachteiligte Menschen haben weniger Zugang zum Internet (vgl. Umfrage der Forschungsgruppe Wahlen, s. o.).

Unter Umständen ist es für denjenigen, der spirituelle Unterstützung über das Internet sucht, schwierig, die Seriosität des Angebots zu beurteilen, z. B. wer die „autorisierten spirituellen Begleiterinnen" sind, die Hilfe anbieten, oder was sich hinter „biblisch-therapeutischer Seelsorge" verbirgt. Dieses Problem dürfte sich vor allem den Menschen stellen, die nach spiritueller Unterstützung suchen, ohne dass sie an eine bestimmte Institution oder weltanschauliche Gruppierung gebunden sind. Denn bei der Recherche im Internet findet man die unterschiedlichsten Informationen und Kontakte wertfrei nebeneinander.

4 Gegenwärtige Trends und Zukunftsszenarien

Die technischen Möglichkeiten des Internet wachsen rasant. Es ist immer besser möglich, reale Welten online zu simulieren, in virtuellen Realitäten mit Identitäten zu experimentieren und dies auch therapeutisch/beraterisch zu nutzen. Mit der Verbreitung von Videotelefonie und -konferenzen kann der Kontakt über das Netz auf der anderen Seite ein Stück realer werden.

Der Zugang zum Web ist bereits in den vergangenen Jahren immer leichter geworden – die Kosten für Computer und Internetzugang sind gesunken, die Bedienung ist einfacher geworden, Standards für Barrierefreiheit (Zugang zu den Inhalten z. B. für sehbehinderte Menschen) wurden entwickelt. Außerdem werden die älteren Menschen der Zukunft die jüngeren Menschen von heute sein, die das Internet bereits in vielen Bereichen des täglichen Lebens selbstverständlich einsetzen.

Daher wird das Internet vermutlich noch weiter an Bedeutung für die spirituelle Unterstützung von Menschen gewinnen, die aus gesundheitlichen Gründen in ihrer Mobilität eingeschränkt sind, z. B. durch eigene Erkrankung, Alter oder Pflege von Angehörigen.

In den neuen technischen Möglichkeiten liegen daher besondere Chancen für Anbieter von Spiritual Care im Gesundheitswesen. Online-Angebote können sowohl eine erste Anlaufstelle für Interessierte darstellen, z. B. Informationen und niedrigschwelliger Emailkontakt für spirituelle Unterstützung Suchende, als auch können sie bisherige Angebote sinnvoll ergänzen, z. B. über den Klinikaufenthalt hinausgehende Onlineberatung oder virtuelle Trauergruppen in ländlichen Regionen. Kirchen und Institutionen im Gesundheitswesen wie Kliniken haben dabei den Vorteil, dass Menschen, die im Netz recherchieren, sie als seriöse Anbieter erkennen und sie daher als Lotsen zu seriösen und qualitativ hochwertigen Angeboten fungieren können.

Literatur

Bobert S (2000) Trägt das Netz? Seelsorge unter den Bedingungen des Internet. Pastoraltheologie, 89:249–262. Online verfügbar unter: www.seelsorge.net/jvp/traegt_das_netz.html (09.02.2008).

Holschuh U (2004) Praxisbericht „Kummernetz" vernetzte Hilfe und Beratung im Internet. Beratung Aktuell, 04(1). Online verfügbar unter: www.beratung-aktuell.de/artikelsammlung.html (09.02.2008).

Klemm P, Reppert K, Visich L (1998) A Nontraditional Cancer Support Group. The Internet. Computers in Nursing, 16(1):31–36.

Knatz B, Dodier B (2003) Hilfe aus dem Netz. Theorie und Praxis der Beratung per EMail. Stuttgart.

Liebermann MA, Golant M, Glese-Davis J, Winzlenberg A, Benjamin H, Humphreys K, Kronewetter C, Russo S, Spiegel D (2003) Electronic Support Groups for Breast Carcinoma. A Clinical Trial of Effectiveness. Cancer, 51(1):920–925.

Liebermann MA, Goldstein BA (2005) Self-help On-line: An Outcome Evaluation of Breast Cancer Bulletin Boards. Journal of Health Psychology. 10(6):855–862.

Van Nooten J, Oh H, Pierce B, Koning FJ, Jadad, AR (2006) Spiritual Care as eHealth: A Systematic Review. Journal of Pastoral Care & Counseling, 60(4):387–394.

Spiritual Care und *gender*

Maria Wasner

Spiritual care and gender

Gender medicine is a quite young research field. There are some hints for gender-associated differences in health and spirituality, but there is not sufficient evidence for deducing recommendations for spiritual care. Based on the findings next research steps should be planned.

keywords
gender – gender medicine – spirituality – dying process

Krankheit, Tod und Sterben befinden sich in der heutigen Gesellschaft aufgrund medizintechnischer, gesellschaftlicher wie demografischer Veränderungen im Wandel. Ältere Frauen sind von Armut, Alleinleben und chronischer Krankheit stärker bedroht als ältere Männer. Die höhere Lebenserwartung von Frauen wie auch die geschlechtsspezifische Aufgabenverteilung (Frauen in der Rolle der Fürsorgenden, weniger der zu Versorgenden) lassen vermuten, dass Frauen unter anderen Bedingungen sterben und andere Menschen ihnen zur Betreuung zur Verfügung stehen. Zudem gibt es erste Hinweise darauf, dass Frauen mit Erkrankungen anders umgehen als Männer. Diese Veränderungen lassen es notwendig erscheinen, mehr über die Bedürfnisse kranker und sterbender Menschen und ihrer Angehörigen zu erfahren. Die Perspektive Schwerstkranker und ihrer Familien wurde in den letzten Jahren zunehmend untersucht, eine geschlechtsspezifische Perspektive wurde dabei nur selten eingenommen.

Im Folgenden wird als erstes kurz erläutert, was unter *gender* zu verstehen ist. Danach soll diskutiert werden, ob Unterschiede in der Medizin bezogen auf Genderaspekte und Spiritualität von Bedeutung sind, und welche Konsequenzen aus der momentanen Datenlage für *Spiritual Care* von kranken Menschen und ihren Angehörigen gezogen werden können.

1 Gender

Der Begriff *gender* wurde von dem US-amerikanischen Forscher John Money eingeführt, um das Fühlen und Verhalten von intersexuellen Menschen zu beschreiben, bei denen das körperliche Geschlecht uneindeutig war, die jedoch eine eindeutige Geschlechtsidentität oder eine eindeutige Geschlechtsrollenpräsentation aufwiesen. Mittlerweile ist der Begriff *gender* vielen als Wort geläufig, da sich in vielen universitären Richtlinien die Durchsetzung des „Gender Mainstreaming" (Versuch, die Gleichstellung der Geschlechter auf allen Ebenen durchzusetzen) als Terminus durchgesetzt hat. Es wird aber sehr Unterschiedliches mit diesem Begriff verbunden. Oft tendiert man dazu, *gender* als einen anderen Ausdruck für Geschlecht zu sehen.

Wasner M (2009) Spiritual Care und *gender*. In: Frick E, Roser T (Hg.) Spiritualität und Medizin. Gemeinsame Sorge für den kranken Menschen. Stuttgart, 215–219.

Gender ist aber ein Begriff, der zwar die biologischen Funktionen mit transportiert, jedoch die Prägung „Mann" oder „Frau" als etwas begreift, was durch das Umfeld und die Erfahrungen des einzelnen entwickelt wird (Rieder und Lohff 2004). *Gender* meint also die soziale Geschlechtsrolle (*gender role*) beziehungsweise die sozialen Geschlechtsmerkmale. Der Begriff *gender* wurde aus dem Englischen übernommen, um auch im Deutschen die Unterscheidung zwischen sozialem (*gender*) und biologischem (*sex*) Geschlecht treffen zu können, da das deutsche Wort Geschlecht in beiden Bedeutungen verwendet wird.

Gender bezeichnet alles, was in einer Kultur als typisch für ein bestimmtes Geschlecht angesehen wird (zum Beispiel Kleidung, Beruf und so weiter); es verweist dabei nicht unmittelbar auf die körperlichen Geschlechtsmerkmale (sex). Klassische Betätigungsfelder für *gender studies* sind beispielsweise die Untersuchung der geschlechtsspezifischen Sozialisation im Kindesalter und der Bildungs- und Arbeitssektor (Recht auf gleiche Bildung für Frauen, gleiches Gehalt für gleiche Arbeit ...).

2 Gender-Forschung in der Medizin

Gender-Forschung in der Medizin entwickelte sich vor allem aus zwei Bereichen, zum einen aus der feministisch orientierten Sozialwissenschaft und aus der Public Health Forschung. In der geschlechtsspezifischen Forschung hat man sich anfangs vor allem auf das reproduktive System konzentriert, außerhalb dieses Bereichs dachte man nicht, dass geschlechtsspezifische Unterschiede von Bedeutung wären. So wurde beispielsweise in den Vereinigten Staaten eine pharmakologische Untersuchung durchgeführt mit der Frage, ob die Einnahme von Aspirin sich präventiv auf kardiovaskuläre Erkrankungen auswirkt. Alle 22.071 Teilnehmer waren männlich; bis jetzt liegen keine Daten zu Frauen vor (Baider und Bengel 2001). Die Erfassung von Geschlechtsunterschieden war oft nur ein „Nebenprodukt" von Untersuchungen, die eigentlich einen anderen Fokus hatten. So wurde beispielsweise beobachtet, dass Frauen nach Schlaganfällen, die in der linken Hirnhälfte lokalisiert sind, schneller wieder sprechen lernen als Männer (Institute of Medicine 2001).

Erst seit Anfang der Neunzigerjahre beschäftigt sich das Gesundheitssystem mit der Frage nach Geschlechtsunterschieden. Es konnten in zahlreichen (überwiegend englischsprachigen) Studien Geschlechtsunterschiede nachgewiesen werden: Geschlechtsunterschiede finden sich im Gehirn, im Verhalten, in den kognitiven Fähigkeiten. Hormone spielen dabei natürlich eine große Rolle, können aber nicht alle Unterschiede erklären. Die Inzidenz und auch die Schwere der Erkrankungen unterscheiden sich zwischen Männern und Frauen, ebenso die Reaktionen auf die Exponierung gegenüber verschiedenen Substanzen.

Außerdem haben Frauen generell einen anderen Umgang mit Körperlichkeit und Krankheit; sie achten eher auf Signale des Körpers, gehen häufiger zu Vorsorgeuntersuchungen und gehen insgesamt schneller zum Arzt bei Auffälligkeiten; zudem trauern sie anders als Männer (Institute of Medicine 2001). Frauen sprechen eher über ihre Sorgen und Ängste als Männer und erhalten zumeist mehr emotionale Unterstützung (und fordern diese auch aktiv ein), fühlen sich aber auch gemäß dem traditionellen Rollenverständnis mehr verantwortlich für das Wohlbefinden anderer (Baider und Bengel 2001). Drei von vier pflegenden Familienangehörigen sind

Frauen. Oftmals pflegen sie erst ihre Eltern, dann ihren Partner. Doch wer kümmert sich um sie, wenn sie selbst hilfs- bzw. pflegebedürftig werden?

Arbeiten zu geschlechtsspezifischen Charakteristika im Sterben existieren bis jetzt kaum. Wir wissen, dass die durchschnittliche Lebenserwartung der Frauen in Deutschland um sechs Jahre höher liegt als die der Männer. Außerdem versterben Männer etwa dreimal so häufig durch äußere Einwirkung und Selbsttötung als Frauen. Annette Back versuchte in ihrer Diplomarbeit „Hospizarbeit und Gender-Debatte" Kernbereiche herauszuarbeiten, in denen die Geschlechtlichkeit im Sterben eine Rolle spielt. Dabei scheinen der Umgang mit der Körperlichkeit, Aspekte von Ethik und Fürsorge und die Biographie von zentraler Bedeutung zu sein. Das eigene Selbstverständnis und die Bewältigungsstrategien im Umgang mit schwierigen Lebensthemen beeinflussen auch den Umgang mit dem nahenden Tod (Back 2002).

Die Partner von schwerkranken Menschen sind zumeist auch stark belastet, der Grad der Belastung scheint stark zu variieren. In mehreren (aber nicht allen) Studien konnte ein Zusammenhang zwischen psychischer Belastung des Patienten und des Angehörigen festgestellt werden. Ehemänner scheinen dabei stärker belastet zu sein als Ehefrauen (Baider und Bengel 2001).

3 Gender-Medizin und Spiritualität

Es gibt zwar einige Untersuchungen, die *gender*-Aspekte und Spiritualität mit einschließen, zumeist aber als zwei unabhängige Variablen; es existieren kaum Daten zu den Wechselwirkungen. Zudem widersprechen sich die einzelnen Untersuchungen.

In einer Untersuchung von 2006 konnte kein Unterschied zwischen Männern und Frauen in Intensität und Häufigkeit von spirituellem Leid festgestellt werden bei Patienten mit einer weit fortgeschrittener Krebserkrankung (Mako et al. 2006). In einer anderen Studie mit gesunden US-Bürgern wurde ein signifikanter Zusammenhang zwischen Gesundheitszustand und öffentlicher Religiosität (z. B. Kirchbesuche) gefunden – aber nur bei den Männern, unterschiedlich stark ausgeprägt je nach Denomination (bei den Katholiken war der Zusammenhang am deutlichsten). Bei den Frauen hatten hingegen persönliche spirituelle Erfahrungen den größten positiven Einfluss auf ihre Gesundheit (Maselko und Kubzansky 2006). Vielleicht steht bei den Männern das soziale Netzwerk im Vordergrund, die Frauen – die in der christlichen Kirche immer noch einen anderen Stellenwert haben – haben meist auch so ein ausreichendes soziales Netz, hier geht es mehr um das Gefühl von Sinnhaftigkeit, das in ganz individuellen spirituellen Erfahrungen erlebt wird.

Man muss sich darüber im klaren sein, dass Spiritualität und Religiosität in den seltensten Fällen ganz unabhängig voneinander betrachtet werden können; in der Regel ist die Spiritualität des einzelnen stark geprägt von den gängigen Glaubensüberzeugungen und Wertvorstellungen seines Umfelds. Die Amtskirchen prägen damit immer noch Normen, Werte und Verhaltensregeln und auch den Stellenwert von Mann und Frau. Gerade die soziale Konstruktion von Geschlecht ist geprägt von einer Vielzahl von Faktoren, angefangen von den Umwelteinflüssen, der ökonomischen Situation, der vorherrschenden Religion, des kulturellen Umfelds und vielem anderen mehr. 2002 wurde eine Untersuchung durchgeführt, die die Komplexität dieses Bereichs gut verdeutlicht: Es ging um die Bereitschaft zur Blutspende und zur Organspende. Die Studie wurde in den USA mit weißen und farbigen Männern und Frauen durchgeführt. Grundsätzlich waren Männer eher bereit Blut zu spenden als Frauen. Zu einer Organspende waren eher die Weißen bereit als die Farbigen, und zwar unabhängig vom Geschlecht; hierbei scheint die Spiritualität und die Religion des einzelnen auf seine Entscheidung Einfluss zu nehmen (Boulware et al. 2002). Noch komplizierter wird es, wenn wir die Position von MigrantInnen betrachten: MigrantInnen bringen zum einen ihr eigenes Rollenverständnis (*gender role*) aus ihrer alten Heimat mit, ebenso wie ihre kulturelle und religiöse Prägung. Auf der anderen Seite können sie sich den Einflüssen ihrer neuen Umwelt nicht entziehen (Chiu et al. 2005).

Dennoch kann festgestellt werden, dass es deutliche Hinweise darauf gibt, dass *gender*-Unterschiede in der Spiritualität existieren, nämlich dass Spiritualität für Frauen als Patientinnen von größerer Bedeutung ist (Maselko und Kubzansky 2006). In der Rolle der Angehörigen von Tumorpatienten geben Frauen Spiritualität häufiger als Ressource an (Colgrove et al. 2007). Wenn ein Kind stirbt, benennen Frauen wesentlich öfter als Männer Spiritualität als wichtige Kraftquelle für sie in ihrem Trauerbewältigungsprozess (Musambira et al. 2007). Daher ist zu vermuten, dass der Zusammenhang zwischen spirituellem Wohlbefinden und Gesundheitszustand bei den Frauen stärker ausgeprägt ist als bei den Männern; für einen wirklichen Beweis reicht die Datenlage aber nicht aus.

4 Ausblick

Es lassen sich Hinweise dafür finden, dass es *gender*-bedingte Unterschiede gibt in Bezug auf Spiritualität und Gesundheit. Die Datenlage ist aber noch zu schlecht und zu widersprüchlich, um daraus Handlungsempfehlungen für *Spiritual Care* ableiten zu können.

Bis jetzt stammen die Veröffentlichungen fast ausschließlich aus dem anglo-amerikanischen Raum. Geht man aber davon aus, dass sowohl *gender* als auch Spiritualität vom kulturellen Umfeld entscheidend mitgeprägt werden, sollte man sich ganz bewusst fragen, ob die Forschungsergebnisse auf Deutschland übertragbar sind. Zudem ist in zukünftigen Untersuchungen eine klare Abgrenzung von Spiritualität zu Religion vonnöten, zu oft werden diese Begriffe noch austauschbar gebraucht. Einzelne Denominationen mit ihren unterschiedlichen Wertvorstellungen und ihren Männer- und Frauenbildern sollten genau untersucht werden.

Gender studies sind eine relativ junge Disziplin, gerade auch im Bereich Medizin befinden sie sich noch im Stadium der deskriptiven Forschung. Die bisherigen Forschungsergebnisse sollten daher keinesfalls generalisiert übernommen werden, sondern die Grundlage bilden für die Hypothesenbildung für weitere Forschungsschritte. Um zu einem wirklich tieferen Verständnis zu gelangen, wäre es hilfreich, prospektive Studien durchzuführen. Es sollte ganz genau überlegt werden, was man untersuchen will (z. B. Spiritualität – Religiosität) und dann ein geeignetes Messinstrument ausgewählt werden. Im Idealfall sollten die Untersuchungen randomisiert und mit einer Kontrollgruppe durchgeführt werden. Auf die Auswahl der in Frage kommenden Teilnehmer sollte allergrößter Wert gelegt werden, um mögliche andere Einflussfaktoren möglichst gering zu halten (z. B. nur Teilnehmer aus einem Kulturkreis).

Für die tägliche praktische Arbeit von *Spiritual Care* mit kranken Menschen und ihren Familien kann mit dem zur Verfügung stehenden Wissen keine konkrete Empfehlung ausgesprochen werden – außer die Empfehlung für einen weiterhin offenen, wertfreien und sensiblen Umgang mit den spirituellen Nöten und Bedürfnissen dieser Menschen.

Literatur

Back A (2002) Hospizarbeit und Gender-Debatte. Schriftenreihe des Kurt Eisner-Vereins für politische Bildung in Bayern e. V.

Baider L, Bengel J (2001) Cancer and the spouse: gender-related differences in dealing with health-vare and illness. Critical Reviews in Oncology/Hematology 40:115–123.

Boulware LE, Ratner LE, Cooper LA, Sosa JA, LaVeist TA, Powe NR (2002) Understanding disparities in donor behavior. Medical Care 40:85–95.

Chiu L, Ganesan S, Clark N, Morrow M (2005) Spirituality and treatment choices by South and East Asian women with serious mental illness. Transcultural Psychiatry 42:630–656.

Colgrove LA, Kim Y, Thompson N (2007) The effect of spirituality and gender on the quality of life of spousal caregivers of cancer suirvivors. Annals of Behavioral Medicine 33:90–98.

Institute of Medicine (2001) Exploring the biological contributions to human health: Does sex matter? Institute of Medicine, www.iom.edu/CMS/3740/5437.aspx; zuletzt am 21.02.2008 die Seite besucht.

Mako C, Galek K, Poppito SR (2006) Spiritual pain among patients with advanced cancer in palliative care. Journal of Palliative Medicine 9:1106–1113.

Maselko J, Kubzansky LD (2006) Gender differences in religious practices, spiritual experiences and health: Results from the US general society survey. Social Science & Medicine 62:2848–2860.

Musambira GW, Hastings SO, Hoover JD (2007) Bereavement, gender, and cyberspace: A content analysis of parents' memorials to their children. Omega 54:263–279.

Rieder A, Lohff B (2004) Gender Medizin. Geschlechtsspezifische Aspekte für die klinische Praxis. Wien.

Teil E: Spirituelle Praxisfelder im Gesundheitswesen

Kann man Spiritualität messen? Operationalisierung des Begriffs

Monika Kögler und Martin Fegg

Measuring spirituality? Operationalization of a concept

As a topic of empirical psychology, spirituality as a construct needs to become measurable. In this chapter, different questionnaires are presented to provide an overview for researchers and practitioners in the field of Spiritual Care. Approaches based on a personal relationship to God (e. g. religious coping, intrinsic religiosity) may not correspond with the present spiritual experience of people living in Germany. On the other hand, scales with a broad concept of spirituality (e. g. modules of health-related quality of life questionnaires, scale on transpersonal trust) might be ambiguous or imply a pre-defined world-view. A mixed qualitative-quantitative approach as provided by the Schedule for Meaning in Life Evaluation (SMiLE) might help to explore individual spirituality. In summary, there is no „gold standard" in measuring spirituality. However, scales should be selected depending on the questions to be answered and on characteristics of the assessed population.

keywords
scale – measurement – spirituality – religious coping – meaning

1 Einleitung

In einem Internetforum über Spiritualität stellt der User „Nils" am 12.9.2006 folgende Frage (http://www.foren4all.de/showthread.php?t=10095, gefunden am 25.2.2008):

> „Ich habe da ein Gerät entdeckt mit dem man die Lebensenergie messen können soll. Es besteht hauptsächlich aus einem gezackten Rad, das über Leuchtdioden die Schnelligkeit anzeigt. Je schneller es sich dreht, desto mehr Lebensenergie soll in einem stecken. Man legt seine Hand um das Gerät, und nach einigen Sekunden fängt das Teil an sich zu drehen. Auch soll man es mit ein wenig Übung (das heißt Konzentration der Lebenskraft) schaffen, es aus einiger Entfernung drehen zu lassen. Bevor ich mir das Ding zu Weihnachten schenke, möchte ich doch gerne mal ein paar Erfahrungen von euch zu diesem Lebensenergiemesser erfahren bzw. Erfahrungen mit ähnlichen Geräten hören. Ist es überhaupt möglich die Lebensenergie zu messen? Was meint ihr dazu?"

Der User „Nils" steht offenbar vor einem Problem: zum einen wünscht er sich ein äußerlich sichtbares Maß für seine Lebensenergie, wahrscheinlich auch, um diese – durch Training – verbessern zu können, zum anderen ist er – zu Recht – doch etwas skeptisch gegenüber den Versprechungen der Hersteller. Kann man so etwas überhaupt „messen"? Handelt es sich nicht um eine unsichtbare, sich der empirischen Wirklichkeit entziehende Größe, die wenn überhaupt, dann nur gefühlt werden kann?

Kögler M, Fegg M J (2009) Kann man Spiritualität messen? Operationalisierung des Begriffs. In: Frick E, Roser T (Hg.) Spiritualität und Medizin. Gemeinsame Sorge für den kranken Menschen. Stuttgart, 221–228.

Vor ähnlichen Fragen stehen wir, wenn wir uns mit der Messbarkeit von Spiritualität beschäftigen: Ist dies überhaupt möglich? Kann man Gott, Glaube, Religiosität, ja Spiritualität „messen"? Entzieht sich das Konstrukt „Spiritualität" nicht den Methoden einer naturwissenschaftlich orientierten Medizin, in der Spiritual Care tätig wird?

Jegliches Konstrukt, das mit Hilfe von empirischen Methoden messbar gemacht werden soll, bedarf einer „Operationalisierung". Darunter versteht man eine präzise Angabe der Vorgehensweise, mit der ein theoretisches Konstrukt empirisch überprüft werden soll. Bei quantitativem Vorgehen wird beschrieben, welche Fragebögen angewendet und wie die Antworten in Zahlenwerte überführt werden. Bei qualitativen Ansätzen müssen ebenfalls die Begriffe definiert und die Vorgehensweise genau erläutert werden.

Die Operationalisierung dient dazu, dass dasselbe Vorgehen von anderen nachvollzogen und wiederholt werden kann und damit ein Phänomen überhaupt empirischer Forschung zugänglich ist. Jede Messung basiert dabei auf einer – expliziten oder impliziten – Definition von Spiritualität (☞ Grom, 12ff).

Im folgenden sollen einige Versuche Spiritualität zu messen vorgestellt werden. Die Sammlung erhebt dabei keinen Anspruch auf Vollständigkeit, sondern versteht sich als Anregung für Forscher und Praktiker im Bereich Spiritual Care. In einem ersten Schritt wird auf rein quantitative Ansätze zur Messung von Spiritualität eingegangen, in einem zweiten auf qualitative bzw. Mixed Methods-Ansätze.

2 Quantitativ orientierte Fragebögen zur Spiritualität

Einen „Goldstandard" für die Messung von Spiritualität gibt es nicht, vielmehr ist die Güte des Instruments auch immer davon abhängig, wie gut es zu der untersuchten Zielgruppe und deren Spiritualitätsbegriff passt. Ein Überblick über Ansätze zur Messung von Spiritualität geben z. B. Yeginer (2000) und Bucher (2007). Zwingmann (2004) beschäftigt sich mit Spiritualitätsskalen als Teil der Erhebung von gesundheitsbezogener Lebensqualität.

2.1 Theistische Spiritualität: Spirituelles Wohlbefinden und religiöses Coping

Die meisten Skalen zur Messung vor Spiritualität stammen aus den USA und setzen ein Bild Gottes als persönliches Gegenüber voraus. Dies trifft nicht nur auf Religiositätsskalen zu, sondern auch auf solche, die Spiritualität erfassen wollen.

2.1.1 Spirituelles Wohlbefinden

In zahlreichen Studien in den USA wurde Spiritualität mit Hilfe der „Spiritual Well-Being-Scale" von Paloutzian und Ellison erhoben. Die Skala besteht aus 20 Items und geht von zwei Dimensionen aus, nämlich „religiöses Wohlbefinden" (Beziehung zu Gott) und „existentielles Wohlbefinden" (Lebensziele). Kritisch gesehen wird an der Skala neben psychometrischen Problemen vor allem, dass sie von einer persönlichen Beziehung zu Gott ausgeht und daher nicht die unterschiedlichen Spiritualitätsformen erfasst.

Auf einem breiteren Konzept von Spiritualität basieren demgegenüber der „Index zum spirituellen Wohlbefinden" von Daalemann und Frey und ebenso die Skala „Spirituelles Wohlbefinden" von Gomez und Fisher, für die noch keine validierte deutsche Fassung vorliegt (vgl. Bucher 2007).

Der „Index zum spirituellen Wohlbefinden" wurde nach qualitativen Vorarbeiten entwickelt und besteht aus – durch Faktoren- und Itemanalysen bestätigten – 12 Items, die zwei Skalen zugeordnet sind: Selbstwirksamkeit (6 Items) besteht aus Aussagen wie „Ich weiß nicht, wie ich beginnen soll, meine Probleme zu lösen", Lebensschema (6 Items) aus Aussagen wie „Ich bin weit davon entfernt, den Sinn des Lebens zu verstehen".

Der „Spiritual Well-Being Questionnaire" basiert auf einem multidimensionalen Konzept von Spiritualität mit den Dimensionen: persönlich (Sinn, Friede, Lebensziele, Identität etc.), gemeinschaftlich (Qualität der zwischenmenschlichen Beziehungen), Umgebung (Natur und Kosmos) und Transzendenz (Beziehung zu Gott, Gebetsleben etc.). Insgesamt besteht der Fragebogen aus 64 Items, pro Subskala wurden je 16 Items formuliert. Die Dimensionen sind faktorenanalytisch bestätigt.

2.1.2 Religiöses Coping

Ein in den USA viel verwendetes Konzept ist das des „Religiösen Copings", das sich nicht allgemein für Religiosität interessiert, sondern vielmehr für situationsspezifische religiöse Bewältigungsstrategien. Religiöse Bewältigungsstrategien werden dabei als Mediatoren zwischen Religiosität und Anpassung an kritische Lebensereignisse verstanden. Entscheidend ist demnach nicht, woran jemand abstrakt glaubt, sondern ob es in konkreten Situationen Auswirkungen hat. Der umfassendste Fragebogen zu religiösem Coping ist derzeit der RCOPE (Pargament 2000), der sowohl positive als auch negative Formen von religiösem Coping erfasst. Wichtige Dimensionen sind Sinnfindung und unterschiedliche Formen von Kontrolle (z. B. Abgabe der Verantwortung an Gott oder Zusammenarbeit mit Gott), aber auch soziale Aspekte wie die Zugehörigkeit zu einer religiösen Gemeinschaft. Eine validierte deutsche Fassung ist bisher nicht verfügbar.

Eine Besonderheit des Fragebogens besteht darin, dass er auch negative Coping-Formen erhebt, z. B. den Glauben an einen strafenden Gott. Allerdings wird stark von einem personalen Gottesbild und der Zugehörigkeit zu einer religiösen Gemeinschaft ausgegangen. Die Messung von spirituellem Wohlbefinden und spirituellem Coping erscheint vielversprechend, allerdings fehlen für Deutschland derzeit noch geeignete Maße.

2.2 Intrinsische Spiritualität und spirituelle Erfahrung

Mehrere Fragebögen versuchen, zum inneren Kern von Spiritualität vorzudringen. Sie fragen danach, wie sehr sie tatsächlich in der Person verankert ist (intrinsische Religiosität, Zentralität) oder auf persönlicher Erfahrung beruht.

2.2.1 Intrinsische Religiostät

Für die Geschichte der Operationalisierung von Spiritualität war Allports Unterscheidung zwischen intrinsischer und extrinsischer religiöser Motivation bedeutsam: Menschen mit einer extrinsischen religiösen Motivation benutzen Religiösität als Mittel zum Zweck für andere Ziele, z. B. Trost, Geselligkeit oder Status. Eine intrinsische religiöse Motivation ist hingegen verinnerlicht, sie durchdringt die ganze Persönlichkeit. Bei aller Kritik an Allports oftmals wertender Unterscheidung zwischen „guter" (intrinsischer) und „schlechter" (extrinsischer) Religiosität ist das Konzept weiterhin von Bedeutung.

Huber (2004) plädiert beispielsweise dafür, „Zentralität" – etwa im Sinn einer intrinsischen religiösen Motivation – und „Inhalt" von Spiritualität/Religiosität getrennt zu erfragen. Die „Zentralitätsskala" ist eine genuin deutsche Entwicklung, allerdings in ihrer jetzigen Form auf monotheistische Religionen zugeschnitten.

Huber operationalisiert Zentralität als Intensität von fünf grundlegenden Ausdrucksformen der Religiosität (nach Glock): Gottesdienst, kognitives Interesse, Ideologie, Gebet und Erfahrung. Der Gesamtwert auf der Zentralitätsskala wird als Indikator gewertet, dass das religiöse Konstruktsystem eine zentrale Stellung in der Persönlichkeit einnimmt.

Auf dem gleichen Konzept, erweitert durch Formulierungen für eine nichttheistische Spiritualität, basiert der „Religionsmonitor" der Bertelsmann Stiftung (http://www.religionsmonitor.com/). Mit dem sehr umfassenden Instrument (fast 100 Fragen) wurden 2007 erstmals Menschen aus allen Kontinenten und Weltreligionen repräsentativ zu ihrer Spiritualität befragt.

Eine neue Skala „Intrinsische Spiritualität" von Hodge (sechs Itmes) besteht aus sechs Items, die die Person und ihr Leben als Ganzes betreffen und auf eine Skala laden. Hodge verzichtet darauf, Spiritualität inhaltlich zu bestimmen und fragt z. B. nur danach, wie gut „meine Spiritualität" die „Fragen, die ich über das Leben habe", beantwortet (zitiert nach Bucher 2007).

2.2.2 Transpersonales Vertrauen

Die Skala „Transpersonales Vertrauen" von Belschner will eigene spirituelle Erfahrungen in Abgrenzung zu kognitivem Wissen um Glaubensinhalte erheben. Der Begriff transpersonal meint dabei eine Öffnung für einen Bewusstseinsbereich, der über das Alltagsbewusstsein hinausgeht. Vertrauen in eine transzendente Wirklichkeit (Loslassen) wird als komplementär zum eigenen Tun (Selbstwirksamkeit, Kontrolle) verstanden und ist Teil eines umfassenden Konzepts integraler Gesundheit.

Die elf Items der Skala sind so formuliert, dass sie für unterschiedliche Gottesbilder offen sind, z. B. „Ich versuche, mich der Hand Gottes/eines höheren Wesens/einer höheren Wirklichkeit anzuvertrauen." Yeginer (2000) beschreibt die sehr guten psychometrischen Eigenschaften dieser eindimensionalen Skala. Ein Vorteil liegt auch darin, dass sie in Deutschland entwickelt wurde und Vergleichsdaten einer repräsentativen Bevölkerungsstichprobe existieren. Ein Nachteil ist die z. T. unpräzise Formulierung mancher Items.

2.3 Spiritualität als Teil der gesundheitsbezogenen Lebensqualität

Die Messung von gesundheitsbezogener Lebensqualität fragt danach, wie Betroffene selbst ihre Gesundheit erleben. Spiritualität/Religiosität wird dabei als mögliche Komponente – neben physischen, psychischen, sozialen und funktionalen Aspekten diskutiert (Zwingmann, 2004).

Der „World Health Organization Quality of Life Questionnaire" (WHOQOL-100, Kurzform WHOQOL-BREF, vgl. www.who.int) ist ein übergreifendes (nicht auf eine spezifische PatientInnengruppe zugeschnittenes), interkulturell entwickeltes und in einer deutschen Version vorliegendes Instrument, das Items zur Spiritualität einbezieht. In der Langform des Fragebogens (100 Items) befassen sich 4 Items mit dem Thema „Religion, persönliche Anschauung", in der Kurzform (26 Items) gibt es nur eine Frage zu „Spiritualität, Religion, persönlichen Überzeugungen", nämlich: „Betrachten Sie Ihr Leben als sinnvoll?"

Ein eigenes Zusatzmodul für spirituelles Wohlbefinden gibt es im Fragebogensystem „Functional Assessment of Chronic Illness Therapy" (FACIT, vgl. www.facit.org), das ursprünglich für PatientInnen mit onkologischen Erkrankungen entwickelt und inzwischen auf weitere chronische oder lebensbedrohliche Krankheiten ausgeweitet wurde.

Die „Spiritual Well-Being Scale" (FACIT-Sp) besteht aus 12 (bzw. in der erweiterten, bisher nicht deutsch erhältlichen Fassung 23) Items, die faktorenanalytisch den beiden Subskalen Sinn (4 Items, z. B. „Mein Leben ist ohne Sinn und Zweck.") und Glaube (8 Items, z. B. „Ich finde Trost in meinem Glauben/meiner Spiritualität.") zugeordnet werden.

Eine Stärke der FACIT-Sp ist, dass sie kultur- und religionsübergreifend entwickelt wurde (Peterman, 2002).

3 Qualitative und Mixed Methods

Angesichts der Schwierigkeit, Spiritualität so messbar zu machen, dass sie für eine breite Bevölkerungsgruppe angemessen abgebildet wird, bieten sich qualitative Verfahren an, um die individuellen Quellen von Sinn und Spiritualität zu erfragen. In einem weiten Verständnis ist Spiritualität aufs Engste mit Lebenssinn verknüpft, der mit Hilfe des „SMiLE" (Schedule for Meaning in Life Evaluation) erfasst werden kann. Der Interviewleitfaden „SPIR" für die spirituelle Anamnese von Patienten lässt über die Möglichkeiten von quantitativen Fragebögen hinaus individuelle spirituelle Bedürfnisse beschreiben.

3.1 Das SPIR-Interview

Viele Patienten wünschen, dass sie spirituelle Bedürfnisse, Ressourcen und Schwierigkeiten mit dem Arzt besprechen können, unabhängig davon, ob sie mit einem Seelsorger in Kontakt stehen oder nicht. Frick et al. (2006) haben daher in Anlehnung an Puchalski et al. (2000) einen Interviewleitfaden entwickelt, der das Gespräch über spirituelle Bedürfnisse von Patienten strukturieren hilft (☞ Riedner/Hagen, 229ff).

3.2 Das „Schedule for Meaning in Life Evaluation" (SMiLE)

Das „Schedule for Meaning in Life Evaluation" (SMiLE) wurde entwickelt, da es bisher kaum validierte Messverfahren zur Erfassung von Lebenssinn gibt bzw. die Individualität der Sinnorientierung zu wenig abgebildet wird. Es handelt sich um eine Mischung aus quantitativem und qualitativem Vorgehen (Mixed Methods). Zunächst wird die befragte Person gebeten, bis zu sieben Bereiche zu benennen, die ihrem Leben in der gegenwärtigen Situation Sinn geben (1. Schritt: Benennen der Bereiche). Dies geschieht, ohne Vorgaben über mögliche Bereiche zu machen, um die individuelle Dimension bestmöglich abzubilden. Anschließend wird die Wichtigkeit jedes Bereichs auf einer achtstufigen Skala bewertet (2. Schritt: Gewichtung der Bereiche). Schließlich geben die Befragten ihre aktuelle Zufriedenheit mit den genannten Bereichen auf einer siebenstufigen Likert-Skala an (Schritt 3: Zufriedenheitsrating). Aus den quantitativen Ratings werden die durchschnittliche Zufriedenheit (oder Unzufriedenheit) mit den einzelnen Bereichen sowie die durchschnittliche Wichtigkeit der Bereiche berechnet. Aus beiden Werten ergibt sich eine gewichtete Zufriedenheit (SMiLE-Index).

Erste Untersuchungen haben ergeben, dass es sich hierbei um ein valides Messverfahren handelt, dessen Entwicklung sich an den Empfehlungen des „Scientific Advisory Committee of the Medical Outcome Trust" orientierte. Eine repräsentative Umfrage zum Lebenssinn in der Bundesrepublik Deutschland mit 1004 ausgewählten Haushalten ergab 13 Bereiche, die für die Deutschen sinnstiftend zu sein scheinen (Fegg et al. 2007).

Sinnstiftende Bereiche aus einer repräsentativen Befragung der deutschen Bevölkerung

1. Altruismus (anderen helfen, Hilfsbereitschaft, ehrenamtliche Tätigkeit etc.)
2. Tiere/Natur (Haustiere, Tiere, Naturerfahrung, Naturliebe etc.)
3. Familie (Kinder, Familie, Enkel, Eltern, Verwandte, Geschwister etc.)
4. Finanzielle Sicherheit (Einkommen, Geld, Eigentum, Wohlstand, Finanzen etc.)
5. Freunde/Bekannte (Bekannte, Freunde, Nachbarn, soziale Beziehungen etc.)
6. Gesundheit (Gesundheit, körperliches Wohlbefinden etc.)
7. Hedonismus (Spaß haben, Genuss etc.)
8. Haus/Garten (Eigenheim, Wohnung, Haus, Garten etc.)
9. Freizeit (Hobbys, Kino, Kultur, Theater, Musik, Sport, Urlaub etc.)
10. Arbeit/Beruf (berufliche Karriere, Job, Arbeit etc.)
11. Partnerschaft (Liebe, Ehe, Partner, Partnerschaft etc.)
12. Seelisches Wohlbefinden (Harmonie, Glück, seelische Zufriedenheit etc.)
13. Spiritualität/Religion (Glaube, Kirche, Gott, Jesus, Religion, Spiritualität etc.)

Am wichtigsten waren Gesundheit, Partnerschaft und Familie. Am zufriedensten waren die Befragten mit Partnerschaft und Spiritualität (sofern sie diesen Bereich nannten), am unzufriedensten mit Arbeit und Finanzen (sofern sie diesen Bereich nannten). Lebenssinn erwies sich als abhängig von verschiedenen soziodemographischen Faktoren.

Erste Ergebnisse bei Krebs- (Stiefel 2008) und Palliativpatienten (Fegg et al. 2008) zeigten, dass im Verlauf der Erkrankung Bereiche, die mit Erholung oder Freizeit zusammenhängen, an Bedeutung gewinnen, während Arbeit weniger wichtig wird. Ebenso konnte gezeigt werden, dass bei schwerer Erkrankung gerade Bereiche, die mit Beziehungen in Zusammenhang stehen (Familie, Freunde, Partnerschaft) innerhalb der vier am häufigsten genannten Kategorien zu finden sind.

Spiritualität erscheint beim SMiLE als eine eigene Sinn-Kategorie, in einem weiteren Verständnis können aber auch alle anderen Sinnbereiche mit Spiritualität verknüpft sein. Der SMiLE steht als Onlineversion unter http://www.lebenssinn.net zur Verfügung.

4 Zusammenfassung und Ausblick

Zur empirischen Erfassung von Spiritualität gibt es bisher keinen „Goldstandard" an Messverfahren, die sich besonders etabliert hätten. Dies hängt auch mit der Schwierigkeit zusammen, etwas so Individuelles wie Spiritualität auf eine allgemeingültige Weise erfassbar zu machen. Vor allem ältere, in den USA entwickelte Skalen setzen Spiritualität mit der Beziehung zu einem personalen Gott gleich, was der gegenwärtigen spirituellen Realität in Deutschland nicht gerecht zu werden scheint.

Ein anderes Problem besteht darin, dass Spiritualität ein sehr breites Konstrukt ist. Es gibt Ansätze, die daher auf einen bestimmten Aspekt fokussieren, etwa die Zentralität für das eigene Leben, die Funktion von Religiosität zur Bewältigung von Schwierigkeiten oder die Erfahrungsdimension. Weitere neu entwickelte Skalen zielen z. B. auf die Erfahrung des Verbundenseins oder die spirituelle Praxis ab (vgl. Huber 2007). Welcher dieser Aspekte besonders wichtig in Zusammenhang mit Faktoren wie Lebensqualität oder Krankheitsbewältigung ist, ist bisher unzureichend geklärt.

Konsens in der Forschung ist mittlerweile, dass Spiritualität ein mehrdimensionales Konstrukt ist. Z. B. fand MacDonald (2000) in einer Faktorenanalyse über mehrere Skalen die Dimensionen Kognitive Orientierung, Erfahrung, Existentielles Wohlbefinden, Paranormale Überzeugungen und Religiosität.

Wesentlich erscheint es eine für die individuelle Situation und Zielgruppe angemessene Operationalisierung von Spiritualität zu wählen. Dabei kann es zielführend sein, ein individuell auf die Krankheitssituation zugeschnittenes Spiritualitätsmaß zu verwenden, oder aber ein Vorgehen, das mit Hilfe von qualitativen Methoden die individuelle Spiritualität erfasst.

Im deutschsprachigen Raum wurde das SPIR-Interview entwickelt, das besonders im klinischen Kontext eine Orientierungshilfe für die Gesprächsführung zum spirituellen Wohlbefinden der Patienten sein kann. Das SMiLE (Schedule for Meaning in Life Evaluation) erfasst sinnstiftende Dimensionen mit einer qualitativ-quantitativen Herangehensweise (Mixed Methods). Lebenssinn scheint aufs engste mit Spiritualität verknüpft zu sein. Sinnfindung kann insbesondere schwerkranken und sterbenden Menschen bei der Bewältigung ihrer Erkrankung helfen und so zu einer Verbesserung der Lebensqualität beitragen: dies ist auch die Hauptaufgabe von Palliative Care nach ihrer Definition durch die WHO.

Literatur

Bucher AA (2007) Psychologie der Spiritualität. Handbuch. Weilheim.

Fegg MJ, Kramer M, Bausewein C, Borasio GD (2007) Meaning in Life in the Federal Republic of Germany: results of a representative survey with the Schedule for Meaning in Life Evaluation (SMiLE). Health and Quality of Life Outcomes 5:59.

Fegg MJ, Kramer M, L'hoste S, Borasio GD (2008) The Schedule for Meaning in Life Evaluation (SMiLE): Validation of a new instrument for meaning-in-life research. Journal of Pain and Symptom Management 35:356–364.

Frick E, Riedner C, Fegg M, Hauf S, Borasio GD (2006) A clinical interview assessing cancer patients' spiritual needs and preferences. European Journal of Cancer Care 15:238–243.

MacDonald D (2000) Spirituality: description, measurement and relation to the five factor model of personality. Journal of Personality 68:153–197.

Pargament K, Koenig HG, Perez LM (2000) The Many Methods of Religious Coping: Development and Initial Validation of the RCOPE. Journal of Clinical Psychology 56:519–543.

Peterman A, Fitchett G, Brady MJ, Hernandez L, Cella D (2002) Measuring spiritual well-being in people with cancer: The Functional Assessment of Chronic Illness Therapy - Spiritual Well-Being scale (FACITSp). Annals of Behavioral Medicine 24:49–58.

Puchalski C, Romer A (2000) Taking a spiritual history allows clinicians to understand patients more fully. Journal of Palliative Medicine 3:129–137.

Stiefel F et al. (2008) Meaning in life of cancer patients assessed with the „Schedule for Meaning in Life Evaluation" (SMiLE). Supportive Care in Cancer 16:1151–1155.

Yeginer A (2000) Forschungsinstrumente der Transpersonalen Psychologie (Transpersonale Studien 2). BIS, Oldenburg.

Zwingmann C (2004): Spiritualität/Religiosität und das Konzept der gesundheitsbezogenen Lebensqualität: Definitionsansätze, empirische Evidenz, Operationalisierungen. In: Zwingmann C, Moosbrugger H (Hg.) Religiosität: Messverfahren und Studien zu Gesundheit und Lebensbewältigung Neue Beiträge zur Religionspsychologie. Münster, 215–237.

Spirituelle Anamnese

Carola Riedner und Thomas Hagen

Spiritual anamnesis

Assessment of patients' spiritual well-being is an integral part of coping research, oncology, and palliative care. There are different methods how to evaluate this. Our own research group developed a semi-structured interview with the acronym SPIR. The discovery of the spiritual dimension in medicine is a result of the cooperation between physician and chaplain. The patient's needs and preferences are the focus of care in the realm of spiritual care. This needs special training in spiritual anamnesis.

keywords
coping-research – distress – quality of life – spiritual anamnesis – spiritual well-being

1 Einführung: Was ist spirituelle Anamnese?

Die medizinische Forschung beschäftigt sich seit den neunziger Jahren des letzten Jahrhunderts zunehmend mit der Bedeutung von Patientenüberzeugungen in Bezug auf Hoffnung, Lebenssinn und die Formulierung von persönlichen Zielen (Sloan et al. 2000). Dies gilt z. B. für die Copingforschung (Folkman und Greer 2000), in der Onkologie (Holland et al. 1998) und in der Palliativmedizin (Bruera et al. 2000, Post et al. 2000, Puchalski und Romer 2000, Rousseau 2000). Es gibt eine Reihe methodischer Ansätze zur Erfassung der spirituellen Dimension in Pflege und Medizin (Burton 1998; Gioiella et al. 1998, Holland et al. 1998, Newshan 1998).

Aus unserer eigenen Arbeitsgruppe stammt das deutschsprachige halbstrukturierte Interview SPIR (Weber und Frick 2002), das sich an die Vorarbeiten von FICA (Puchalski und Romer 2000) anlehnt. Es gibt aber auch andere Fragebögen zur Erfassung der spirituellen Bedürfnisse des Patienten, beispielsweise SpREUK: Spirituelle und religiöse Einstellung und der Umgang mit Krankheit (Bruns et al. 2007).Eine weitere Möglichkeit der Messung von Spiritualität besteht darin, das spirituelle Wohlbefinden neben dem somatischen und psychischen in Fragebögen der Lebensqualität festzustellen (Bruns et al. 2007). Ein Beispiel dafür wäre der FACIT-Sp, zu dem es allerdings noch keine deutschsprachige Version gibt.

Die Wahrnehmung spiritueller Nöte im Konzept einer ganzheitlichen Betrachtungsweise ist gerade beim onkologisch erkrankten Menschen unverzichtbar. So hat es sich immer wieder gezeigt, dass die Erhebung der spirituellen Anamnese bereits ein wichtiger Schritt sein kann, um eine Krisenbewältigung einzuleiten (Bruns et al. 2007).

Worin bestehen der Sinn und die praktische Bedeutung solcher Fragebögen und Fragetechniken?

Riedner C, Hagen T (2009) Spirituelle Anamnese. In: Frick E, Roser T (Hg.) Spiritualität und Medizin. Gemeinsame Sorge für den kranken Menschen. Stuttgart, 229–236.

2 Bestandteil und Setting einer spirituellen Anamnese in der seelsorglichen Praxis

Die zunehmende Entdeckung der spirituellen Dimension in der medizinischen Forschung (☞ Roser, 45ff) basiert letztlich auf einer jahrhundertlangen Beziehung der beiden Berufsgruppen Arzt/Mediziner und Seelsorger/Priester. War es in früherer Zeit der Priester, der den Tod feststellen musste, wanderte dies nach der Zeit der Aufklärung zum Arzt, der bis heute den Totenschein ausstellt. Letztlich ging es dabei um die Frage der größeren von der Gesellschaft zugedachten Autorität und deren Begründung. Die Diskussion über die Festlegung des Todeszeitpunktes ist bis heute nicht abgeschlossen, man denke nur an die Hirntodfeststellung für die Transplantationsmedizin und die durch sie immer wieder ausgelösten Debatten.

Bei aller naturwissenschaftlichen Basierung entdeckt überraschenderweise die Medizin in ihren Publikationen verstärkt den Bereich der Spiritualität. Dass dieser Bereich des Glaubens, der Religion, der Werte und Grundüberzeugungen wichtig und für den Umgang mit existenziellen Krisen elementar ist, ist dagegen keine neue Entdeckung. Man denke nur an die zahlreichen Orden innerhalb der katholischen Kirche, die sich um Kranke sowohl pflegerisch, wie medizinisch und seelsorglich gekümmert haben, um ihnen in dieser schweren Zeit beizustehen. Im Rückgang dieser Ordensrichtungen und in der Individualisierung der Religion, des Glaubens, der Spiritualität entstand die Suche nach einer lern- und lehrbaren Methode, um die je eigene und individuelle Spiritualität des Menschen zu erkennen. Wichtig für das Verständnis einer spirituellen Anamnese sind die beiden Traditionslinien – eine romanische und eine angelsächsische – in der Deutung des Wortes „Spiritualität", die sich bis heute immer wieder vermischen. „Um 1900 spricht die katholische Ordenstheologie in Frankreich von spiritualité als der Lehre vom religiös-geistlichen Leben. Schon im 17. Jahrhundert bezeichnete man in Frankreich mit spiritualité die persönliche Beziehung des Menschen zu Gott. [...] Angelsächsische Traditionslinie: Etwa ab 1870 ist spirituality nachweisbar. Hier wird Spiritualität in einem weiteren Sinn verstanden als Religiösität, die auf direkter, unmittelbarer, persönlicher Erfahrung von Transzendenz beruht anstelle von „Glaube aus zweiter Hand', durch Autoritäten vermittelt" (Benke 2004: 31–32). Benke erarbeitet in seiner Geschichte der christlichen Spiritualität vier Prinzipien christlicher Spiritualität: 1. Geist. Der Mensch macht nicht Spiritualität, sie ist Gabe und Gnade; 2. Inkarnation – Das geschichtlich Konkrete ist wesentlich und die Untrennbarkeit von Leib und Seele; 3. Communio – Gott als Gemeinschaft dreier Personen; 4. Neuschöpfung in Christus – österliche Perspektive (Benke 2007: 159–161).

Die direkte Erfahrung von Transzendenz, die Erfahrung im Umgang mit existentiellen Situationen im Ganzen, ins Gespräch zu bringen, setzt ein Herantasten und eine Vorgehensweise voraus, die tief von einer Haltung getragen sein muss, die sich kurz so benennen lässt: „Ich interessiere mich für den anderen." In der biblischen Sprache kann der Auftrag Jesu so umschrieben werden: „Ich war krank und ihr habt mich besucht" (Mt 25, 36). Den Kranken zu besuchen, ihn im Blick zu haben, sich um ihn zu kümmern und in die Mitte des persönlichen Engagements zu stellen, das ist die zentrale Haltung für den Umgang mit Kranken. Logischerweise beginnt so jede Anamnese im spirituellen Bereich bei der individuellen Person, bei ihrer Befindlichkeit, ihrer Situation und ihren Gefühlen. Carl Rogers hat hierzu maßgeblich die Seelsorgepraxis beeinflusst. Carl Rogers bezeichnet seinen personenbezogenen Ansatz als „eine sehr kleine und stille Revolution" (Rogers 1985: 318). Von diesem personenbezogenen Ansatz ausgehend heißt dies, dass Seelsorge sich immer im Dialog mit dem Patienten und seinen Angehörigen ereignet, es kein standardisiertes Verfahren gibt, also keine Bereiche, die automatisch der Reihe nach abgefragt werden. Auch wenn letztlich der Patient das Gespräch steuert und der Seelsorger aktiv zuhört, wird dieser gerade dann präsent sein, wenn die spirituelle Ebene auftaucht und thematisiert wird.

Diese individuelle und situationsabhängige Sichtweise schließt aber die Erhebung einer spirituellen Anamnese nicht aus. Warum? Nicht nur der Seelsorger ist für Fragen sensibilisiert, denn schon allein die Tatsache, dass ein Seelsorger den Raum für diese Fragen öffnet und als Person präsent ist, öffnet bei dem Patienten und seinen Angehörigen dieses Themenfeld im Inneren und weckt – oftmals klar geäußert oder nur angedeutet – die Bereitschaft, über existenzielle Dinge zu sprechen – auch unter dem Gesichtspunkt, es mit einem „Fachmann" zu tun zu haben. So tauchen in allen Gesprächen Fragen nach dem, was einem Kraft und Halt gibt, nach dem persönlichen Glauben und der Tragfähigkeit von Welt- und Glaubenszusammenhängen auf. Zusätzlich verändert schon allein die Tatsache, dass ein Seelsorger das Gespräch führt, beim Patienten die Zielrichtung, da bereits durch die Person eine gewisse inhaltliche Ausrichtung präsent ist. Damit sich aber ein solches Gespräch entwickeln kann, bedarf es ganz konkreter Rahmenbedingungen und Vereinbarungen. Zum einen darf sich der Seelsorger nicht als ein Mensch mit endlos viel Zeit verstehen und präsentieren, sondern er muss dem Patienten ein konkretes personelles Angebot machen, das zeitlich begrenzt, aber verlässlich und in der Situation sehr präsent ist. Ein weiterer wichtiger Rahmen ist das Verständnis, das der Seelsorge im Behandlungsteam und auf Station entgegengebracht wird. Ist sie dort als ein wichtiger Bestandteil in der Sorge um die Menschen etabliert, dann wird es z. B. eine Selbstverständlichkeit sein, dass der Seelsorger in seinem Gespräch nicht gestört, sondern das Ende abgewartet werden wird.

All diese Facetten, Voraussetzungen, Rahmenbedingungen und Möglichkeiten eines seelsorglichen Gesprächs machen deutlich, dass ein standardisiertes Verfahren schwierig, aber nicht unmöglich ist. In dieser Spannung Neues zu entwickeln, ist eine der Herausforderungen in unserer Zeit. Der Schwerpunkt in der Aus- und Weiterbildung liegt auf der Haltung, die dem Gespräch zugrunde liegt, und in der Gesprächsführung. Dies zieht jedoch nicht die Konsequenz nach sich, keinerlei Transparenz gewähren und keine kommunizierbare spirituelle Anamnese erfassen zu können. Die Erfahrung zeigt, dass eben immer bestimmte Bereiche in fast allen Gesprächen zum Thema werden, z. B.: Beziehungen, Lebensüberzeugungen, Glaube. Um diese Bereiche auch anderen Berufsgruppen zur Verfügung zu stellen, ihnen einen Leitfaden an die Hand zu geben, wie man über persönliche Spiritualität sprechen und auf dieser Ebene einen Zugang zum Patienten finden kann, dazu diente die Untersuchung an der LMU München, die wir SPIR genannt haben.

3 Wissenschaftliche Modelle: SPIR und Distress

Das Akronym *SPIR* dient dazu, sich die vier Schritte bei der Erfassung spiritueller Bedürfnisse und Ressourcen zu vergegenwärtigen: Die folgenden Standardfragen sollen im Verlauf des Gesprächs dem Sprachgebrauch des Patienten angepasst werden. Zur Vermeidung von Missverständnissen sollte herausgefunden werden, ob dem Patienten Begriffe wie „spirituell" oder „religiös" bekannt sind und wie er sie verwendet. Ähnliches gilt für Kirche/Gemeinschaft/Gemeinde/Gruppe usw., je nachdem, wie der Patient über seine diesbezüglichen Bindungen zu sprechen in der Lage ist.

Spiritualität und Glaubens-Überzeugungen: In wen oder in was setzen Sie Ihre Hoffnung? Woraus schöpfen Sie Kraft? Gibt es etwas, das Ihrem Leben einen Sinn verleiht? Welche Glaubensüberzeugungen sind für Sie wichtig? Betrachten Sie sich als spirituellen oder religiösen Menschen?

Platz und Einfluss, den diese Überzeugungen im Leben des Patienten einnehmen: Sind die Überzeugungen, von denen Sie gesprochen haben, wichtig für Ihr Leben? Welchen Einfluss haben sie darauf, wie Sie mit sich selber umgehen und in welchem Maß Sie auf Ihre Gesundheit achten? Wie haben Ihre spirituellen und Glaubens-Überzeugungen Ihr Verhalten während dieser Erkrankung bestimmt? Welche Rolle spielen Ihre Überzeugungen dabei, dass Sie wieder gesund werden?

Integration in eine spirituelle, religiöse, kirchliche Gemeinschaft/Gruppe: Gehören Sie zu einer spirituellen oder religiösen Gemeinschaft (Gemeinde, Kirche, spirituelle Gruppe)? Bedeutet dies eine Unterstützung für Sie? Wie? Gibt es eine Person oder Gruppe von Leuten, die Ihnen wirklich viel bedeuten und die wichtig für Sie sind?

Rolle des Arztes: Wie soll ich als Ihr Arzt/Ihre Ärztin/Krankenschwester/Therapeut … mit diesen Fragen umgehen? Wer ist Ihr wichtigster Gesprächspartner in Bezug auf spirituelle und Glaubens-Überzeugungen? Welche Rolle sollen diese Überzeugungen in der ärztlichen Behandlung spielen? Spirituelle und Glaubensfragen sind für Krank- und Gesundsein ein wichtiger Bereich. Haben Sie den Eindruck, dass wir über Ihre Überzeugungen so gesprochen haben, wie Sie es sich wünschen? Möchten Sie etwas hinzufügen?

Mit diesem halbstrukturiertem Interview wurde 2003 eine randomisierte Studie an der LMU München durchgeführt, um die Praktikabilität von SPIR zu prüfen, seine Akzeptanz bei Untersuchern und Untersuchten sowie die sich ergebenden Belastungen für alle Beteiligten [4]. *Hierzu wurden in zwei ambulanten Institutionen und einer stationären Einheit ab einem bestimmten Zeitpunkt alle Patienten befragt,* einmal in den ambulanten Institutionen von den gleichen ärztlichen Psychotherapeuten und zum anderen in der stationären Einheit zufallsverteilt entweder von ärztlichem Personal (Ärzten, Pflegern, Psychotherapeuten) oder Klinikseelsorgen. Zusätzlich wurde durch Mitglieder des Seelsorgeteams eine altersmäßig ähnliche (40–70-Jährige) *Vergleichgruppe* untersucht. Diese umfasst Krankenhauspatienten, die weder onkologisch noch palliativ behandelt werden und auch nicht chronisch krank waren, bei denen also die Aussicht auf eine *restitutio ad integrum* bestand. Durch die Untersuchung der Vergleichsgruppe sollte die Hypothese geprüft werden, dass spirituelle Belange sich anders darstellen, wenn eine Konfrontation mit Sterben, Verkürzung des Lebens und vitaler Bedrohung nicht gegeben ist.

Es wurden insgesamt 70 onkologische Patienten und 23 nicht onkologische Vergleichspatienten untersucht. Es ergab sich eine niedrige Belastungsrate der Patienten (1.0 ± 2.2) und der Behandler (1.6 ± 1.7 auf visuellen Analog-Skalen von 1 bis 10). Patienten (7.2 ± 2.7) und Behandler (6.6 ± 2.4) empfanden SPIR als hilfreich. Die Wichtigkeit der Spiritualität wurde von Patienten mit 6.6 ± 2.9 eingeschätzt, die Behandler schätzten es mit 6.6 ± 2.8 ein. Aus der Studie wird damit deutlich, wie wichtig und hilfreich ein Gespräch über Spiritualität durch die Patienten ein-

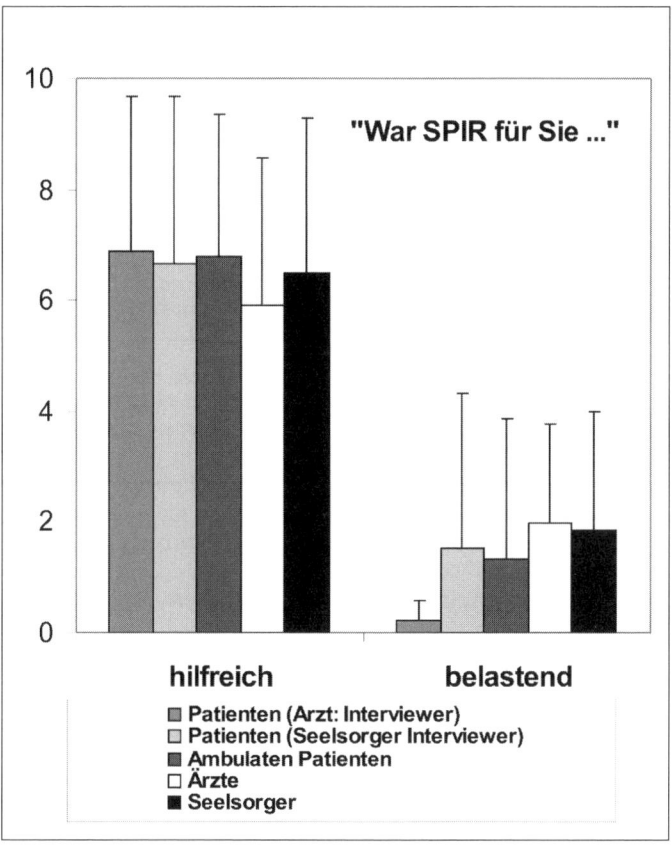

Abb. 1: SPIR

geschätzt wird, und für wie hilfreich und nicht belastend es durch die Behandler andererseits eingeschätzt wird (Frick 2006, Riedner 2006).

Es gibt eine zeitlich noch wesentlich kürzere und einfachere *Screening* Methode um die spirituelle Belastung eines Patienten zu erfassen. Die deutsche Version des *Distress*-Thermometers, des NCCN aus den USA (Mehnert et al. 2006). Hier bestimmt der Patient auf einer Skala zwischen 0 und 10 wie belastet er sich in der letzten Woche gefühlt hat. Ist der Wert über 5, also oberhalb des *cut-off*-Wertes, so kann vom Untersucher noch genauer spezifiziert werden, wo die Ursache der Belastung liegt, ob in praktischen Problemen, familiären Problemen, körperlichen Problemen oder in spirituellen/religiösen Belangen.

Insgesamt ist es von hoher Bedeutung, einen Patienten auch zu seiner Spiritualität zu befragen um ihn in seiner Ganzheit seines Menschseins im Falle einer schwerwiegenden Erkrankung zu erfassen und gegebenenfalls eine weiterführende Begleitung durch Gespräche mit einem Seelsorger in die Wege zu leiten. Weiterhin ist es aber auch wichtig, spirituelle Bedürfnisse von Patienten zu erfassen und zu dokumentieren, um die Notwendigkeit eines Klinikseelsorgers im interdisziplinären Team belegen und fordern zu können. In besonderer Weise gilt dies in der Palliativmedizin.

4 Was geschieht mit der spirituellen Anamnese? Kommunikation im Team und in der Begleitung des Patienten

Aus all den erhobenen Daten wird deutlich, dass für eine gelingende spirituelle Anamnese die Haltung und die persönliche Einstellung ausschlaggebend sind, dass es aber auch eine Grundkompetenz geben sollte, die jeder – unabhängig von seiner persönlichen Einstellung, aber geerdet in seinem beruflichen Ethos – ausüben muss. In der Praxis heißt dies, dass nicht Patient A Glück hat, weil er auf einen Arzt bzw. Pfleger stößt, dem die spirituelle Begleitung als Person wichtig ist, und Patientin B Pech, weil sie auf solche Menschen nicht trifft. Letztlich hängt es an dem Verständnis des Einzelnen, an der konkreten Umsetzung eines mehrdimensionalen Menschenbildes, wie es sich in der WHO-Definition der Palliativmedizin niederschlägt. Wie stark das Setting an diesem Verständnis hängt, beschreibt Marina Kojer, die Begründerin der geriatrischen Palliativmedizin, unter der passenden Überschrift „Ich lebe noch" deutlich: „Heute wissen und spüren wir, dass Sterben eine Zeit des Lebens ist, dass wir, wenn wir einen Menschen bis zuletzt begleiten, einen wesentlichen und wahrscheinlich den schwierigsten Abschnitt seines Lebens begleiten. Früher hätten wir diese Worte nicht einmal verstanden, geschweige denn nachempfinden können" (Kojer 2003: 332). Diese Analyse ist interessant und überraschend, da der Tod schon immer ein Skandalon war, mit dem in der Geschichte unterschiedlich umgegangen wurde. Die Wissenschaft findet mit ihrem Erklärungssystem im Sterben und Tod ihre Grenze.

Was ist dann die Aufgabe der Seelsorge? Professionelle Seelsorge ist nicht das Anwenden von wissenschaftlichen Erkenntnissen, wie auch grundsätzlich jede Profession nicht einfach die Umsetzung wissenschaftlicher Fakten ist. „Während die Wissenschaften an der Produktion allgemeinen Wissens orientiert sind, ist für Professionen der Fallbezug spezifisch, allerdings unter Rückgriff auf wissenschaftliches Wissen." (Hildenbrand 2005: 145). So wie es in der Medizin die Unterscheidung zwischen einem Mediziner gibt, der Daten und Sachverhalte analysieren kann, und einem Arzt, der sein Wissen dem anderen adäquat vermitteln kann, so besteht zwischen einem Theologen und einem Seelsorger ein Unterschied.

Damit im Team überhaupt das Thema der spirituellen Anamnese präsent bleibt, ist zum einen eine strukturelle Verortung notwendig und es muss zum anderen konkret eine Person da sein, die für dieses Thema steht. So bleibt es auch in Zukunft unerlässlich, dass sowohl Ärzte eine Grundkompetenz in spiritueller Begleitung erwerben (☞ Hagen/Raischl, 280ff) als auch Seelsorger vor Ort ansprechbar und präsent sind, um ihre eigene Qualifikation einzubringen.

Das Kommunikationsmittel einer Spirituellen Anamnese kann dazu dienen, in geregelter Weise zwischen beiden Professionen eine Übergabe zu ermöglichen.

Literatur

Benke C (2004): Was ist (christliche) Spiritualität? Begriffsdefinitionen und theoretische Grundlagen. In: Zulehner P (Hg.) Spiritualität – mehr als ein Megatrend. Ostfildern, 29–43.

Bruera E, Neumann CM, Mazzocato C, Stiefel F, Sala R (2000) Attitudes and beliefs of palliative care physicians regarding communication with terminally ill cancer patients. Palliat Med, 14:287–98.

Bruns F, Steinmann D, Micke O (2007). Spiritualität in der Onkologie. Der Onkologe 13:490–498.

Burton LA (1998) The spiritual dimension of palliative care. Semin Oncol Nurs, 14:121–8.

Folkman S, Greer S (2000). Promoting psychological well-being in the face of serious illness: when theory, research and practice inform each other. Psycho-Oncology, 9:11–9.

Frick E (2006) A clinical interview assessing cancer patients' spiritual needs and preferences. European Journal of cancer care 15:238–243.

Gioiella ME, Berkman B, Robinson M (1998) Spirituality and quality of life in gynecologic oncology patients. Cancer Pract, 6:333–8.

Holland JC, Kash KM, Passik S, Gronert MK, Sison A, Lederberg M, Russak SM, Baider L, Fox B (1998). A brief spiritual beliefs inventory for use in quality of life research in life-threatening illness. Psycho-Oncology, 7:460–9.

Hildenbrand B (2005) Begleitung von Menschen in einer Sinnkrise – Erwartungen an ehrenamtliche Mitarbeiter im Hospizbereich. In: Ewers M, Schaeffer D (Hg.) Am Ende des Lebens. Versorgung und Pflege von Menschen in der letzten Lebensphase. Bern, 139–154.

Kojer M (2003) Ich lebe noch . . . . In: Kojer M (Hg.) Alt, krank und verwirrt. Einführung in die Praxis der Palliativen Geriatrie. Freiburg im Breisgau, 331–340.

Mehnert A, Müller D, Lehmann C,Koch U (2006) Die deutsche Version des NCCN Distress-Thermomethers. ZPPP 54 (3)213–223.

Newshan G (1998) Transcending the physical: spiritual aspects of pain in patients with HIV and/or cancer. J Adv Nurs, 28:1236–41.

Post SG, Puchalski CM, Larson DB (2000) Physicians and patient spirituality: professional boundaries, competency, and ethics. Ann Intern Med, 132:578–83.

Puchalski C, Romer AL (2000) Taking a spiritual history allows clinicians to understand patients more fully. Journal of Palliative Medicine, 3:129–137.

Riedner C (2006) Assessment of the patients' spiritual needs and a questionnaire to evaluate the investigators' spiritual background.Psycho-Oncology 15/2:383(901).

Rogers CR (1985) Die Kraft des Guten. Frankfurt am Main.

Rousseau P (2000) Spirituality and the dying patient. J Clin Oncol, 18:2000–2002.

Sloan RP, Bagiella E, VandeCreek L, Hover M, Casalone C, Hirsch TJ, Hasan Y Kreger R, Poulos P (2000). Should physicians prescribe religious activities? New England Journal of Medicine, 342:1913–1916 (Diskussion 1339–1342).

Weber S, Frick E (2002) Zur Bedeutung der Spiritualität von Patienten und Betreuern in der Onkologie. In Manual Psychoonkologie, ed. Sellschopp A, Fegg M, Frick E, Gruber U, Pouget-Schors D, Theml H, Vodermaier A, Vollmer T. München, 106–109.

Spiritual Care angesichts des plötzlichen Todes

Andreas Müller-Cyran

Spiritual care facing sudden death

Pastoral care in situations of emergency and bereavement offers counselling and accompanying presence to persons who are confronted with the sudden death of a beloved person. It is as much rooted in bereavement care of Christian faith communities, as it is rooted in professional emergency care. Both share in the spiritual dimension of care.

keywords
emergency – bereavement –sudden death – presence – trauma and dissociation

1 Persönliche Definition von Spiritualität: Gott suchen

Notfallseelsorge ist Seelsorge angesichts des plötzlichen, in dieser Weise unerwartet eingetretenen Todes. Sie wendet sich an die Hinterbliebenen. Der tiefste Wunsch der Hinterbliebenen besteht darin, den Toten wieder lebendig zu machen. Dies ist medizinisch-biologisch dem (Not-)Arzt trotz seiner Reanimations-Versuche nicht möglich. Im Gegensatz zu Jesus (z. B. Joh 11,43; Lk 7,14) und Petrus (Apg 9,40) bleibt es dem Seelsorger und jedem anderen, der sich dem Hinterbliebenen zuwendet, ebenfalls versagt den Toten medizinisch erfolgreich zu reanimieren. Wenn er sich jedoch der Situation stellt, die Hilflosigkeit der Hinterbliebenen und ihre sprachlos machende Trauer, ihr Grauen und ihr Entsetzen aushält, wenn er also personal ganz da und beim Betroffenen ist, konstelliert sich eine spirituelle Reanimation. Sie verläuft erfolgreich, wenn der Hinterbliebene die Erfahrung macht, nicht alleine zu sein, wenn er einen Menschen wahr nimmt, der sich seiner Hilflosigkeit stellt, wenn er einen Menschen findet, dem gegenüber das Erlebte zur erzählbaren Geschichte werden kann, wenn er sich in Würde vom Leichnam verabschiedet; in einem Wort: wenn er über den Tod hinaus hoffen kann.

Spiritual Care nimmt die Möglichkeiten und Chancen vor dem Tod in den Blick – Notfallseelsorge nimmt als „spiritual reanimation" ernst, dass Tod nicht domestizierbar ist, dass er überall dort begegnet, wo der Mensch nur immer sein kann. Spiritual Care erreicht die Menschen nicht, die plötzlich und in dieser Weise unerwartet sterben. Etwa ein Viertel bis ein Fünftel aller Menschen in unserer Gesellschaft sind davon betroffen. Die Möglichkeiten der cardio-pulmonalen Reanimation sind eingeschränkt: während sie bei einer chirurgischen Indikation zur Reanimation gegen null geht, ist sie immerhin bei internistischer Indikation (und optimistischer Schätzung) in ca. fünf Prozent aller Fälle (tertiär) erfolgreich. Die Effizienz einer frühen psychosozialen Unterstützung für Hinterbliebene, wie sie die Notfallseelsorge anstrebt, liegt höher.

Im Folgenden wird zunächst die Notfallseelsorge in ihren Arbeitsfeldern vorgestellt. Anschließend werden spirituelle Erfahrungen beschrieben.

Müller-Cyran A (2009) Spiritual Care angesichts des plötzlichen Todes. In: Frick E, Roser T (Hg.) Spiritualität und Medizin. Gemeinsame Sorge für den kranken Menschen. Stuttgart, 237–243.

Die Seelsorge für Menschen, die mit dem plötzlichen Tod oder seiner konkreten Möglichkeit konfrontiert wurden, entwickelt sich unter dem Begriff der „Notfallseelsorge" seit der ersten Hälfte der 90er Jahre zu einem inhaltlich wie strukturell sich ausdifferenzierenden pastoralen Handlungsfeld. Der Impuls zu dieser Entwicklung geht zurück vor allem auf die Einsatzkräfte des Rettungsdienstes, der Polizei und der Feuerwehr, die sich an Seelsorger wenden, damit die Menschen, die ihnen in ihrem Dienst begegnen, begleitet werden können.

Denn Einsatzkräfte nehmen in der Ausübung ihres Dienstes Menschen wahr, die unerwartet mit der Möglichkeit des eigenen Todes oder mit dem plötzlichen Tod eines Angehörigen konfrontiert wurden. Sie wenden sich als (Ver-)Mittler an die Kirche, damit sie den betroffenen Menschen beistehe. Notfallseelsorge etabliert sich, wenn Seelsorger sich innerhalb einer Region organisieren, damit einer von ihnen verlässlich und rund um die Uhr erreichbar ist, wenn Einsatzkräfte die Bitte von trauernden und traumatisierten Menschen, ihnen unmittelbar unter dem Eindruck des Ereignisses beizustehen an die Seelsorger vermitteln.

Durch die Notfallseelsorge ist die Kirche in der Gesellschaft diakonisch präsent als Trost für Trauernde. Dazu bezieht sie sich auf Erkenntnisse der Psychotraumatologie und konnte in den letzten Jahres selbst zu einer Ausdifferenzierung der Psychotraumatologie (Krüsmann und Müller-Cyran 2005) beitragen. Die seelsorgliche Identität wird nach außen sichtbar (explizit) überall dort, wo der Seelsorger im Notfall Menschen begegnet, die christlich-religiöse Bedürfnisse äußern: er kommt z. B. dem Wunsch nach einem gemeinsamen Gebet nach, er segnet den Leichnam und stellt sich, wo er entsprechend an- und hinterfragt wird, der Frage nach Gott in der Erfahrung von Tod und Leid. Da der Seelsorger sich im Notfall an den Bedürfnissen betroffener Menschen orientiert, die eher selten christlich-religiös zu verorten sind, wird seine spezifische Identität als Seelsorger nicht immer sichtbar.

Notfallseelsorge findet eine starke öffentliche Wahrnehmung im Kontext von Katastrophen und markanten Ereignissen, über die Medien intensiv berichten. Hauptsächlich arbeitet die Notfallseelsorge jedoch alltagsnah: Es sind nur ganz am Rande die Aufsehen erregenden Katastrophen, in denen Seelsorger tätig werden, sondern zunächst die zahllosen plötzlichen Todesfälle, die wenige betreffen und von denen wenige Notiz nehmen: Todesfälle mit kardialer Ursache (Herzinfarkt), Selbsttötungen, Unfälle etc. Diese alltagsnahen Ereignisse kennzeichnen das eigentliche Wirken der Notfallseelsorge.

Im Folgenden geht es um den Versuch, Spuren Gottes in einem Kontext auszumachen, der für viele Menschen, auch Glaubende, zunächst größte Gottesferne und -verlassenheit, ja Sinnlosigkeit und Absurdität bedeutet.

2 Konfrontation mit dem plötzlichen Tod: Auswirkungen auf Hinterbliebene

Die Veränderungen setzen unmittelbar mit der Wahrnehmung des Ereignisses ein: Der Betroffene hat den Eindruck, dass alles, was um ihn herum vorgeht, gleichsam wie im Traum, wie im Film oder wie auf einer Bühne geschieht („Derealisation" als Aufhebung der Wirklichkeit). Er macht die Erfahrung, „neben sich zu stehen", sich selbst beim Reden zuzuhören und – obgleich er selbst Urheber seiner Sprache bleibt – quasi wie fremd gesteuert zu sprechen, sich selbst aus einer Art Kameraperspektive zu beobachten und zu sehen („Depersonalisation" als Aufhebung der eigenen

Person, „ich-fremde Erfahrung"). Zudem erlebt er nicht mehr innerhalb der Kategorie von Zeit: Das Gefühl für Zeit und für das Vergehen von Zeit ist aufgehoben, objektiv messbare, wenige Minuten werden zur „Ewigkeit".

Gefühle werden abgespalten und nicht mehr wahrgenommen („emotionale Anästhesie"). Der Betroffene weiß kognitiv-rational, was passiert ist (z. B. dass ein geliebter Mensch gestorben ist), das zu diesem Wissen gehörende Gefühl von Trauer jedoch fehlt. Er fühlt innerlich nichts und kann auf die Frage, wie es ihm gehe, nicht eigentlich antworten.

Betroffene Menschen erleben ihre Umgebung als chaotisch. Es scheinen keine Regeln mehr zu bestehen, sonst vertraute Strukturen tragen nicht mehr und stehen nicht mehr zu Verfügung. Die kognitiven Fähigkeiten sind eingeschränkt, auch einfache Gedächtnisinhalte (wie z. B. die telefonische Notrufnummer oder die räumliche Orientierung) können nicht erinnert werden.

Diese Veränderungen werden in der Psychotraumatologie als „Dissoziationen" (Aufspaltung mentaler Prozesse) beschrieben, die durch ein äußeres Ereignis von extremer Belastung (z. B. die Konfrontation mit der realen Möglichkeit des eigenen Todes, Beobachten des plötzlichen Todes einer anderen Person) ausgelöst werden. Die Veränderungen kennzeichnen, sofern sie im unmittelbaren zeitlichen Zusammenhang des Ereignisses auftreten, keinen krankhaften Prozess, sondern stellen eine normale und angemessene Reaktion eines normalen und gesunden Menschen auf ein nicht normales Ereignis dar. Sie bilden sich innerhalb weniger Stunden zurück, wenn der Betroffene Halt, Orientierung und Struktur im chaotischen Erleben spürt. Diese Wahrnehmung wird vermittelt durch die Präsenz eines anderen Menschen, sprachliche Kommunikation spielt dabei nur eine untergeordnete Rolle.

3 Spirituelle Impulse

3.1 Dasein – der Gottesname des Ersten Bundes

Seelsorger machen in Notfällen die Erfahrung, dass im ersten Kontakt mit dem betroffenen Menschen entgegen den konventionellen Gewohnheiten nicht die Vorstellung mit dem eigenen Namen angemessen erscheint. Der Betroffene steht ganz und gar unter dem Eindruck des plötzlichen Verlustes eines Menschen, der bis dahin seine Lebensgeschichte geprägt hat. Seine kognitiven Fähigkeiten – darunter auch, sich einen Namen einzuprägen – sind deutlich reduziert. Insofern der eigene Name etwas mit der kontextuellen Identität zu tun hat, hat sich als erste Vorstellung die Formulierung bewährt: „Ich habe jetzt Zeit für Sie".

Diese Formulierung trifft das Bedürfnis des Betroffenen: Er ist zwar von vielen Einsatzkräften umgeben, jedoch hat für ihn und seine Bedürfnisse niemand eine Zuständigkeit. Er fühlt sich übersehen und verwirrt in der Wahrnehmung einer Umgebung, in der viele Menschen aus dem Einsatzwesen ihrem Auftrag nachgehen, die der Betroffene jedoch nicht durchschaut oder kennt. Er ist nicht oder nur sehr eingeschränkt in der Lage, seinem Bedürfnis nach Orientierung, Wahrnehmung und Struktur Ausdruck zu geben, er erlebt sich selbst als hilflos und seine Umgebung als Chaos. Ein Mensch, der sich ihm vorstellt als jemand, der ihm zusagt, „Zeit für ihn zu haben", und ihn damit in den Mittelpunkt seiner Aufmerksamkeit stellt, entspricht seinem Bedürfnis in dieser Situation.

Der Bezug zum Gottesnamen des Ersten Bundes (vgl. Ex 3,14) fällt auf und ist nicht zufällig. Implizit klingt in der unprätentiösen und alltäglichen Begrüßung und Selbstvorstellung „Ich habe Zeit für Sie und bin jetzt für Sie da" die Zusage Gottes an Mose und sein Volk an: „ich habe das Elend meines Volkes [...] gesehen, [...] Ich kenne ihr Leid" (Ex 3,7) – und werde es letztlich wandeln. In der Zusage der Präsenz, die in der Begegnung mit einem anderen Menschen erfolgt, liegt der erste Schritt hin zu der Erfahrung, im Leid und in der Trauer nicht allein zu sein und daraus Trost schöpfen zu können.

Zugleich liegt in dieser Zusage eine wichtige Selbstbegrenzung dessen, der sie macht: sie legt ihn fest auf eine kontinuierliche Präsenz, jedoch nicht darauf, dafür zu sorgen, dass keine Trauer sei, dass alles so sei, wie es vorher war. Diese Präsenz beinhaltet vielmehr die Zusage, die Hilflosigkeit des traumatisierten und trauernden Menschen zu teilen, aber auch die Hilflosigkeit derer, die helfen wollten und den Tod trotz allen Aufwandes, aller Technik und allen Engagements nicht verhindern konnten. Wie jeder anderen Profession fällt es dem Seelsorger schwer, sich der Hilflosigkeit des Todes zu stellen. So banal die Feststellung klingt, so dramatisch sind seine Auswirkungen: Alle Fortschritte der (Notfall-)Medizin haben den Tod nicht abgeschafft. Der im Garten landende Rettungshubschrauber vermag den bereits leichenstarren Säugling in seinem Bett, der am plötzlichen Säuglingstod gestorben ist, nicht wieder lebendig zu machen (Madler 1998). Der Notarzt und sein Team sind in dieser Situation mit einer Hilflosigkeit konfrontiert, die nicht aus einem persönlich zu verantwortenden Mangel oder Defizit resultiert. Sie sind vielmehr einer funktionalen Hilflosigkeit ausgesetzt, aus der es kein Entkommen gibt: Sie kann nur mit den Trauernden geteilt werden. Dennoch ist die Versuchung groß, die Erfahrung der funktionalen Hilflosigkeit zu vermeiden und ihr durch berufsspezifischen Aktionismus zu entkommen. Die Profession des Arztes legt nahe, dem Trauernden ein sedierendes (beruhigendes) Medikament zu verabreichen, weil er den Ausdruck seiner Trauer schwer aushält; oder dem Tod mit einer Diagnose einen Namen geben zu wollen, der jedoch nichts erklärt. Der Seelsorger kennt die Versuchung, die Sprachlosigkeit mit einem Sinnangebot aufzulösen („Ihr Kind ist jetzt beim lieben Gott") oder die Trauernden zum Beten einzuladen oder aufzufordern, obgleich das Aushalten von sprachlos machender Trauer gefordert wäre.

Die Selbstvergewisserung, die in der Zusage des bloßen Daseins liegt, bewahrt davor, der Hilflosigkeit der Situation auszuweichen und führt zur Rückbesinnung auf die zentrale Tugend der Notfallseelsorge, die weniger im Machen und Handeln liegt, als in der Kraft, die Hilf- und Sprachlosigkeit der Trauernden auszuhalten. Der Seelsorger, der sich selbst als Da-seiender vorstellt und versteht, weiß auch um das Dasein dessen, der ihm in dieser Situation erst den Halt gibt, den er dem Trauernden (weiterzu-)geben vermag.

3.2 „Komm zu uns, zögere nicht" (Apg 9,38) – von der Bereitschaft, sich Pläne durchkreuzen zu lassen

Das Dasein des Seelsorgers bei und für Menschen, die mit dem plötzlichen Tod eines Angehörigen konfrontiert wurden, setzt die Bereitschaft voraus, sich rufen zu lassen, sich in dem unterbrechen zu lassen, was man gerade tun wollte, und umzudisponieren. Betroffene Menschen reagieren tief gekränkt und haben kein Verständnis für Seelsorger, die die Auffassung vertreten, unmittelbar nach Eintritt des

Todes sei kein Sakrament (mehr) zu spenden und ihr baldiges Erscheinen deswegen überflüssig, außerdem könnten sie ihre Tagesplanung nicht umdisponieren, um sehr bald nach dem Eintritt des plötzlichen Todes für den Hinterbliebenen da zu sein. Die vage Aussicht, sich in den nächsten Tagen beim Trauernden zu melden, vermag nicht zu trösten.

Die Minuten und Stunden, unmittelbar nachdem der Hinterbliebene vom unerwarteten Tod eines Angehörigen erfahren oder ihn miterlebt hat, sind von zentraler Bedeutung für den Verlauf seiner Trauer. Wie beschrieben, entwickelt er zunächst typische Anzeichen einer akuten psychischen Traumatisierung. In diesem Intervall ist er mehr als später auf die Nähe und verlässliche Präsenz eines Menschen angewiesen, die ihm Orientierung und Halt vermittelt. Nach und nach „realisiert" er, was passiert ist, er nimmt Trauer wahr und kann sie zeigen. Wo zunächst Trauma war, wird Trauer: An diesem bedeutsamen Übergang wird der Seelsorger, der im Notfall zunächst einmal einfach nur da ist, tätig. Für den Seelsorger bedeutet dies, dass er sich rufen lässt. Kein Seelsorger hat heute die Zeit nichts zu tun außer darauf zu warten, dass die Rettungsleitstelle anruft. Daher hat es sich bewährt, einen Bereitschaftsplan aufzustellen, der sicherstellt, dass jeweils ein Seelsorger im Dekanat eine zeitlang die Rufbereitschaft übernimmt und Kirche damit rund um die Uhr an jedem Tag im Jahr (für die Einsatzkräfte aus Polizei und Rettungsdienst) erreichbar ist. Bei der Vielzahl der Aufgaben, die die Gemeindeseelsorge zu leisten hat, kostet die Bereitschaft, in Notfällen präsent zu sein, zusätzliche Ressourcen, die verantwortet sein müssen. Eine markante Episode aus der Apostelgeschichte (Apg 9,36–41) belegt, dass erstens das Anliegen der Notfallseelsorge so alt ist, wie die Seelsorge selbst (und damit keine Neuentwicklung oder Entdeckung der 90er Jahre darstellt) und dass zweitens die Apostel, in diesem Fall Petrus, offensichtlich Prioritäten setzten, wenn es darum ging, Trost den Trauernden zu ermöglichen.

In der Episode stirbt eine als beliebt beschriebene Christin. Man weiß in dem Ort, in dem die Christin stirbt, dass sich in einem benachbarten Ort (Lydda) Petrus aufhält. Es werden zwei Männer zu Petrus geschickt, die den Auftrag haben, ihn zu bitten: „Komm zu uns, zögere nicht! Da stand Petrus auf und ging mit ihnen." (Apg 9,38b.39a). Offensichtlich ist der Tod der Frau und die Bitte um sein Kommen für Petrus Anlass und ausreichender Grund, sich in dem, was er in Lydda plante und tat, spontan unterbrechen zu lassen und mit den beiden Männern zu gehen. Petrus erweckt die Tote zum Leben und ermöglicht damit den Hinterbliebenen über den Tod hinaus zu hoffen.

Die Seelsorge in Notfällen greift das Handeln des Apostels als Vorbild auf: Es wird nicht nach Gründen für die Bitte gefragt, es wird nicht gefragt, welcher Mensch gestorben sei und ob es sich „lohne", sich unterbrechen zu lassen und mit zu kommen. Es wird nicht darüber berichtet, ob Petrus recherchiert habe, ob die Verstorbene getauft ist oder nicht, sondern im Notfall des Todes steht er auf und geht hin.

3.3 Glaubensgeheimnis: Tod verkünden

Unmittelbar an die Einsetzungsworte, an zentraler Stelle der Eucharistiefeier, folgt die vom Diakon vorgetragene Akklamation: „Geheimnis des Glaubens". Die versammelte Gemeinde antwortet: „Deinen Tod, oh Herr, verkünden wir und deine Auferstehung preisen wir [. . .]". Notfallseelsorge nimmt Ernst, dass vor dem Preisen der Auferstehung die Verkündigung des Todes steht. „Verkünden" meint hier weniger „öffentlich machen" als anzuerkennen und zu realisieren, dass der Tod eingetreten ist. In dem der Seelsorger sich dem Kontext des plötzlichen Todes und den davon unmittelbar betroffenen Menschen aussetzt, trägt er dazu bei, das Tod verkündigt werden kann. Oftmals ist der Seelsorger der Erste, dem gegenüber Hinterbliebene erzählen können, wie der geliebte Mensch verstarb. Wenn der Seelsorger gemeinsam mit den Hinterbliebenen überlegt, welche Menschen bald vom Tod informiert werden sollen, trägt er wiederum dazu bei, dass Tod verkündet werden kann.

Mit Blick auf die kirchliche Verkündigungspraxis scheint eine Tendenz zu bestehen, „Auferstehung zu preisen" und dabei die Frage auszulassen oder zu umgehen, welche Bedeutung es haben könnte, „Tod zu verkünden", – und wie dies angemessen zum Ausdruck kommen könnte. Die Frage stellt sich, ob die Verkündigung des Todes nichts weiter ist als ein verzicht- und abkürzbarer Vorläufer und Vorbereitung für das Preisen der Auferstehung: Die Verkündigung des Todes erschiene dann beinahe trivial, denn Tod ist eine Realität, die einer eigenen Verkündigung kaum bedürfe. Wer jedoch um den Prozess der Trauer Hinterbliebener weiß, der hat einen Zugang zu dem, was erweitertes Verständnis der „Verkündigung" des Todes bedeutet. Sie stellt dann eher eine unverzichtbare, dialektische Komponente des Preisens von Auferstehung dar. Nur dort, wo Tod verkündet wird, wird auch das Preisen von Auferstehung möglich. Die Verkündigung des Todes stellt keine übergehbare Trivialität dar, sondern bedingt das (spätere) Preisen einer Erfahrung von Auferstehung vom Tod. Wo die Verkündigung des Todes übergangen und gestrichen wird, bleibt das Preisen von Auferstehung psychisch wie liturgisch in der Luft hängen, weil seine Voraussetzung fehlt. Seelsorge im Notfall des Todes bringt seine Verkündigung zur konkreten Darstellung.

3.4 Seelsorge angesichts des plötzlichen Todes ereignet sich am Karsamstag

Die Liturgie des Karsamstags ist von größter Ruhe und – im Verhältnis zu den reichen Gestaltungen der Gottesdienste in den Kar- und Ostertagen – von Ereignislosigkeit geprägt. Leiden und Tod Jesu wurden in den vorangegangen Tagen vergegenwärtigt, die Zeit der Auferstehung ist noch nicht gekommen. Die Zeit scheint inne zu halten, es gibt für die Gemeinde keinen eigentlichen Grund und Anlass mehr zusammen zu kommen, außer gemeinsam des Todes Jesu zu gedenken. Aber auch diese Zusammenkünfte sind nur minimal strukturiert. Es ereignet sich eigentlich nichts in der lähmenden und schwer erträglichen Stimmung und eigenartigen Strukturlosigkeit des Karsamstags. Dies erfährt nur, wer sich dem Charakter des Karsamstags aussetzt. Denn die Versuchung ist groß, die Leere des Karsamstags für letzte, praktische Vorbereitungen der kommenden Osterfeiern zu nutzen. Wer den Karsamstag für die vielen praktischen Dinge nutzt und sich nicht auf den eigenen liturgisch-spirituellen Charakter dieses Tages einlässt, dem droht zu entgehen, wie sich im Innehalten des Karsamstags die Erfahrung von Auferstehung andeutet, ohne dass sie konkret greifbar und benennbar wird. Wie „praktisch" und ökonomisch wäre es, die Auferstehungsfeier unmittelbar an die Verkündigung des Todes Jesu anzuschließen: die Gottesdienstgemeinde müsste nach der Liturgie des

Karfreitags nicht in der Düsterheit auseinander gehen, die für viele Menschen belastend ist.

Vielleicht haben wir uns so an den Ablauf der Kar- und Osterliturgie gewöhnt, dass es schwer fällt, das Eigentliche des Karsamstags wahr zu nehmen. Vielleicht stellt der Karsamstag „das Auge des Hurrikans" von Tod und Auferstehung dar: vorher in der Trauer (in der Vergegenwärtigung von Leiden und Tod Jesu) geht es bewegt und emotional dicht zu, ebenso nachher in der Freude mit der Entdeckung des leeren Grabes und der Gestalt annehmenden Gewissheit der Auferstehung. Am Karsamstag jedoch steht alles still, kein Hauch bewegt sich: Wie das Auge des Hurrikans, könnte der Karsamstag in seiner Ereignislosigkeit im Mittelpunkt der Erfahrung von Tod und Auferstehung stehen – freilich leicht verkennbar.

Die Situation, in der die Seelsorge im Notfall des plötzlichen Todes die Hinterbliebenen begleitet, bildet etwas von dem Nichtmehr und Nochnicht des Karsamstags ab: „Eigentlich" bleibt nicht viel zu „machen", als vor allem für die Hinterbliebenen da zu sein. Nicht das Reden oder das Tun stehen im Vordergrund der Begleitung. Zentral für die Notfallseelsorge ist allerdings, was auch konstitutiv für die Ostererfahrung ist - die Verabschiedung vom Leichnam. Wie die Frauen, die im Halbdunkeln des neuen Tages zum Leichnam Jesu gehen (Mt 28,1; Mk 16,1; Lk 24,1; Joh 20,1), geht der Seelsorger mit den Hinterbliebenen – wo immer dies möglich ist – zum Leichnam des Verstorbenen. Was in den Auferstehungsberichten der vier Evangelien und in der Liturgie der Kar- und Ostertage zeitlich verdichtet zur Darstellung und Vergegenwärtigung kommt, dauert als psychischer Prozess für trauernde Menschen allerdings Monate und Jahre.

Literatur

Krüsmann M & Müller-Cyran A (2005) Trauma und frühe Intervention. Stuttgart.

Madler C (1998) Präklinische Reanimation – Erfolgsaussichten, Entscheidungshilfen. In: Madler C, Jauch K-W, Werdan K (1998) Das NAW-Buch. Praktische Notfallmedizin.

Spiritualität und Soziale Arbeit

Maria Wasner

Spirituality and social work

The focus of social work is the care for the old, disabled, ill and dying and their families. Social work and spiritual care share the same attitude, namely to respect their dignity and to strengthen their autonomy. Psychosocial problems affect spiritual well-being, while a spiritual crisis affects psychosocial well-being vice versa. Therefore, spiritually-inspired social work seems to be indispensable. Social workers have to be aware of their own moral concepts and values and, at the same time, to respect the values, attitudes, hopes, and ideals of their clients.

keywords
Work with older and disabled people – palliative medicine – spirituality – social work

Dem Menschen ist der Wunsch nach Transzendenz angeboren. Der Sinn, den der Mensch finden möchte, ist ein absoluter – dies findet sich auch bei Menschen, die nicht gläubig sind. Somit kann jeder Mensch als spirituelles Wesen definiert werden (Hamann 2005). Gerade bei Menschen, die sich in einer Krisensituation befinden wie beispielsweise kranke und sterbende Menschen, scheint dieses Bedürfnis noch stärker ausgeprägt zu sein als bei der Durchschnittsbevölkerung (Fegg et al. 2005). So beschäftigen sich Palliativpatienten vermehrt mit Fragen nach dem Sinn und mit spirituellen/religiösen Fragen (Renz 2003).

Innerhalb eines Betreuungsnetzes, das dem Kranken und seiner Familie Unterstützung anbietet, nimmt die Soziale Arbeit eine entscheidende Rolle ein – vor allem in der psychosozialen Begleitung der Patienten und ihrer Familien. Dabei wird der Sozialarbeiter/die Sozialarbeiterin gerade in der Arbeit mit Menschen in der letzten Lebensphase häufig mit Fragen nach dem Sinn und nach dem *Warum* konfrontiert. Kaum jemand – egal ob Arzt, Pflegekraft oder eben auch Sozialarbeiter – fühlt sich durch seine Ausbildung ausreichend darauf vorbereitet. Zudem führt die tagtägliche Konfrontation mit (oft schweren) Krankheiten und dem bevorstehenden Tod ihrer Klienten bei Sozialarbeitern im Krankenhaus, in Behinderten- und Alteneinrichtungen oder auch in Hospizen fast zwangsläufig zu einer Auseinandersetzung mit der eigenen Endlichkeit, den eigenen Ängsten, und auch mit der eigenen Spiritualität. Eine Schlüsselrolle kommt dabei der Bewältigung der andauernden Konfrontation mit dem Leid des Patienten zu; dieses Leid wird nämlich sowohl von denen empfunden, die leiden, als auch von denen, die helfen wollen (Sinclair et al. 2006).

Im folgenden sollen nach einer kurzen Definition der Sozialen Arbeit diese zwei Aspekte näher beleuchtet werden: Zum einen soll diskutiert werden, wie die Soziale Arbeit zu einer Verbesserung des spirituellen Wohlbefinden der Patienten beitragen kann, zum anderen ob und gegebenenfalls wie die eigene Spiritualität Einfluss auf das professionelle Handeln des Sozialarbeiters nimmt.

Wasner M (2009) Spiritualität und Soziale Arbeit. In: Frick E, Roser T (Hg.) Spiritualität und Medizin. Gemeinsame Sorge für den kranken Menschen. Stuttgart, 244–250.

1 Definition und Selbstverständnis der Sozialen Arbeit

In der sogenannten „Wiener Deklaration" definierten 1994 der Deutsche, der Öster-reichische und der Niederländische Berufsverband Soziale Arbeit als

> „eine Profession, die einzelne Menschen und Gruppen befähigt, ihr Leben und Zusam-menleben zunehmend mehr selbst zu bestimmen und in solidarischen Beziehungen zu bewältigen. Sozialarbeit fördert die persönliche und soziale Kompetenz sowie das soziale Umfeld. Der Ansatz der Sozialarbeit ist ganzheitlich. Bedürfnisse von einzelnen Men-schen, Gruppen und dem Gemeinwesen werden in ihrer Gesamtheit erfasst" (Deutscher Berufsverband für Soziale Arbeit e. V. 1994).

Kennzeichnend für Soziale Arbeit ist die Fähigkeit, sich in Krisenfeldern zu be-wegen, d. h. ihre Qualität erweist sich in der Befähigung zu einem angemessenen Umgang mit Lebensereignissen oder Lebenskrisen. Sie sieht sich zwischen Per-son und Gesellschaft, zwischen Mikro- und Makrostrukturen (Individualnatur und Sozialnatur des Menschen) gestellt, als Schnittstelle. Dieser Doppelfokus in der Herangehensweise kommt im Begriff „psychosozial" gut zum Ausdruck. Im Mit-telpunkt steht dabei die „Person-in-der-Situation" mit all ihren Bedürfnissen, d. h. es geht um eine ganzheitliche Sicht des Menschen in seiner individuellen Art und Entwicklung, in seinem soziokulturellen Lebensraum und in seiner ökonomischen Situation.

Mittlerweile wurde in mehreren Meta-Analysen bewiesen, dass verschiedene psychosoziale Interventionen positive Auswirkungen haben auf die Krankheits-bewältigung, den physischen Zustand, auf therapiebezogene Nebenwirkungen (beispielsweise auf Übelkeit und Erbrechen) und auf die Lebensqualität der Patien-ten und ihrer Angehörigen (Devine und Westlake 1995, Luebbert et al. 2001, Meyer und Mark 1995, Smith et al. 1994, Sheard und Maguire 1999). Kann die Soziale Arbeit aber auch zum spirituellen Wohlbefinden von Patienten und ihren Familien beitragen?

2 Möglicher Beitrag der Sozialen Arbeit zum spirituellen Wohlbefinden von alten, kranken und sterbenden Menschen

Spiritualität ist ein integraler Bestandteil einer ganzheitlichen Begleitung alter, kran-ker und sterbender Menschen. In der angelsächsischen Literatur existierten bis zum Jahr 2000 bereits mehr als 1200 Studien, die sich mit dem Zusammenhang zwi-schen Spiritualität bzw. Religiosität und dem gesundheitlichen Zustand beschäftigen (Koenig und Grecc 2000). Viele davon belegen einen positiven Einfluss von Spiri-tualität und Religiosität auf die Krankheitsbewältigung, genauso wie auf den Verlauf körperlicher und seelischer Krankheiten und auf die Lebensqualität von Kranken (Albert et al. 2007, Burton 1998, Koenig et al. 2001, Baker 2003, Powell et al. 2003, Seeman et al. 2003, Geisler 2006). In manchen Studien wurde aber auch ein möglicher negativer Einfluss von Religiosität auf den Gesundheitszustand aufge-zeigt (King et al. 1999, ☞ Kögler/Fegg, 221ff; ☞ Roser, 45ff). Auch in Deutschland sprechen immer mehr Menschen der spirituellen Dimen-sion einer Krankheit größere Bedeutung zu als noch vor einigen Jahrzehnten. So wurden beispielsweise Krebs- und MS-Patienten gefragt, welche Rolle Spiritualität bei ihrer persönlichen Krankheitsbewältigung einnehme. 70 % der Befragten glaubten an eine höhere Macht, 65 % sahen in ihrer Krankheit eine Chance zur eigenen Weiterentwicklung. Immerhin noch 40 % waren überzeugt davon, mithilfe spiritueller Quellen ihre Krankheit positiv beeinflussen zu können (Kohls 2005).

Mit welchen Mitteln die Soziale Arbeit zum spirituellen Wohlbefinden der Patienten beitragen kann, soll anhand eines Fallbeispiels illustriert werden.

3 Fallbeispiel

Der Palliativmedizinische Konsiliardienst wird zu einem 52-jährigem Patienten mit einem metastasierten Magencarcinom gerufen. Der Patient ist verheiratet, lebt aber seit kurzem getrennt von seiner Ehefrau. Er hat eine 19-jährige Tochter, die gerade ihr Abitur gemacht hat.

Der Patient leidet an extremen Schmerzen mit unerklärlichen Schmerzspitzen, die nicht ausreichend kontrolliert werden können.

Auftrag an den Konsiliardienst: Schmerzeinstellung.

Trotz Umstellung und Erhöhung der Schmerztherapie durch einen erfahrenen Palliativmediziner kann keine deutliche Linderung erreicht werden.

Weiteres Vorgehen: Hinzuziehen der Sozialen Arbeit.

Die *respektvolle, nicht-wertende Grundhaltung* der Sozialen Arbeit stellt die Grundlage einer vertrauensvollen Beziehung zwischen Sozialarbeiter und Patienten (bzw. Angehörigen) dar. Erst wenn das nötige Vertrauen vorhanden ist, wird jemand auch heikle Themen ansprechen, Themen, die mit einem Tabu behaftet sind. Bei der Erstellung der Sozialanamnese und dem Erfassen von vorhandenen Ressourcen sollte immer auch eine *spirituelle Anamnese* durchgeführt werden (☞ Riedner/Hagen, 229ff). Der Sozialarbeiter sollte versuchen herauszufinden, welchen Stellenwert Spiritualität im Leben des Patienten einnimmt. Es ist wichtig zu wissen, ob Spiritualität eher eine Ressource für ihn darstellt oder als Belastung gesehen wird. Außerdem sollte versucht werden, auch etwas über die Spiritualität, über die Werte und Glaubensvorstellungen des Systems um den Patienten zu erfahren (Familie, Dorfgemeinschaft, Kollegen usw.).

Beim Erstkontakt mit dem Patienten fragte ihn die Sozialarbeiterin im Rahmen ihrer Anamneseerhebung, ob er ein gläubiger Mensch sei.

Der Patient erzählte daraufhin, dass er sich nach 20 Jahren Ehe von seiner Frau getrennt hat, da er sich schon seit Jahren eigentlich zu Männern hingezogen fühle. Dieser Schritt sei für ihn sehr schwer gewesen, da er ein sehr gläubiger Mensch sei und ihn dies in extreme Gewissenskonflikte gebracht habe. Er wohne in einem kleinen Dorf, in dem jeder jeden kennt und sei dort auch in der Kirchengemeinde aktiv.

Kurz nach der Trennung und nachdem er seine Homosexualität ein erstes Mal auch tatsächlich gelebt habe, habe er die Diagnose „weit fortgeschrittenes Krebsleiden" erhalten. Er sei nun überzeugt davon, diese Erkrankung sei die Strafe Gottes für sein Verhalten.

Gerade durch ihren ganzheitlichen systemischen Blick auf den Patienten und sein Umfeld ist die Soziale Arbeit geradezu prädestiniert, eine gegebenenfalls spirituelle Krise beim Gegenüber zu erkennen und dessen Ausmaß einschätzen zu können. Ausgehend von der Bedarfseinschätzung bietet die Soziale Arbeit selbst Hilfen an, informiert über weitergehende Hilfsangebote und/oder vermittelt weiter.

Die Sozialarbeiterin versuchte zuerst herauszufinden, wie sehr den Patienten seine Gewissenskonflikte quälten. Nach einem längeren Gespräch fragte die Sozialarbeiterin ihn dann, ob sie einen Seelsorger einschalten dürfe, der dies weiter mit ihm besprechen würde. Erst als die Sozialarbeiterin ihm erklärte, sie kenne diesen Seelsorger persönlich und wisse, dass er ihn nicht für seine Homosexualität verurteilen würde, erklärte sich der Patient dazu bereit.

Der Seelsorger konnte eine tragfähige Beziehung mit dem Patienten aufbauen und in mehreren Gesprächen diesen Themenkomplex mit ihm bearbeiten.

Schmerzspitzen tauchten nicht mehr auf, seine Schmerzen konnten insgesamt zufriedenstellend kontrolliert werden.

Aufgabe der Sozialen Arbeit muss es sein, die Not wahrzunehmen und zu klären, worin die mögliche Ursache dafür liegt, sich der eigenen Grenzen bewusst zu sein und gegebenenfalls an einen Fachmann weiterzuvermitteln.

Hilfsangebote durch den Sozialarbeiter selbst sind abhängig von seiner (Zusatz-) Qualifikation und auch davon, ob er es sich selbst zutraut, in dem konkreten Fall den Bedürfnissen des Patienten (oder Angehörigen) gerecht zu werden. Natürlich obliegen folgende Techniken nicht vollständig dem Arbeitsfeld der Sozialen Arbeit, sondern wurden – wie viele ihrer Theorien – interdisziplinär erforscht und von ihr übernommen. Zumeist ist es schon hilfreich, ein offenes Ohr für die (spirituellen) Nöte der Patienten zu haben – es erweist sich dabei als sehr vorteilhaft, dass sehr viele Sozialarbeiter eine Zusatzqualifikation im Bereich *Gesprächsführung* haben. Weitere wissenschaftlich anerkannte Techniken, die oft von Sozialarbeitern eingesetzt werden, sind unterschiedliche *Meditationsformen, Entspannungs- oder Imaginationsverfahren* (Schulz 2007). Diese Verfahren erleichtern den Zugang zu den persönlichen Kraftquellen, zur eigenen Spiritualität und können grübelnden Menschen vielleicht helfen, mit einer anderen Sichtweise ihre Situation neu zu beurteilen.

Wenn es darum geht, den alten oder kranken Menschen bei der Sinnsuche zu unterstützen, kann es hilfreich sein, mit ihm *biografisch zu arbeiten* oder ihn zu ermutigen, ein *Vermächtnis* zu hinterlassen (eine CD zu besprechen, ein Kochbuch mit den Lieblingsrezepten der Kinder zusammenzustellen oder ähnliches).

Gerade am Lebensende haben viele Menschen den Wunsch, *unerledigte Angelegenheiten zu klären*, vielleicht mit einem Familienmitglied noch einmal zu sprechen, von dem man sich vor Jahren im Streit getrennt hat. Der Sozialarbeiter kann hier den Kontakt herstellen und bei Bedarf eine Vermittlerrolle einnehmen.

Zusammenfassend lässt sich feststellen, dass es eine Aufgabe der Sozialen Arbeit sein sollte, dem Menschen funktionierende Methoden, Techniken oder Wege spiritueller Sinnsuche nahe zu legen und sie vor möglichen Gefahren aufzuklären. Dabei müssen sich die Sozialarbeiter ihrer Grenzen bewusst sein und bei Bedarf an einen Fachmann weitervermitteln.

4 Einfluss der eigenen Spiritualität auf das professionelle Handeln der Sozialen Arbeit

Monika Renz, Musik- und Psychotherapeutin, schreibt über ihre Erfahrungen im Bereich der Sterbebegleitung: „Umso mehr drängt es von innen her in spirituelle Dimensionen hinein. Wie damit therapeutisch umgehen, ohne zu manipulieren, ohne zu überfahren? Anfrage an jede Therapeutin. Als Therapeutinnen, Ärzte und Seelsorger bringen wir nicht nur unser fachspezifisches Wissen und Werkzeug, sondern auch uns selbst in unsere Arbeit ein." (Renz 2003). Renz sieht in der dauernden Konfrontation der Sozialen Arbeit mit Extremsituationen deshalb auch eine anhaltende Herausforderung zur spirituellen Praxis. Um in der Lage zu sein, die spirituellen Überzeugungen und Werte eines anderen zu erfassen und auf sie einzugehen, muss man sich zuerst mit seiner eigenen Person befassen (Welche Überzeugungen habe ich? Was gibt meinem Leben Sinn?, Frick 2002) und sich dann darüber bewusst zu werden, wie dies die alltägliche Arbeit beeinflusst; dies hat eine besondere Relevanz bei der Arbeit mit Schwerstkranken und Sterbenden (Sulmasy 2002). Es gibt erste Hinweise darauf, dass die Auseinandersetzung mit der eigenen Spiritualität zu einer anhaltenden Reduzierung von arbeitsbezogenen Stress und zu einer verbesserten Arbeitsatmosphäre bei Mitarbeitern im Hospiz-/Palliativbereich führt. Dies wurde bereits durch ein 3,5-tägiges Training erreicht (Wasner et al. 2005). Die Beschäftigung mit den individuellen Glaubensvorstellungen der Patienten und mit der eigenen Spiritualität kann also hilfreich sein für Menschen, die tagtäglich mit Tod und Sterben konfrontiert sind – zum einen zum *Erhalt der eigenen physischen und psychischen Gesundheit*, zum anderen zum *besseren Eingehen auf die spirituellen Bedürfnisse anderer.*

Man sollte aber auch an mögliche *Gefahren* denken: Wenn für den Sozialarbeiter seine Spiritualität auch eine wichtige Ressource darstellt, die ihn in seiner Arbeit trägt und ihm Kraft gibt, so ist es dennoch unabdingbar, dem Patienten nicht seine Werte und Überzeugungen überzustülpen, sondern die ganz individuellen spirituellen Vorstellungen des anderen zu respektieren und sich darauf einzulassen. Das Negieren und Ignorieren spiritueller Bedürfnisse des Patienten ist ebenso falsch wie das Insistieren auf einem Gespräch mit spirituellen Inhalten. Das Angebot sollte jedem gemacht werden, es liegt aber am Gegenüber zu entscheiden, ob er dieses Angebot annimmt oder nicht. Besonderer Vorsicht bedarf es im Umgang mit Menschen aus anderen Kulturkreisen, die oftmals ganz andere Werte, Normen und auch spirituelle Überzeugungen besitzen.

5 Zusammenfassung

Der alte, kranke oder sterbende Mensch und seine Familie sind die Personen, die im Zentrum des Handelns der Sozialen Arbeit stehen. Ihre Würde zu achten und ihre Autonomie zu stärken ist die gemeinsame Grundhaltung von Sozialer Arbeit und *Spiritual Care*. Da sich psychosoziale Probleme auf das spirituelle Wohlbefinden auswirken, ebenso wie spirituelle Krisen auf das psychosoziale Wohlbefinden, erscheint eine *spirituell-inspirierte Soziale Arbeit* fast unabdingbar. Im *Manual for Schools of Social Work and the Social Work Profession*, das vom Zentrum für Menschenrechte der Vereinten Nationen veröffentlicht wurde (Tafferner 2003), wird das Postulat aufgestellt, dass Soziale Arbeit in einem spirituellen Kontext stattzufinden hat. Damit ist gemeint, dass zum einen Sozialarbeiter und Sozialarbeiterinnen sich ihrer eigenen Wertvorstellungen bewusst sind und dass sie zugleich den Werten, Einstellungen und Moralvorstellungen, Hoffnungen und Idealen ihrer Klienten Beachtung schenken. Nur auf dieser Grundlage kann Soziale Arbeit mit allen ihr zur Verfügung stehenden Mitteln und Techniken zum spirituellen Wohlbefinden dieser Menschen beitragen.

Literatur

Albert SM, Wasner M, Tider T, Drory VE, Borasio GD (2007) Cross-cultural variation in mental health at the end of life in patients with ALS. Neurology 68:1058–1061.

Baker DC (2003) Studies of the inner life: The impact of spirituality on quality of life. Quality of Life Research 12 (Suppl. 1):51–57.

Burton LA (1998) The spiritual dimension of palliative care. Seminars in Oncology Nursing 14:121–128.

Deutscher Berufsverband für Soziale Arbeit e. V. (1994) Wiener Deklaration (1994). (www.dbsh.de/Wiener_Deklaration.pdf; letzter Besuch auf der Internetseite am 11.01.2008).

Devine EC, Westlake SK (1995) The effects of psychoeducational care provided to adults with cancer: meta-analysis of 116 studies. Oncology Nursing Forum 22:1369–1381.

Fegg MJ, Wasner M, Neudert C, Borasio GD (2005) Personal values and individual quality of life in palliative care patients. Journal of Pain and Symptom Management 30:154–159.

Frick E (2002) Glauben ist keine Wunderdroge. Herder Korrespondenz 56:41–46.

Geisler L (2006) Spiritualität in der Medizin. Arznei – Placebo – Droge? Universitas 61:132–143.

Hamann B (2005) Pädagogische Anthropologie. Peter Lang Verlag, Frankfurt am Main, 4. Auflage, 116–117.

King M, Speck P, Thomas A (1999) The effect of spiritual beliefs on outcome from illness. Social Science & Medicine 48:1291–1299.

Koenig HG, McCullough M, Larson D (2001) Handbook of religion and health. New York.

Kohls N (2005). In: De Jong TM: Glaube, Hoffnung, Heilung. Psychologie Heute 3:21.

Luebbert K, Dahme B, Hasenbring M (2001) The effectiveness of relaxation training in reducing treatment-related symptoms and improving emotional adjustment in acute non-surgical cancer treatment: a meta-analytical review. Psycho-Oncology 10:490–502.

Meyer TJ, Mark MM (1995) Effects of psychosocial interventions with adult cancer patients: a meta-analysis of randomized experiments. Health Psychology 14:101–108.

Powell LH, Shahabi L, Thoresen CE (2003) Religion and Spirituality. Linkages to physical health. American Psychologist 58:36–52.

Renz M (2003) Grenzerfahrung Gott. Spirituelle Erfahrungen in Leid und Krankheit. Freiburg.

Schulz S (2007) Spiritualität und Soziale Arbeit. Saarbrücken, 41–64.

Seeman TE, Dubin LF, Seeman M (2003) Religiosity/Spirituality and health. A critical review of the evidence for biological path-ways. American Psychologist 58:53–63.

Sheard T, Maguire P (1999) The effect of psychological interventions on anxiety and depression in cancer patients: results of two meta-analyses. British Journal of Cancer 80:1770–1780.

Sinclair S, Pereira J, Raffin S (2006) A thematic review of the spirituality literature within palliative care. Journal of Palliative Medicine 9:464–479.

Smith MC, Holcome JK, Stullenbarger E (1994) A meta-analysis of intervention effectiveness for symptom management in oncology nursing research. Oncology Nursing Forum 21:1201–1210.

Sulmasy DP (2002) A biopsychosocial-spiritual model for the care of patients at the end of life. Gerontologist 42 (special issue III):24–33.

Tafferner A (2003) Bilder vom Menschsein – Bilder des Helfens. Ein theologisch-anthropologischer Beitrag zum Verhältnis von Spiritualität und Sozialer Arbeit. In: Lewkowicz M, Lob-Hüdepohl A (Hg.) Spiritualität in der sozialen Arbeit. Freiburg, 87.

Wasner M, Longaker C, Fegg MJ, Borasio GD (2005) Effects of spiritual care training for palliative care professionals. Palliative Medicine 19:99–104.

Klassische geistliche Begleitung und Spiritual Care aus ärztlicher Perspektive

Claudia Bausewein

Spiritual accompaniment and spiritual care – A medical perspective

Spiritual accompaniment is an old Christian tradition. St. Ignatius of Loyola, the founder of the Jesuits, emphasized spiritual direction in the context of the spiritual exercises. Spiritual accompaniment is quite popular nowadays as many people search for ways to combine their experiences in life with their faith and reflect on their relation with their god. Many aspects of spiritual accompaniment are reflected in spiritual care of terminally ill people. This chapter contrasts spiritual accompaniment and spiritual care in terms of the situation of the accompanied person, the companion and external circumstances. Similarities and differences will be explored.

keywords
spiritual care – spiritual accompaniment – palliative medicine – Ignatian spirituality

1 Spiritual Care aus ärztlicher Sicht

Die Schulmedizin ist stark somatisch orientiert, der Patient in seiner ganzen Person wird oft im klinischen Alltag und in der Hektik einer Institution nicht wahrgenommen. Gerade bei schwerer Erkrankung oder dem nahenden Lebensende ist aber der Mensch in seiner ganzen Person, also neben der körperlichen auch in seiner psychosozialen und spirituellen Dimension betroffen. Der Ansatz und das Selbstverständnis von Palliative Care integrieren psychosoziale und spirituelle Aspekte in die Betreuung und Begleitung der Betroffenen, Patienten wie Angehörigen. Dies spiegelt auch die Definition der WHO wider, in der psychosoziale und spirituelle Probleme eigens erwähnt werden (Sepúlveda et al. 2002). Damit wird spirituelle Betreuung aber auch zu einer ärztlichen Aufgabe, sowohl in der direkten Begleitung von Patienten und Angehörigen als auch in der engen Zusammenarbeit mit Mitarbeitern aus seelsorglichen Berufen, die als integraler Teil eines Teams eine wesentliche Rolle in der Begleitung der Betroffenen übernehmen.

Der Begriff Begleitung kann in verschiedenen Zusammenhängen gesehen werden. Gerade in der Verbindung mit Spiritualität spielt die geistliche Begleitung eine große Rolle, die mit der Begleitung von kranken und sterbenden Menschen viel gemeinsam hat.

2 Geistliche Begleitung

Geistliche Begleitung ist eine alte christliche Tradition, die über die Jahrhunderte verschiedene Formen gefunden hat und durch Ignatius v. Loyola, den Gründer des

Bausewein C (2009) Klassische geistliche Begleitung und Spiritual Care aus ärztlicher Perspektive. In: Frick E, Roser T (Hg.) Spiritualität und Medizin. Gemeinsame Sorge für den kranken Menschen. Stuttgart, 251–257.

Jesuitenordens, noch einmal ein eigenes Gewicht bekam, u. a. in der Form der Spirituellen Exerzitien (Geistlichen Übungen). In den letzten Jahrzehnten hat geistliche Begleitung wieder an Aktualität gewonnen, da immer mehr Menschen das Bedürfnis haben, das eigene Leben und ihren Alltag im Licht ihres Glaubens und ihrer eigenen Gottesbeziehung zu reflektieren.

Geistliche Begleitung hat viele Gemeinsamkeiten mit anderen Begleitungsformen, unterscheidet sich aber von Gesprächen mit vertrauten Menschen, theologischen und anderen Diskussionen, Supervision oder Therapie.

Laut Lambert (2001) zeichnet sich spezifische geistliche Begleitung durch drei Vorstellungen aus. In deren Zentrum steht der geistliche Weg des Begleiteten mit einem geistlichen Ziel. Mit „geistlich" sind die Ebene und das Geschehen von Glauben, Hoffen, Lieben, Wahrheit, Freiheit, Friede, Demut, „Unterscheidung der Geister", Gottesfreundschaft und Nächstenliebe gemeint. Da der geistliche Weg im Mittelpunkt steht, handelt es sich um eine gewisse Zeit und einen Prozess, also nicht um ein einmaliges Ereignis. Geistliche Begleitung ist also geprägt von Dauer und Regelmäßigkeit. Und schließlich, als drittes Element, ist geistliche Begleitung geschwisterliche Weghilfe durch den Begleitenden für den Begleiteten. Auf diesem Hintergrund definiert Lambert geistliche Begleitung als „den Versuch, mit jemandem geistlich Erfahrenen zusammen das eigene Glaubens-Leben, den eigenen Lebens-Glauben vor Gott regelmäßig und auf eine gewisse Zeitdauer hin in den Blick zu nehmen, um neue Orientierungen und Impulse für den weiteren Weg zu gewinnen und ‚auszuleben'." (Lambert 2001). Geistliche Begleitung hat viele Berührungspunkte, teilweise auch Überschneidungen mit anderen Formen der seelsorgerlichen und therapeutischen Begleitung, sie unterscheidet sich aber durch die ausdrückliche Sicht des Glaubens (Lambert 2001). Geistliche Begleitung lebt aus dem beiderseitigen Grundvertrauen, dass das Entscheidende nicht so sehr im Begleitungsgespräch selber, sondern in einer inneren Unmittelbarkeit (bei aller menschlich „vermittelten Unmittelbarkeit") des Wirkens des Heiligen Geistes und der Gottesbegegnung geschieht (Lambert 2001).

3 Inhalte der Begleitung: Weg und Prozess

„Begleitung" drückt einen Prozess, ein Weitergehen auf einem Weg, aus. Primär ist es der Weg des Begleiteten, den der Begleiter ein Stück als Gefährte mitgeht. Der Wegabschnitt, in dem sich der Begleitete befindet wird sehr unterschiedlich sein. Für den Kranken oder Sterbenden ist es ein besonderer, vielleicht der wichtigste Abschnitt seines Lebens auf einer ungewissen Reise in ein unbekanntes Land.

Grundsätzlich geht es bei der geistlichen Begleitung und in Spiritual Care um das Leben des Begleiteten. Alle Aspekte des Lebens können Themen sein: der Alltag, Beziehungen zu anderen Menschen, die eigene Not und Dankbarkeit, Lebensentscheidungen. Allerdings wird sich der Blickwinkel zwischen den beiden Begleitungsformen unterscheiden.

In der Begleitung schwerkranker und sterbender Menschen ist die Ausgangssituation von der Krankheit und den möglichen Folgen geprägt. So werden Fragen um die Krankheit, Annahme der eigenen Wirklichkeit, Sorge um die Angehörigen, Abschied von Gewohntem und lieb Gewonnenem im Mittelpunkt stehen. Naht das Lebensende, bedeutet Lebensschau oft mehr, auf gelebtes oder ungelebtes Leben zurückzuschauen, die eigenen Grenzen kennen zu lernen, vieles mit neuen Blicken zu sehen, mehr Intensität im Leben zu spüren. Aber auch die eigene Beziehung zu Gott, Fragen nach Schuld und Vergebung, nach dem Sinn des Lebens und Sterbens können sich wie in einem Brennpunkt am Lebensende bündeln. Auch wenn Sterbebegleitung stark vom nahenden Tod geprägt ist, wird sie immer eine Begleitung im Leben sein. Dieser Aspekt kann helfen, den Blick auch im Angesicht des Todes auf das Leben, das Hier und Jetzt zu lenken. Der Glaube spielt in der Sterbebegleitung immer wieder eine große Rolle. Menschen, die bisher sehr gläubig waren, finden im Glauben plötzlich keine Unterstützung mehr, für andere intensiviert sich die Gottesbeziehung. Ebenso erschließt sich Menschen, die bisher dem Glauben oder Gott kritisch gegenüberstanden, gerade im neu gefundenen Glauben eine große Kraftquelle. Alle Fragen der Gottesbeziehung oder des Glaubenslebens können Thema in der Begleitung von kranken und sterbenden Menschen sein.

Hauptinhalt der geistlichen Begleitung ist der eigene spirituelle Weg und das Suchen nach Gottes Willen für das eigene Leben. Das Ziel ist eine tiefere Beziehung zu Gott und Jesus Christus. Ignatius von Loyola prägte den Satz „Gott suchen und finden in allen Dingen", also in allen Bereichen des Lebens. Damit haben auch in der geistlichen Begleitung Fragen des Alltags, des Berufs und der Ganzheitlichkeit Platz, Gottes Wirken im je eigenen Leben wahrzunehmen. Die Begleitung kann dabei konkrete Hilfen für den Alltag anbieten, dieses Wirken zu erspüren und zu entdecken und in Beziehung zu Gott treten, um daraus das eigene Leben zu gestalten. Geistliche Begleitung soll aber auch helfen, Gebet, Meditation und andere Formen des spirituellen Lebens einzuüben. Neben Fragen des Glaubens im Alltag kann geistliche Begleitung gerade auch in Zeiten von Entscheidungen für die Lebensgestaltung helfen, die eigenen Geister zu unterscheiden.

Sowohl bei der geistlichen Begleitung als auch in Spiritual Care geht es aber immer auch um Menschwerdung: um Hoffnung und Vertrauen, um Heilung und Akzeptanz der eigenen Gebrochenheit und um Freiwerden für das, was das Leben bringt und Gott uns schenkt.

4 Der begleitete Mensch

Ein Mensch, der geistliche Begleitung sucht, wird sich selbst dafür entscheiden und sich aktiv auf die Suche nach einem passenden geistlichen Begleiter machen. Die Sehnsucht nach geistlicher Begleitung kann entstehen, wenn sich ein Mensch als Suchender wahrnimmt, sich öffnen möchte und das, was ihn oder sie innerlich bewegt mit einem Gegenüber reflektieren möchte. Menschen, die geistliche Begleitung im hier beschriebenen Sinn suchen, sind Menschen aus allen Lebensbereichen und jeden Alters. Gemeinsam haben sie, dass sie gläubige Christen sind, die nach einer tieferen Gottesbegegnung suchen und ihr Leben mehr auf Jesus Christus ausrichten möchten.

In Spiritual Care befindet sich der Begleitete in einer besonderen Lebenssituation, konfrontiert mit Krankheit oder sogar dem nahem Sterben. Viele wünschen in dieser Lebensphase ausdrücklich auch eine spirituelle Begleitung und bitten um den Besuch eines Seelsorgers. Oft wird ein Begleitungsgespräch aber „zufällig" entstehen, beim Besuch des Seelsorgers, obwohl gar nicht nach ihm gefragt wurde, oder mit einer Krankenschwester morgens beim Waschen oder mit dem Arzt während der Visite. Der Zustand des Patienten wird viele Aspekte der Begleitung bestimmen. Schwäche, Schmerzen oder andere unkontrollierte Symptome können zunächst so im Vordergrund stehen, dass der Kranke zu längeren Gespräche gar nicht in der Lage ist.

Anders als in der geistlichen Begleitung kann sich ein kranker oder sterbender Mensch seinen Begleiter oft nicht aussuchen. Er oder sie wird dem Kranken von anderen zuerkannt, und die Wahl hängt vom Ort und den Gegebenheiten ab, unter denen der Kranke betreut wird. Kümmert sich ein Team um ihn, hat ein Sterbender in gewissem Maß die Möglichkeit, sich seinen Gesprächspartner zu wählen. Vielleicht wird er eher einem Krankenpfleger sein Herz ausschütten als der Ärztin; vielleicht wird er über bestimmte Themen nur mit der Seelsorgerin sprechen. Die Beziehung zwischen Begleitendem und Begleitetem ist geprägt durch die besondere Situation, denn nur einer der beiden wird in Kürze sterben, der andere steht voll im Leben.

5 Der Begleiter

Begleiter in Spiritual Care und in der geistlichen Begleitung kommen aus den unterschiedlichsten Kontexten. Geistliche Begleiter sind häufig Priester oder Ordensleute, aber auch Laien im kirchlichen Dienst oder in weltlichen Berufen. Auch wenn die Kirche geistliche Begleitung als allgemeinen seelsorglichen Auftrag sieht, gibt es in der Zwischenzeit verschiedenste Ausbildungsangebote, die zur spezifischen geistlichen Begleitung befähigen. Neben der äußeren Voraussetzung sollte ein geistlicher Begleiter auch eigene mehrjährige Begleitungs- und Exerzitienerfahrung haben. Er sollte also selbst ein Suchender auf dem Weg mit Gott sein. Nach Rutishauser ist der geistliche Begleiter weder Meister, noch Lehrer oder Führer auf dem spirituellen Weg. Genau darin unterscheidet sich christliche Begleitung von Schüler-Lehrer-Beziehungen in vielen anderen spirituellen Traditionen. Er steht vielmehr mit seinem Wissen, seiner Schulung und seiner ganzen Person an der Seite des Begleiteten. Er ist sein Gefährte. Der Begleiter muss Christus den Raum lassen, damit er die Person so führt, wie es dem göttlichen Willen entspricht (Rutishauser 2007).

Spiritual Care ist in der Betreuung von kranken und sterbenden Menschen Aufgabe des ganzen Teams. Der Begleiter kann also auch der Arzt, eine Pflegende oder Sozialarbeiterin sein. Mitarbeiter aus dem seelsorglichen Bereich, Priester oder Laien, deren Hauptaufgabe im Bereich von Spiritual Care liegt, haben häufig eine spezielle Ausbildung, z. B. im Bereich klinische Seelsorge oder Pastoralpsychologie. Ist ein Mensch haupt- oder ehrenamtlich in der Begleitung Sterbender tätig, sollte er sich mit Sterben und Tod auseinandergesetzt haben und sich selbst und seinen Standpunkt kennen. Dazu braucht es immer wieder die Reflexion über sich selbst und über das, was man erlebt und was es bedeutet. Auch müssen Begleitende lernen, für sich zu sorgen, Ausgleich zu schaffen und Grenzen zu setzen. Immerwährende Verfügbarkeit ohne Pause und ohne Urlaub schadet nicht nur dem Begleitenden, sondern hilft auch den Betroffenen nicht.

Es gibt verschiedene Grundhaltungen, die für beide Bereiche der Begleitung wichtige Voraussetzung für Begleiter sind: Respekt und Achtsamkeit vor dem anderen, Ehrlichkeit und Authentizität, Zuhören können, Weitherzigkeit und Offenheit, Verstehen und Vertrauen.

6 Beziehung zwischen Begleitetem und Begleitendem

Die Beziehung zwischen Begleitetem und Begleitendem ist in der geistlichen Begleitung noch deutlicher als in der Sterbebegleitung zu Gott hin geöffnet.

Geistliche Begleitung geht von der Annahme aus, dass Gott jeden Menschen beim Namen gerufen hat. Indem der einzelne auf diesen persönlichen Anruf Gottes antwortet, findet er zu seinem Ganz-Sein, zu seinem Leben. Das Begleitungsgeschehen findet zwischen dem Begleiteten, Gott und dem Begleiter statt. Deshalb wird auch von einer „trialogischen" Struktur der geistlichen Begleitung gesprochen (Schaupp 2001). Ignatius von Loyola beschreibt die Aufgabe des Begleiters am Anfang des Exerzitienbuchs: „Mehr wie eine Waage in der Mitte stehend, unmittelbar den Schöpfer mit dem Geschöpf und das Geschöpf mit seinem Schöpfer und Herrn wirken lassen" (Ignatius von Loyola, Exerzitienbuch 15). Im Mittelpunkt stehen die Beziehung des Menschen zu Gott und das Wirken Gottes. Der Begleitende vermittelt zwar, nimmt sich selbst aber ganz zurück.

Auch wenn in der Sterbebegleitung meist nicht die Beziehung zu Gott im Vordergrund steht, sondern die des Sterbenden zum Leben und zu den Menschen um ihn, hat der Begleitende eine ähnliche Rolle. Dass ein Mensch Friede findet mit seinem Leben und seinem Sterben, hängt nicht so sehr von dem Begleiter ab, sondern es ist Gnade und Geschenk. Es liegt nicht in der Hand des Begleiters, wann ein Mensch welche Prozesse durchlebt. Der Begleiter kann mit dabei sein und den Prozess unterstützen, aber er kann Frieden und Versöhnung nicht machen. Bestenfalls kann er behutsam solche Prozesse anstoßen. Dazu hilft es, eine Atmosphäre zu schaffen, in der solche Prozesse möglich werden: Ruhe und Zeit für die Betroffenen finden, Offenheit im Gespräch suchen, einen liebevollen und wertschätzenden Umgang mit den Patienten und ihren Angehörigen pflegen.

Auch wenn der Eindruck entsteht, dass das Verhältnis zwischen Begleitendem und Begleiteten ungleich ist, so gilt sowohl für Sterbebegleitung als auch für geistliche Begleitung, dass beide Beteiligte voneinander empfangen und füreinander geben. Ignatius merkt das am Anfang der Exerzitien an: „Damit sowohl der, welcher die geistlichen Übungen gibt, wie der, welcher sie empfängt, mehr sich helfen und nützen [...]" (Ignatius von Loyola, Exerzitienbuch 22). Die Begegnung im gegenseitigen Geben geschieht nicht aufgrund der unterschiedlichen Rollen, die Sterbende und Begleitende haben, sondern weil sie sich als Menschen auf dem Boden existenzieller Gleichheit, als Geschöpfe Gottes begegnen. Auch wenn Sterbebegleitung nicht direkt mit Exerzitien vergleichbar ist, werden viele Begleitende bestätigen, dass sie sich von Sterbenden oft beschenkt fühlen und das Gefühl haben, mehr zu bekommen als zu geben.

Die besondere Situation der Begleiteten in Spiritual Care führt immer wieder zu großer Betroffenheit bei den Begleitern mit Gefühlen von Mitleid und Überwältigtsein. Schwerkranke und Sterbende brauchen aber weniger unser Mit*leid*, sondern eher unser Mit*gefühl*. Wenn Begleiter zu sehr mitleiden, zu nahe „dran sind", sind sie oft keine Hilfe; manchmal trösten die Sterbenden dann die Begleiter. Mitfühlen wird auch als Empathie bezeichnet. Carl Rogers drückt Empathie so aus, dass wir „in die Welt eines anderen eintreten, so als wäre es meine eigene Welt, aber ohne die Qualität des ‚so als' zu verlieren" (Rogers 1983: 23). Der Begleiter kann also nie die andere Person sein oder ihr den Weg oder die Lasten des Weges abnehmen. Diese Spannung zwischen Nähe und Distanz ist ein wichtiger Faktor für eine geglückte Begleitung. Neben der Empfindsamkeit für den Schmerz anderer benennt Sheila Cassidy weitere Haltungen, die man zur Begleitung Sterbender braucht:

> „Bodenständigkeit und praktische Fähigkeiten, die nicht zurückweichen vor dem Eindruck der körperlichen und geistigen Auflösung von Menschen; einen übergroßen Sinn für Humor, denn Leben und Sterben sind eine schreckliche Tragikomödie; die dritte Eigenschaft ist eine ganz besondere Form von Empfindlichkeit: eine Verwundbarkeit für die Schmerzen anderer, die oft, aber nicht immer, von eigener Leidenserfahrung herrührt" (Cassidy 1995: 19).

7 Äußere Gegebenheiten

Die äußeren Gegebenheiten von geistlicher Begleitung und Sterbebegleitung unterscheiden sich in vielfacher Hinsicht. Bei ersterer finden die Gespräche in regelmäßigen Abständen, meist im Monatsrhythmus, aber gelegentlich auch in kürzeren oder längeren Intervallen statt. Oft haben Begleitgespräche eine ähnliche innere Struktur, z. B. ein Gebet zum Anfang, ein kurzes Innehalten am Schluss. Der Ort des Treffens ist meistens neutral, oft in Verbindung mit dem Wohn- oder Arbeitszusammenhang des Begleitenden.

Die Begleitung im Kontext von Spiritual Care ist vielmehr geprägt von der jeweiligen Situation des begleiteten Menschen. Sie wird Zeit, Ort und weitere Umstände der Begleitung stärker prägen als das in der geistlichen Begleitung der Fall ist. Zunächst findet Spiritual Care dort statt, wo der Schwerkranke oder Sterbende sich befindet, also häufig zuhause beim Patienten, aber auch im Krankenhaus, auf einer Palliativstation oder im Hospiz. Der Begleitende kommt aber nahezu immer zum Begleiteten und nicht umgekehrt, wie in der geistlichen Begleitung. Die Länge des Gespräches wird sich am Befinden des Patienten orientieren. Manchmal werden es nur wenige Minuten oder eine halbe Stunde sein, wenn der Begleitete zu schwach oder zu müde ist. Die Abstände zwischen den Gesprächen werden anders als in der geistlichen Begleitung eher kürzer sein, oft wöchentlich, aber manchmal vielleicht auch nur im Abstand von wenigen Tagen oder täglich, wenn das Lebensende naht.

Auch in der Dauer der Begleitung zeigen sich Unterschiede. Eine geistliche Begleitung ist meistens auf längere Zeit, oft auch Jahre angelegt, wohingegen die Dauer einer Begleitung eines kranken Menschen von der Dauer der Erkrankung, aber schließlich auch des verbleibenden Lebens abhängt. Wenn Patienten durch Mitarbeiter eines Krankenhaus begleitet werden, kann das Ende der Begleitung auch durch die Entlassung des Patienten mitbestimmt sein, da viele nicht die Möglichkeit haben, den kranken Menschen auch zuhause oder in einer anderen Einrichtung zu besuchen. Hier ist es wichtig, den Kontakt zu Begleitern an den Orten herzustellen, in die der Patient dann verlegt wird.

Meist ist, anders als in der geistlichen Begleitung, die Zeitdauer der Begleitung Sterbender kurz und begrenzt. Obwohl das Ende der Begleitung absehbar ist, sieht man nicht voraus, wann es eintreffen wird.

8 Schlussbemerkung

Die Kontrolle von belastenden Symptomen ist die vorrangige Aufgabe von Ärzten in der Palliativmedizin. Trotzdem darf sich ihr Verständnis nicht darauf beschränken, „Symptomatologen" zu sein. Der Anspruch der ganzheitlichen Begleitung von schwerkranken und sterbenden Menschen beinhaltet auch Spiritual Care, die damit zur Aufgabe von allen Teammitgliedern wird. Spiritual Care und geistliche Begleitung haben viele Gemeinsamkeiten und können sich gegenseitig befruchten. Gerade für ärztliche Begleiter in Spiritual Care, die normalerweise nicht aus dem seelsorglichen Bereich kommen und auch in ihrer Ausbildung kaum Berührung mit Fragen der Begleitung haben, wie sie hier dargestellt wurden, kann die Auseinandersetzung mit unterschiedlichen Aspekten der Begleitung eine Bereicherung für die eigene Tätigkeit werden.

Literatur

Cassidy S (1995) Die Dunkelheit teilen. Spiritualität und Praxis der Sterbebegleitung. Freiburg.

Ignatius von Loyola (1999) Geistliche Übungen, ed. P. Knauer. Würzburg.

Lambert W sj (2001) Geistliche Begleitung auf dem Glaubensweg. In Deutsche Bischofskonferenz. Handreichung für geistliche Begleitung auf dem Glaubensweg. Arbeitshilfen 158, Bonn.

Rogers C (1983) Therapeut und Klient. Grundlagen der Gesprächspsychotherapie. München.

Rutishauser C sj (2007) Geistliche Begleitung. In: Ruckstuhl Th, Aepli H (Hg.) Leben im Haus der Kirche. Zum 100-jährigen Bestehen des Salesianums. Freiburg, 71–85.

Schaupp K sj (2001) Geistliche Begleitung – Abgrenzung und Kooperation mit anderen Begleitungsdiensten. In Deutsche Bischofskonferenz. Handreichung für geistliche Begleitung auf dem Glaubensweg. Arbeitshilfen 158, Bonn.

Sepúlveda C, Marlin A, Yoshida T, Ullrich A (2002) Palliative Care: The World Health Organization's Global Perspective. Journal of Pain and Symptom Management 24:91–96.

Weiterführende Literatur

Bausewein C (2005) Sterbende begleiten. Ignatianische Impulse Band 10. Würzburg.

Deutsche Bischofskonferenz. Handreichung für geistliche Begleitung auf dem Glaubensweg. Arbeitshilfen 158. Bonn 2001.

Für die Seele eines Hauses sorgen. Erfahrungen aus der Leitung eines Einrichtungsträgers

Johanna Haberer

Creating a „moving spirit" of a house. Experiences of a nursing home-management

Professional care of the elderly is increasingly a matter of the marketplace. For traditional Christian organisations like Augustinum with a chain of nursing homes and residences for seniors, spirituality and pastoral care are labels in the marketing strategy. The essay describes how spiritual issues are integrated in management decisions and how they are practised in daily life. Spirituality here is understood as a culture of nurturing the souls, both, clients and staff as well as „the soul of the house" as a whole.

keywords
spirituality – management and organization – the elderly – pastoral care – live review – cultural issues – spiritual care training

Im Dezember 2005 durchkämmten Tester der Stiftung Warentest das Wohnstift Augustinum in Kleinmachnow bei Berlin. Zum ersten Mal in der Geschichte dieses Siegels waren Seniorenresidenzen im Fokus des Rankings der besten Produkte. Die Checkliste reichte von der Lage des Hauses über die Wohnungen, Gemeinschaftseinrichtungen, Barrierefreiheit und Sicherheit, über Kosten, Reserven und den Pflegefall bis hin zur Qualität der Pflege, des Essens, der Beratung, der Hygiene und der Ästhetik des Baus und der Inneneinrichtung. Ausschlaggebend für die Bewertung in der Zeitschrift „Finanztest" (Finanztest 2006) wurden aber schließlich die sogenannten „weichen Faktoren": Wie lebt man sich in der neuen Umgebung ein? Wie ist der Ton zwischen den Mitarbeitenden und den Bewohnern? Wie schnell findet man Anschluss? Gibt es soziale und kulturelle Begegnungsmöglichkeiten? Um es vorweg – und aus Trägersicht nicht ohne Stolz – zu sagen: Das Augustinum war mit weitem Vorsprung Testsieger mit viermal „sehr gut", wobei insbesondere auf das kulturelle Angebot verwiesen wird.

Das kommentierte Testergebnis endet mit folgender Feststellung:

> „Sehr wichtig für das Wohlbefinden ist die Atmosphäre im Haus. Sie hängt von den Mitbewohnern, dem Personal und dem Umgang miteinander ab. Um die Atmosphäre zu spüren, reicht kein Blick in den Prospekt. Am besten quartieren sich Interessenten für ein paar Tage zur Probe ein – so wie unser Tester. Ihnen fiel es besonders im Augustinum in Kleinmachnow leicht, mit anderen Bewohnern ins Gespräch zu kommen. Ob sie ihren Einzug bereut haben, fragten unsere Tester auch dort. Unabhängig voneinander gaben mehrere die gleiche Antwort: Ich bereue nur, dass ich nicht früher hier eingezogen bin" (Finanztest 2006).

Haberer J (2009) Für die Seele eines Hauses sorgen. Erfahrungen aus der Leitung eines Einrichtungsträgers. In: Frick E, Roser T (Hg.) Spiritualität und Medizin. Gemeinsame Sorge für den kranken Menschen. Stuttgart, 258–264.

1 Spiritualität unter Marktbedingungen

1.1 Wachsender Wettbewerbsdruck

Dass Altenheime jetzt Ziel von „Stiftung Warentest" werden, weist auf einen signifikanten Trend hin. Der Markt für soziale Träger hat sich verändert. Soziale Leistungen werden mehr und mehr als „Waren" verrechnet, die man auf dem Markt der Angebote vergleichen kann. Altenheime, Krankenhäuser, Behinderteneinrichtungen gelten als Produktlinien, die im Wettbewerb mit anderen um die „richtigen" kranken und alten Menschen werben.

Dabei wird der Markt für alle gemeinnützigen Einrichtungen und sozialen Träger härter, denn der Staat zieht sich zunehmend auf Grundsicherungs- und Gewährleistungsfunktionen zurück, in den verbleibenden Leistungsbereichen setzt er auf Wettbewerb und Markt zur Aufgabenerfüllung. Dabei werden die Strukturen der Zusammenarbeit zwischen Staat, Gesellschaft und Wohlfahrtspflege tendenziell durch wettbewerbliche Beziehungen abgelöst.

Das bedeutet:

- Es steigt – namentlich in der Gesundheits – und Altenpflege – der private Finanzierungsanteil.
- Dieser steigende Finanzierungsanteil durch Eigeninitiative verstärkt die Rolle der Klienten, die sich nun beginnen als „Kunden" zu fühlen und umgekehrt auch so behandelt und benannt werden.
- Sozialleistungen werden zunehmend von privat-gewerblichen Anbietern geleistet, damit verändert sich die Wettbewerbssituation, die nun ein Preis-Leistungsverhältnis in den Vordergrund rückt (Zentgraf 2008).

1.2 Der „Nonneneffekt" oder: „Christlich" als Marke

Die Entwicklung hin zu mehr Markt und Wettbewerb im Bereich der Sozialleistungen zwingt „christliche Anbieter" dazu, ihr besonderes Profil neu zu buchstabieren. Die Frage „Was haben wir, was andere nicht haben?" stellt sich gerade den konfessionellen Trägern, die traditionell für jene da sind, die der Markt außen vor lässt.

Seit Jahren brüten deshalb christliche Träger über Leitbildern, Slogans, griffigen Namen und einprägsamen Logos. Auch die Fragen: „Ist die christliche Prägung einer Einrichtung profilbildend? Wird sie von den Klienten und besonders von den Mitarbeiterinnen aktiv mitgetragen?" stellen sich neu. Denn der Markt nivelliert alles, was verwechselbar ist und reagiert auf Marken ebenso wie auf das Verhältnis von Preis und Leistung.

Für christliche Träger bedeuten dieser profilbildende Wettbewerb und die Konzentration auf den „Kunden" die Einführung von Qualitätsstandards in allen Bereichen des Angebots (Zentgraf 2008).

Dabei können in den sensiblen Gebieten der sozialen Leistungen die christlichen Träger auf eine seit Jahrzehnten geübte Kompetenz verweisen: Die Kultur einer Einrichtung, die Offenheit der Kommunikation, der freundliche Umgang, die zuversichtliche Grundstimmung und die Professionalität und Sensibilität im Umgang mit dem Leiden, mit komplexen familiären Verstrickungen, mit der Angst und mit den Fragen nach dem Sinn und Ziel der je einzelnen menschlichen Existenz: all diese Aspekte kann man vorsichtig mit dem Begriff „Spiritualität einer Institution" beschreiben. Besonders für Menschen in Schwellensituationen spielt daher die „Haltung" der Einrichtung, der sie sich anvertrauen, eine signifikante Rolle bei der Auswahl.

Nicht von ungefähr verzeichnen schon seit Jahren gerade christlich geführte Geburtskliniken, die Diakonissen oder Nonnen als sichtbare Marke im Personal aufweisen, enormen Zulauf. Sie signalisieren damit, dass hier menschliches Leben auch mit Handicaps und Schwächen mit Freude willkommen geheißen wird, in denen ein liebevoller Umgang mit Ängsten und Lebenskatastrophen eingeübt ist und in denen es Sprachräume und Rituale gibt, die die Bewältigung von Lebensveränderungen bewältigen helfen.

Im Falle der Altenpflege lautet die existentielle, die intimste Frage, die sich der „Kunde" stellt, der sich auf die Suche nach einer Heimat für die letzte Etappe seines Lebens macht und die er beantwortet wissen will:

- Wo beziehe ich mein letztes Zimmer?
- Wem vertraue ich meine auf absehbare Zeit abnehmenden Kräfte an, den körperlichen Verfall? Wem meine Krankheit? Meine Demenz? Meine Pflege? Mein Sterben und meinen Tod?
- Und wo finde ich einen Ort, an dem in jeder dieser Phasen meine Würde gewahrt ist?

2 Kultur mit christlichem Profil: Das Beispiel „Augustinum"

2.1 „Spirituelle Haltung" als Standard: Die Arbeit am Ideal

Für die Kultur in einem Unternehmen, das in unterschiedlichen Verantwortlichkeitsebenen von den Mitarbeitenden getragen ist, bedeutet dies die ständige Balance zwischen der Achtung der Selbstbestimmung des Einzelnen und dem unaufdringlichen, aber verlässlichen Angebot der Unterstützung je nach Bedarf. In der Unternehmenskultur des Augustinum formuliert sich dies als Spannung zwischen „Freiheit und Geborgenheit".

Diese seelischen Prozesse zwischen Freiheit und Geborgenheit, zwischen Selbstbestimmung und Hilfsbedürftigkeit begleiten in einem Haus, in dem alte Menschen zusammen leben, alle Mitarbeitenden. Sie befinden sich – ganz anders als in einem Hotel – mit den Bewohnerinnen und Bewohnern in einer oft Jahrzehnte dauernden Lebensgemeinschaft, in der man sich bei aller professionellen Distanz hautnah kommt. Die Geburt des Kindes der Vortragsreferentin ist bei den Bewohnern ebenso Gesprächsstoff wie die Schulsorgen des Sohnes der Reinigungskraft. Ebenso kennen die Mitarbeitenden das familiäre Glück oder Elend der Bewohner, bei denen sie oft über zwanzig Jahre ein- und ausgehen. Sie wissen, welche Berufe sie hatten und kennen ihre Vorlieben und Einstellungen.

Die Spiritualität einer solchen Lebensgemeinschaft mit Kundenanspruch liegt in der Verantwortung aller Mitarbeitenden. Sie spiegelt sich wider in der Haltung zur Arbeit und zu dem Menschen, der sich dieser Institution anvertraut hat.

Im Handbuch „Pflege", das als verbindlich für alle Mitarbeitenden gilt, wird unter der Rubrik „Augustinisch-kirchliche Angebote" die Seelsorge als ein alle Mitarbeitenden betreffender Standard geführt, wobei die Mitarbeitenden sich verpflichten, den Seelsorgern jeden Zugang zu ermöglichen bzw. aktiv das Seelsorgeangebot im Augustinum zu kommunizieren (Handbuch Pflege).

Im gleichen Kapitel wird ein humaner Umgang mit Leiden, Sterben und Tod festgeschrieben, sowie die Regelungen im Todesfall: z. B. der Umgang mit den Verstorbenen, den Angehörigen sowie Verhaltensregeln für den Umgang bei Suizid. Die Standards, die im Handbuch niedergelegt sind, sind als Zielvereinbarungen gemeint und bedürfen ständiger Erinnerung und Vitalisierung, wie auch die Arbeit an einem Konzept der Spiritualität eines Unternehmens dauernde mentale Beschäftigung, Fortbildung und gegenseitiger Erinnerung bedarf. Der ideale Charakter, wie er in internen Papieren, Vorträgen und Verträgen niedergelegt ist, sei hier beschrieben. Die alltägliche Realität ist alltägliche Arbeit am Ideal.

2.2 Für die Seelen sorgen: Offenes Angebot der Seelsorge

Die biografische Reflexion der einzelnen Menschen, die in der letzten Phase ihres Lebens beginnt, Lebensbilanz zu ziehen, ist im Augustinum insbesondere den evangelischen und katholischen Seelsorgern anvertraut. Sie sind neben der individuellen Begleitung eines jeden Bewohners, der danach fragt, für die spirituelle „Formatierung" der Gesamtatmosphäre zuständig. Dabei gilt für einen Seelsorger im Augustinum die Ansprechbarkeit für alle, auch für die Ausgetretenen und Agnostiker, die Menschen jüdischen oder muslimischen Glaubens. Im Horizont der christlichen Seelsorge sind also nicht nur die Angehörigen der jeweiligen Konfession, die Seelsorger haben vielmehr die Aufgabe für die Seele eines ganzen Hauses zu sorgen und zugänglich zu sein für alle dort Lebenden, einschließlich der Mitarbeitenden.

Die Seelsorger und Seelsorgerinnen vertreten einen wichtigen Aspekt des christlichen Profils des Augustinum und haben die Aufgabe, Lebens- und Beziehungsfragen, Sinn- und Existenzfragen offen zu halten und an einem Klima der Wärme und der Aussprechbarkeit prägend mitzuwirken.

2.3 Seelsorge als Leistungsstandard: Praktische organisatorische Konsequenzen

Seelsorge gehört also zu den standardisierten Leistungen, die das Profil des Unternehmens Augustinum prägen. Die seelsorgliche Leistung selbst wird an hohen Standards gemessen und soweit als möglich kontrolliert. Jeder Vorvertragspartner (das sind Menschen, die mit dem Haus vereinbaren, dass zu einem bestimmten Zeitpunkt einziehen werden) wird die Seelsorge neben der Kultur und der Pflege finden, als eine selbstverständliche – auch mit finanziellem Aufwand seitens des Trägers – verbundene Leistung.

Für die organisatorische Konzeption des Unternehmens bedeutet diese Selbstverpflichtung auf seelsorgliche Leistung, dass die Seelsorger eingebunden sind in alle Arbeitsabläufe und überall dort Zutritt haben, wo über die Betreuung der Bewohner und Bewohnerinnen gehandelt wird: Die Treffen der leitenden Mitarbeiterinnen, die Pflegeübergabe, die Vorbereitung kultureller Events, die Jahresplanung, die Auftakttagungen für neue Mitarbeitende, die Mitarbeiterfortbildung, die Neuzugezogenenbesuche oder die Gremien der Stiftsbewohner. Jede Seelsorgerin und jeder Seelsorger erhält auf Nachfrage oder auch permanent den so genannten „Pflegeschlüssel", der Zugang gewährt zu den Räumen derjenigen Bewohnerinnen, die das

Bett nicht mehr verlassen können. Das bedeutet im Idealfall, dass die Seelsorger im Augustinum nahtlos eingefädelt sind in die Informationsketten über die Befindlichkeit der Menschen im Haus. Sie selbst haben feste Leistungen vorzuhalten. Neben öffentlichen Präsenzzeiten und einem verlässlichen Angebot an Gottesdiensten und Andachten, an Gesprächskreisen und Bibelarbeiten, verpflichtet sich ein Stiftsseelsorger dazu, die einzelnen Menschen im Haus, soweit sie dazu bereit sind, bei ihrer Lebensbilanz zu begleiten, ihnen die Nähe Gottes spürbar werden zu lassen und mitten in den emsigen Abläufen des Heimalltags Zeit zu haben, einfach Zeit, um zuzuhören, Zweifel und Sinnfragen zuzulassen, Schuld zu vergeben und das Jahr im religiösen Sinnhorizont des Christentums feierlich zu gestalten.

3 Für die Seele des Hauses sorgen: Seelsorge und Kultur

3.1 Die Partitur eines Hauses

Seelsorge ist ein Part in der Gesamtkultur des Hauses. Das bedeutet, dass Seelsorger eng mit den Anbietern des kulturellen Programms zusammenarbeiten.

Jedes Augustinum hat eine eigene Kulturreferentin, die ein abwechslungsreiches Kulturprogramm zusammenstellt, das alljährlich unter einem neuen Motto steht. Die Seelsorger im Augustinum sind eingeladen, sich an den Kulturveranstaltungen zu beteiligen, eigene thematische Angebote zu machen und die unterschiedlichen kulturellen Veranstaltungen zu beteiligen, die in verschiedenen Kategorien verrechnet werden.

Umgekehrt sind die Stiftsdirektoren, die Kulturreferentinnen, die Hausdamen und Köche, kurz: alle leitenden MitarbeiterInnen im Haus aufgefordert, das christliche Festjahr von Advent bis zum Ewigkeitssonntag aktiv zu begleiten und zu gestalten, sei es in der Menüauswahl, sei es im Blumenschmuck, oder bei der Kommentierung christlicher Feiertage im Kulturkalender.

3.2 „Religiöse Heimatkunde": Fortbildung der Mitarbeitenden

Damit beschreibt sich das Augustinum als ein christliches Unternehmen, das den Zugang zu den religiösen Dimensionen des Lebens als ein freies Angebot an alle versteht, als prägende Gesamtatmosphäre, die sich beispielsweise in der Architektur widerspiegelt – jedes Haus verfügt über einen Gottesdienstraum, wobei die Häuser, die originär vom Augustinum geplant sind, immer eine Kapelle vorsehen, die später übernommenen in der Regel einen Mehrzweckraum als Kapelle nutzen. Das Gesamtdesign des Hauses richtet sich sehr bewusst nach dem christlichen Jahreskreis, wobei gleichermaßen katholische und evangelische Feiertage begangen werden und damit an die religiöse Heimat vieler Bewohner erinnert wird.

In diese Gesamtgestalt christlicher Prägung werden auch die Mitarbeitenden einbezogen. Die kirchlichen Einrichtungen gestalten ihre Mitarbeiterauswahl bekanntlich nach der sog. ACK-Klausel (Vereinbarungen der Arbeitsgemeinschaft Christlicher Kirchen), nach der die Mitarbeitenden diakonischer und caritativer Einrichtungen einer christlichen Denomination angehören sollen.

Die Folge war, dass bei Mitarbeitermangel besonders im Bereich der Pflege diese Klausel entweder missachtet wurde oder Mitarbeitende eingestellt werden mussten, die weniger qualifiziert waren, dafür aber das richtige Gesangbuch hatten. In vielen Fällen waren mit dieser Klausel auch für beide Seiten, Seelsorger wie Mitarbeiterin, zweifelhafte Kathechumenatsprozesse verbunden, bei denen die Übernahme nach der Probezeit in einen festen Vertrag mit der Taufe besiegelt werden sollte.

Diese Praxis hat das Augustinum auf rechtlich veränderte Füße gestellt: Jeder Mitarbeiter, der nicht einer christliche Kirche angehört, aber zu einer kulturprägenden Mitarbeitergruppe gehört (z.B. Service, Pflege, Rezeption usw.), begibt sich alle zwei Jahre in eine Mitarbeiterfortbildung, die den Arbeitstitel „religiöse Heimatkunde" trägt. Das Augustinum zahlt diese Fortbildung, die Mitarbeitenden bringen die Fortbildungstage aus ihrem Urlaubskontingent ein. Die Fortbildungseinheit „religiöse Heimatkunde" macht dabei die nichtchristlichen Mitarbeitenden mit dem christlichen Menschenbild vertraut, dem Jahresfestkreis, den kulturellen Konnotationen wie Speisegewohnheiten, Musik usw. In diesen Fortbildungsveranstaltungen finden sich ostdeutsche Pfleger ebenso wie muslimische Serviererinnen. Das gemeinsame Arbeitsumfeld und die Fokussierung auf die Bedürfnisse der alten Menschen generieren ein interkulturelles und interreligiöses Gespräch ganz besonderer Art.

Damit signalisiert das Augustinum den Respekt vor der je eigenen religiösen Sozialisation und bringt diese ins Gespräch mit einer dezidiert christlichen Position. So signalisiert das Unternehmen Offenheit und Gesprächsbereitschaft auf der einen Seite und auf der anderen klare Standards für die Mitarbeitenden im Umgang mit den religiösen Bedürfnissen der Bewohner. Eine muslimische Pflegekraft muss in die Lage versetzt werden, beispielsweise im Falle des Todes eines Bewohners die Aussegnung vorzubereiten: Kerzen anzuzünden, ein Kreuz aufzustellen, die Mitarbeitenden zusammen zu holen usw. Sie muss nicht nur begreifen, was sie zu tun hat, sondern auch in der Lage sein, die Bedeutung dessen, was sie tut, in ihre eigene Kultur zu transferieren und als Mitarbeiterin zu verargumentieren.

Damit präsentiert sich das religiöse Profil des Augustinum als christlich-liberal, ökumenisch und kulturell vernetzt.

4 Seelsorge als Teil und Gegenüber des „Systems"

Die Stiftsseelsorger sind, wie oben beschrieben, in die Arbeitsprozesse integriert und haben jederzeit freien Zugang. Sie haben ein bestimmtes Leistungsangebot vorzuhalten und gewisse Standards zu vertreten. Ganz deutlich wird dies im Umgang mit Tod und Sterben. Das Augustinum geht davon aus, dass jeder Bewohner und jede Bewohnerin mit einer Aussegnung verabschiedet wird. Die Aussegnung ist ein ursprünglich christliches Ritual und wird im pfarramtlichen Alltag besonders auf dem Land erbeten, wo traditionell die Dorfgemeinschaft von dem verstorbenen Menschen Abschied nimmt. In der Regel nimmt der Pfarrer eine Aussegnung auf Wunsch der Angehörigen vor.

Das Unternehmen Augustinum versucht die Aussegnung zu standardisieren und stellt sich damit in eine Reihe mit den Angehörigen. Es ist der explizite Wunsch des Hauses; denn die Mitarbeitenden erhalten bei der Aussegnung Gelegenheit sich von einem Menschen zu verabschieden, mit dem man bisweilen mehrere Jahrzehnte in einem Haus verbracht hat. Viele Mitarbeitenden empfinden die zehn Minuten der Stille am Totenbett im Apartment des Verstorbenen als eine wichtige Zäsur zur letzten Würdigung eines Bewohners. Damit soll die Dimension der Geborgenheit aller in der Hausgemeinschaft zelebriert werden.

Die Dimension der Freiheit und Selbstbestimmung nimmt in der Einzelseelsorge Gestalt an: die Seelsorger sind gehalten, von jedem Bewohner festzuhalten, wie er oder sie sich die letzten Stunden wünscht und den letzten Willen festzuhalten für den Fall, dass der Bewohner sich nicht mehr selbst artikulieren kann und eine Patientenverfügung nicht vorhanden ist. Der Seelsorger hat also die Aufgabe, so etwas wie der letzte Zeuge und Anwalt des einzelnen Bewohners zu sein.

Ein solches Ziel kann ein Unternehmen nicht befehlen und nicht kontrollieren, aber es kann anregen und informieren. Dazu dienen die alljährlichen mehrtägigen Fortbildungen der Seelsorger, die der Selbstvergewisserung, der theologischen Reflexion, der unternehmerischen Identifizierung und dem professionellen Austausch dienen. Damit versteht sich ein Seelsorger im Augustinum zum einen als Teil des Unternehmens, als prägende Identifikationsfigur und zum anderen versteht er sich als Gegenüber als Gesprächsinstanz auch für Konflikte im Unternehmen, mit dem Seelsorgegeheimnis und der Schweigepflicht als die eine Seite der Medaille, dem Mandat und dem Rederecht als die andere, untrennbar damit verbundene Seite.

Literatur

Finanztest (2006) Seniorenresidenzen Wie im Hotel. Heft 2:55ff.

Ottnad A (2007) Diskussionspapier zum Wandel der Wohlfahrtsverbände, hg. v. der Liga der Freien Wohlfahrtspflege Hessen, 3:21–30.

Zentgraf M (2008) Zur Stärkung des diakonischen Profils – Charakteristika einer Diakonischen Kultur, 50ff.

Rituale, Zeichen und Symbole

Thomas Hagen und Eckhard Frick sj

Rituals, signs and symbols

Rituals provide important resources when confronting crisis and situations of transition, especially during illness and the dying process („rites de passage"). Rituals consist of signs which may be familiar, biographically significant, or „living symbols", expressing a surplus reality and opening a new ritual space. Conversely, semiotic interpretation „kills" the symbol, explaining it in terms of something else or as „nothing but …". In the Christian tradition, sacraments always encompass a self-expressing symbol *and* an accompanying word. This word is neither an explanation nor an „instruction for use", but a part of the irreducible, liberating symbolic reality.

keywords
ritual – signs – semiotic vs. symbolic attitude – sacraments – resources

Die These:
Sterbende und deren Angehörige sowie das behandelnde und pflegende Team benötigen ressourcenorientierte Übergangsriten, die durch Zeichen und Worte der Unsicherheit und Plötzlichkeit Raum geben. Rituale erschließen einen symbolischen Raum.

1 Der Mensch als rituelles und zeichenhaftes Wesen

Bestimmte Zeichen erinnern die Menschen an bestimmte Situationen. Es gibt kaum jemanden, der solche Zeichen-Erfahrungen nicht gemacht hat. Rituale innerhalb einer Familie werden tradiert – z. B. in der Struktur verschiedener immer wiederkehrender Feste oder einmaliger Momente. Oft werden ganz bestimmte Verhaltensmuster von Generation zu Generation weitergegeben, die sich zwar durch veränderte Voraussetzungen fortentwickeln, aber immer mit dem menschlichen Bedürfnis in Verbindung bleiben, sich an etwas festhalten und auf etwas stützen können, wenn Außergewöhnliches – sei es im positiven, sei es im negativen Sinn – bewältigt werden muss. Gerade dieses Außergewöhnliche findet im kultischen, im religiösen Bereich seine besondere Ausformung. Denn hier setzt sich der Mensch mit einer Schicksalsmacht oder Gottheit in Beziehung. Dieser dialogische Charakter des Ritus – mit einer Person oder Gottheit - verdeutlicht zum einen die Beziehung der Menschen untereinander, zum anderen das Verhältnis zu übergeordneten Mächten. An den Riten erkennt man, was heilig und profan ist.

Eine große Bedeutung bekommen die Riten in den sogenannten Umbruchsphasen des menschlichen Lebens. Diese „Rites de passage" – wie sie auch genannt werden – sind geprägt durch die Konfrontation mit existentiellen Fragen. Solche Einschnitte finden sich beim Lebenseintritt und am Lebensende, beim Übergang vom Kindes-

Hagen T, Frick E (2009) Rituale, Zeichen und Symbole. In: Frick E, Roser T (Hg.) Spiritualität und Medizin. Gemeinsame Sorge für den kranken Menschen. Stuttgart, 265–271.

zum Erwachsenenalter, beim Eintritt in eine Lebensgemeinschaft, beim Antritt eines besonderen Amtes oder einer Funktion (Ott 1999). Besonders in krisenhaft zugespitzten Umbrüchen wächst bei vielen Menschen das Bedürfnis nach einem Ritual. Gut zu beobachten ist dies z. B. beim gemeinsamen Gedenken und Anzünden von Kerzen nach einer Katastrophe.

1.1 Der Begriff des Rituals

Eine feste Abfolge von Handlungsschritten, die in der Regel an einen bestimmten Anlass gebunden ist, prägt das alltägliche Leben von uns allen – sei es vom morgendlichen Aufstehritual bis zu anderen gleichbleibenden Handlungsabläufen.

Was bedeutet nun aber das Wort „Ritual"? Begrifflich leitet sich „Ritual" vom indogermanischen *ar (fügen, zählen) ab (Kranemann 1999). Auch in der Kirchengeschichte wird deutlich, dass man zwischen Kirche und Ritus einen Unterschied macht, so dass es Kirchen mit einem eigenem Ritus gibt. So fasst Lederhilger in Bezug auf Can. 28 § 1 (CIC) den Begriff des Ritus kompakt zusammen: „Ritus ist das durch Kultur und historische Umstände der Völker je verschiedenartige liturgische, theologische, spirituelle und disziplinäre Erbe, das durch die Eigenart des Glaubenslebens jeder Kirche eigenen Rechts ausgedrückt wird" (Lederhilger 1999: 1212). Dieses „Zählen", die festgelegte, immer wiederkehrende Abfolge einzelner Tätigkeiten, dieses gleich bleibende Element schafft Ordnung und Vertrautheit – nicht nur für den das Ritual Durchführenden, sondern auch für die weiteren Anwesenden, die den Ablauf - im religiösen Bereich die Zeremonie - mit vollziehen können. Denn nur so kann ein Ritual auch Kraft und Sicherheit geben. Besitzt es jedoch keine Verankerung mehr im Leben und ist nur noch zur Floskel erstarrt, verliert es jene wichtige dialogische Struktur im Geschehen und bleibt nur noch als Schale ohne Inhalt übrig. Als Beispiel sei das Wort „Hokuspokus" genannt, das sich aus dem Ritual der Eucharistiefeier entwickelt hat. Weil die Menschen nicht verstehen konnten, was die Wandlungsworte „hoc est corpus christi" bedeuteten, aber wohl wussten, dass sich hier etwas für sie Unbegreifliches ereignet, was nicht zu erklären ist, haben sie ihr „Verständnis" sprachlich zu Hokuspokus umgeformt. Schon aus diesem Beispiel wird deutlich, dass die Einheit von Text, Zeichen und Gebärden ein zentrales Element jedes Ritual sein muss. In allen Religionen kann man bei den sich in der Geschichte herausgebildeten Ritualen immer wieder dieses Ringen um die Einheit entdecken. Beispielhaft dafür ist die Umbenennung der letzten Ölung in das Sakrament der Krankensalbung zu sehen. Aufgrund der Texte wandte man sich wieder dem Ursprung dieses Sakraments zu und rückte die körperlich stärkende Dimension mehr ins Bewusstsein, so dass die Krankensalbung nicht mehr ausschließlich in Todesnähe gespendet wird (II. Vatikanum).

Die Abfolge einer Zeremonie, ihr klarer zeitlicher Rahmen mit deutlichem Beginn und Ende eröffnet gerade bei den „Rites de passage" einen Raum für eine verdichtete Begegnung. In diesem Raum ist Platz für das Aus- und Lossprechen, für das tatsächliche körperliche Be-Greifen und Be-Nennen des Geschehens und für das Erleben einer zusätzlichen Dimension. Barbier-Piepenbrock betont, dass ein Ritual die Übergangsphasen des Lebens in Beziehung zu Gott setzt und das Wissen bekräftigt, dass nicht alles vom Menschen abhängt, was auch in vielen biblischen Geschichten deutlich wird (Barbier-Piepenbrock 2004). Gerade die Vorgabe des zeitlichen Rahmens und der Gestaltung des Ortes ermöglicht den am Ritus Beteiligten die Präsenz außerhalb von Ort und Zeit.

1.2 Das Zeichen als Grundelement des Rituals

Ohne Zeichen, die aus sich heraus wirken und letztlich keiner Erklärung bedürfen, gibt es kein Ritual. Jedes Zeichen ist ein Hinweis auf eine andere Wirklichkeit, die jedoch in der jetzt greifbaren Wirklichkeit bereits auf geheimnisvolle Weise „da" ist. Diese lebendige, biblische Sichtweise des Zeichens als Vergewisserung der Macht Gottes, die gegenwärtig und verborgen ist, steht im Gegensatz zu einigen philosophischen Vorstellungen, die Zeichen schlechterdings als Hinweise auf etwas Abwesendes verstehen.

Mit C.G. Jung können wir einen semiotischen und einen symbolischen Zeichenbezug unterscheiden. Semiotisch ist ein erklärender, dechiffrierender, übersetzender Umgang mit Zeichen. Jung zufolge werden Symbole „getötet", wenn sie in ein Reden über Zeichen aufgelöst werden. Solches geschieht bisweilen auch in liturgischen Feiern, in denen „Symbole" anmoderiert, kommentiert und versprachlicht werden. Das „lebendige Symbol" ist jedoch der jeweils beste Ausdruck der Wirklichkeit, besonders im Kontext eines Rituals. Es wirkt von sich aus, nicht durch irgendeine „Gebrauchsanweisung". Im Gegensatz zum Symbolbegriff der Logik und Mathematik ist das lebendige Symbol kein Platzhalter, den ich jederzeit austauschen kann, sondern Sinnbild für eine größere und im Erleben des Symbols gerade entstehende Wirklichkeit.

> „Das Zeichen ist nicht übersetzbar, nicht durch Wort ersetzbar, man kann in keinem Zeichenbuch nachschlagen, was ein Zeichen bedeutet: aber das gesprochene Wort vollendet sich im Zeichen zu seiner Leiblichkeit. Das gesprochene Wort selbst gehört mit dazu, aber eben in seinem Gesprochenwerden: als Teil einer leibhaften Haltung und Handlung. Nur das Vergängliche kann Gleichnis werden. Beide, Zeichen und Gleichnis, sind nicht auflösbar, aus beiden ist nicht eine Aussage zu machen, beide sprechen aus, was nicht anders als so auszusprechen ist - Leib und Bild lassen sich nicht umschreiben, Leib wie Bild gibt erst die Tiefe des Wortes her; und leibliches Zeichen ist kein Erweis, wie bildhaftes Gleichnis kein Vergleich ist" (Buber 1952/1963: 835).

In der christlichen Theologie und Praxis stellen die *Sakramente* eine Klasse symbolischer Ritualhandlungen dar. Sie sind stets mit einem *Wort* verbunden (Spendeformel), die jedoch nicht als Illustration oder Information missverstanden werden darf: Der Satz „Noemi, ich taufe dich im Namen des Vaters und des Sohnes und des Heiligen Geistes" will Noemi nicht darüber informieren, was ihr jetzt gerade widerfährt. Vielmehr gehört er untrennbar zum Symbol des Wassers, in das Noemi gerade eingetaucht wird:

> „Symbol ist Erscheinung des Sinns, Erscheinen, Scheinendwerden des Sinns in der Gestalt der Leiblichkeit. Der Bund des Absoluten mit dem Konkreten erweist sich im Symbol. Aber Sakrament ist Bindung des Sinns an den Leib, Vollzug der Bindung, Gebunden-, Eingebunden-, Verbundenwerden. Der Bund des Absoluten mit dem Konkreten ereignet sich im Sakrament" (Buber 1952/1963: 838).

Für die Wirkmächtigkeit sakramentaler Zeichen ist der Vergleich mit einem Medikament nützlich, der schon in der Antike gezogen wurde (Ignatius von Antiochien nannte das Abendmahl „Heilmittel der Unsterblichkeit"). Im Gegensatz zur modernen Auffassung des Medikaments ist die Wirksamkeit des rituellen Symbols nicht feststellbar und nachweisbar. Es „wirkt", indem es im Kontext der Krankheit einen neuen Sinn-Kontext eröffnet, der den Diskurs pharmakologischer Wirksamkeit überschreitet, ja: innerhalb dieses Diskurses irrelevant erscheint. Dieser neue Sinnhorizont ist, wie Jung sagt, eine „relativ unbekannte Sache". In diesem Zusammenhang ist das lebendige Symbol ein Sprungbrett, das den Übergang ermöglicht, um den es im *rite de passage* geht (Frick 2009: 37ff).

1.3 Rituale und Zeichen als Ressource

Neben der Wirkmächtigkeit der Zeichen stellt sich die Frage nach dem individuellen Zugang der Person zu diesem Zeichen. Ein Zeichen, das aus sich eine tiefe Symbolkraft mitbringt, wird für den Betroffenen zu einem wirklichen „Heilszeichen", wenn es in seinem Leben eine Rolle spielt. Verbindet er nämlich mit diesem Zeichen eine Erfahrung, die ihm wichtig war, so wird es ihm den Weg zu einer Ressource weiter öffnen können. Als Beispiel sei Folgendes genannt: Wurde jemand als Kind von seinen Eltern immer gesegnet – sei es am Abend vor dem Schlafengehen oder beim Verlassen des Hauses –, so wird bei ihm das Zeichen des Kreuzes – das ein Element im Ritus der Krankensalbung darstellt – eine ganz andere Dimension erreichen als bei einem Menschen, der mit diesem Zeichen nicht aufgewachsen ist. In diesem Wissen die Angehörigen einladen zu dürfen, das Kreuzzeichen dem oder der Kranken auf die Stirn zu zeichnen, d. h. das Vertraute und das Geborgenheit Vermittelnde zu tun, bedarf keiner weiteren Deutung, denn es wird eine Ebene erreicht, die nicht mehr in Worte zu fassen ist. Eine persönliche Ressource zu entdecken, ist eine der schwierigsten, aber auch hilfreichsten Aufgaben – gerade in der Begleitung schwerstkranker und sterbender Menschen. Die oftmals festzustellende Sprachlosigkeit in solch existentiellen Situationen ist manchmal gepaart mit einer Rituallosigkeit des Patienten und seiner Angehörigen. Sich hier einer Kultur wieder mehr bewusst zu werden, die auch die kleinen täglichen Situationen rituell begleitet, könnte ein Impuls der spirituellen Begleitung werden. Gerade im Hinblick auf die Zeit der Trauer gilt es rituelle Ressourcen zu bewahren und wieder zu entdecken, da man sonst Gefahr läuft, der Trauer weder Zeit noch Raum in der Gesellschaft zu geben (Erzbischöfliches Ordinariat München 2002/2003).

2 Die Rolle von Zeichen und Worten im Ritus am Ende des Lebens

2.1 Zeichen

Das Zeichen der Überwindung des Todes, des Dunkels, ist die Kerze. Wenn in der Osternacht eine einzelne Kerze den dunklen Raum der Kirche zum Leuchten bringt, wird die Symbolkraft dieses Lichtes besonders stark erlebbar. Der Glaube an die Auferstehung, an ein Leben jenseits dieser Welt, wird in diesem Zeichen sichtbar. Der Mensch braucht das Licht. Das Licht überwindet das Dunkel, es ist anziehend, gibt Orientierung und Halt. Licht und Leben gehören untrennbar zusammen. Ohne Licht gibt es kein Leben. So wie das Licht hat jedes Zeichen seine Bedeutung, seine

Strahlkraft, seinen Fokus. Die folgende, beispielhafte und unvollständige, Tabelle, listet mögliche zeichenhafte Ressourcen auf:

Tab. 1: Ressourcen in den Zeichen

Licht	Überwindung des Dunkels und des Todes Sicherheit und Wärme
Wasser	Ursprung allen Lebens Reinigung
Kreuz	Leid als Wirklichkeit des Lebens Ausdruck der Hoffnung
Handauflegung	Erfahrung der Geborgenheit Halt und Schutz
Salböl	Linderung der Schmerzen Wertschätzung des Lebens
Berührung	Zeichen der Nähe und Zuwendung Beweis der Liebe

2.2 Worte

Die individuellen Zeichen und ihre Bedeutung zu verstehen sowie ihre tiefe Kraft zu erahnen, stellt eine große Herausforderung dar. Auch wenn wir alle die gleiche Sprache sprechen, versteht doch jeder unter einem bestimmten Begriff etwas anderes. So lösen Worte wie z. B. Liebe, Familie, Vater, Mutter bei jedem andere Nuancen aus, beinhalten andere Erfahrungen und Lebensgeschichten. Diese zu hören, wirklich die Geschichte des anderen zu hören - möglichst ohne die eigene mit einfließen zu lassen –, ist die Kunst in der Begleitung. Dadurch kommt der Kommunikation – nicht nur der verbalen – eine entscheidende Rolle zu.

Auch die im Ritus angewandte Sprache ist von großer Bedeutung. Da in der Regel beim anderen nicht dieselbe Tiefe und Bedeutung des Wortverständnisses vorausgesetzt werden kann, muss die rituelle Sprache in der Wortwahl Offenheit besitzen, damit sich in ihr die Erfahrung des einzelnen wiederfinden kann und nicht sprachlich ausgeschlossen wird. Hierbei spielen die in der Vergangenheit entwickelten und bewährten Rituale eine große Rolle, da sie aus den Erfahrungen von Generationen verfasst und tradiert wurden und diese in großer Fülle kulminiert haben. Eine dieser tiefen im Ritual verwurzelten Erfahrungen ist die Nennung des Namens. Wenn man heute in der Ausbildung der Mediziner wieder dazu übergeht, nicht von der Krankheit im Zimmer Nr. XY zu sprechen, sondern von der Person, dann ist dies im Ritual immer gegenwärtig gewesen. Den Kranken bei seinem Namen zu nennen, ist eine Notwendigkeit, die sich aus der dialogischen Situation ergibt. Diese persönliche Anrede überrascht oftmals die Angehörigen – gerade im Rahmen der Verabschiedung oder Aussegnung.

In diesem Zusammenhang muss auch auf die Rolle der Musik – mit oder ohne Text – hingewiesen werden, denn gerade sie kann den Menschen Wege eröffnen, Ruhe zu finden und bei sich zu sein.

2.3 Der sakramentale, rituelle Umgang

Jedes Ritual öffnet Wege in eine andere Dimension, zum Heiligen und zum Mystischen. Das Heilige (lat. sacrum) steht in diesem Zusammenhang für all das, was für den Menschen letztlich unverfügbar und nicht machbar ist. Leben, Liebe und Tod bilden die klassische heilige Trias, die als sinnstiftend oder als sinnvernichtend erfahren wird. Den Sinn des Lebens zu suchen, sich dieser Suche immer wieder in allen Stadien und Situationen des Lebens auszusetzen, dazu laden uns zum einen die Sakramente als die hervorgehobenen liturgischen Symbolhandlungen der Kirche und zum anderen die Sakramentalien ein.

Letztere bezeichnet man als Riten, die – von Jesus Christus her nicht direkt begründbar – von der Kirche eingeführt sind, um in einer gewissen „Nachahmung der Sakramente" (CIC von 1983) das menschliche Leben, die Lebenswelt und Schöpfung im ganzen zu „heiligen", d. h. sich zur Herrschaft Gottes über alles zu bekennen. Kacynski arbeitet heraus, dass das Konzilsdokument SC den Begriff des Rituals eher für die non-verbalen Elemente verwendet. „Damit kommt v. a. die äußere Gestalt, weniger oder gar nicht der innere Gehalt der Feiern zum Ausdruck" (Kaczynski 2004).

In ihrer Geschichte hat sich die katholische Kirche immer wieder Gedanken gemacht, welches sakramentale Zeichen am Ende des Lebens das richtige sei. Auch heute – ausgelöst durch das 2. Vatikanum – befinden wir uns wieder in einer solchen Suchbewegung. Unstrittig war stets die hohe Bedeutung der Eucharistie, des Viaticums. Erst kürzlich habe ich in der Begleitung erneut erfahren dürfen, welchen Stellenwert die Eucharistie im Leben eines Menschen erlangen kann. Eine alte Frau, die nicht mehr essen und trinken konnte und dies auch so wollte, verlangte bis zu ihrem letzten Tag nach der Kommunion, da sie in der Vorstellung lebte, sie werde – wenn sie mit der Kommunion im Mund versterbe –, direkt zum lieben Gott kommen.

3 Die Beteiligten, die Mitfeiernden

Im Mittelpunkt der Feier am Lebensende steht also der Kranke, der Sterbende bzw. der Verstorbene. Er wird mit seinem Namen angeredet, denn um ihn geht es in dieser Stunde. Seine Situation, sein Leben und seine Beziehungen kommen zu Wort, werden ausgedrückt und haben ihren Platz. Schön ist es, wenn bei dieser Feier – sofern es der Patient oder seine Angehörigen wünschen – auch Teammitglieder dabei sein können. Dabei muss allen klar sein, dass der Fokus auf dem Patienten und seinen Angehörigen liegt. Für das Team bedarf es einer eigenen Entwicklung von Trauer und Gedenkkultur.

Hier Akzente zu setzen, hier den Patienten und ihren Angehörigen Freiräume und Gestaltungsmöglichkeiten zu ermöglichen, sie auch zu einer bestimmten Kultur des Abschiednehmens anzuleiten, z. B. durch das aufliegende Totenbuch, in dem alle Angehörigen eine Seite gestalten sollen, ist eine zukunftsweisende Aufgabe. Durch diese Art der Begleitung wird deutlich gemacht, dass der Sterbende und seine Angehörigen Würde besitzen, dass sie Respekt genießen, dass die Sorge um sie wichtig ist und dass dies auch sichtbar wird. Denn nur dann werden sich viele an diese Situation erinnern und davon erzählen und vielleicht lassen sich so auch neue Formen und Rituale verfestigen und tradieren.

Literatur

Barbier-Piepenbrock A (2004) Was geschieht in Lebensübergängen und Krisen? In: Bundschuh-Schramm C, Barbier-Piepenbrock a, Gaab J (Hg.) Rituale im Kreis des Lebens. Ostfildern, 74–94.

Buber M (1952/1963): Die chassidische Botschaft. In: Ders. (Hg.): Schriften zum Chassidismus (Werke III). München, 739–894.

CIC von 1983 can. 1166 ff./ II. Vaticanum SC 60.

Erzbischöfliches Ordinariat München, Seelsorgereferat I (Hg.) (2002/2003) Heft „Christliches Sterben". München.

Frick E (2009) Psychosomatische Anthropologie. Ein Lehr- und Arbeitsbuch für Unterricht und Studium (unter Mitarbeit von Harald Gündel). Stuttgart.

Kaczynski R (2004) Art. Ritus/ Ritual – liturgisch. In: [4]RGG Tübingen, 555.

Kranemann B (1999) Ritus, Ritual. In: LThK, Freiburg, 3. Auflage, 1210.

Lederhilger S (1999) Ritus – Kirchenrechtlich. In: LThK, Freiburg, 3. Auflage, 1212–1213.

Ott M (1999) Rites de passage. In: LThK, Freiburg, 3. Auflage, 1203–1204.

II. Vatikanum, Liturgiekonstitution (SC) Art. 73–75.

Das spirituelle Konzept einer psychosomatischen Fachklinik

Michael Tischinger

A clinic for psychosomatic medicine and its spiritual concept

„Alcoholics Anonymous" was founded in 1935 and is meanwhile a worldwide fellowship of men and women who share their experience, strength and hope with each other that they may solve their common problems and help each other to recover. Although the primary purpose is to stay sober and help others to achieve sobriety, the twelve steps culminate in a spiritual awakening. W. Lechler, a German psychiatrist, integrated the idea of the twelve steps, support groups, dependence on a higher power in a concept for a psychosomatic clinic, the socalled „Bad Herrenalber Modell". The main principles of this concept are the teaching-learning community, the support groups according to the AA-movement, the New Identity Process and the abstinence from all sorts of addicted behaviour.

keywords
Alcoholic Anonymous – twelve steps – spirituality of imperfection – psychosomatics – „Bad Herrenalber Modell" – teaching-learning-community

1   Das 12-Schritte-Programm der Anonymen Alkoholiker

1.1   Die Geschichte von Bill und die Entstehung von AA

Die Initialzündung für die Entstehung der Anonymen Alkoholiker kann auf eine Begegnung zwischen dem New Yorker Börsenmakler Bill W. und einem ebenfalls alkoholkranken Chirurgen Dr. Bob S. im Jahre 1935 zurückgeführt werden. Bill war sechs Monate zuvor durch ein spirituelles Erwachen von seiner Alkoholsucht befreit worden, nachdem er durch einen befreundeten Alkoholiker mit einer Erweckungsbewegung jener Tage, der sog. Oxford Gruppe, in Berührung gekommen war.

Bill, der im Juni 1935 aufgrund beruflicher Misserfolge kurz vor dem Besuch einer Bar und damit vor einem Alkoholrückfall stand, wurde durch das offene Gespräch mit dem „hoffnungslosen" Alkoholiker Dr. Bob vom erneuten Zwang, Alkohol trinken zu müssen befreit. Auch sein Gegenüber rührte nach dieser Begegnung zeitlebens keinen Tropfen Alkohol mehr an. Diese Erfahrung kann als die Geburtsstunde der AA-Bewegung bezeichnet werden.

Bill schloss daraus, dass ein Alkoholiker auf einen anderen Leidensgenossen einen Einfluss ausüben konnte, wie es keinem Nichtalkoholiker möglich schien. Er schloss außerdem, dass das intensive Bemühen des einen Alkoholikers um den Anderen für die eigene dauerhafte Genesung lebensnotwendig sein müsse. Als die beiden das dahinterliegende Genesungsprinzip verstanden hatten, machten sie sich daran, umgehend weitere Alkoholiker zu finden, um ihnen – und dadurch auch sich

Tischinger M (2009) Das spirituelle Konzept einer psychosomatischen Fachklinik. In: Frick E, Roser T (Hg.) Spiritualität und Medizin. Gemeinsame Sorge für den kranken Menschen. Stuttgart, 272–279.

selbst – auf dem Weg zur Trockenheit weiter zu helfen (Anonyme Interessensgemeinschaft).

1.2 Die Prinzipien von AA

1.2.1 Die 12 Schritte

Im 5. Kapitel des sogenannten Blauen Buchs, dem von Bill W. initiierten Standardwerk der AA-Bewegung wird das Therapieprogramm, die „12 Schritte" beschrieben.

1. Schritt *Eingeständnis der Machtlosigkeit*
Wir gaben zu, dass wir dem Alkohol gegenüber machtlos waren – und unser Leben nicht mehr meistern konnten.

2. Schritt *Vertrauen auf eine höhere Macht*
Wir kamen zu dem Glauben, dass eine Macht, größer als wir selbst, uns unsere geistige Gesundheit wiedergeben kann.

3. Schritt *Hingabe an die Höhere Macht*
Wir fassten den Entschluss, unseren Willen und unser Leben der Sorge Gottes – wie wir ihn verstanden – anzuvertrauen.

4. Schritt *Persönliche Inventur*
Wir machten eine gründliche und furchtlose Inventur in unserem Inneren.

5. Schritt *Eingeständnis der exakten Natur von Fehlern*
Wir gaben Gott, uns selbst und einem anderen Menschen gegenüber unverhüllt unsere Fehler zu.

6. Schritt *Verpflichtung zur Änderung*
Wir waren völlig bereit, all diese Charakterfehler von Gott beseitigen zu lassen.

7. Schritt *Gebet für Heilung*
Demütig baten wir ihn, unsere Mängel von uns zu nehmen.

8. Schritt *Bereitwilligkeit zur Wiedergutmachung*
Wir machten eine Liste aller Personen, denen wir Schaden zugefügt hatten und wurden willig, ihn bei allen wieder gut zumachen.

9. Schritt *Durchführung der Wiedergutmachung*
Wir machten bei diesen Menschen alles wieder gut – wo immer es möglich war – es sei denn, wir hätten dadurch sie oder andere verletzt.

10. Schritt *Fortwährende Inventur*
Wir setzten die Inventur bei uns fort, und wenn wir Unrecht hatten, gaben wir es sofort zu.

11. Schritt *Gebet und Meditation*
Wir suchten durch Gebet und Besinnung die bewusste Verbindung zu Gott – wie wir ihn verstanden – zu vertiefen. Wir baten ihn nur, uns Seinen Willen erkennbar werden zu lassen und uns die Kraft zu geben, ihn auszuführen.

12. Schritt *spirituelles Erwachen, Weitertragen der Botschaft*
Nachdem wir durch diese Schritte ein spirituelles Erwachen erlebt hatten, versuchten wir, diese Botschaft an Alkoholiker weiterzugeben – und unser tägliches Leben nach diesen Grundsätzen auszurichten.

Sich einer höheren Macht anvertrauen und vom eigenen Ich absehen, das ist der Inhalt der ersten drei Schritte. Zentral geht es dabei darum, mit der höheren Macht eine Beziehung aufzubauen, nachdem vor der bisherigen „höheren Macht", dem Alkohol, kapituliert worden ist. Die Schritte 4 bis 10 erfordern die verstärkte Aktivität des Einzelnen, um mit altem Fehlverhalten und Fehleinstellungen aufzuräumen. Schließlich geht es in den letzten beiden Schritten darum, das Erreichte und Empfangene zu festigen und weiterzugeben.

1.2.2 Die Anonymität

In den „12 Traditionen", die ebenfalls im blauen Buch formuliert wurden, und zum Ziel haben, das Funktionieren der AA-Gemeinschaft zu gewährleisten, wird ganz besonders auf die Anonymität der Mitglieder eingegangen. Sie sei die Grundlage, die daran erinnern solle, dass Prinzipien über Personen zu stellen seien. Für den einzelnen AA-Angehörigen bedeutet die Anonymität einen zweifachen Schutz: Erstens soll die Anonymität eine Abwertung durch eine möglicherweise intolerante Umwelt verhindern helfen. Zweitens soll es auch vor der Gefahr bewahren, dass sich Einzelne aus der Gruppe herausheben und wertvolle Energie statt zur Bewältigung der täglichen Aufgaben für die eigene Ich-Bezogenheit verlieren (Lechler 2003).

1.3 Die Spiritualität der Unvollkommenheit

In der Tat könnte man die Geschichte der AA als eine Entwicklung hin zu einer eigenen unkonventionellen Spiritualität bezeichnen.

Einige der ersten Anonymen Alkoholiker hatten sich spirituell in den Oxford-Gruppen beheimatet gefühlt, einer konfessionsübergreifenden, evangelikalen Bewegung, die die Prinzipien der steten Selbstüberprüfung, des Sündenbekenntnisses, der Wiedergutmachung zugefügten Unrechtes und der Hingabe an andere vertrat. Es kam jedoch bald schon aufgrund deren perfektionistischen Forderungen zu einer Loslösung der jungen AA-Bewegung (Kurtz und Kecham 2006).

C.G. Jung bot in einem Briefwechsel mit Bill W. eine hilfreiche Formulierung an, die für die weitere spirituelle Entwicklung sehr griffig erschien:

> „Sein Drang nach Alkohol war der Ausdruck des spirituellen Durstes unseres Wesens nach Ganzheit – auf einer niedrigen Stufe [...] Sehen Sie, Alkohol heisst auf Lateinisch ‚spiritus', und man verwendet das gleiche Wort für die höchste religiöse Erfahrung wie auch für das verderblichste Gift. Die hilfreiche Formulierung lautet daher: spiritus contra spiritum" (Jung 1961).

Spiritualität wird somit zum Schlüssel der Heilung, zumal die Entstehung der Alkoholkrankheit im Verständnis von AA auf ein spirituelles Defizit zurückgeführt wird.

Die Erfahrung, dass Gott durch die Wunde kommt, ist die Spiritualität der Schwachen und Gebrochenen, der Armen und Ausgestoßenen, eine Spiritualität der Unvollkommenheit. AA ist kein Programm zur Perfektionierung und Vervollkommnung seiner Mitglieder, sondern eine Lebensweise, die Unvollkommenheit als solche akzeptiert und integriert. Wissend, dass Trocken-Sein nicht nur „nicht trinken" bedeutet, sondern den alten Lebensstil aufzugeben.

Bill W. fasst das Wesen der spirituellen Erfahrung im blauen Buch wie folgt zusammen:

Letztlich sei es die Erfahrung einer Macht, die größer ist als wir selbst, „Gottes-Bewusstsein", die den grundlegenden Wandel im Einzelnen ermöglicht, was als *die* einende spirituelle Erfahrung der AA gelten darf.

1.4 Erfolg der AA-Bewegung

Die weitere erfolgreiche Verbreitung von AA weltweit – man geht davon aus, dass die Bewegung in mehr als 140 Ländern vertreten ist – kann sicher auch auf ihre hohe Effektivität zurückgeführt werden. Wirksamkeitsstudien wurden bisher v. a. im angelsächsischen Bereich durchgeführt, wobei im deutschsprachigen Bereich lediglich die Studie von Murken aus dem Jahre 1994 (☞ Frick, 102ff) erwähnenswert erscheint.

Booth und Martin wiesen darauf hin, dass von den AA-Teilnehmern in etwa 30 % über einen Zeitraum von mehr als fünf Jahren trocken bleiben. Ein weiteres Drittel ist zwischen einem und fünf Jahren alkoholabstinent und nur ein verbleibendes Restdrittel weniger als ein Jahr (Booth und Martin 1998). In einer großangelegten Längsschnittstudie an Alkoholentwöhnten (mit langjähriger AA-Teilnahme, kurzzeitiger AA-Teilnahme und ohne AA-Kontakte) untersuchten Worth, Westphal und Tonigan den Verlauf der spirituellen Entwicklung. Sie fanden heraus, dass bei den regelmäßigen Meetingteilnehmern die erlebte Gottesnähe am engsten war und die formal religiösen Praktiken signifikant am stärksten zugenommen haben (Worth et al. 2003).

2 Das spirituelle Konzept einer psychosomatischen Fachklinik

2.1 Die Entstehung des Bad Herrenalber Modells als Lebensschule

Mit den Alliierten war zu Beginn der 50er Jahre die AA-Bewegung auch nach Deutschland gekommen. Im Sommer 1954 war der spätere Begründer des so genannten Bad Herrenalber Modells, Walther Lechler, zu einem offenen Meeting in München eingeladen worden. Obwohl Nichtalkoholiker, entdeckte er in den offenen und ehrlichen Lebensberichten der AA-Teilnehmer seine eigene Lebensgeschichte und vertiefte den Kontakt zu AA (Lechler 2006).

Angeregt durch die Erfahrungsberichte zahlreicher AA-Mitglieder, deren Leben von einem tiefgreifenden Wandel zeugte, etablierte Lechler zu Beginn der 70er Jahre eine psychosomatische Fachklinik. Sie sollte nach dem Vorbild der AA und anderer auf dem Zwölf-Schritte-Programm beruhender Gruppen eine Lebensschule darstellen (Lechler 2006).

Nehme man das Wörtchen „Alkohol" (es kommt in den 12 Schritten nur einmalig und zwar im 1. Schritt der Kapitulation vor) als eine Metapher für all das, womit man sich betäuben, besaufen, „emotional wegmachen" kann, so sei das 12-Schritte-Programm kein reines Anti-Alkoholiker-Programm mehr, sondern ein allgemein gültiges Lehr-Lern-Programm in einer Lehr-Lern-Gemeinschaft (Teaching-learning-community). Eine darauf basierende psycho-somatische Klinik sollte also ein Ort sein, wo jeder Lernender und zugleich Lehrender sei und von den Erfahrungen anderer, vom Mut und der Hoffnung einzelner profitieren kann.

Deswegen solle eine Klinik, die nach einem derartigen Prinzip arbeite, zunächst ein Ort sein, wo eine warme annehmende Begegnung möglich ist, aber auch durch Konsequenz und Disziplin ein wirklich neues Leben eingeübt werden kann (Lechler 1998).

2.2 Das zugrundeliegende Konzept

Das tiefenpsychologisch ausgerichtete Konzept fußt auf der Theorie des Grundkonflikts, in dem Mangel und Lerndefizit bestimmend waren. Es wird postuliert, dass durch Missbrauch und Fehlentwicklungen in der Kindheit ein Unzulänglichkeitssyndrom entstanden sei. Dies beinhalte v. a. die Ver-Antwortungslosigkeit sich selbst gegenüber, es mit dem eigenen Leben in einer gelingenden Weise aufnehmen zu können. Nach dieser Theorie würden nicht nur Alkoholiker, sondern auch andere Suchtkranke oder psychosomatisch Erkrankte ihre eigentlichen Bedürfnisse nicht spüren bzw. könnten diese nicht zulassen und würden diese mit verschiedensten dysfunktionalen Verhaltensweisen, wie z. B. Süchten, zudecken. Hinter den unterschiedlichsten Präsentiersymptomatiken, mit denen Menschen in eine stationäre psychosomatische Behandlung kommen, stecke v. a. der Grund, den Sinn im Leben nicht gefunden zu haben. Es gehe darum, für eine Nachreifung offen zu sein, das bisherige Lern- und Erfahrungsdefizit wettmachen zu wollen, um es mit dem eigenen Leben in einem nüchternen, wachen Zustand aufnehmen zu können.

In einer Gruppe von Mitmenschen, die offen ihre Gefühle und Sorgen zeigen und berührbar sind, könne es zum Effekt der „ansteckenden Gesundheit" kommen.

Wer wie bei AA mitverfolgen kann, dass andere Menschen mit ähnlichen Schwierigkeiten erfolgreiche Lösungen finden können, habe es leichter, auch für sich selbst einen neuen Weg zu finden. Die Gemeinschaft der Mitpatienten und Therapeuten soll den Einzelnen auf dem Weg zum eigenen Selbst, bei der Suche nach dem Sinn des Lebens und seiner spirituellen Orientierung unterstützend begleiten.

2.3 Die therapeutischen Säulen

2.3.1 Die therapeutische Gemeinschaft

Die Idee der therapeutischen Gemeinschaft beinhaltet das Zusammenwirken von Mitarbeitern und Patienten in einem Miteinander jenseits von konventionellen medizinisch-therapeutischen Rollenzuschreibungen. Als Ausdruck eines tiefen gegenseitigen Interesses an der Weiterentwicklung jedes einzelnen wird versucht eine familiäre Atmosphäre zu schaffen, wo sich z. B. Mitarbeiter und Patienten gegenseitig mit einem vertraulichen „Du" und dem Vornamen ansprechen. Durch die besondere Art des Umgangs miteinander unterscheidet sich das Konzept wesentlich von dem anderer psychosomatischen Kliniken.

Unter den Patienten soll somit quasi eine „Oekumene der Kranken", die durch Leid, Not und Aussichtslosigkeit zu einer Umkehr gezwungen worden sind, entstehen. Lechler beschreibt in Anlehnung an den Galaterbrief Kapitel 3 Vers 28 (da ist dann kein Unterschied mehr zwischen Juden und Griechen, zwischen Knechten und

freien Herren, zwischen Männlichem und Weiblichem. Ihr seid alle dasselbe: nämlich Gottes freie Menschen, so gewiss ihr Christus zugehört), dass die Unterschiede
und Barrieren, die qua Diagnosen, Herkunft, soziale Schichtzugehörigkeit etc. bestehen, in den Hintergrund treten sollen, und jeder dasselbe wird, nämlich Gottes
freier Mensch, so gewiss er zu dem Sinn in seinem Innersten erwacht ist.

2.3.2 Das 12-Schritte-Programm

Im Klinikalltag finden sich viele Informationen über die Selbsthilfegruppen, wie
z. B. A-Tage, sog. Inventurwochenenden und in den Abendstunden werden zahlreiche 12-Schritte-Meetings angeboten, die entweder in der Klinik selbst stattfinden
oder in der näheren Umgebung besucht werden dürfen. Alle Patienten sind angehalten, bereits vor und auch nach dem stationären Aufenthalt die Meetings der
Selbsthilfegruppen regelmäßig zu besuchen. Dies dient der weiteren Orientierung
auf dem Genesungsweg und als spirituelle Leitlinie auch nach dem Klinikaufenthalt.

2.3.3 Die Fastenvereinbarungen

Ein zentraler Aspekt des gesamten Konzeptes sind die schriftlich getroffenen Fastenvereinbarungen. Hierbei verpflichtet sich der jeweilige Patient, auf Dinge bzw.
Tätigkeiten, die in aller Regel geeignet sind, die feinere seelische Wahrnehmung zu
betäuben bzw. ihn aus dem therapeutischen Miteinander herauszunehmen, während
des Klinikaufenthaltes zu verzichten.

Hierzu gehören üblicherweise Alkohol, Drogen, Nikotin, stimmungsverändernde
Medikamente (soweit nicht ärztlich verordnet), Fernsehen, Lektüre von Zeitungen
und Unterhaltungsliteratur, sexuelle Beziehungen, Romanzen und isolierende Zwei-
erbeziehungen.

Ziel der Fastenvereinbarungen ist nicht die Abstinenz als solche. Vielmehr soll
eine Nüchternheit erreicht werden, die es erlaubt, alte destruktive Verhaltensweisen
aufzugeben, um sich somit leichter der wirklichen Problematik stellen zu können.
Oftmals wird so ein bisher unbewusster Konflikt oder seelischer Schmerz erstmals
wahrnehmbar und wirklich behandelbar (Lechler 2007).

2.3.4 emotionelle Gruppentherapie

Mit Hilfe emotioneller Gruppentherapieverfahren, insbesondere des durch Lechler in das Bad Herrenalber Konzept integrierten „New Identity"-Prozesses, geht
es darum, Zugang zu verschütteten Gefühlen zu erlangen, um alte Konditionierun-
gen aufgeben zu können. Wenn bisher zurückgehaltene Gefühle wie Wut, Ärger,
Schmerz, Trauer mit anderen und vor anderen zum Ausdruck gebracht werden dürfen und Anteil am Gefühlsreichtum der Mitpatienten genommen wird, kann dies zu
einer größeren Vertrautheit in der Gruppe und zu einer seelischen Befreiung führen
(Wehrli 2005).

3 Ausblick

Rund 70 Jahre nach der Entstehung der Anonymen Alkoholiker besuchen allein in den USA jede Woche um die 15 Millionen Menschen Treffen der Anonymen Selbsthilfegruppen, nicht nur wegen Alkoholproblemen, sondern z. B. auch wegen gestörtem Essverhalten und anderen süchtigen Verhaltensweisen. Ebenso hat sich auch das Bad Herrenalber Modell mit seiner Ausrichtung als Lehr-Lern-Gemeinschaft und Einbeziehung der spirituellen Erfahrungen der AA nach mehr als 35-jährigem Bestehen als Konzept für die Arbeit einer psychosomatischen Fachklinik in Deutschland, nicht zuletzt durch die Gründung weiterer Fachkliniken nach diesem Konzept, weiter etabliert. Viele Menschen haben seither das Konzept dieser Lebensschule mit seiner ansteckenden Gesundheit als Patienten selbst am eigenen Leib erfahren dürfen.

Ihnen ist klar geworden, dass alle Süchte nur als untauglicher Versuch mit Lebensproblemen umzugehen, ohne sie wirklich lösen zu wollen, verstanden werden können. Das einzige, was trägt, ist jedoch, sich dem Leben zu stellen und die Verantwortung für das eigene Glück zu übernehmen. Nicht umsonst haben die Anonymen Alkoholiker und auch die psychosomatischen Fachkliniken, in denen das 12-Schritte-Programm praktiziert wird, das folgende Gebet in ihre Philosophie aufgenommen:

Gott gebe mir die Gelassenheit, die Dinge hinzunehmen, die ich nicht ändern kann, den Mut,
die Dinge zu ändern, die ich ändern kann und die Weisheit, das eine vom andern zu unterscheiden.

In einer aktuell geführten Diskussion in der Zeitschrift „Psychologie heute" stellte M. Utsch in seinem Beitrag zum Thema „Spirituelle Psychotherapie: Modetrend oder Modell mit Zukunft?" fest, dass alle großen Weltreligionen sechs therapeutisch hilfreiche Haltungen (Weisheit/Wissen, Mut, Liebe/Humanität, Gerechtigkeit, Mäßigung, Spiritualität/Transzendenz) beinhalten. Gleichzeitig stellte er die Frage, wie diese Einstellungen therapeutisch vermittelt werden können, um auch den spirituellen Bedürfnissen unserer Zeit gerecht zu werden. Das vorgestellte Beispiel scheint in zweifacher Weise eine Antwort zu liefern: Erstens: Spiritualität in der Psychotherapie ist mehr als reine Modeerscheinung und zweitens liegt hier ein Modell vor, das genau die obigen Kerntugenden in überzeugender Weise, ohne dabei paternalistisch zu sein, zu transportieren scheint (Utsch 2008).

Literatur

Anonyme Interessengemeinschaft e. V. (2007) Anonyme Alkoholiker – Ein Bericht über die Genesung alkoholkranker Männer und Frauen. München.

Booth J, Martin JE (1998) Spiritual and religious factors in substance use, dependence, and recovery. In: Koenig H (Hg.) Handbook of religion and health. New York, 175–200.

Jung CG (1961) Brief an W.G. Wilson, Mitbegründer der Anonymen Alkoholiker, 30.1.1961. In: Jung CG (1973) Briefe III. Freiburg im Breisgau, 373f.

Kurtz E, Kecham K (2006) Die Spiritualität der Unvollkommenheit. Goch.

Lechler WH (1998) Nicht die Droge ist's – Wir alle sind süchtig. Oberursel.

Lechler WH (2003) Alkoholismus – eine Krankheit. Lahnstein.

Lechler WH, Meier A (2006) Wach auf und Lebe! Die therapeutische Kraft biblischer Geschichten. München.

Lechler WH, Meier A (2007) Das Bad Herrenalber Modell. Goch.

Utsch M (2008) Spirituelle Psychotherapie: Modetrend oder Modell mit Zukunft? Psychologie heute 2:52–55.

Wehrli A (2005) Einführung in die emotionelle Gruppentherapie nach Casriel. Santiago Verlag, Goch.

Worth LM, Westphal VK, Tonigan JS (2003) Longitudinal perspectives of changes in religiosity and spirituality among three AA exposed groups in project MATCH. http://casaa.unm.edu/posters/.

Allgemeine und spezielle Kompetenzen in Spiritual Care

Thomas Hagen und Josef Raischl

Basic and specialized spiritual care competence

The authors specify the fundamental level of spiritual care within professional palliative care. Basic tools and specialized competence in spiritual care need to be differentiated. It starts where spiritual issues are not just brought to awareness but where they are brought back into communication with the patient and her or his family. On a first level of specialized spiritual care we talk of entering a spiritual dialogue demanding hermeneutical and communicative skills. The second level of specialized spiritual care involves an explicit mission conveyed by a religious community. All of this presupposes that a spiritual care provider has a certain attitude, i. e. being aware of one's and practising spirituality.

keywords
specialized spiritual care – basic spiritual care – attitude – spiritual dialogue – communication

Was bedeutet allgemeine Kompetenz? Was ist eine spezielle – gerade in Spiritual Care? Diese Thematik ist grundsätzlich nicht ganz neu: gemeint ist eine allgemeine Versorgung im Gegensatz zum Spezialistentum. Sie ist jedoch nicht nur alt, sondern aktuell und fächerübergreifend, man denke nur an Psychologie, Pflege, Soziale Arbeit oder gar an die Medizin (in der Palliativmedizin geht es auch um die Frage, was eine allgemeine ambulante Palliativversorgung und eine spezialisierte ambulante Palliativversorgung (SAPV – siehe dazu Homepage DGP: http://www.dgpalliativmedizin.de) beinhaltet. Diese Problematik ist ebenfalls bereits jahrhundertlang im Bereich der Spiritualität bekannt. Sie spielt beispielsweise in der Geschichte von spirituellen Bewegungen eine große Rolle. Eine der bedeutendsten spirituellen Bewegungen, die Franziskanische Bewegung – ausgehend von Franz und Klara von Assisi im 13. Jahrhundert – führte beispielsweise dazu, dass sich eine besonders idealistische Gruppe herausbildete, deren Mitglieder sich „spirituales" nannten. Sie postulierten den Abschied von der Amtskirche, die sich ihrer Meinung nach zu weit von Jesus Christus entfernt hätte, und vertraten die Auffassung, es bräuchte keine Institution mehr, der „Geist" sei allein das Entscheidende. Anfang des 14. Jahrhunderts verbrannten die ersten „spirituales" auf den Scheiterhaufen der Inquisition. Die Wurzeln der innerfranziskanischen Spiritualenbewegung sind in den Lehren des süditalienischen Abtes Joachim von Fiore († 1202) zu suchen, dessen Eschatologie großen Einfluss ausübte auf weite Teile des Minderbrüderordens. Das Gedankenkonstrukt des Joachim musste geradezu verführerisch wirken, schienen sich doch seine Weissagungen in Franz von Assisi zu erfüllen. Die Ecclesia spiritualis (Gemeinschaft des Jubels und der Liebe) tritt an Stelle der hierarchischen Kirche; Sakramente, Kirchenrecht etc. braucht es nicht mehr, denn jeder

Hagen T, Raischl J (2009) Allgemeine und spezielle Kompetenzen in Spiritual Care. In: Frick E, Roser T (Hg.) Spiritualität und Medizin. Gemeinsame Sorge für den kranken Menschen. Stuttgart, 280–288.

vir spiritualis ist ja direkt vom Heiligen Geist erleuchtet. Alle anderen halten sich freiwillig an das Vorbild der spirituales (Holzapfel 1909).

Durch die katholisch-theologische Diskussion zieht sich bis heute die Frage nach dem allgemeinen Priestertum aller Gläubigen versus dem speziellen Priestertum der Ordinierten, d. h. Laien gegenüber Klerikern, Charisma gegenüber Amt, allgemeine Begabungen und Fähigkeiten im Verhältnis zu amtlicher Beauftragung und Qualifikation (Johannes Paul II. 1984b).

> „Das gemeinsame Priestertum der Gläubigen aber und das Priestertum des Dienstes, das heißt das hierarchische Priestertum, unterscheiden sich zwar dem Wesen und nicht bloß dem Grade nach. Dennoch sind sie einander zugeordnet: das eine wie das andere nämlich nimmt je auf besondere Weise am Priestertum Christi teil" (II. Vatikanum).

Im Bereich von Hospiz und Palliative Care macht sich der Konflikt bereits nach wenigen Entwicklungsjahren in der begrifflichen Auseinandersetzung bemerkbar: hier hospizliche Laien und dort palliative Profis bzw. Fachkompetenz. Dabei sollte stets auf die gemeinsame Wurzel, auf die Sorge um den Patienten und seine Angehörigen geachtet werden und alle sollten von dem erfahrenen und erlernten Wissen aller gegenseitig profitieren. Die allgemeine psychologische, juristische, sozialpädagogische oder pflegerische Kompetenz von Ehrenamtlichen im Hospizbereich ist genauso anzuerkennen wie die spezielle und professionelle Fachlichkeit im Palliativbereich (Hildenbrand 2005). Bevor nun besonders auf die spirituelle allgemeine und spezielle Kompetenz eingegangen wird, ist zu betonen, dass die Abgrenzung bzw. das Zu- und Miteinander nicht nur im Bereich von Spiritualität eine Herausforderung darstellt.

1 Allgemeine Kompetenz in Spiritual Care

Bereits die Überschrift stellt die These auf, dass es im Bereich von Spiritual Care eine allgemeine Kompetenz gibt. Wie ist hier aber allgemein zu verstehen? Heißt das, dass jede oder jeder diese von sich aus mitbringt oder diese gelernt werden muss?

1.1 Jeder Mensch ist spirituell

In jedem Menschen ist die spirituelle Dimension seines Seins vorhanden, ob bewusst oder unbewusst, aber sie ist da. Sie ist eine Dimension, die zu jedem Leben gehört, weil sie die existentiellen Tiefen berührt. Sie zeigt sich im Verhalten des Menschen, wie er mit seinen existentiellen Fragen und den Erfahrungen in diesem Bereich umgeht. Erfahrungen existenzbedrohender oder existenzbegründender Situationen erlebt jede und jeder – angefangen von der Geburt. Dabei handelt es sich um eine ureigenste, individuelle „Kompetenz", die jeder Mensch mitbringt.

1.2 Die eigene Kommunikation als Kompetenz

Wie aber kann man seine tiefe, intime und existenzielle Erfahrung wahrnehmen und anderen mitteilen, wie kommunizieren? Wie jede Kommunikation geschieht auch diese immer – auf alle „Kanälen", die man besitzt. Das Ringen nach Austausch, nach dem Verstehen der anderen Erfahrung ist ein zweiter Schritt, den man einüben und zu dem man befähigt werden kann. Denn bei seinen Gefühlen und Erlebnissen anzusetzen, sie einem anderen anzuvertrauen, die gleiche Kommunikationsebene zu finden, um auch wirklich verstanden zu werden, ist eine Fähigkeit, die es einzuüben gilt.

Diese bewusste Versprachlichung spirituellen Erlebens oder das Suchen nach Ausdrucksformen der eigenen spirituellen Dimension bezeichnet man als zweite Stufe allgemeiner Kompetenz.

Konkret heißt dies, für sich die Frage nach der eigenen Spiritualität zu stellen und darüber in Kommunikation zu treten. Einige konkrete Beispiele:

- Spiritualität ist für mich wie ein tiefer, geheimnisvoller See, der grün im Sonnenlicht glitzert, Ruhe und Kraft ausstrahlt, einlädt zum Sitzen und Staunen, zum Verweilen, lockt einzutauchen, sich zu erfrischen, zu reinigen. Spiritualität ist für mich wie das Feuer, das hoch auflodert, gierig ausgetrocknete Zweige und Äste verschlingt, Funken sprüht und die kalte, dunkle Nacht erleuchtet und die Umstehenden wärmt. Dieses Feuer kann wild sein – manchmal schrecken die zurück, die ihm zu nah kommen – und bedrohlich. Es ist gar nicht so leicht, es zu zähmen, besonders wenn der Wind hinein fährt.
- Spiritualität ist für mich wie unsere Mutter Erde, die uns hervorbringt, trägt und hält, die uns nährt, wachsen lässt und uns ständig den Kreislauf von Werden und Vergehen vor Augen hält, in großer Gleichmäßigkeit, Schönheit und manchmal auch Gewalt. Sie ist eine große Lehrmeisterin. Sie nimmt uns auf, vereint uns in ihr, wenn wir uns ihr im Tod nackt und bloß, schutzlos ausliefern. Vom Staub sind wir und zum Staub kehren wir zurück!
- Spiritualität ist für mich wie der ausgestreckte Arm, die Hand, der Finger des ADAM, des Menschen, in Michelangelos großer Schöpfungsdarstellung der Sixtinischen Kapelle –und Gottes Entgegenkommen. Es ist ein Loslassen und sich Annähern, ein beständiges „aufeinander zu", ein beinahe Berühren, eine Sehnsucht, wie die Sehnsucht, die ich spüre, wenn ich meine Frau und Kinder vermisse auf einer beruflichen Reise. Die Sehnsucht lässt mich die Erfahrung der Liebe und Einheit spüren, wertschätzen, was mir geschenkt ist. Die Sehnsucht führt mich weiter, sie ist Kraft und Orientierung, sie ist machtvoll.
- Spiritualität ist wie der achtsame Umgang mit allem, in den vielen kleinen und großen Begegnungen des Alltags, dort, wo ich spüre, was meine Partnerin braucht, wo ich mich hinsetze, um meinen Kindern wirklich zuzuhören. Spiritualität ist wie der heilige, freie, ganz anders gestaltete Sonntag, ein Tag des Herrn, frei gehalten von dem Getriebe der Werktage, frei für Gott und die Menschen, etwas Besonderes, Unverplantes, Kreatives, der sonntäglich gedeckte Mittagstisch, der sich abhebt von dem Einerlei der Wochentage. Wie wertvoll sind uns die Großmütter und -väter, die Väter und Mütter, die einfach da waren und uns einen Sinn für Freiraum schenkten: einfach nur da sein, lauschen, lächeln, milde und liebevoll. Sie gaben uns Heimat und Wärme, ein Gefühl der Geborgenheit. Sie ließen uns erfahren, dass wir uns nicht erst durch Leistung angenommen fühlen durften.
- Spiritualität ist für mich auch so etwas wie das Licht und die Klarheit eines strahlenden Herbsttages, an dem an in den Bayerischen Alpen weit sehen kann, bei deren Ansicht einem das Herz aufgeht, sich der enge Blick weitet und öffnet.

Die Sicht von oben macht manches Dahinkriechen in den Alltagstälern unserer beruflichen und privaten Enge und Schwere leicht, ja gar spielerisch luftig.

1.3   Das Wahrnehmen der spirituellen Dimension beim anderen

Neben der persönlichen Kommunikation mit einem ausgesuchten und vertrauten Gesprächspartner ist das Wahrnehmen existenzieller Erfahrungen bei einem anderen, weniger vertrauten Menschen eine Herausforderung, die ohne persönliche Reflexion und Sucherfahrung nicht möglich ist.

Diese allgemeine spirituelle Dimension, besonders die Kunst der Wahrnehmung, ist für alle Beteiligten im Hospiz- und Palliativkontext die notwendige Grundkompetenz in Spiritual Care. Diese grundsätzliche Bedeutung der Wahrnehmung hat für die unterschiedlichen Professionen ganz eigene und spezifische Aspekte:

- Pflege:
  Die Pflegenden sind diejenigen, die am meisten direkten und speziellen körperlich-sinnlichen Kontakt mit dem Patienten haben. Auf dieser Ebene wird in jeder Berührung, in pflegerischen Maßnahmen, bei der Hilfe zur Nahrungsaufnahme u.ä. eine besondere Achtsamkeit und Sensibilität erfahrbar—oder eben nicht. Wird trotz der Alltäglichkeit von Handgriffen in den Begegnungen zwischen Patienten und Pflegenden etwas von dem Respekt vor der einmaligen Würde und dem „mehr als nur der zu behandelndem Körper" erlebbar?
- Medizin:
  Es ist in der letzten Lebensphase für Patienten und deren Angehörige bei der Begegnung mit Ärzten besonders wichtig, dass der ehrliche Umgang mit der Wirklichkeit des Sterbens und Todes deutlich wird. Der Weg, um die spirituelle Dimension beim Gegenüber wahrnehmen zu können, besteht darin, bei der Kommunikation auf das Gegenüber zu achten, im Gespräch nicht nur auf den Inhalt und dessen Wahrheit zu hören, sondern darauf, was der andere aus dieser Wahrheit hört. Auch hier ist wie in der Pflege entscheidend wichtig, das Gegenüber spüren zu lassen, dass es – neben dem, was machbar ist (beste Symtomkontrolle) und wofür die ärztliche Kunst steht – um die optimale Therapie geht und eben nicht eine standardisierte Maximaltherapie angewandt wird.
- Psychosoziale Berufsgruppen:
  Der Fokus der Psychologen und Sozialarbeiter ist es, dem Betroffenen gegenüber deutlich zu machen, dass er nicht verwaltet oder therapiert wird, sondern dass ihm Menschen gegenüber stehen, die aus einer bestimmten Haltung heraus agieren. Besonders sichtbar wird dies in Übergangssituationen, an den Schnittstellen unserer Versorgungssysteme, in denen es darum geht, dass Menschen nicht ins Leere fallen, sich nicht im Stich gelassen fühlen, in denen es aber auch darum geht, Verbindungen herzustellen, Brücken zu bauen und konkrete Hilfen zu organisieren. Verlässlichkeit, Gründlichkeit und Sachkenntnis sind hier – gerade auch für spirituelle Aspekte – grundlegender als das kluge Philosophieren über spirituelle Dinge.
  Eine pflegende Angehörige, die nach Monaten der körperlichen und psychischen Überforderung durch die Versorgung ihres Mannes an ihren Grenzen angekommen ist, die das Gefühl hat, von Gott und der Welt verlassen zu sein, von anderen Familienangehörigen und Freunden nicht entsprechend unterstützt, verzweifelt ganz und gar angesichts eines Formulars zur Beantragung der Pflegeeinstufung.

Der Antrag ist sozusagen das i-Tüpfelchen und führt sie zur Frage nach einer irgendwie gearteten Gerechtigkeit Gottes, Gnade oder Mitleid Gottes. Der Sozialarbeiter steht hier vor einer konkreten spirituellen Krise, die vermengt ist mit Erschöpfung und auch administrativ-behördlichen Abläufen unseres Gesundheitssystems. Allgemeine spirituelle Kompetenz des Sozialarbeiters bedeutet hier nicht, „spirituell aktiv" zu werden, sondern sich engagiert der Not dieses Menschen zuzuwenden. Ein Verweis auf spezielle spirituelle Begleitung könnte im Einzelfall angebracht sein.

Dieses Beispiel gilt selbstverständlich auch für die Pflege und Medizin, wenn ein Patient an einem bestimmten Punkt sein ganzes Selbst-, Welt- und Gottesbild ins Wanken gerät. Auch hier gilt es nicht, „spirituell aktiv" zu werden, sondern die spirituelle Not zusammen mit der realen Not zu sehen und sich darauf zu konzentrieren. Dieser Grundsatz ist auf alle weiteren involvierten therapeutischen Gruppen – auch auf Ehrenamtliche – zu übertragen.

Zusammenfassend kann man sagen: es ist entscheidend, ob sich die jeweilige Profession über den eigenen spezifischen Bereich hinaus einen Blick, eine Sensibilität dafür bewahrt hat, den ganzen Menschen mit all seinen Dimensionen zu sehen, um dann erahnen zu können, wo dessen „Seele", dessen spirituelle Kraftquelle liegt.

Ein weiterer Unterschied besteht darin, die Wahrnehmung im Team zu kommunizieren oder im Zusammensein mit der jeweiligen Person. Wie man aus zahlreichen Fallberichten weiß, ist schon alleine die Tatsache des Erzählens, das Ausdrücken-Dürfen seiner Geschichte – sowohl für den Patienten als auch für den Angehörigen – hilfreich. Eine ebenso große Hilfe ist es, die erfahrene spirituelle Wahrnehmung in Worte zu fassen und diese im Team oder mit dem Patienten zu kommunizieren, was der speziellen Kompetenz zuzurechnen ist.

Die allgemeine Basiskompetenz bedarf der Pflege und Begleitung und ragt in die Spezialkompetenz hinein, die dort ansetzt, wo die spirituelle Dimension nicht nur wahrgenommen, sondern wieder in Kommunikation mit dem Patienten gebracht wird.

2 Spezielle Kompetenz in Spiritual Care

2.1 Eintreten in den spirituellen Dialog in vertrauter Umgebung

Aus der Wahrnehmung ins Gespräch zu gehen, im Dialog an dem Punkt anzuknüpfen, der das Gespräch in eine Tiefe und Innerlichkeit führt, ist die Kunst der spirituellen Kommunikation. Am leichtesten gelingt dies dort, wo der spirituelle Erfahrungsraum und sprachlicher Umgang damit die eigene Spiritualität berührt.

Insgesamt besteht ein wichtiges Unterscheidungsmerkmal zwischen der Wahrnehmung der spirituellen Dimension beim anderen, die an der eigenen spirituellen Erfahrung anknüpft und von einer ähnlichen Weltanschauung geprägt und getragen ist, und der Wahrnehmung der spirituellen Dimension des anderen, die der eigenen Erfahrung nicht vertraut ist oder ihr widerspricht. In der Praxis zeigt sich, dass ehrenamtliche Besuchsdienste in Krankenhäusern, Altenheimen oder anderen Einrichtungen diese spezielle Kompetenz nur dann haben, wenn sie professionell begleitet und geschult werden. Was tun diese Gruppen konkret? Sie besuchen gezielt Menschen, die Mitglieder der eigenen Gruppe bzw. Gemeinde sind. Dies signalisiert den Besuchten, dass sie nicht vergessen sind, die Gruppe bzw. Gemeinde sich um sie sorgt und sie nicht aus der Gemeinschaft fallen. Am Rande angemerkt: das zentrale Anliegen einer christlichen Gemeinde besteht doch darin, durch ehrenamtliche Kommunionhelfer die Gemeinschaft der Kranken mit der sonntäglichen feiernden Gottesdienstgemeinde deutlich zu machen. In diese Reihe gehören auch die weit verbreiteten, in der Gesellschaft bzw. jeweiligen Religionsgemeinschaft verankerten Ausdrucksformen wie Beten, Schweigen, Meditieren, Singen, die mit Betroffenen geteilt werden. Wenn z.B. ehrenamtliche Helfer mit einem Schwerkranken auf dessen Wunsch hin einen Text aus der Heiligen Schrift lesen, den Rosenkranz beten oder ein Marienlied anstimmen, sind sie tatsächlich spirituelle Begleiter, d.h. sie müssen keine weitere spezialisierte Kompetenz mitbringen. So sind auch jene Rituale zu bewerten, die durch einen kirchlich Beauftragten erfolgen. In der Regel setzt das gemeinsame Praktizieren einer dieser Formen schon voraus, dass die Beteiligten sich darüber verständigen konnten.

In dieser Kompetenzebene und als eines ihrer Kennzeichen ist die Reflexionsfähigkeit und Kommunikation über die Gespräche elementar. Selbstverständlich gilt es immer wieder die Gefahr zu reflektieren, dem anderen die eigene Deutung, das eigene Erklärungsmodell überzustülpen und sich nicht mehr mit ihm auf den Weg zu machen. Von daher sind kontinuierliche Begleitung und Reflexion der Gespräche wichtige Bestandteile, die sich in der Praxis in Supervisionen, Fallbesprechungen und/oder gemeinsamen Gruppentreffen niederschlagen. Dazu ist es für die Verantwortlichen wichtig, den Menschen, die auf dieser Ebene arbeiten, den Raum zur Verfügung zu stellen und die Möglichkeit zu bieten.

Für die verwendeten Bilder und Kommunikationsangebote offen zu sein, erfordert von jedem zudem eine hohe Präsenz in der Situation und auch eine Kenntnis der möglichen Äußerungsformen, die sich noch steigern, wenn die verwendeten Bilder in der eigenen Erfahrungswirklichkeit nicht vorkommen oder nicht gedeckt sind.

2.2 Die spirituelle Begegnung in aller Offenheit

Diese Ebene der spirituellen Kommunikation ist schwer zu umfassen, da ihre Qualität darin besteht, dem einzelnen Individuum gerecht zu werden, sich in dessen Bildern und Kommunikationsformen auszukennen, die Bedeutung der Wörter in ihrer Tiefe zu begreifen und sich so mit dem Gegenüber auf den Weg zu dessen spirituellen Kraftquellen zu machen. „Die seelsorgliche Wahrnehmung hat m. a. W. die Struktur, dass nicht einfach etwas – die Situation –, sondern vielmehr etwas in etwas wahrgenommen wird, nämlich in der Situation das, was jetzt zu geschehen hat und was die Situation erfordert." Es gilt kritisch mit einer Professionalisierung in diesem Bereich umzugehen. Bruno Hildenbrand z. B. vertritt die These, dass bei denen, die keine Familie mehr haben und vereinsamt sind, die Sterbebegleitung in die Hand von Fachleuten gehört, da auch Ehrenamtliche dies nicht lernen könnten (Hildenbrand 2005). Unserer Meinung nach übersehen solche Ansätze, dass das wesentliche die Haltung ist, die man nicht in Stundenanzahl messen kann (Fischer 2006: 223).

Um dies tun zu können, bedarf es einer grundlegenden Qualifizierung. Die erste und entscheidende Voraussetzung ist die eigene Verortung und Offenheit. Wer spirituelle Begleitung in dieser speziellen Form ausüben will, braucht eine Ausbildung, eine Kontrolle des Erlernten und eine Überprüfung seiner Fähigkeiten. Gerade in diesem Bereich ist es wichtig, keine Beliebigkeit zu haben, sondern eine strenge

Qualitätskontrolle, die letztlich nur gewährleistet werden kann, wenn ein gewisser Lernweg gegangen worden ist, in dem der eigene Standpunkt, die eigene Biografie genauso im Mittelpunkt steht wie die daraus kommende Offenheit für die Vielzahl der Lebensentwürfe. Bei uns in Deutschland stehen die beiden Kirchen mit ihrer an das Theologiestudium anschließenden pastoralen Grundausbildung, die fünf Jahre umfasst, als Garanten dieser Fähigkeiten bereit. Dazu gehört neben einer theologischen Ausbildung eine Weiterqualifizierung in Kommunikation, Hermeneutik und Pastoralpsychologie (AK Spirituelle Begleitung der Deutschen Gesellschaft für Palliativmedizin 2007). Zusätzlich zur Beauftragung für die eigenen Rituale durch die jeweiligen Kirchen gehört die Fähigkeit dazu, in der konkreten Situation das Leben im Ritual zu verdichten, d. h. das konkrete Ritual so zu feiern, dass die Lebensbereiche des Patienten mitberücksichtigt und in das zeichenhafte Geschehen miteingebunden sind.

3 Ort der Gottesbegegnung – Mystik

Neben aller Qualifizierung und allen umschreibenden Begriffen gibt es einen Bereich, der sich nicht fassen lässt und doch wirklich ist, der Ort der Gottesbegegnung. Wie es das Wort „Mystik" schon sagt, so geht es hier um etwas Geheimnisvolles, um die Begegnung mit der höchsten Wirklichkeit, die nicht machbar und erlernbar ist, sondern Geschenk. Das Ende des Ausdrückbaren klingt in dem überlieferten Wort des großen Theologen Thomas von Aquin an, der nach einer mystischen Erfahrung das Schreiben mitten im Bußtraktat der „Summa theologiae" einstellte und dies mit dem Satz erklärte: „Ich kann nicht mehr, denn alles, was ich geschrieben habe, scheint mir wie Stroh zu sein."

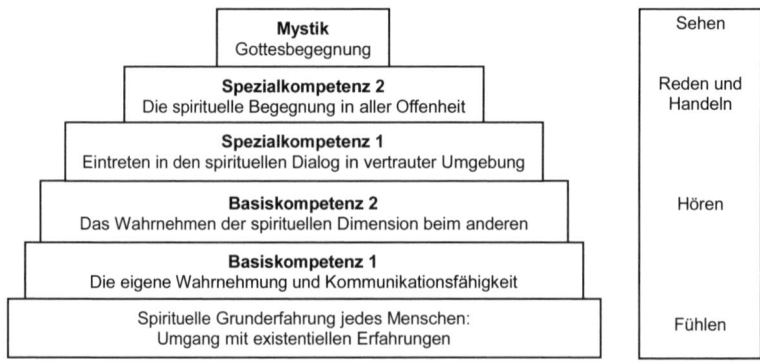

Abb. 1: Kompetenzbereiche in Spiritual Care

4 Praktische Umsetzung dieser Unterscheidung

Dieses Aufzeigen der unterschiedlichen Kompetenzbereiche hat Parallelen zu anderen Lernmodellen. Als Beispiel sei hier Rolf Zerfass aufgeführt, der auf das Ausbildungskonzept des Pariser Regularkanonikers Hugo von Sankt Viktor (1096–

1141) zurückgreift, der das theologische Lernen in fünf Schritten einteilt: 1. legere: aufsammeln, lesen, einheimsen; 2. meditari: nachdenken, überdenken, reflektieren; 3. orare: reden, verhandeln, bitten, beten; 4. operari: arbeiten, in die Tat umsetzen, handeln und 5. contemplari: beglückt verweilen, anschauen, bewundern (Zerfass 2006).

Für diese oben aufgeführten Schritte, die ineinander greifen, ist eine Verortung und personelle Benennung im Team notwendig – gerade eben in der Situation des Sterbens und des Todes.

So wie beim Patienten oftmals der Raum für ein spirituelles Gespräch erst eröffnet wird, wenn jemand, der allein schon durch seine Person einen Zugang für das Thema schafft, das Zimmer betritt, so ist es auch im Team. Es macht einen Unterschied, ob diese Dimension in den Besprechungen durch eine konkrete, dafür benannte und speziell qualifizierte Person zu Wort kommt oder bei den anderen Professionen noch als Zusatz kommuniziert wird. Trotz der Wichtigkeit des Professionellen im und für das Team gilt es die spirituelle Basiskompetenz aller im Blick zu behalten. Oftmals wird in der Praxis gerade der spirituelle Anteil am Zustand eines Patienten vernachlässigt. Für alle Mitarbeiter im Gesundheitswesen besteht die Herausforderung darin, die spirituelle Dimension der Patientenbegleitung zu erkennen und die nötigen Ressourcen dafür zu erschließen. Das Zentrale dabei ist die Haltung, aus der heraus der Mitarbeiter dem Menschen begegnet.

Vielleicht – und viele Erfahrungen unterstreichen diese Sichtweise – erreicht die Suche nach spirituellem Leben ihren Höhepunkt in der Begegnung mit dem Tod. Die Mystik, die in ihrer Erfahrungstiefe die Grenzen zwischen den Religionen längst durchbrochen hat, kann uns dabei den Weg weisen. Jeder Mensch ist spirituell, auf seine ganz eigene Weise. In jeder Begleitung und Behandlung kommt es auch auf diese Dimension an. In Anlehnung an Paul Watzlawick kann man sagen: „Man kann nicht nicht spirituell sein!" Diese Dimension wirkt sich unmittelbar auf den ganzen Menschen aus.

Literatur

AK Spirituelle Begleitung der Deutschen Gesellschaft für Palliativmedizin (2007) Spirituelle Begleitung in der Palliativversorgung, www.dgpalliativmedizin.de.

Hildenbrand B (2005) Begleitung von Menschen in einer Sinnkrise – Erwartungen an ehrenamtliche Mitarbeiter im Hospizbereich. In: Ewers M, Schaeffer D (Hg.) Am Ende des Lebens. Versorgung und Pflege von Menschen in der letzten Lebensphase. Bern, 139–154.

Holzapfel H (1909) Handbuch der Geschichte des Franziskanerordens. Freiburg im Breisgau.

Johannes Paul II. (1984b) Schreiben an die Priester zum Gründonnerstag 7. März 1984 Sekretariat der Dt. Bischofskonferenz. Gesamttitel Ecclesia Catholica: Verlautbarungen des Apostolischen Stuhls ; 54 Sonderexemplar 0100/BL 2100 V521-45/58 = angebunden.

Zerfass R (2006) Gott denken lernen. Theologiestudium als spirituelle Praxis. In: Altmeyer S, Boschki R, Theis J, Woppowa J (Hg.) Christliche Spiritualität lehren, lernen und leben. Bonn, 193–204.

II. Vatikanum, Dogmatische Konstitution über die Kirche (LG), Art. 10.

Aspekte von Spiritual Care in der ambulanten Hospizarbeit

Josef Raischl

Aspects of spiritual care in outpatient hospice care

The chapter focuses on volunteer spiritual care in outpatient hospice care. „To go home" in the language of patients often expresses the inner feeling of a person of being close to death or wishing to die soon. To be at home generally means security, self control, trustful environment, also a desire for withdrawal beyond the daily struggles of being cared for. Volunteers are an important element of home care, inspired by religious traditions such as the God who guides his wandering people, or inspired by civil movements. Volunteer organizations, however, have to be aware of the limitations of volunteer work, including unreflected spiritual motivation. Spiritual care for home care teams especially means an attitude towards people and their private world and situation.

keywords

home care hospice team – home – trust – awareness – motivation – meaning – volunteer

Das Ziel der häuslichen Betreuung kann bei Schwerstkranken häufig nur dann verwirklicht werden, wenn zusätzlich zur Versorgung durch Hausärzte und ambulante Pflegedienste Hospiz- und Palliativdienste unterstützen, die dort tätig werden können, wo Schwerkranke und ihre Angehörige leben. Die große Mehrheit der Patienten wünscht sich, bis zuletzt in ihrer gewohnten Umgebung leben zu können bzw. wieder dorthin zurück- oder heimzugehen (Schindler 2007). Ich möchte in diesem Beitrag neben der Bedeutung des Zuhauses für den Patienten insbesondere auf die Perspektive der Angehörigen und der freiwilligen Hospizbegleiterinnen und -begleiter eingehen.

1 Daheim sein

Nicht selten ist der Wunsch von Klinikpatienten „heimzugehen" ein Synonym für das Sterben. Die Begriffswelten „Heimat" und „Zuhause" transportieren ein zentrales Bedürfnis von Sterbenden: ein Bedürfnis nach Schutz, nach Sicherheit und vertrauensvoller und vertrauter Umgebung, nach den „eigenen vier Wänden". Dabei schwingt auch – insbesondere oft nach jahrelanger Pflegesituation oder dem unklaren Verlauf – die Sehnsucht nach Rückzug, Ruhe und Entspannung, nach einem „Jenseits" zum Getriebe und Kämpfen im unausweichlichen Fortgang der Zeit und in der Auseinandersetzung mit der todbringenden Erkrankung mit. Ein anderer, ganz wesentlicher Aspekt des Zuhauses ist der Schutz der persönlichen Selbstbestimmung („Herr im Haus") und der Erhalt der mitmenschlichen Verbundenheit im jeweiligen Bezugssystems. Gerade da, wo es um das Abschiednehmen geht – und

Raischl J (2009) Aspekte von Spiritual Care in der ambulanten Hospizarbeit. In: Frick E, Roser T (Hg.) Spiritualität und Medizin. Gemeinsame Sorge für den kranken Menschen. Stuttgart, 288–295.

darum, eine „ewige Heimat" zu finden, wird die Heimat und das Zuhause auch der Ort elementarer Auseinandersetzung mit diesem Übergang. In der häuslichen Hospizarbeit bewegen wir uns bereits durch das zu Hause sein auf einem „spirituellen Boden", auf einem „heiligen Boden". Ein- und Ausgang, Tür öffnen und schließen, gehen und kommen, gehen lassen und kommen lassen lassen spirituelle Dimensionen mitschwingen.

2 Ambulante Hospiz-und Palliativarbeit

Die ambulanten Hospiz- und Palliativdienste leisten nach ihrem gesetzlichen Auftrag qualifizierte Beratung, Begleitung und bei Bedarf auch Behandlung in der Häuslichkeit von Schwerkranken und Sterbenden, dies schließt auch die stationären Pflegeeinrichtungen ein. Dabei stehen alle Aspekte des menschlichen Leids, der Belastungen am Lebensende und die Bedürfnisse der Schwerkranken, Sterbenden und ihrer Angehörigen im Mittelpunkt. Die Dienste sollen mitmenschliche Begleitung, psychische, spirituelle und soziale Unterstützung, kompetente Schmerztherapie und Symptomkontrolle, spezielle Kenntnisse in palliativer Pflege einbringen und eine kontinuierliche Betreuung sicherstellen. Zu ihrem Team zählen Pflegende und Ärzte sowie Fachkräfte Sozialer Arbeit, dazu qualifizierte Freiwillige und weitere Mitarbeiter, deren Kompetenz oft unverzichtbar ist, wie Psychologen, Therapeuten, Juristen oder Seelsorger. In Deutschland bestehen etwa 1450 ambulante Hospizdienste, wobei sich ihre Größe, Arbeitsweise und auch professionelle Struktur sehr stark unterscheiden. Weder die psychosoziale noch die spirituelle Kompetenz ist in diesen Diensten einheitlich geregelt bzw. strukturell gesichert. Erst die nächsten Jahre, in denen sich viele ambulante Palliativdienste erst bilden werden, werden zeigen, welche Rückwirkungen diese Verstärkung der medizinisch-pflegerischen Versorgung auf die Hospizdienste haben werden.

„Der ambulante Hospizdienst (AHD) erbringt palliativ-pflegerische Beratung durch entsprechend ausgebildete Fachkräfte und stellt die Gewinnung, Schulung, Koordination und Unterstützung der ehrenamtlich tätigen Personen, die für die Sterbebegleitung zur Verfügung stehen, sicher." (§ 39a Abs. 2 SGB V) Zum AHD gehört neben einer Gruppe von mindestens 15 qualifizierten Freiwilligen, die im häuslichen Bereich (stat. Pflegeeinrichtungen zählen dazu) tätig sind, mindestens eine halbtags tätige Einsatz- oder Koordinationskraft. AHDs sollen gut mit den lokalen Netzwerken von Hospiz- und Palliativversorgung vernetzt sein. Ihre Leistungen kosten die Betroffenen nichts, sie müssen auch nicht verordnet werden.

In der Gesundheitsreform 2007 wurde darüber hinaus ambulante Palliativversorgung zu einer Regelleistung der gesetzlichen Krankenversicherung (§ 37b SGBV SGB V). „Versicherte mit einer nicht heilbaren, fortschreitenden und weit fortgeschrittenen Erkrankung bei einer zugleich begrenzten Lebenserwartung, die eine besonders aufwändige Versorgung benötigen, haben Anspruch auf spezialisierte ambulante Palliativversorgung (SAPV). Die Leistung ist von einem Vertragsarzt oder Krankenhausarzt zu verordnen. Die spezialisierte ambulante Palliativversorgung umfasst ärztliche und pflegerische Leistungen einschließlich ihrer Koordination." Versicherte sollen bis zuletzt in der vertrauten häuslichen Umgebung bleiben können. Ziel ist ein flächendeckendes Netz von „Palliative Care Teams", die auf 250000 Einwohner etwa 8 Vollzeit-Palliativfachkräfte vorhalten sollen. Konzeptionell ist eine sehr enge Zusammenarbeit von SAPV und AHD wünschenswert. Erst die nächsten Jahre werden zeigen, wie weit diese Kooperationen auch zu verlässlichen Strukturen der abgestimmten Hilfeleistung führen werden und welche Rolle insbesondere die psychosozialen und spirituellen Kompetenzen in der Begleitung spielen werden.

3 Freiwillige Hospizbegleiter („Hospizhelfer")

Freiwillig engagierte Hospizbegleiter als Grundbestandteil des ambulanten Hospizteams sind ein ganz besonderer „Schatz", da sie in eine äußerst belastete Situation die natürliche und alltägliche Lebenswelt „mitbringen". Das freiwillige Engagement „transportiert" hier mehr als nur konkret benennbare Dienstleistungen. Durch das „unbezahlbare" Interesse und die mit-bürgerliche Solidarität kommt zum Ausdruck, dass wir als Menschen alle mit diesem Weg und Prozess konfrontiert sind, dass die Schwerkranken und Sterbenden unsere Lehrmeister sind, von denen wir für den eigenen Weg lernen können, die uns einen (oft nur kleinen) Schritt auf dem Weg zum Sterben voraus sind. Dadurch wird die Würde des Menschen am Lebensende unterlegt: Patienten sind nicht nur Empfangende, denen geholfen werden muss, die eine Last darstellen – derer man sich möglichst schnell entledigen wollte oder sollte. Sie sind uns Lehrmeister, Vorangehende! Es handelt sich um ein Geben und Nehmen. Dort, wo die einen nur noch zu Nehmenden degradiert sind oder werden, droht Würde und damit Hoffnung zu sterben, wesentliche „Partner" der Lebensqualität. Freiwillige Hospizbegleiter sind Garanten für diesen mitmenschlichen Beistand, der sich achtsam und zunächst unverzweckt zuwendet. Hauptzweck ist schlichtes Dasein. Da sein, damit der andere nicht allein ist, damit andere Pflegende weg gehen können und sich um sich selbst kümmern können. Das ist wesentlicher Zweck dieses Engagements. Im jüdisch-christlichen Alten Testament ist dies der Name Gottes. JHWH, der Gott des Mose und seines Volkes, ist der, der da ist, der sich jedem anderen Namen verweigert. „Er ist, der da ist."

> Vgl. dazu das wissenschaftliche Bibellexikon im Internet „Die ursprüngliche Aussprache des Gottesnamens ist unklar. Er besteht aus den vier Konsonanten *jhwh* und wird deswegen Tetragramm (griech. „Vier-Buchstaben") genannt. Aus Respekt vor der Heiligkeit dieses Namens wurde seine Aussprache im Judentum schon relativ früh gemieden … Im Allgemeinen wird der Name JHWH als Verbform gedeutet. Das Alte Testament suggeriert eine Ableitung von dem westsemitischen Verb *hjh* „sein/da sein" (Ex 3,14) (www.bibelwissenschaft.de/bibelstelle/Ex 3,14). Gott ist dann entweder „der Seiende/Existierende" (*Qal*; vgl. LXX *hoōn* „der Seiende") oder „der Daseinsgeber" (*Hif.*). (www.bibelwissenschaft.de/wibilex/das-bibellexikon/details/quelle/WIBI/zeichen/ j/referenz/22127///cache/ 3c3fc4f443/#h15))

„Wir sind immer für Sie da!" Welch eine Aussage! Ausschließlich göttliche Zusagen und Eigenschaften! Und die freiwillige Zusage da zu sein birgt tatsächlich eine „göttliche Botschaft" für die Betroffenen. Für viele Menschen – insbesondere in einer anonymen Stadt – wirkt das fast verdächtig. „Kann es das heute noch geben?" „Die müssen doch etwas von mir wollen!" Dieses Überschreiten der Grenzen ist ein Wunder und eine Gefahr zugleich. Wie Gott sein zu wollen ist auf der einen Seite das Ziel aller, die nach Heiligkeit streben, auf der anderen Seite aber auch die Urversuchung, die in den Größen- oder Gotteswahn führen kann. Im professionellen Bereich kann man dieses Rund-um-die-Uhr Dasein organisieren. Im freiwilligen Engagement braucht es sehr gute und klare Rahmenbedingungen, damit diese Bereitschaft zu helfen nicht in einem Desaster endet, damit Großherzigkeit nicht durch eine Art Helferwahn zur Selbstschädigung und letztlich auch Belastung anderer führt (Raischl 2001). Dazu dienen Erarbeitung und Pflege von Qualitätsstandards in der ambulanten Hospizarbeit. Um dem Gotteswahn nicht zu erliegen, müssen wir als Begrenzte an den Grenzen arbeiten, an einer Art „Bescheidenheit", mit der wir uns von dem Abgrenzen, was uns übersteigt (Fröhlich und Raischl 2008).

In Politik und Gesellschaft droht immer, dass freiwilliges Engagement als kostengünstiger Ersatz für fachliche und regelmäßige Leistungen (z. B. pflegerisch oder hauswirtschaftlich) gesehen bzw. missbraucht wird. Gerade da aber liegt für viele Patienten und ihre Angehörigen eine wesentliche Hilfe in der letzten Lebensphase: es geht um eine Signalwirkung „in dieser Gesellschaft und auf dieser Erde bin ich (anderen) etwas wert – nicht nur wenn ich dafür bezahlen kann". Dieses Hoffnungselement sollte nicht unterschätzt werden, weit über die konkrete Hilfestellung hinaus. Die unverzichtbare Qualität freiwilligen Engagements – nicht „Ehrenamt", da es sich nach dem eigentlichen Sinn des Wortes gerade nicht um ein Amt handelt! – besteht gerade nicht in einer Professionalisierung, sondern in dieser gänzlich spirituellen Botschaft (Meyer-Miethke 2003).

4   Die Suche nach spiritueller Erfahrung

Seit 1992 begleite und koordiniere ich im Christophorus Hospiz Verein in München freiwillige „Hospizhelfer", wie wir sie nennen, sicherlich an die 300 Menschen zwischen 20 und 90 Jahren alt, zu 85 % Frauen, mit einem Durchschnittsalter von ca. 60 Jahren. Das freiwillige Engagement gründet bei vielen auf einer Suche nach einem Sinn im Leben, nach deiner sinnvollen und sinnstiftenden Beschäftigung, die darüber hinaus einen Blick zulässt auf das, was auf einen selbst zukommt – sowohl in der Rolle des Hauptbetroffenen wie in der Rolle des Angehörigen. Wenn es in Deutschland allein etwa 100.000 freiwillig Engagierte in dem Bereich gibt, ist das auch ein Zeichen für die enorm drängende Suche nach Sinnstiftung in unserer Gesellschaft. Die Nähe zum Tod und dem Prozess des Übergangs im tatsächlichen Sterben ist für viele ganz wesentliche Motivation. Beim Sterben physisch dabei zu sein, scheint „höchstes Glück" zu bedeuten. So als wollte man hineinspüren in das Leben danach. Es war ja nicht zuletzt Elisabeth Kübler-Ross, die mit ihren Interviews mit Nahtod-Erfahrenen der Hospizbewegung in Deutschland entscheidende Impulse gegeben hat. In der Berührung von Immanenz und Transzendenz, von Himmel und Erde, suchen viele das Kontinuum, das Leben als solches, das Woher und Wohin zu erfahren.

Es ist nicht nur physische und psychische Fürsorge des Trägers und der verantwortlichen Einsatzleitung von Hospizdiensten, wenn sie auf diese Dynamiken bei freiwillig Engagierten achten, dass eine Balance erhalten wird und immer wieder eine Erdung stattfindet. Es ist wichtig, die spirituellen Aspekte dieser Prozesse wahrzunehmen, zu thematisieren, allerdings auch abzugrenzen von einer Spiritualisierung, die abhebt und das konkrete Gegenüber und die tatsächliche – häufig sehr nüchterne – Hilfestellung aus dem Auge verliert.

Wir erleben, dass jedes Jahr 15 bis 20 Freiwillige ihre Tätigkeit (vorübergehend) einstellen müssen, auch weil sie selbst oder Angehörige schwer erkranken. Schon in der Gewinnung, Auswahl und Schulung bis hin zum Begleiten der Begleitung spielen spirituelle Aspekte immer eine Rolle. Spiritual Care ist bezogen auf die eigenen

Mitarbeiter ständiger und notwendiger Bestandteil von Hospizarbeit (Fröhlich und Raischl 2008).

5 Freiwilliges Engagement und spiritueller Beistand

Die Präsenz ambulanter Hospizmitarbeiter im Zuhause von Schwerstkranken und ihrer Angehörigen verweist stetig auf die Wirklichkeit des nahenden Todes. Manche Patienten sprechen dies auch direkt an. Als Mitarbeiter werden wir als „Todesboten" empfunden. Annehmen oder Ablehnen, Misstrauen oder Offenheit den Mitarbeitern gegenüber sagen bereits sehr viel über den inneren Stand der Auseinandersetzung der Beteiligten mit dem nahenden Tod aus. Wird der Hospizdienst zugelassen, wird die Wirklichkeit des Sterbeprozesses – wenn auch mit Vorsicht und kritischem Blick – in die Gewöhnlichkeit des täglichen Lebens und der Abläufe eingelassen. Kann man in seinen vier Wänden mit dem Tod „auf Du und Du" umgehen, ihm näher kommen, mit ihm ins Gespräch kommen?

Wie wird die Rolle eines „Todesboten" oder „-engels" schließlich im Sinne von Spiritual Care ausgefüllt? Ich denke, auch hier ist die erste Kompetenz von Freiwilligen und hauptamtlichen Hospizbegleitern im häuslichen Bereich die Präsenz und Achtung als Haltung, als Zurückhaltung zu leben, nicht mehr und alles besser zu können, nicht schon weiter zu sein, sondern schlicht mit den Menschen da zu sein – und das, was wir mehr wissen und besser können, behutsam, entschlossen und verlässlich einzubringen.

6 Die, die zusammengehören

Die Unterstützung für die Familie, die Angehörigen und Freunde steht im häuslichen Bereich noch mehr im Blickpunkt der Hospiz- und Palliativunterstützung als im klinischen Bereich (Pleschberger 2007). Wie wir aus Studien wissen, sind die persönlichen Beziehungen, ihr Erhalt, ihre Pflege und Weiterentwicklung, das bei weitem vorrangige Bedürfnis des schwerkranken und sterbenden Menschen – soweit die körperlichen Symptome, die jede Aufmerksamkeit binden, kontrolliert sind.

7 Der Lebensfluss

Das Individuum als solches und die individualistische Sichtweise des Menschen sind neuzeitliche Erscheinungen in der Geschichte des Menschen. Archaische Kulturen sind vom Stammesdenken geprägt. Der Clan, das Volk und dessen Wohl, Überleben und Glück stehen im Mittelpunkt. In dieser Logik geht der Wert des einzelnen Gliedes dieser Gruppe ganz im Wert des Ganzen auf. In dieser fest gefügten Ordnung definiert sich Leben als das Dazugehören zum Ganzen, von dem jegliche Sinngebung der persönlichen Existenz abhängt. Der Ausschluss aus der Gemeinschaft ist gleichbedeutend mit dem Tod. Dazugehören heißt Leben. Dieser Fluss des Lebens ist der Fluss des Blutes. Wenn sich im Sterben dieser Lebensfluss von Generation zu Generation umkehrt, d. h. Kinder vor ihren Eltern sterben, ist das eine beinahe unlösbare Traueraufgabe. Insbesondere bei der großen Zahl der Tumorkranken, die im Alter von 50 bis 60 Jahren sterben, bleibt häufig unbeachtet, dass alte Eltern zurückbleiben, aber auch dass diese Patienten die schwere Last tragen, das eigene Sterben ihren noch lebenden Eltern antun zu müssen.

Der Gedanke an den Tod ist aus vielen Gründen belastet. Für die meisten Sterbenden spielt aber ebenso wie für ihre Angehörigen eine große Rolle, wie es für die dann Hinterbliebenen weitergehen könnte. Manche junge Mutter wünschte im Sterben ihrem Ehemann, dass er bald wieder eine gute Mutter für ihre Kinder finden könnte. Und trotzdem ist dieser Gedanke (meist) unerträglich: „Ich werde ersetzt!" Angehörige leiden in solchen Situationen oft ebenso furchtbar und machen sich Vorwürfe.

Schuldgefühle schleichen sich ein. Darf ich weiterleben? Darf ich neu anfangen? Darf ich auf meine Gesundheit achten und Grenzen setzen, weil ich es so nicht mehr schaffe? Darf ich sie oder ihn in stationäre Versorgung abgeben? Im Lebensfluss geht es immer auch um Abschiednehmen, das Zurück- und Loslassen und zugleich das Weitergehen der „Hinterbliebenen". Nicht selten spielt für Sterbende die Vorstellung eine durchaus trostreiche Rolle, von bereits verstorbenen Familienmitgliedern und Freunden „erwartet" zu werden. Dabei kann es von entscheidender Bedeutung sein, den Übergang im Tod, die Stunden und besonders die ersten Tage nach dem Todeseintritt achtsam zu gestalten. Ich denke dabei an die alte Tradition der Aufbahrung zu Hause, was dem Umfeld ermöglicht, diesem Menschen in seinen vier Wänden, dort wo er gelebt hat, auch ein letztes Mal zu grüßen und sein Gehen zu begreifen. Auch dieses kleine Detail kann ein wichtiger Beitrag zu Spiritual Care im Abschiednehmen sein, den Fluss des Lebens, das Gehen der einen und das Weiterleben der anderen zu „begreifen" und zu begehen. Ambulante Hospizdienste können hier über konkrete Umsetzungen informieren, begleiten und ermutigen, damit sich Hinterbliebene, die meist völlig unerfahren sind, diese Traditionen neu zutrauen und gestalten lernen.

8 Besondere Herausforderungen

Vielfältige Unsicherheiten, Überforderungen und Ängste der Familie tragen nicht selten dazu bei, dass ein Sterben zuhause nicht (mehr) gelingt. Das ausgewogene Geben und Nehmen gerät aus den Fugen, wobei Pflegende das Gefühl bekommen können, benutzt zu werden. Das Gefühl der Überforderung und Einsamkeit, ja der Isolation stellt sich bei denen, die dazugehören, häufig ein. Manche brechen zusammen, greifen zu Alkohol und Drogen. Ein ungeheures Potenzial an Zorn, Bitterkeit, Neid, Eifersucht und Groll, ja auch an Hass kann sich ansammeln. Nicht selten stehen sich die unausgesprochenen Zorngefühle des Angehörigen und die heimlichen Schuld- und Schamgefühle des Kranken maskiert gegenüber. Der häufig praktizierte Mechanismus des gegenseitigen „Verschonens" führt zu einer fatalen, einer doppelten Isolation. Diese psychisch-kommunikativen Prozesse sind in der Tiefe verwoben mit spirituellen Krisen, die sich so und anders äußern: „Was habe ich nur angestellt, dass Gott mich so prüft!" „Das haben wir nicht verdient!" „Welchen Sinn hat dieses Leiden noch?"

Nicht unerwähnt, aber auch nicht näher ausgeführt werden sollen hier die teilweise enormen finanziellen Belastungen und Entscheidungen, die in der schweren Pflegesituation zu treffen sind. Wie wir aus den vielen unsäglichen Testamentsstreitigkeiten wissen, handelt es sich dabei um hohes Konfliktpotenzial. Es geht auch um so etwas wie Gerechtigkeit im Blick auf die Verteilung der vorhandenen Mittel. Außerdem verändern sich i. d. R. grundlegend die Erfahrungen von Intimität und Sexualität. Auch der Umgang mit Ekelgefühlen, mit veränderten Empfindungen u. ä. will bewältigt werden.

9 Verantwortung teilen?

In unserer Gesellschaft wird Verantwortung rechtlich zwar klar zugeteilt, allerdings findet sich wenig Anstoß dazu, diese gewaltige Lebensverantwortung gemeinsam zu tragen und zu teilen. Die christlichen Kirchen kennen z. B. die Notwendigkeit von Mitverantwortung und kümmern sich bei Taufe, Kommunion, Konfirmation und Firmung um sog. Paten. Sie sollen wie die Zeugen der Eheschließung als Dritte die Hauptbeteiligten entlasten und unterstützen. In Alter, Krankheit und Tod gibt es dazu (bisher) kein Pendant. Dem Amt eines gesetzlichen Vertreters würde etwas Geist nicht schaden! Die so exponierte Position, die in den nächsten Jahrzehnten noch viel mehr gefragt sein wird, mutet einem zu, nicht nur die täglichen „Geschäfte" zu erledigen und die körperliche und psychische Kraft für die Pflege aufzubringen, sondern gar selbst über Leben und Tod des Betreuten zu entscheiden, die Lebens- und Sterbewünsche des Patienten gegenüber behandelnden Ärzten, Pflegenden, Notdiensten und gar Nachbarn zu rechtfertigen und zu vertreten. Die direkte Steuerung der Behandlung durch den Patienten (sprich Patientenverfügung) ist nicht zuletzt aus psychischen Gründen auch für Angehörige äußerst wichtig. Die Rechtskonstruktion des Bevollmächtigten lässt die Vertrauensperson zunächst in einer einsamen Entscheidung und Verantwortung stehen. (Raischl 2005; Christophorus Hospiz Verein e. V. 2008) Nicht selten offenbart diese alleinige Verantwortung auch eine oft jahrzehntelange gut funktionierende, allerdings einseitige Aufgabenverteilung.

10 Spirituelle Grundhaltung

Spiritual Care im Ambulanten Hospizbereich ist spirituellere Beistand im weiteren Sinn. Dabei geht es um Haltungen den Menschen und Lebenswelten gegenüber, denen wir in einer Unmittelbarkeit begegnen, wie das im stationären Ambiente manchmal schwer vorstellbar scheint. Es bedarf einer Kultur sich authentisch und respektvoll in der Lebenswelt von zunächst fremden Menschen zu bewegen, sich nicht zu entziehen, aber auch nicht aufzudrängen, sich einzumischen aber nicht einzudringen und überzustülpen, dort ermutigen und Brücken bauen, wo sich Menschen in ihrem Zutrauen, Glauben und Hoffen in einer höchst sensiblen Phase befinden: vor allem aber da zu sein und auszuhalten.

„Sie wissen es selbst nicht, wie viel sie in ihren leeren Händen tragen [...]", sagt die polnische Lyrikerin und Literaturnobelpreisträgerin (1996) Wislawa Szymborska einmal (Szymborska 1996). Diesen Satz möchte ich mir selbst und auch den Menschen zuschreiben, die in Verbundenheit miteinander auf den Tod zugehen. Er bringt so einfach und doch in großer Klarheit zum Ausdruck, wie es mir mit Spiritual Care am Ende des Lebens geht. Ich trage vieles in mir – und doch empfinde ich Leere in meinen Händen. Ich trage in mir Glaube und Zweifel, Hoffen und ruheloses Suchen, Liebe und Eigennutz, Licht und Dunkel (Eilert 2003).

Was trägt mich? Was erfüllt mich mit Kraft und Weite? Was bewegt mich? Welcher Geist ist es, der mich mit Leben erfüllt? Ich meine, es ist eine ganz wesentlich spirituelle Haltung der Leere, die es vermag die offenen Fragen auszuhalten.

Literatur

Christophorus Hospiz Verein e. V. (Hg.) (2008) Würdevoll leben bis zuletzt (www.chv.org/information/pdf/wuerdevoll_leben_bis_zuletzt.pdf).

Eilert E (2003) Der Mensch ist mehr als nur Patient – Fachlichkeit und Spiritualität. In: Kuric J, Raischl J (Hg.) nahe sein, loslassen. Spirituelle Erfahrung in der Begleitung von Sterbenden. Freiburg, 144–153, insbes. 153.

Fröhlich E, Raischl J (2008) Hospizhelfer-Tage. CHV Aktuell (Vereinszeitschrift des Christophorus Hospiz Verein e. V.) II/2008 Hospizhelfer – Was machen die eigentlich?, 15–17 (www.chv.org/chv_aktuell/nr53/CHV_56.pdf)

Meyer-Miethke P (2003) Ehrenamtliche Helfer im Hospizkonzept. In: Everding G, Westrich A (Hg.) Würdig leben bis zum letzten Augenblick. Idee und Praxis der Hospiz-Bewegung. München, 41–47.

Pleschberger S (2007) Die Perspektive der Angehörigen in der Betreuung zu Hause. In: Heller A, Heimerl K, Husebö S (Hg.) Wenn nichts mehr zu machen ist, ist noch viel zu tun. Wie alte Menschen würdig sterben können. Freiburg, 492–506.

Raischl J (2001) Volunteers in der Hospizarbeit. Die Zusammenarbeit von Haupt- und Ehrenamtlichen am Beispiel des Christophorus Hospiz Verein e. V. in München. In: Rosenkranz D, Weber A (Hg.) Freiwilligenarbeit. Würzburg.

Raischl J (2005) Selbstverantwortung und Selbstbestimmung am Ende des Lebens. Ein Plädoyer für Patientenverfügungen. In: Hein B, Kraus W (Hg.) Notfall Altenpflege? Ein Ratgeber für Betreuer und Angehörige. München, 235–253.

Schindler T (2007) Ambulante Versorgungsstrukturen. In: Knipping C (Hg.) Lehrbuch Palliative Care. Bern, 58–66.

Szymborska W (1996) Hundert Freuden. Frankfurt am Main.

Über die Autorinnen und Autoren

Alarcón Prada, Ariel, Dr. med., geb. 1960, Psychiater und Psychoanalytiker in Bogotá, Kolumbien. Dozent für Psychosomatische Medizin und Psychoonkologie an der Universidad del Rosario und an der Universidad Javeriana in Bogotá. Chefarzt für Liaison- Psychiatrie an der Clínica de Marly.
Persönlicher Definition von Spiritualität: Für mich bedeutet Spiritualität eine Dimension des menschlichen Lebens, welche einen transzendenten Sinn unseres Lebens auf dieser Erde sowie beziehungsorientierte, ethische, pragmatische und soziale Gesichtspunkte umfasst.

Augustyn, Beate, Krankenschwester, Palliativfachkraft, Master of Palliative Care, Trainerin für Palliative Care, Trauerbegleitung. Langjährige pflegerische Tätigkeit im ambulanten und stationären Bereich sowie im Bereich der Fort- und Weiterbildung in Palliative Care.

Avci, Metin, geb. 1972, seit 2006 Imam von DITIB der DITIM-Moschee in München-Sendling, verheiratet, zwei Kinder. Zuvor Koranrezitation-Schule (Hafiz). Berufsgymnasium für Imame und Prediger, Berufsausübung als Imam in Kdz. Eregli/Türkei. Arabisch-Studium in Ägypten. Studium der Islamischen Theologie an der Universität Izmir. Ausbildung und Ernennung zum Mufti. Masterstudium der Islamischen Theologie Universität Marmara – Istanbul. Berufsausübung als Mufti. Arbeit an einer literaturwissenschaftlichen Dissertation.
Persönliche Definition von Spiritualität: Für mich bedeutet Spiritualität die geistige Verbindung des Menschen zwischen dieser realen Welt und dem Jenseits, dem allgegenwärtigen Schöpfer Allah. Zugleich ist Spiritualität die Suche des eigenen Ichs nach dem Sinn des Lebens. Ein Mensch ohne Spiritualität ist nicht vorstellbar, da er in den unendlichen Abgrund stürzen und verloren gehen würde. Der Mensch ist vollkommen geschaffen, diese Vollkommenheit kommt jedoch erst mit der Spiritualität zur Geltung. „Alsdann formte Er ihn und blies in ihn von seinem Geiste und gab euch Gehör, Gesicht und Herzen" (Heiliger Koran: Die Niederwerfung [Secde] 32/9). Der von Allah mit seinem Geiste angehauchte Mensch verdient sowohl im Leben als auch nach seinem Tode die gebührende Hochachtung. Denn der Tod ist nicht das Ende.

Bausewein, Claudia, Dr. med., MSc, Department of Palliative Care, Policy & Rehabilitation, King's College, London, Internistin, Palliativmedizinerin. Derzeit in der palliativmedizinischen Forschung tätig. Eigener Zugang zu Spiritualität durch langjährige Mitgliedschaft in der Gemeinschaft Christlichen Lebens (GCL), einer geistlichen Gemeinschaft mit ignatianischer Spiritualität. Die dort gemachten Erfahrungen durch Exerzitien und eigene geistliche Begleitung haben meine Tätigkeit in der Patientenbegleitung sehr geprägt.

Bertram, Peter, Kirchenrat, Referent für Seelsorge und Beratung im Evangelisch-Lutherischen Landeskirchenamt in München, Pfarrer. Rettungsassistent, Systemischer Coach und Trauerbegleiter.
Persönliche Definition von Spiritualität: Spiritualität ist für mich auf der Suche zu sein, nach dem, „was mich unbedingt angeht" (nach Paul Tillich) und dabei den christlichen Gott als Halt und Orientierung zu erleben.

Borasio, Gian Domenico, Prof. Dr. med., Neurologe und Palliativmediziner, Inhaber des Lehrstuhls für Palliativmedizin am Interdisziplinären Zentrum für Palliativmedizin (IZP), Klinikum der Universität München-Großhadern.
Persönliche Definition von Spiritualität: Das, was den Menschen mit seinem wahren Selbst verbindet und über sich selbst hinauswachsen lässt.

Delkeskamp-Hayes, Corinna, ist Direktorin der *European Programs, International Studies in Philosophy and Medicine*, Freigericht, Deutschland. Sie ist Herausgeberin der Zeitschrift *Christian Bioethics* und Mitglied des *Editorial Board* des *Journal of Medicine and Philosophy*.
Persönliche Definition von Spiritualität: Für orthodoxe Christen kommt es in der Theologie, und damit auch beim Thema „Spiritualität", wesentlich darauf an, keinerlei persönliche Meinungen zu entfalten, sondern sich mit dem Geist der Väter der Kirche (d. h. der Geist-Träger aller Zeiten) in Übereinstimmung zu bringen. Dieser Beitrag verfolgt somit das Anliegen, die gegenwärtigen Herausforderungen an den Dienst des Krankenhausseelsorgers im Bezugsrahmen der unwandelbaren Tradition der Kirche zu deuten: Schließlich ist Christus „derselbe, gestern, heute, und in alle Ewigkeit" (Heb 13:8). Was ihre persönliche Beziehung zur Sache angeht, so verweisen die Autoren auf die Spiritualität, die vom Geist Gottes selbst geschenkt wird.

Dietzfelbinger, Hermann, Dr. med., niedergelassener Hämato-Onkologe in Schwerpunktpraxis mit Tagesklinik in Herrsching am Ammersee. Seit Beginn meiner klinischen Tätigkeit in Hämatologie und Onkologie im Krankenhaus München-Schwabing unter Prof. Dr. H. Begemann und später im Klinikum rechts der Isar, München, habe ich mich auch in freundschaftlicher Zusammenarbeit mit Prof. Dr. H. Theml mit Psychoonkologie in Form mehrerer Vorträge und Publikationen über „Tod und Sterben", „Am Sterben gehindert durch Apparatemedizin" sowie über „Spiritualität in der Onkologie" beschäftigt.
Persönliche Definition von Spiritualität: Für mich bedeutet Spiritualität, sich auf elementare Fragen, insbesondere nach dem Sinn des Lebens, zu besinnen. Das kann auch so ablaufen, wie es Lawrence LeShan beschreibt: „To sing the song of your life". Es tauchen auch Fragen nach einer übergeordneten Macht auf, welche für die Ordnung der Welt verantwortlich ist. In dieser Spiritualität sind auch alle Zweifel erlaubt. Es geht dabei auch um Intimität, die keine Publicity verträgt, sondern im Verborgenen geschieht. Spiritualität und Religiosität sind nicht unbedingt an Kirche, Bekenntnis oder Institution gebunden.

Engelhardt, H. Tristram, Jr. Dr. phil., Dr. med., lehrt als Professor im Fachbereich Philosophie an der Rice Universtät und ist Professor emeritus des Baylor College of Medicine, beide in Houston. Er ist Senior Editor des *Journal of Medicine and Philosophy*, der Zeitschrift *Christian Bioethics*, sowie der Buchserien *Philosophy and Medicine* und *Philosophical Studies in Contemporary Culture*. Seine *Foundations of Christian Bioethics* wurden (unter anderem) ins Griechische, Portugisische und Rumänische übersetzt.
Persönliche Definition von Spiritualität: Für orthodoxe Christen kommt es in der Theologie, und damit auch beim Thema „Spiritualität", wesentlich darauf an, keinerlei persönliche Meinungen zu entfalten, sondern sich mit dem Geist der Väter der Kirche (d. h. der Geist-Träger aller Zeiten) in Übereinstimmung zu bringen. Dieser Beitrag verfolgt somit das Anliegen, die gegenwärtigen Herausforderungen an den Dienst des Krankenhausseelsorgers im Bezugsrahmen der unwandelbaren Traditi-

on der Kirche zu deuten: Schließlich ist Christus „derselbe, gestern, heute, und in alle Ewigkeit" (Heb 13:8). Was ihre persönliche Beziehung zur Sache angeht, so verweisen die Autoren auf die Spiritualität, die vom Geist Gottes selbst geschenkt wird.

Fegg, Martin, Dr., Dipl.-Psych. Mag.phil.fac.theol. Wissenschaftlicher Mitarbeiter am Interdisziplinären Zentrum für Palliativmedizin, Klinikum der Universität München-Großhadern, Psychologischer Psychotherapeut, Supervisor für Verhaltenstherapie.
Persönliche Definition von Spiritualität: Spiritualität hat etwas mit Transzendenzerfahrung zu tun: das, was mich als Individuum ausmacht, ist eingebettet in etwas Größeres. Dies wird für mich besonders in der Natur wie auch in der Meditation erfahrbar.

Frick, Eckhard, geb. 1955, Prof. Dr. med., Facharzt für Psychosomatische Medizin und Psychotherapie, Psychiater. Lehranalytiker des C.G. Jung-Instituts München. Mitglied des Jesuitenordens. Doziert Psychosomatische Anthropologie an der Hochschule für Philosophie München.
Persönliche Definition von Spiritualität: Lebendigkeit. Für mich ist der lebendige Mensch ein atmendes und auf Gott bezogenes Wesen: „Da formte Gott der Herr den Mensch (*adam*) aus Erde vom Ackerboden (*adamah*) und blies in seine Nase den Lebensatem. So wurde der Mensch zu einem lebendigen Wesen (*näfäsh*)" (Genesis 2,7). Mein Zugang zur Spiritualität ist durch Ignatius von Loyola geprägt. Im Rahmen der von Ignatius begründeten Spirituellen Exerzitien kann eingeübt werden, was Cicerly Saunders über Hospizarbeit und Palliative Care sagte: „Zeit ist eine Frage von Tiefe und nicht von Länge". – Die Zeit der Exerzitien, die Zeit des Lebens mag uns bald kurz, bald lang erscheinen. Im Augenblick des Übens kommt es jedoch allein auf die Gegenwart an, die ich nicht verlängern, wohl aber vertiefen kann.

Führer, Monika, Prof. Dr. med., Alfred Krupp von Bohlen und Halbach-Stiftungsprofessur für Kinderpalliativmedizin an der Ludwig-Maximilians Universität München, Kinderärztin mit Schwerpunkt Hämatologie, Onkologie und Knochenmarktransplantation und Zusatzbezeichnung Palliativmedizin. Weiterbildung in Lehre und Teambildung in der Palliativmedizin an der Harvard Medical School.
Persönliche Definition von Spiritualität: Spiritualität ist für mich der Weg, auf dem ich mich in meinem Suchen und Irren von Gott angenommen fühle. Spiritualität bedeutet für mich Ringen und Geschenk zugleich.

Grom, Bernhard, Jesuit und em. Prof. für Religionspsychologie und -pädagogik an der Hochschule für Philosophie München, Mitglied der Redaktion „Stimmen der Zeit" und Seelsorger in einer Münchner Pfarrei.

Haberer, Johanna, ist evangelische Theologin, Journalistin und Professorin für „Christliche Publizistik" am Department Theologie der Friedrich-Alexander-Universität Erlangen-Nürnberg. Von 1997 bis 2001 war sie Rundfunkbeauftragte für den Rat der Evang. Kirche in Deutschland. Durch ihre Tätigkeit im Aufsichtsrat des Augustinum hat sie über viele Jahre Erfahrung in der Leitung eines bundesweit tätigen konfessionellen diakonischen Trägers. Sie ist Koordinatorin für die Seelsorge in den Seniorenheimen, Krankenhäusern, Behindertenheimen und Schulen des Augustinum und versucht das Angebot von Seelsorge als Merkmal des öffentlichen Profils eines christlichen Trägers zu entwickeln.

Persönliche Definition von Spiritualität: Seelsorge ist ein offenes Ohr für Jedermann, ist geteiltes Leben, ist Zuspruch von Vergebung, Heilung von Biographien, Begleitung bei der Lebensbilanz, Ermutigung für den neuen Tag, Hoffnung über das Leben hinaus.

Hagen, Thomas, Dr., Fachbereich Krankenhausseelsorge (Erzdiözese München und Freising), Klinikseelsorger, Fachreferent für Palliative Care und Hospizpastoral, Lehrbeauftragter der Katholischen Stiftungsfachhochschule München, Sprecher des Arbeitskreises „Spirituelle Begleitung" der Deutschen Gesellschaft für Palliativmedizin, Mitglied der Arbeitsgruppe „Palliative Care" der Deutschen Bischofskonferenz.
Persönliche Definition von Spiritualität: „Spiritualität ist die Reflexion der spirituellen Dimension des Menschen, d. h. der Erfahrung im Umgang mit existentiellen Fragen."

Hilpert, Konrad, geb. 1947, Professor für Moraltheologie an der Katholisch-Theologischen Fakultät der LMU.
Persönliche Definition von Spiritualität: ein Bedürfnis, ein Weg und zugleich eine Lebenshaltung, wie ich mich als Person der tragenden Wirklichkeit Gottes vergewissere: denkend, orientierend, offen für Erfahrung. Andere Personen aus meiner näheren und weiteren Umgebung, Erfahrungen von Ergriffensein, aber auch von Angst und Bestürzung, feste Formen und auch meine Kirche sind mir wichtige Medien und Hilfen, ohne die dieser Weg vermutlich abbrechen würde.

Kiechle, Stefan sj, geb. 1960, Dr. theol., lebt in Mannheim. Er arbeitet in einer seelsorglichen und psychologischen Beratungsstelle, in der Citypastoral, in Exerzitienkursen und in der Aus- und Fortbildung von spirituellen Begleitern; Lehraufträge an verschiedenen Hochschulen.
Persönliche Definition von Spiritualität: Spiritualität ist für mich Leben aus dem Geist: aufmerken auf alle Geister, sich abkehren von den Abergeistern, sich wandeln und leiten lassen durch den Geist Gottes. Der Medizin eröffnet Spiritualität einen Blick auf Wesentliches im Menschen, das in den Prozess der Heilung oder des Sterbens integriert werden muss.

Klingl, Christine, Geburtsjahr 1962, Abschluss dipl. Krankenschwester, Zusatz WB palliative care und public health, gegenwärtige Tätigkeit: stv. Leiterin des Johannes-Hospiz München.
Persönliche Definition von Spiritualität: Bewusstsein unserer göttlichen Abstammung und der geistigen Aspekte in mir und anderen Menschen. Bewusstsein der Kraft Gottes im Alltag meines Lebens.

Kneißl, Siegfried, Monsignore Dr., Pfarrer, Fachbereichsleiter Krankenhausseelsorge im Erzbischöflichen Ordinariat München.

Kögler, Monika, Dipl.-Psych. Dipl.-Theol. (rk) Wissenschaftliche Mitarbeiterin am Interdisziplinären Zentrum für Palliativmedizin, Klinikum der Universität München-Großhadern.
Persönliche Definition von Spiritualität: Spiritualität ist für mich Durchlässig-Sein für eine Kraft, die über mich hinausgeht. Als Weg dorthin ist mir Meditation (Achtsamkeitspraxis, christliche Kontemplation nach Jalics) wichtig.

Körtner, Ulrich, Prof. Dr., Vorstand des Instituts für Ethik und Recht in der Medizin, Universität Wien. Vorstand des Instituts für Systematische Theologie, Evangelisch-Theologische Fakultät, Universität Wien.

Persönliche Definition von Spiritualität: Das Wort Spiritualität kommt vom lateinischen „spiritus = Geist". Gemeint ist der göttliche Geist, der auch im Menschen Platz greifen will und soll. Zur Spiritualität gehört die Frage, aus welchem Geist heraus ich meine Arbeit tue, meinen Beruf ausübe und anderen Menschen begegne. In einem weiten Sinn bedeutet Spiritualität Kommunikation, Kommunikation zwischen Mensch und Gott und zwischen den Menschen untereinander. Der Geist stiftet und eröffnet Kommunikation. Er ist die Atmosphäre, in der die Kommunikation zwischen Arzt und Patient stattfindet. Sein Wirken ereignet sich zwischen Arzt und Patient. Der Geist ist das Zwischen menschlicher Kommunikation, das Ich und Du ebenso verbindet wie voneinander abgrenzt und unterscheidet.

Kučera, Tom, Rabbiner, hat sein Studium der Biochemie mit Promotion abgeschlossen. Nach einem Forschungsaufenthalt in den USA fing er jüdische Studien in Jerusalem an, die an der Universität Potsdam und am Abraham Geiger Kolleg abgeschlossen wurden. In der ersten Ordination in Deutschland seit der Schoa wurde er im September 2006 zum Rabbiner ordiniert, amtiert in der liberalen jüdischen Gemeinde Beth Shalom in München und besucht einmal im Monat einige jüdische Gemeinden in Tschechien.
Persönliche Definition von Spiritualität: Die Spiritualität ist ein Kern jeder Religion, der in einer spezifischen Sprache einen universellen Inhalt zum Ausdruck bringt. Die bewusste Wahrnehmung ist eine der wichtigsten Synonyme für die Spiritualität.

Müller-Cyran, Andreas, Dr. phil., M.A., geboren 1962, Diakon, Leiter der Notfallseelsorge in der Erzdiözese München und Freising und der Seelsorge für das Einsatzpersonal aus Feuerwehr und Rettungsdienst in Bayern, Rettungsassistent, fachliche Leitung von KIT-München.
Persönliche Definition von Spiritualität: Mein Arbeitsschwerpunkt besteht darin, Menschen, die der Erfahrung des plötzlichen Todes ausgesetzt sind, zeitnah Stabilisierung und Zugang zu ihren Ressourcen zu ermöglichen. Spiritualität gibt mir in diesem Zusammenhang eine Richtung an, in der durch alle Absurdität des unzeitigen Todes hindurch die Hoffnung über den Tod hinaus Raum bekommt.

Nassehi, Armin, geb. 1960, Dr. phil., seit 1998 Professor für Soziologie an der LMU München. Arbeitsgebiete: Soziologische Theorie, Kultursoziologie, Politische Soziologie. Neuere Buchveröffentlichungen: Geschlossenheit und Offenheit. Studien zur Theorie der modernen Gesellschaft (2003); Bourdieu und Luhmann (Hg. 2004); Der soziologische Diskurs der Moderne (2006); Soziologie. Zehn einführende Vorlesungen (2008); Die Zeit der Gesellschaft (2008).
Persönliche Definition von Spiritualität: Spirituelle Kommunikation ist eine spezielle Form von religiöser Kommunikation, die die Unbestimmtheit ihres Gegenstandes weniger durch Rekurs auf religiöse (Glaubens-)Inhalte kommunikabel macht, sondern in der authentischen Rede selbst das Verhältnis von Bestimmtheit und Unbestimmtheit erschließt. Spirituelle Kommunikation ist eine religiöse Form, die anschlussfähig wird, wenn religiöse Inhalte aufgrund zu hoher Bestimmtheit selbst zum Problem werden.

Odier, Cosette, geb. 1952, reformierte Pfarrerin, Lehrsupervisorin der Westschweizer Vereinigung für pastorale Supervision (ASRSP) und der Kanadischen Vereinigung für pastorale Praxis und Bildung (ACPEP). Sie hat derzeit die Stelle der Ausbildungs- verantwortlichen innerhalb des ökumenischen Seelsorgedienstes im Kantonsspital Lausanne (CHUV) inne. Diese umfasst ein doppeltes Mandat : Die Ausbildung von Seelsorgerinnen und Seelsorgern und die Ausbildung von Pflegenden, Ärztinnen und Ärzten im Blick auf die Integration der spirituellen Dimension in Therapie und Pflege.

Persönliche Definition von Spiritualität: Die spirituelle Dimension in die Pflege mit einzubeziehen, erlaubt es dem Kranken, in seiner personalen Identität wahr- und ernstgenommen zu werden. Der Patient kann so in seiner Suche nach Sinn begleitet werden, und dies in einer Situation, in der er durch die Krankheit in seiner Beziehung zu Gott und/oder in seinem Wertesystem Erschütterungen erfährt. Seine spirituellen/religiösen Ressourcen oder seine spirituelle/religiöse Verzweiflung können in die Pflegeplanung integriert werden.

Putz, Reinhard, Dr. med., seit 1989 Prof. für Anatomie an der Ludwig-Maximilians-Universität. Schwerpunkte: Biomechanik des Skelettsystems, Klinische Anatomie, Hochschuldidaktik, Medizinische Ausbildung.

Persönliche Definition von Spiritualität: Spiritualität ist für mich Weg zur Einsicht, Teil eines nicht endlichen Universums zu sein und daraus Kraft für eine ganzheitliche Betrachtung meiner endlichen Welt zu gewinnen.

Raischl, Josef, Dipl. Theol. (Univ.), Dipl. Sozialpäd. (FH), Studium Franziskanischer Spiritualität, seit 1992 hauptamtl. Tätigkeit im Christophorus Hospiz Verein e. V., München und dort Leiter des Ambulanten Bereichs. Seit 1988 Leitung von spirituellen Kursen und Exerzitien in Europa, Asien und Nordamerika (www.assisijourney.com). Veröffentlichungen in Italien, England, Deutschland und USA. Komposition von Originaltexten der Heiligen Franziskus und Klara von Assisi: *The Geste of the Great King* (Franciscan Institute, St. Bonaventure University, USA 2001) und *Love Holding Love* (Franciscan Pilgrimage Programs, Franklin, Wisconsin, USA 2009).

Riedner, Carola, Dr. med., Fachärztin für Innere und Allgemeinmedizin, onkologisch verantwortliche Ärztin, Psychotherapie, Palliativmedizin. Tätig in der Münchner Onkologischen Praxis, MVZ (Medizinisches Versorgungszentrum); Arbeitsfeld: Psychoonkologie. Mein Zugang zur Spiritual Care: Ich habe den Beruf der Ärztin als persönliche Berufung aus meinem christlichen Glauben heraus gewählt. Weiterhin bin ich mit einem evangelischen Pfarrer verheiratet und leite den kirchlichen Hospizdienst unserer Kirchengemeinde.

Persönliche Definition von Spiritualität: Für mich bedeutet Spiritualität, in der Kommunikation mit den onkologischen Patienten „dahinter" zu hören bzw. „dahinter" zu schauen, wenn dieser seinem Leben unter der Bedingung der Krankheit nachdenkt oder über sein Leben als Ganzes erzählt. Offensein für Spiritualität findet die Heiligkeit des Lebens gerade auch in den ganz alltäglichen Dingen des Lebens, wenn durch die Beeinträchtigung der Erkrankung außergewöhnliche Dinge nicht mehr realisiert werden können.

Roser, Traugott, PD Dr. theol., Pfarrer der Evang.Luth. Kirche in Bayern, Projekt Seelsorge in der Palliativmedizin am Interdisziplinären Zentrum für Palliativmedizin München. Dozent für Praktische Theologie an der LMU München. Visiting Professor an der McGill University Montreal, Quebec (Kanada), Palliative Care Research Group.

Persönliche Definition von Spiritualität: Spiritualität ist das, was mir Teilhabe und Teilnahme an einem als sinnvoll erfahrenen Leben ermöglicht: an meinem eigenen Leben (biografisch), am Leben mit anderen (sozial), der äußeren Welt (ökologisch) und mit Gott (religiös).

Schmucker, Klaus, Kirchenrat der Evang.-Luth. Kirche in Bayern, Leiter der Evangelischen Dienste im Dekanatsbezirk München, Mitglied im Leitungsgremium des Dekanatsbezirks und in der Dekanatssynode; verantwortlich für die übergemeindlichen Einrichtungen, Werke, Dienste, Sonderseelsorgebereiche; Mitglied der Landessynode der Evang.-luth. Kirche in Bayern. Während des eigenen theologischen Studiums Schwerpunkt auf Seelsorge; spätere Praxis als Seelsorger im Bereich Jugendarbeit; heute u. a. verantwortlich für Krankenhausseelsorge und andere Seelsorge- und Beratungszentren (teilweise in gemeinsamer Trägerschaft der evang.luth. und der röm.kath. Kirche) in München.
Persönliche Definition von Spiritualität: regelmäßige Erfahrungen mit Kontemplation und ignatianischer Meditation bei Einkehrtagen und Exerzitien unter geistlicher Begleitung in evangelischen und katholischen Kommunitäten prägten sowohl meine alltägliche praxis pietatis als auch den Umgang mit Menschen wesentlich. Spiritualität ist für mich die Erkenntnis und die Erfahrung, im Leben und Tod gewollt, geliebt und umfangen zu sein vom Schöpfer allen Seins, den wir Christen Gott nennen und der durch Jesus Christus offenbart, wer er ist und was Leben bedeutet.

Sommerauer, Claudia, Krankenhauspfarrerin am Universitätsklinikum München-Großhadern und am Sozialpädiatrischen Zentrum München, zuständig für Kinder- und Elternseelsorge, in eigener Praxis Fachtherapeutin für Psychotherapie, Ehefrau, Mutter eines Sohnes und noch vieles mehr.
Persönliche Definition von Spiritualität: Verbunden sein mit dem der Quelle des Lebens und der Liebe ist, einer Liebe, die so tief und innig verbunden sein will mit ihren Menschen, dass sie selbst Mensch wurde und wird - in aller Freude und Lust und in allem Schmerz und Leid, bis in den Tod; einer Liebe, die der Tod nicht auslöschen kann, die lebt und aufersteht, jeden Tag aufs Neue bis in die Ewigkeit.

Tischinger, Michael, Dr. med., psychiatrisch-psychotherapeutische und palliativmedizinische Weiterbildung. Ärztliche Tätigkeit in der psychosomatischen Fachklinik Adula-Klinik Oberstdorf.
Persönliche Definition von Spiritualität: Spiritualität verstehe ich als eine Art, das Dasein zu erfahren, eine Seinsweise, die in Verbundenheit zu einer höheren Kraft, als auch der Natur und der sozialen Mitwelt die Realisierung eines Selbst ermöglicht, das mehr ist als das Ich.

Wasner, Maria, Prof. Dr., M.A., Professur für Soziale Arbeit in Palliative Care an der Kath. Stiftungsfachhochschule München; Forschung am Interdisziplinären Zentrum für Palliativmedizin, Klinikum Grosshadern, Ludwig-Maximilians-Universität München. Kommunikationswissenschaftlerin, Psychoonkologin, langjährige Praxis in der psychosozialen Arbeit.
Persönliche Definition von Spiritualität: Durch meine Arbeit werde ich täglich mit den spirituellen Nöten von Palliativpatienten und ihrer Angehörigen konfrontiert. Dies führte bei mir zu einer Auseinandersetzung mit meiner eigenen Endlichkeit, und damit auch zu einer Auseinandersetzung mit meiner eigenen Spiritualität. Zudem wuchs in mir das Bedürfnis, den spirituellen Nöten dieser Menschen auch gerecht werden zu können. Im Rahmen meiner Dissertation mit dem Titel „Bedeutung von Spiritualität und Religiosität in der Palliativmedizin" habe ich mich wissenschaftlich mit dieser Thematik befasst.

Weber, Susan Bawell, MA., is a clinical psychologist and music therapist. She is currently working for Heartland Hospice and is an adjunct Professor at Maryville University in the School of Health Professions, both in St. Louis, Mo. While living

in Germany, she worked in the Palliative Department Johannes Hospiz am Krankenhaus der Barmherzigen Brüder and in the oncology deptartment Med III at Klinikum
Großhadern of the Ludwig Maximilians University of Munich.

Persönliche Definition von Spiritualität: Ich verstehe unter Religion die Verpflichtung zu einem bestimmten religiösen Glauben und seinen Bräuchen sowie
Spiritualität als ein persönliches, existenzielles Wertesystem, das dem Leben seinen
Sinn gibt. Die beiden greifen offensichtlich ineinander, können aber auch separat
voneinander existieren.